Andrea Koschier

Emotionale Defizite bei strukturellen Störungen

Andrea Koschier

Emotionale Defizite bei strukturellen Störungen

Eine klinische Studie

Tectum Verlag

Andrea Koschier

Emotionale Defizite bei strukturellen Störungen.
Eine klinische Studie

Zugl.: Innsbruck, Univ. Diss. 2008

ISBN: 978-3-8288-9768-7

Umschlagabbildung: Finn Koschier, Pippi am Strand

Besuchen Sie uns im Internet
www.tectum-verlag.de

Bibliografische Informationen der Deutschen Nationalbibliothek
Die Deutsche Nationalbibliothek verzeichnet diese Publikation in der Deutschen Nationalbibliografie; detaillierte bibliografische Angaben sind im Internet über http://dnb.ddb.de abrufbar.

Danksagung

Wissenschaftliche Arbeit beruht heutzutage selten auf der Leistung einzelner. In besonderem Ausmaß gilt dies für die vorliegende Arbeit, welche eingebunden ist in das Forschungsprojekt *Affektivität, Beziehung und psychische Störung* unter der Leitung von PD. Dr.phil. Cord Benecke und Mitarbeit von Dr. Doris Peham. Ihnen möchte ich zuallererst danken – dafür, dass sie mir das Vertrauen schenkten, im Forschungsprojekt mitzuarbeiten und stets ein offenes Ohr für auftretende Probleme hatten. Cord Benecke danke ich zugleich für die Betreuung dieser Dissertation. Mein weiterer Dank gilt den MitarbeiterInnen und StudentInnen des Instituts für Psychologie der Universität Innsbruck: Meiner Kollegin Mag. Astrid Bock für die wunderbare Zusammenarbeit, Mag. Dietmar Kratzer für die technische Realisierung des Projekts, den Praktikantinnen Irene Mazzei, Cornelia Schmid, Simone Wieser und Sabine Puckl für ihren flexiblen Einsatz und ihren einfühlsamen Umgang mit den PatientInnen, und jenen StudentInnen, welche im Rahmen ihrer Diplomarbeiten viel zum Gelingen des Projektes beitrugen.

Den LeiterInnen und MitarbeiterInnen folgender Einrichtungen gilt mein großer Dank für ihr Interesse am Projekt: Der Universitätsklinik für Psychiatrie, Abteilung für psychosomatische Medizin u. psychosoziale Psychiatrie, Innsbruck (Univ.-Prof. Dr. Wilfried Biebl), dem Psychiatrischen Krankenhaus des Landes Tirol, Hall i. Tirol (Univ.-Doz. Dr. Christian Haring), der Psychosomatischen Klinik Höhenried, Bernried (Dr. Philipp Martius) sowie der Seeparkklinik Bad Bodenteich und der Psychosomatischen Abteilung der Reha-Klinik Soltau (PD Dr. Reiner Werner Dahlbender), sowie dem Ausbildungszentrum West für Gesundheits- und Pflegeberufe, Innsbruck (Dr. Christa Them).

Ein besonderes Anliegen ist es mir, an dieser Stelle den StudienteilnehmerInnen für ihre Bereitschaft, uns Einblick in ihr Leben, ihre Persönlichkeit, ihre Beziehungen und Emotionen zu gewähren zu danken.

Mein abschließender Dank gilt meiner Familie für ihre immerwährende mentale wie praktische Unterstützung und dafür, dass sie meine wechselnden affektiven Zustände ertrugen.

Inhaltsverzeichnis

Tabellenverzeichnis

Abbildungsverzeichnis

Einleitung

Der vorliegenden Arbeit liegt der Strukturbegriff nach psychodynamischem Verständnis zu Grunde, wie er erstmals von Kernberg (Kernberg, 1975, 1976, 1984, 1996) konzipiert und von der Arbeitsgruppe OPD (Operationalisierte Psychodynamische Diagnostik) (Arbeitskreis-OPD, 2004; Rudolf, 1995b, 2002; Rudolf, Jakobsen, Grande, & Oberbracht, 2002) weiter ausgearbeitet wird: Psychische Struktur ist definiert als spezifische Funktionen des Ich bzw. des Selbst, welche sich hierarchisch beschreiben lassen. Dieses Verständnis unterscheidet sich in wichtigen Punkten von frühen psychodynamischen Strukturmodellen, wie z.B. dem Charakterstrukturmodell, welches Charakter als Folge der Triebregungen versteht und seine Entwicklung anhand libidinöser Phasenfolgen beschreibt. Die sich so entwickelnden Charaktere werden als Fixierungen in einer dieser Phasen (z.B. oral oder anal) verstanden (Abraham, 1969; S. Freud, 1915c). Ihre zentrale Aussage ist, dass der Charakter des Menschen auf seine libidinösen Triebe zurückzuführen ist.

Eine Weiterentwicklung des Charaktermodells ist das Neurosenstrukturmodell von Schultz-Hencke (Schultz-Hencke, 1951), das neben libidinösen auch andere Strebungen anerkennt und den Leistungen des Ichs mehr Bedeutung zumisst. Die so entstehenden Charaktere werden bspw. als hysterisch oder zwanghaft bezeichnet und es werden ihnen spezifische Abwehrmechanismen zugeordnet. Verkürzt formuliert entsteht Charakter durch die Art wie das Ich mit seinen vielfältigen Strebungen umgeht.

Das Dreiinstanzenmodell hat einen anderen Erklärungswert als das Charakter- oder Neurosenstrukturmodell, denn es beschreibt den inneren Aufbau des psychischen Apparates in Es, Ich und Über-Ich sowie deren wechselseitige Abhängigkeiten (S. Freud, 1923).

Die Selbstpsychologie und die Objektbeziehungstheorie beeinflussen das moderne Verständnis von Struktur maßgeblich. Der Selbstpsychologie verdanken wir die Ausdifferenzierung der heute so wichtigen Begriffe wie Selbst oder Repräsentanz. Auch das Verhältnis zwischen Struktur und Trieben wird neu geordnet: Das Selbst wird über die Triebe erhoben. Es ist nicht mehr gleichzusetzen mit Trieben oder deren Schicksal (Kohut, 1979; Winnicott, 1974). Durch die Objektbeziehungstheorie erlangen Objekte zentrale Bedeutung. Die frühen Beziehungen des Kindes mit seinen Bezugspersonen werden über komplexe Vorgänge zu psychischer Struktur (Fairbairn, 1982; Kernberg, 1976, 1997). Als zentrale Aussagen beider Gruppen sei festgehalten, dass das primäre Ziel des Säuglings nicht Triebbefriedigung, sondern Ausbau einer befriedigenden Objektbeziehung ist. Orale und anale Triebregungen sind keine wirklichen Bedürfnisse, sondern Formen des Umgangs (Fairbairn, 1982). Das reife

Selbst, dem die Integration und Befriedigung seiner Triebe gelingt, ist vom unsicheren, falschen Selbst abgrenzbar, welches sich aufgrund traumatischer Erfahrungen ausbildet. Das falsche Selbst verhält sich verzweifelt und defensiv und versklavt sich in Folge an eine Triebfixierung (Kohut, 1979).

Auch die Stellung der Affekte erfährt in der psychoanalytischen Theorie eine massive Veränderung: In frühen Konzeptionen werden Affekte als Folge eines traumatischen Ereignisses (S. Freud, 1894), als Triebschicksal oder als Triebabkömmling (S. Freud, 1915d) oder als Leistung des Ichs (Signalangst) (S. Freud, 1926b) verstanden. Erstmals von Hartmann (Hartmann, 1939) ausgearbeitet, werden Affekte heute als ein von den Trieben unabhängiges Motivationssystem erachtet. Affekte sind unersetzbares Mittel zum Dialog zwischen Kind und Bezugsperson. Primäres Ziel des Säuglings ist nicht Triebabfuhr, verortbar an der Brust der Mutter, sondern Kommunikation und somit das Gesicht der Bezugsperson (Emde, 1983, 1988, 1988a; Kernberg, 1988a, 1991; Krause, 1988; Krause, 2002; Krause & Fabregat-Ocampo, 2002; Moser, 2005; Rudolf, 1995b, 2004).

Affektivität ist nicht angeboren und unveränderlich. Auch wenn die Fähigkeit zum Affektausdruck angelegt ist (Darwin, 1964; Ekman, 1988, 1992, 1994b), werden die Benennung und Bedeutung der affektiven Zustände, ihre Regulierung, die spezifische Form ihres Ausdrucks und das empathische Verstehen fremder Affekte in der Beziehung des Kindes zu seinen Bezugspersonen erlernt; vgl. (Dornes, 2004; Fonagy, Gergely, Jurist, & Target, 2002; Fonagy & Target, 2002; Holodynski, 2006; Holodynski & Friedlmeier, 1999). Im engen Austausch mit der Bezugsperson - dem Objekt - entsteht eine individuelle Affektivität, ein individuelles affektives Schema (Lammers & Lammers, 2007; Ulich, Kienbaum, & Volland, 1999; Ulich & Mayring, 2001). Affektivität ist ein sich offen entwickelndes System und kein sich ständig gleichförmig wiederholendes (Holodynski, 2006). Ob eine reife, „mentalisierte Affektivität" entsteht, welche die Bedeutung der affektiven Zustände begreifen und regulieren kann, hängt ursächlich mit der Ausbildung psychischer Strukturen zusammen (Fonagy, Gergely, Jurist, & Target, 2006).

Was ein Affekt oder eine Emotion allerdings ist, ist nicht so klar wie es auf den ersten Blick erscheint. Denn ein Ding Emotion gibt es nicht. Es ist vielmehr eine Konvention jenen Prozess, an dem mehrere Module beteiligt sind und der spezifische Funktionen erfüllt, als Emotion zu bezeichnen (LeDoux, 2004; Rudolf, 2004). Dies führte dazu, dass wir alle unter Emotion zwar nicht etwas völlig Gegensätzliches, aber doch nicht dasselbe verstehen.

Das eingangs erwähnte Verständnis der vorliegenden Arbeit von psychischer Struktur beruht auf folgenden Prämissen: Psychische Struktur wird definiert als das Selbst, wie es seit Kohut verstanden wird. Das Selbst ist nur in Abhängigkeit zu den Objekten zu verstehen. Primäres Ziel des Selbst ist nicht Triebbefriedigung, sondern eine erfüllende Beziehung zu den Objekten. Dies schließt die Befriedigung der Triebe mit ein. Das Selbst entsteht durch frühe Beziehungen zu den Objekten. Ein wichtiges Kommunikationsmittel dazu ist der affektive Dialog. Die Erfahrungen des Menschen in seinen Beziehungen gehen über Mentalisierungsvorgänge respektive Repräsentanzenbildung in die Bildung psychischer Struktur ein. In wechselseitiger Abhängigkeit entstehen psychische Struktur und Affektivität gemeinsam. Das Entstehen beider ist ein lebenslanger Prozess, der niemals abgeschlossen ist. Eine unreife psychische Struktur sollte sich in einer mangelhaften Ausbildung der Affektivität zeigen.

Welchen Zweck erfüllt nun die vorliegende Arbeit? Die oben dargestellten Ausführungen sind vielfach theoretischer Natur oder beruhen auf klinischer Erfahrung. Eine umfassende, empirische Beforschung des Zusammenhangs psychischer Struktur und Affektivität liegt m.W. bislang nicht vor. Dies liegt daran, dass psychische Struktur in der Psychoanalyse traditionell über Abwehrmechanismen, Reife des Ichs, Form des Über-Ichs etc. definiert wird und eine Analyse derselben vor allem in der Therapieforschung stattfindet. Die psychologische Emotionsforschung argumentiert, dass psychodynamische Konstrukte nicht beobachtbar sind. Sie konzentriert sich beispielsweise auf den objektiv erfassbaren Emotionsausdruck. Moderne Ansätze der Psychoanalyse mit Methoden und Konzepten der Psychologie zu verbinden, ist ein Ziel dieser Arbeit.

Auf klinischer Ebene liegt eine Vielzahl an Studien zur Affektivität vor. Diese untersuchen bestimmte (Teil-)Bereiche der Affektivität an bestimmten Störungsbildern. So z.B. das emotionale Erleben bei Depression, die Emotionsregulation in der Borderlinestörung, den Affektausdruck in der Schizophrenie, die Emotionsdekodierung bei Alkoholabhängigkeit und die Empathie im Asperger Syndrom. Diese Studien werden in Kapitel 4 der vorliegenden Arbeit vorgestellt. Studien zu Strukturspezifität der Affektivität liegen bislang mit vereinzelten Ausnahmen nicht vor. Zweck dieser Arbeit ist daher die Skizzierung einer strukturspezifischen Landkarte der Affektivität, welche Erkenntnisse aus störungsbezogenen Studien um die strukturelle Dimension erweitert.

Die vorliegende Studie ist in das Forschungsprojekt *Affektivität, Beziehung und psychische Struktur* eingebettet. Dieses wurde von Oktober 2004 bis September 2006 unter der Leitung von PD Dr.phil. Cord Benecke an der Universität Innsbruck durchgeführt. Es wurde finanziert mit Mitteln des Jubiläumsfonds der Österreichischen Nationalbank und des Tiroler Wissenschaftsfonds. Die vorliegende Dissertation ist mit einem einjährigen Doktorandenstipendium der Universität Innsbruck gefördert.

Theorie

1 Struktur im psychodynamischen Verständnis

In der Psychoanalyse wird der Strukturbegriff in vielfältiger Weise verwendet. Hierfür sind zwei Gründe maßgeblich: Struktur ist kein ursprünglich psychoanalytischer Begriff und in der Alltagssprache weit verbreitet (Geißler, 2002). Hinzu kommt, dass psychoanalytische Begriffe eine hohe Anziehungskraft für die Alltagssprache besitzen, wodurch das Maß an Vieldeutigkeit nochmals zunimmt. Mentzos beschreibt vier verschiedene Verwendungsformen des Strukturbegriffs: Erstens bezeichnet er im Sinne Diltheys die Art und Weise, in der verschiedene Teile eines Ganzen zusammengesetzt sind. Zweitens meint er im Sinne Freuds die Gliederung des psychischen Organismus in Es, Ich und Über-Ich. Drittens wird Struktur dem Charakter gleichgesetzt. Hier entspricht Struktur einer Fixierung in der Triebentwicklung und der Abwehrmechanismen. Der Charakter wird also z.B. als depressiv oder zwanghaft bezeichnet. Viertens werden im Sinne Rapaports alle dauerhaften oder sich nur langsam verändernden psychischen Organisationen als Struktur bezeichnet. Dies umfasst sowohl angeborene biologische „Apparaturen" als auch alle organisierten Muster der Wahrnehmung, des Gedächtnisses, der Triebabfuhr und -kontrolle (Mentzos, 2005, p. 39).
Mit treffenden Worten beschreibt Rudolf das Dilemma des Strukturbegriffs anhand eines Beispiels:

> „In Verbindung mit dem am häufigsten verwendeten Adjektiv 'depressiv', kann es etwa heißen 'depressive Struktur'; wahrscheinlich ist damit dasselbe gemeint wie mit 'depressive Neurosenstruktur', aber meint das aber auch dasselbe wie 'depressive Persönlichkeitsstruktur' und unterscheidet sich das wiederum von 'depressiver Persönlichkeit' oder von 'depressiver Persönlichkeitsstörung' oder von 'depressiver Persönlichkeitsentwicklung' oder von 'depressiver Entwicklung' oder 'depressiver Störung'? Ein anderer redet nicht von 'depressiver Struktur', sondern von 'depressiven Strukturanteilen' oder 'depressiven Strukturmerkmalen', wahrscheinlich um deutlich zu machen, dass nicht das Ganze gemeint ist, sondern Teile davon. Eine wieder andere Begrifflichkeit spricht nicht von Struktur, sondern von 'Ich-Struktur' und in diesem Zusammenhang von 'ich-strukturellem Defekt, ich-struktureller Defizienz, ich-struktureller Störung'. Was aber unterscheidet Ich-Struktur von Neurosenstruktur, Persönlichkeitsstruktur oder gar Charakterstruktur?... Jeder von uns weiß, was man unter Struktur zu verstehen hat, aber möglicherweise meinen wir alle etwas Verschiedenes" (Rudolf, 1996a, p. 276).

Auch Resch weist darauf hin, dass sich der Bedeutungshorizont des Begriffs Struktur ins Unermessliche verbreitert, wenn alles Struktur habe bzw. alles Struktur sei und er schließt, dass Struktur nichts ist, „ein ubiquitärer Begriff, zu unscharf in seiner Bedeutungsfülle, nichtssagend weil allumfassend" (Resch, 2002, p. 116). Aus dieser „babylonischen Sprachsituation" (ebd.) resultieren Schwierigkeiten im wissenschaftlichen Austausch, welche verschiedene Forschergruppen zu Standardisierungs- und Operationalisierungsvorschlägen des Strukturbegriffs veranlasste. Die Definition Rudolfs und der Arbeitsgruppe OPD ist für die vorliegende Arbeit entscheidend und wird in Kapitel 1.2.3 beschrieben.

Sie kann aber m.E. nicht ohne das Wissen über die historische Entwicklung der verschiedenen psychoanalytischen Strukturmodelle, ohne die Herleitung und Beschreibung der wichtigen Begriffe und ohne das Wissen über die Einflüsse der Ich-Psychologie und der Objektbeziehungstheorie verstanden werden. Diese Umwälzungen innerhalb der Psychoanalyse haben Auswirkungen auf die Konzeption und das Verständnis des Strukturbegriffs. Das Strukturkonzept im klassischen Sinne wird entlang der Trieb- und Libidotheorie entwickelt. Struktur hängt dann von der intrapsychischen Triebentwicklung ab. Die verschiedenen psychoanalytischen Strukturmodelle unterscheiden sich vorwiegend darin, welchen Aspekt sie als das bestimmende Moment ihrer Theorie ansehen, indem sie etwa auf zentrale Triebkonflikte, auf deren (konflikthafte) Lösung im Sinne einer Charakterbildung fokussieren, oder eine unterschiedliche Stellung zur Bedeutung der frühen Objektbeziehungen und der Affekte in ihrem Verhältnis zu den Trieben einnehmen (Arbeitskreis-OPD, 2004; Mentzos, 2005; Rudolf, 2002). Die Kontroverse, ob Affekte als wesentliche Repräsentanzen der Triebe zu sehen sind oder ob Affekte und nicht die Triebe die primär motivierenden Kräfte sind und somit die Triebtheorie durch eine Affekttheorie zu ersetzen ist, wird derzeit lebhaft geführt (vgl. Kapitel 2.4 und (Kernberg, 2001; Krause, 1988)).

1.1 Historischer Abriss psychoanalytischer Strukturkonzepte

In diesem Kapitel werden die wichtigsten Entwicklungen im psychoanalytischen Verständnis der Struktur beschrieben: Das Dreiinstanzenmodell, die Charakterstrukturmodelle, das Konzept der Neurosenstruktur, die Einflüsse der Ich- und der Selbstpsychologie und der Objektbeziehungstheorien. Die Stellung der Beziehungen/Objekte und der Affekte im jeweiligen Strukturmodell und deren zunehmend zentrale Rolle im Laufe der Entwicklung werden skizziert.

1.1.1 Das Dreiinstanzenmodell: Es, Ich und Über-Ich

Das von Freud entworfene klassische psychoanalytische Strukturmodell (*Dreiinstanzenmodell*) versteht unter den „strukturellen Verhältnissen des

Seelenlebens" das Zusammenspiel von Ich, Es und Über-Ich (S. Freud, 1923, p. 244). Das Verhalten ist dabei primär durch triebhafte Motivation (das Es) determiniert und auf ein Ziel (Triebbefriedigung) ausgerichtet. Objekte und Affekte nehmen eine nachgeordnete Stellung ein: Die Objekte dienen lediglich der Triebbefriedigung und sind austauschbar. Affekte sind kein primäres Phänomen, haben keine eigenständige Form, sondern sind lediglich Abkömmlinge der Triebe. Im Gegensatz zu den nicht bewusstseinsfähigen Trieben können Affekte jedoch ins Bewusstsein gelangen und dort handlungswirksam werden (Heigl-Evers, Heigl, & Ott, 1993; Laplanche & Pontalis, 1994).

Im Dreiinstanzenmodell bildet das Es den Triebpol der Persönlichkeit. Es enthält libidinöse wie aggressive Triebe, welche für die Bedürfnisspannung des Es verantwortlich sind (Heigl-Evers, Heigl, & Ott, 1993; Laplanche & Pontalis, 1994). Die Einführung des Es ist von weitreichender historischer Bedeutung:

> „Die Annahme eines psychischen Raumes, einer Innenwelt, die das gesamte phylogenetische, das stammesgeschichtliche Erbe wie das individuell Ererbte, also eine Fülle von 'Urphantasien', die zur angeborenen Ausstattung des Subjekts gehören, die ferner die ontogenetischen Verarbeitungen des biologischen, des konstitutionell Vorgegebenen in seinen unbewussten (verdrängten) Anteilen umfasst, bildet einen umfangreichen Fundus vitaler Ressourcen. (...) Es gehören dazu die unbewussten Identifizierungen mit den Objekten, die vom Es besetzt oder besetzt gewesen sind (...). Zum Es gehören vor allem die Triebe und deren Abkömmlinge, die in die Bildung pathogener Konflikte und in deren kompromißhafte pathologische Lösung eingehen" (Heigl-Evers, Heigl, & Ott, 1993, p. 10).

Die Verwendung des Ich-Begriffs in der psychoanalytischen Literatur ist mannigfaltig und verwirrend. Freud spricht bis ca. 1915 vom energetischen „Ich-Trieb" mit Selbsterhaltungsfunktion, der den Sexualtrieb abzuwehren hat. Zugleich aber schreibt er vom Ich als „adaptivem Apparat", welcher sich unter dem Einfluss der Außenwelt aus dem Es differenziert (Jeron, 1997, p. 160). Damit ist das Ich sowohl „Produkt als auch Urheber („Subjekt") von intrapsychischen Prozessen" (Jeron, 1997, p. 161). In Freuds späteren Schriften repräsentiert das Ich die Interessen der Gesamtpersönlichkeit. Es setzt den Ansprüchen des Es (z.B. die Bewusstwerdung seiner Inhalte) Abwehr entgegen. Das Ich hat sowohl bewusste bzw. bewusstseinsfähige, als auch unbewusste Inhalte. Das Ich ist vom Es nicht scharf getrennt, denn Abkömmlinge der Triebe (z.B. Affekte) dringen zum Ich vor und werden dort motivations- und handlungswirksam. Die Ausgestaltung des Ich erklärt Freud im Zusammenhang mit dem Narzissmuskonzept über den Vorgang der Identifikation mit den Objekten: Im Narzissmuskonzept geht es darum, ob eine Be-

setzungsenergie auf das Ich als ein Liebesobjekt[1] oder auf Objekte im Sinne bedeutsamer Anderer gerichtet wird. Da Freud Libido als quantitative Energie versteht, führt eine übermäßige Besetzung[2] des einen zur Verarmung des anderen: „Je mehr die eine verbraucht, desto mehr verarmt die andere"[3] (S. Freud, 1914, p. 9). Bei Enttäuschungen/Verlust der Objekte wird die Besetzung wieder auf das Ich zurückgezogen („sekundärer Narzissmus") oder die Besetzung bleibt aufrecht und das Ich entwickelt sich parallel dazu. Beide Varianten werden von Freud als Identifizierung bzw. als Introjektion[4] beschrieben. Indem das Ich den Objekten angeglichen wird, bietet es sich dem Es als Liebesobjekt an: „Sieh', du kannst auch mich lieben, ich bin dem Objekt so ähnlich" (S. Freud, 1923, p. 258), das Ich ist der Niederschlag aufgegebener Objektbesetzungen. Nach Jeron setzt Freud die Liebe zum Ich der Liebe zu den Objekten entgegen, andererseits erklärt er die Bildung des Ichs gerade über die Objektbesetzungen: Durch die intrapsychische Repräsentanz der Objekte und die Identifizierung mit ihnen werden sie zum Bestandteil des Ichs. Indem Freud die Objekte mit ins Spiel bringt, ermöglicht er den Übergang von der „Ein-Personen-Psychologie" zu einer „Zwei-Personen-Psychologie" (Jeron, 1997). Damit legt Freud den Grundstein für die weiter unten beschriebene Objektbeziehungstheorie.
Das Über-Ich ist jener Teil des Ichs, der richtet und kritisiert. Es umfasst das Gewissen, die kritische Selbstbeurteilung und die Idealbildung. Wie das Ich kann das Über-Ich bewusste bzw. bewusstseinsfähige wie auch unbewusste Inhalte haben. So können z.B. die Schuldgefühle des Über-Ich unbewusst bleiben. Die Begriffe Über-Ich und Ich-Ideal werden von Freud teilweise synonym verwendet (S. Freud, 1923), an anderer Stelle

[1] Dies entspricht dem „primären Narzissmus": Freud geht von der ursprünglichen Einheit Es-Ich aus, welche jegliche (Besetzungs-/Trieb)Energie enthält (Jeron, 1997; Laplanche & Pontalis, 1994).

[2] Im Zusammenhang mit den Objekten meint Besetzung, „dass das Subjekt eine bestimmte Energiequantität zu seiner Verfügung hat, die es verschieden verteilt auf die Beziehung zu seinen Objekten und zu sich selbst. So lässt sich in einem Zustand wie der Trauer die deutliche Verarmung des Beziehungslebens des Subjekts durch eine Überbesetzung des verlorenen Objekts erklären" (Laplanche & Pontalis, 1994, p. 96).

[3] Diese Ansicht, wie auch die Ansicht, dass der primäre Narzissmus im Stadium des Autoerotismus und der Objektlosigkeit entsteht, wird vielfach kritisiert. Siehe dazu (Heigl-Evers, Heigl, & Ott, 1993; Joffe & Sandler, 1967b).

[4] Introjektion und Inkorporation (Einverleibung) sind Vorbilder der Identifizierung bzw. eine Form dieser, wenn der seelische Vorgang als ein körperlicher erlebt und symbolisiert wird (z.b. in sich behalten, verschlingen) (Laplanche & Pontalis, 1994). Identifizierung ist ein „psychologischer Vorgang, durch den ein Subjekt einen Aspekt, eine Eigenschaft, ein Attribut des anderen assimiliert und sich vollständig oder teilweise nach dem Vorbild des anderen umwandelt" (Laplanche & Pontalis, 1994, p. 219).

wieder voneinander abgegrenzt, indem das Ich-Ideal eine Substruktur des Über-Ichs darstellt (Laplanche & Pontalis, 1994). Das Über-Ich bzw. das Ich-Ideal wird durch eine Umwandlung von Objektbesetzungen in Identifizierungen, insbesondere durch eine Verinnerlichung der elterlichen Forderungen und Verbote gebildet (Heigl-Evers, Heigl, & Ott, 1993). Freud stellt die Bildung des Über-Ich in engen Zusammenhang mit dem Ausgang des Ödipuskomplexes: Es bildet zum einen die Beziehung zu den Eltern in verinnerlichter Form ab und stellt zum anderen das Libidoschicksal des Es dar (S. Freud, 1923). „Das Ich hat sich durch das Ichideal des Ödipuskomplexes bemächtigt und sich gleichzeitig durch die Identifizierung mit den vom Es gewählten Objekten diesem unterworfen" (Heigl-Evers, Heigl, & Ott, 1993, p. 17).

Das Dreiinstanzenmodell ist richtunggebend für die weiteren Entwicklungen innerhalb der Psychoanalyse: Hier sind in erster Linie die Ansätze der Ich-Psychologie, der Selbst-Psychologie und der Objektbeziehungstheorien zu nennen. Besonders den letzten beiden Ansätzen ist zu verdanken, dass sich das psychoanalytische Verständnis der Objekte und der Affekte grundlegend gewandelt hat. Mentzos merkt zum Dreiinstanzenmodell kritisch an, dass es zwar neurotisch-konfliktuöse Störungen zu beschreiben vermag, welche ihre Lösung in neurotischen Symptomen finden, wie z.B. die Konflikte zwischen Es und Ich. Weniger gut geeignet ist es jedoch für die Beschreibung der sog. strukturellen, präödipalen oder frühen Störungen, da diese ihren Ursprung vor der Ausbildung der Über-Ich-Instanz haben bzw. unmittelbar mit ihr verknüpft sind. Letztere Störungen sind es jedoch, welchen die heutige Psychoanalyse vermehrt Bedeutung schenkt (Mentzos, 2005).

1.1.1.1 Zum Einfluss der Ich-Psychologie

Der Ich-Begriff wird ab den 40er Jahren weiter ausgearbeitet und differenziert. Zugleich wird die Bedeutung der Triebe relativiert. Im Mittelpunkt stehen jetzt die vermittelnden und selbstorganisierenden Funktionen des Ich, vor allem die Abwehrmechanismen, welche für das Ausbalanzieren der unterschiedlichen intrapsychischen Strebungen bzw. Konflikte und die Anpassung des Individuums an die Umwelt sorgen. Der nach innen gerichteten Aufmerksamkeit für eigene Affekte und Bedürfnisse und deren Steuerung zur Aufrechterhaltung des inneren Gleichgewichts kommt große Bedeutung zu. Es geht aber auch um die nach außen gerichtete Adaption des Ichs mit Hilfe der Ich-Funktionen. Anna Freud definiert nun Charakter als festgelegtes Verhältnis (1) des Ich zum Es auf der einen und (2) des Ich zum Über-Ich auf der anderen Seite (A. Freud, 1936; Hoffmann, 1979).

Neben Anna Freud sind Gertrude und Rubin Blanck wichtige Vertreter der Ich-Psychologie. Aus entwicklungspsychologischer Sicht interessant ist ihre Annahme, dass eine „... dem Ich vergleichbare Einheit nicht von

Anfang an im Individuum vorhanden ist; das Ich muß entwickelt werden" (Blanck & Blanck, 1989, p. 29)[1]. Das Ich wird zum Synonym für den Organisierungsprozess und Pathologien entstehen aus Fehlbildungen in dieser Organisation: „Es kommt außerdem in Betracht, dass viele Personen gerade an dem Versuche erkrankt sind, ihre Triebe über das von ihrer Organisation gestattete Maß hinaus zu sublimieren" (Blanck & Blanck, 1989, p. 29).
Die Ich-Psychologie leitet ihr Wissen aus der direkten Beobachtung von Kindern und Kleinkindern ab und gilt als Wegbereiter der modernen Säuglingsforschung. Im Gegensatz dazu war die frühere Psychoanalyse großteils auf retrospektive Aussagen erwachsener Analysanden zu frühen, teils präverbalen Ereignissen angewiesen (Tyson & Tyson, 2001).

1.1.1.2 Zum Begriff des Selbst

Die Doppeldeutigkeit des Begriffs Ich (Ich vs. Es bzw. das Ich als Person) und die Notwendigkeit weiterer Differenzierungen des psychischen Apparates veranlasst Hartmann 1950 dazu, den Begriff des Selbst einzuführen. Unter dem Selbst versteht Hartmann nun jenen Aspekt des Ich, welcher durch die Identifizierung des Ich mit den (aufgegebenen) Objekten entsteht und sich dem Es als Adressat narzisstischer Libido anbietet (Hartmann, 1972). Dieser Vorgang wird schon von Freud beschrieben (s.o.). Der Begriff des Selbst hat nach Hartmann mehrfach Erweiterungen erfahren und wiederum zu Unklarheit und Bedeutungsvielfalt geführt: Meint das Selbst einmal die Summe der Selbstrepräsentanzen wird darunter ein anderes Mal das Selbstsystem verstanden, dem die Regulierung des Selbstwertgefühls zukommt. Andere Autoren sehen im Selbst ein übergeordnetes System, welches das Dreiinstanzenmodell als ein Subsystem beinhalten (Mentzos, 2005). Kohut setzt anfangs das Selbst den Selbstrepräsentanzen gleich, sieht darin später jedoch das Zentrum der gesamten Person und die Quelle aller Antriebe (Kohut, 1979). Bei Jung entspricht das Selbst der Ganzheit der Persönlichkeit und umfasst das Ich, wobei das Ich respektive das Bewusstsein etwas vom Selbst erfahren will (Jaffé & Jung, 1962). Im Allgemeinen versteht die zeitgenössische Psychoanalyse unter dem Selbst den reflexiven Teil des Ich („ich selbst") (Arbeitskreis-OPD, 2004). Die Ausgestaltung des Selbst, auf die weiter unten näher eingegangen wird, basiert auf Erfahrungen, die das

[1] Abweichend dazu geht Freud im Konzept des primären Narzissmus (s.o) davon aus, dass Es und Ich ursprünglich verbunden sind, gesteht dem Ich jedoch ursprüngliche, „mitgeborene" Ichverschiedenheiten im Sinne von individueller Disposition und Tendenz zu (Heigl-Evers, Heigl, & Ott, 1993). Auch Mentzos und Hartmann konzipieren eine Urstufe („Matrix"), aus welcher sich sowohl das Es, als auch das Ich entwickeln, wobei das Ich von Anfang an angelegt ist (Hartmann, 1972; Mentzos, 2005).

Subjekt in der Begegnung mit der Objektwelt macht und welche als Repräsentanzen in die psychische Struktur aufgenommen werden. Das Selbst braucht diese Objekte zu seiner Ausgestaltung. Erstens, um darin gespiegelt zu sein und zweitens, um sich mit ihnen zu identifizieren (Mentzos, 2005). In diesem Sinne schreibt Kohut von „Selbst-Objekten" (Kohut, 1979). Unter Selbst-Objekten sind jene Personen gemeint, welche eine bestimmte Funktion für das Selbst übernehmen. Das Kern-Selbst des Kindes entsteht über Verinnerlichung dieser Selbst-Objekte. Kohut gilt als Begründer der psychoanalytischen Selbstpsychologie, obwohl seine Gedanken schon an früherer Stelle formuliert sind (Winnicott, 1974). Kohut drängt die Bedeutung der Triebe noch weiter zurück, sieht die Entwicklung des Selbst (des Narzissmus) und die Entwicklung der Triebe als voneinander getrennt an, unterstellt die Triebe und ihr Schicksal dem Selbst[1]. Auch wenn der Mensch nach Lust strebt, oder destruktive Ziele verfolgt,

> „ist es möglich, ein Selbst auszumachen, das zwar Triebe (und/oder Abwehrmechanismen) in seiner Organisation enthält, jedoch zu einer übergeordneten Konfiguration geworden ist, deren Bedeutung über die Summe ihrer Triebe weit hinausgeht" (Kohut, 1979, p. 93).

Die im Zusammenhang mit Persönlichkeitsstörung beobachtete Triebfixierung auf frühen Stufen der Entwicklung stellt nach Kohut nicht das zentrale Moment der Psychopathologie dar:

> „Es ist vielmehr das Selbst des Kindes, das infolge der schwer gestörten empathischen Reaktion der Eltern nicht sicher etabliert wurde, und es ist das schwache und von Fragmentierung bedrohte Selbst, das (in dem Versuch, sich selbst zu vergewissern, dass es lebendig ist, ja, dass es überhaupt existiert) sich auf defensive Weise durch die Stimulierung erogener Zonen Lustzielen zuwendet und dann, *sekundär* die orale (und anale) Triebfixierung und die Versklavung des Ich an die mit den stimulierten Körperzonen verbundenen Triebziele herbeiführt" (Kohut, 1979, p. 75).

Der Begriff des Selbst wird von Rudolf und der Arbeitsgruppe OPD wieder aufgegriffen und weiter ausgearbeitet (siehe Kapitel 1.2). An dieser Stelle jedoch erfolgen weitere Ausführungen zur historischen Entwicklung psychoanalytischer Strukturmodelle.

---

[1] In der Diskussion um das Verhältnis Narzissmus/Selbst einerseits und Triebentwicklung andererseits gibt es drei mögliche Positionen: 1. Die Triebe und das Selbst entwickeln sich eigenständig, wobei das Selbst das Primat über die Triebe inne hat. 2. Die Entwicklung des Selbst ist von der Triebentwicklung abhängig. 3. Triebentwicklung und Selbstentwicklung sind eng gekoppelt. Es besteht ein „Spannungsbogen" (Heigl-Evers, Heigl, & Ott, 1993).

1.1.1.3 Zum Einfluss der Objektbeziehungstheorie

Die Anfänge der Objektbeziehungstheorie gehen auf Freud zurück, der von Objekten als Adressaten von Triebregungen spricht (Heigl-Evers, Heigl, & Ott, 1993). Als solche sind die Objekte jedoch das „variabelste am Triebe, nicht ursprünglich mit ihm verknüpft, sondern ihm nur infolge seiner Eignung zur Ermöglichung der Befriedigung zugeordnet" (S. Freud, 1915d, p. 215). Schon Freud erkennt, dass frühe Beziehungserfahrungen nicht nur als bloße Erinnerungen erhalten bleiben, sondern den Kern der Lebensgeschichte bilden und in aktuellen Beziehungen - in Form der Übertragung - reproduziert werden:

> „Der Patient wiederholt in der Form der Verliebtheit in den Analytiker seelische Erlebnisse die er bereits früher einmal durchgemacht hat - er hat seelische Einstellungen, die in ihm bereit lagen und mit der Entstehung seiner Neurose innig verknüpft waren, auf den Analytiker übertragen. (...) Was er uns zeigt, ist also der Kern seiner intimen Lebensgeschichte, er reproduziert ihn greifbar, wie gegenwärtig, anstatt ihn zu erinnern" (S. Freud, 1926a, p. 258).

Die Objektbeziehungstheorien fokussieren auf den „Einfluß von Erlebnissen in den frühen Entwicklungsstadien auf die Ausformung des psychischen Apparates" (Kernberg, 1997, p. 103), auf die normale wie pathogene Entwicklung des Selbst und der Identität, welche über Internalisierungsprozesse aus den frühen Objekbeziehungen hervorgehen (Kernberg, 1997). Nach Heigl-Evers et al. ist die Objektbeziehungstheorie

> „mit der inneren Konstituierung von Vorstellungen dyadischer Beziehung (Selbst- und Objektrepräsentanzen) befasst, wie sie die ursprüngliche Mutter-Kind-Interaktion und ihre spätere Entwicklung zu dyadischen, triadischen und multiplen inneren und äußeren zwischenmenschlichen Beziehungen widerspiegeln" (Heigl-Evers, Heigl, & Ott, 1993, p. 34).

Die verschiedenen Objektbeziehungstheorien unterscheiden sich anhand einiger Hauptkriterien. Nach Kernberg sind die wichtigsten Unterscheidungsmerkmale inwieweit die traditionelle Triebtheorie in die jeweiligen Konzepte Eingang findet und inwieweit die ursprünglichen Objektbeziehungen transformiert und zu psychischen Strukturen werden (Kernberg, 1997). Auf beide Themenbereiche sei nun kurz eingegangen:
Während die traditionelle Ich-Psychologie[1] die Verbindung zwischen Trieb(abkömmling) und Objekt(beziehung) als relativ locker betrachtet (s.o.), geht Kernberg von einer „unauflöslichen Integration von Trieben und Objektbeziehungen" aus (Kernberg, 1997, p. 100). Jedoch sieht er sich wie auch Melanie Klein, Margaret Mahler und Edith Jacobson in Einklang mit der Triebtheorie. Eine zweite Gruppe an Objektbeziehungs-

[1] Der Übergang von der Ich-Psychologie zur Objektbeziehungstheorie ist fliessend, so spricht Kernberg auch von „Vertretern der ichpsychologischen Objektbeziehungstheorien", zu denen er sich selbst zählt (Kernberg, 1997, p. 100).

theorien sehen Objektbeziehungen als das hauptsächlich motivationale System an, das den Trieben vorangestellt ist. Diese stehen in Widerspruch zur Triebtheorie: Das primäre libidinöse Bedürfnis des Säuglings ist die Herstellung befriedigender Objektbeziehungen. Orale, anale und andere Triebregungen sind keine wirklichen Bedürfnisse, sondern lediglich Formen oder Techniken des Umgangs mit Bedürfnissen (Fairbairn, 1982). Winnicott, Lowald und Sandler nehmen nach Kernberg eine Mittelposition ein, indem sie den affektiven Rahmen der Mutter-Kind-Beziehung als bedeutsame Determinante für die Entwicklung und Ausformung der Triebe ansehen (Kernberg, 1997).
Psychische Struktur geht durch Internalisierungsprozesse aus tatsächlich erlebten Objekterfahrungen hervor. Umstritten ist dabei das Ausmaß der Transformation bei diesem Prozess: Eine Gruppe geht davon aus, dass die frühen, internalisierten Objektbeziehungen mit relativ geringem Strukturwandel aufrechterhalten bleiben (Kernberg erwähnt Sullivan, Fromm-Reichmann und Guntrip). Eine andere Gruppe ist der Ansicht, dass die tatsächlichen Erfahrungen und die spätere psychische Struktur auseinanderklaffen. Dafür zeichnen unbewusste Phantasien und eine defensive Neugestaltung der frühen Erfahrungen verantwortlich. So beschreibt etwa Melanie Klein die phantasmatische Natur der internalisierten Welt von Objektbeziehungen (Kernberg, 1997). Tyson & Tyson beziehen ausführlich zur Phantasietätigkeit des kleinen Kindes Stellung (Tyson & Tyson, 2001). Nach Kernberg werden die internalisierten Objektbeziehungen unter dem besonderen Einfluss der Affekte transformiert und verarbeitet, so dass die endgültigen psychischen Strukturen nicht mehr die originären Objektbeziehungen abbilden, sondern deren intrapsychischen Elaborate (Kernberg, 1991, 1997).
Durch die Fokussierung auf die frühen Objektbeziehungen rücken sowohl die Bedeutung der Mutter-Kind-Dyade jenseits der Triebbefriedigung als auch die Bedeutung der Affekte vermehrt ins Zentrum: Angeborene affektive Reaktionen fördern sowohl die Verbindung von frühen Selbsterfahrungen mit dem Lust gewährenden Objekt als auch die Tendenz, diese Verbindungen bei intensiver Gefahr, Schmerz oder Frustration zu zerstören:

> „Es sind Affektzustände von höchster Intensität, die in den Selbst- und Objektrepräsentanzen miteinander verknüpft, in den frühen Gedächtnisspuren fixiert und in den unbewussten Phantasien sekundär weiterverarbeitet werden. Die Triebe, Libido und Aggression, bilden sich also nicht einfach durch die Anhäufung und Integration von Affektzuständen per se heraus, sondern im Rahmen einer fortwährenden Elaborierung phantasierter, gefürchteter und begehrter, idealisierter und verfolgender Beziehungen zu bedeutsamen Objekten" (Kernberg, 2001, p. 23).

Mentzos und Rudolf teilen die diesbezüglichen Ansichten Kernbergs: (1.) Internalisierungsprozesse sind mehr als nur die kognitive Aufnahme von Abbildern wichtiger Erfahrungen und Personen. (2.) Objekte dienen nicht nur der Triebbefriedigung, sondern sind vor allem Beziehungspartner eines Kontakt und Kommunikation suchenden Menschen (Mentzos, 2005; Rudolf, 2002, 2004).

1.1.2 Prototypische Strukturmodelle

1.1.2.1 Das Modell der Charakterstruktur

Das Konzept der Charakterstruktur ist eng mit der Freudschen Triebtheorie und Libidoentwicklung verbunden. Ende der 1920er Jahre entstehen dazu die meisten Schriften. Als die wichtigsten Vertreter gelten Freud, Adler, Abraham und Alexander (Rudolf, 2002). Charakterstrukturmodelle beschreiben charakterliche Haltungen in reduzierter, idealtypischer Form. Der orale und der anale Charakter werden am detailliertesten ausgearbeitet und sind weitgehend in den allgemeinen Sprachgebrauch übergegangen. Zur Entstehung eines jeweiligen Charakters schreibt Freud, dass die bleibenden Charakterzüge eines Individuums entweder die unveränderte Fortsetzungen der ursprünglichen Triebe, die Sublimierungen derselben oder Reaktionsbildungen gegen sie darstellen (S. Freud, 1915c).

Da das Charaktermodell für die vorliegende Arbeit nicht von vorrangiger Bedeutung ist, beschränke ich mich auf eine kurze, beispielhafte Darstellung des oralen Charakters, wie er von Abraham (Abraham, 1969) beschrieben ist: Der orale Charakter bildet sich durch Störungen in der oralen Phase durch einen Kompromiss zwischen Wunsch und Realität aus. Versagungen, wie z.B. Hunger führen zu späterem Pessimismus und Misstrauen gegenüber der eigenen Leistung. Orale Versagung kann auch eine vorzeitige Entwicklung der Beißtätigkeit zur Folge haben, was in der Folge zu sadistischen Tendenzen führt. Orale Verwöhnung hingegen führt zu unerschütterlichem Optimismus und Geberlaune: Diese Individuen leben in der Illusion, immer und überall versorgt zu werden. Die großzügigen Geber identifizieren sich mit der spendenden Mutter und werden zum Wohltäter. Unausweichlich auftretende Anforderungen und Entbehrungen können von oral Verwöhnten nur schwer ertragen werden. Die späteren Möglichkeiten der sozialen Anpassung werden davon bestimmt sein, ob das Individuum seine liebevollen oder feindseligen Regungen in angemessener Weise von seinen Eltern auf seine Umwelt übertragen kann. Eine Abgrenzung zwischen gesundem und pathologischem Charakter wird von Abraham nicht vorgenommen (Abraham, 1969; Seibt, 1977).

Neben den oben erwähnten Charakteren finden sich in der psychoanalytischen Literatur gelegentlich Hinweise auf den urethralen, den phallischen, den phallisch-narzisstischen bzw. den narzisstischen Charakter. Die Begriffe werden manchmal unterschiedlich, manchmal syno-

nym verwendet. Der urethrale Charakter zeichnet sich durch Lustgewinn beim Urinieren, Zurückhalten des Urins, durch schamabwehrenden Ehrgeiz, durch Konkurrenz- und Herausforderungsdenken, aber auch durch Hingabe aus. Der phallische Charakter ist geprägt durch ein zwanghaftes Streben nach Erfolg und Beachtung. Dies manifestiert sich in rivalisierendem oder imponierendem Verhalten. Der narzisstische Charakter steht für Selbstliebe, Selbstverherrlichung, und den Wunsch nach passivem geliebt werden. Oft imponieren sie als kühle Menschen, die sich als unwiderstehlich erleben. Der phallisch-narzisstische Charakter, wie von Reich beschrieben, ist im Auftreten selbstsicher, manchmal arrogant, kräftig, oft imponierend. Er hat eine eher narzisstische Objektrelation mit sadistischen Zügen. Sein Verhalten ist stark von offener Aggression durchsetzt (Laplanche & Pontalis, 1994; Schultz-Hencke, 1951).
Im Vergleich zum oralen und analen Charakter haben sich diese Konzeptionen nicht so sehr durchsetzen können, vor allem deswegen, weil sie sich nicht ausreichend abgrenzen lassen. Ebenso wenig kann sich Reich durchsetzen, der dafür plädiert, die Charakterologie nicht auf die abgewehrte Triebregung zu gründen, sondern auf die spezifische Art und Weise, wie das Ich die konfliktuösen Strebungen verarbeitet, welcher Abwehr es sich bedient und welchen charakterlichen Niederschlag diese Konfliktverarbeitung findet. Reich unterscheidet nicht zwischen Charakterbildung und -störung, sondern nur zwischen triebhaften und triebgehemmten Charakteren. Jede Charakterbildung gilt als verfestigtes Resultat von Abwehr (Charakterpanzerung) (Hoffmann, 1979).

Hoffmann fasst die Vor- und Nachteile des Charakterstrukturmodells zusammen:

> „Der entscheidende Vorteil dieser Annahme ist der genetische. Charakter ist nicht mehr das, was phänomenal ähnlich ist, sondern das, was gemeinsamen Ursprung hat. Dynamisch entsteht daraus der Vorteil, dass man sogar das phänomenal Gegensätzliche zusammenfassen kann: Analer Herkunft können Sparsamkeit und Verschwendungssucht, Eigensinn oder Unterwürfigkeit, Sauberkeit oder Verschmutzungsneigung sein. Die Nachteile dieser Klassifikation sind die enge Kopplung an die Libido-Theorie und die unzureichende Erfassung der abwehrenden Ich-Funktionen" (Hoffmann, 1979, p. 53).

1.1.2.2 Das Modell der Neurosenstruktur

Das Modell der Neurosenstruktur wird von Schultz-Hencke entwickelt (Schultz-Hencke, 1951). Darin verbindet er die psychoanalytische Triebtheorie und die Überlegungen der Ich-Psychologie zur Abwehrleistung (Hemmung). Im Vergleich zum oben dargestellten Charakterstrukturmodell rückt der ursprüngliche Konflikt weiter in den Hintergrund

und die Leistungen des Ichs werden zentral für den Aufbau psychischer Struktur. Libidinös-sexuelle Strebungen spielen eine deutlich kleinere Rolle zugunsten eines grundlegenden Bedürfnisses zum Expansiven, das sich in verschiedenen Strebungen äußert. Nach Seibt rückt damit „ein größeres Spektrum menschlicher Konflikte in das Blickfeld" (Seibt, 1977, p. 33). In Abhängigkeit vom Ausmaß der hemmenden Einflüsse, der zentral betroffenen Antriebsarten und dem Zeitpunkt der Entstehung der Gehemmtheit unterscheidet Schultz-Hencke hysterische, zwanghafte, depressive oder schizoide Neurosenstrukturen, die auch gemischt auftreten können (z.B. depressive Struktur mit hysterischen Anteilen) und ordnet ihnen spezifische Abwehrmechanismen zu: Der hysterische Charakter verdrängt, der Zwangscharakter reagiert mit Reaktionsbildung, Isolierung und Intellektualisierung, zum paranoiden Charakter gehören Projektion und zum depressiven Charakter Introjektion und Wendung gegen das Selbst (Hoffmann, 1979; Rudolf, 1996a, 2002; Schultz-Hencke, 1951).

Zu neurotischen Störungen kommt es, wenn wichtige Antriebe in den ersten Lebensjahren auf Härte, Verwöhnung oder einen Wechsel zwischen beiden treffen. Das Antriebserleben wird dann durch Angst und Schuldgefühle gehemmt und fehlgesteuert, es ist konflikthaft (zwischenmenschliche Antinomik). Dies ist der Kernvorgang jeder neurotischen Entwicklung. Zu Konflikten kann es auch kommen, wenn z.B. aggressive Tendenzen den zärtlichen gegenüberstehen (innerpsychische Antinomik). Je früher Gehemmtheiten entstehen, desto bedeutsamer und schädlicher sind sie. Es entstehen Lücken im Antriebserleben. Wer beispielsweise eine Lücke im Bereich des Haben-Wollens aufweist, der hat kein Interesse daran etwas zu bekommen. Diese Haltungen sind abzugrenzen vom bewussten Verzicht, wo ein Mensch frei über sein Haben-Wollen verfügen kann. Auffallende Lücken im Erleben und Verhalten eines Menschen können als Symptom gewertet werden. So werden wichtige Aspekte der äußeren und inneren Welt aus dem Erleben ausgeblendet. Aus den Konflikten resultieren Affekte wie Angst und Schuldgefühle, welche entweder die charakterliche Entwicklung direkt beeinflussen, z.B. in Form von Ängstlichkeit oder Skrupellosigkeit, oder indirekt über Abwehrmechanismen wie z.B. Kompensation oder Reaktionsbildung. In den irrealen oder irrationalen Verhaltensweisen wie z.B. Fehlerwartungen oder Ersatzbefriedigungen zeigen sich die rudimentären Antriebserlebnisse. Ein Individuum kann starre Charakterzüge entwickeln, wenn eine Mobilisierung der gehemmten Antriebe droht. Ein Beispiel für diese reaktive Charakterbildung ist die zwangsneurotische Struktur. Alle neurosenstrukturellen Faktoren sind in irgendeiner Form bei jedem Menschen zu finden (Schultz-Hencke, 1951).

Charakterstruktur- und Neurosenstrukturmodelle haben historische Bedeutung: Die Begriffe wurden zu diagnostischen Kriterien, welche sich in den Klassifizierungen nach ICD-10 (Weltgesundheitsorganisation, 1993) oder im DSM-IV (Saß, Wittchen, Zaudig, & Houben, 2003) wieder finden, und zu allgemeinem Sprachgut. Eine weitere Bedeutung liegt in der Unterscheidung zwischen „neurotisch" und „charakterlich": Das Modell der Charakterstruktur hebt den Gegensatz zwischen Symptomneurose und Charakterneurose hervor. In einer Symptomneurose wird die Symptomatik als ichfremd und belastend erlebt; das Leidensgefühl ist Therapiemotivation. In einer Charakterneurose hingegen ist die neurotische Entwicklung in die Persönlichkeit integriert, so dass es den Anschein hat, die Person sei so geboren. Ein Krankheitsgefühl, ein Leidensdruck und eine Krankheitseinsicht bestehen nicht. Die Konfliktabwehr erfolgt alloplastisch (im Außen). Der Charakter als Ganzes fungiert als Schutz gegen innere und äußere Konflikte (Laplanche & Pontalis, 1994; Rudolf, 1996a). Nach Schultz-Henke besitzt jeder Mensch neurotische Bereitschaften (neurotoide Struktur) und kann unter Belastung Symptome (Symptomneurose) entwickeln, aber chronisch neurotische Symptome sind nur bei einer schwerwiegend veränderten neurotischen Charakterstruktur zu erwarten (Schultz-Hencke, 1951). Mentzos bezweifelt, dass diese Unterscheidung immer möglich ist. So kann z.B. auch ein Neurotiker unter seinen Zwängen leiden (Mentzos, 2005).

1.2 Hierarchische Strukturmodelle

1.2.1 Neurotische vs. strukturelle Störung

Die Unterscheidung zwischen neurotischer und struktureller Störung beruht auf der Annahme, dass neurotische Konflikte bzw. Störungen innerhalb einer relativ gut entwickelten psychischen Struktur entstehen. Sie werden daher als weniger gravierend erachtet. Im Gegensatz dazu liegt bei strukturellen Störungen ein solches Funktionieren psychischer Struktur nicht vor. Analog zum Begriff der strukturellen Störung finden sich die Bezeichnungen ichstrukturelle, frühe, präödipale oder narzisstische Störung. Mit dieser Namensgebung soll auf die Tatsache der frühen Entstehung der Störung hingewiesen werden. Mentzos nimmt eine Zweiteilung in klassische Psychoneurosen und strukturelle Störungen, die er als Seelenpathologien bezeichnet, vor. Unter Psychoneurosen fallen z.B. Zwänge oder Phobien (Mentzos, 2005). Ihre Grundlage ist der neurotische Konflikt, indem sich:

> „das Ich (...) auf die Seite dieser Mächte (des Überichs, der Realität) geschlagen hat, dass in ihm deren Anforderungen stärker sind als die Triebansprüche des Es (...). Im Dienste des Über-Ichs und der Realität ist das Ich im Konflikt mit dem Es geraten" (S. Freud, 1924b, p. 388).

Konflikte sind jedoch etwas Alltägliches, und neurotische Vorgänge sind inadäquate Lösungen dieser Konflikte. Das Neurotische ist dann ein - unter ungünstigen Umständen fast zwangsläufig - abgewandeltes Normales. Eine zwar verfehlte, aber dennoch oft erstaunliche Ich-Leistung. Unter den Seelenpathologien fasst Mentzos z.B. Borderline, Narzissmus oder Psychose zusammen. Ihr Kennzeichen ist die Störung des Selbst und die Ich-Schwäche. Auch Seelenpathologien sind auf Konflikte zurückzuführen, welche jedoch sehr früh, in der Phase der Konstituierung des Selbst auftreten (Laplanche & Pontalis, 1994; Mentzos, 2005). Nach Heigl-Evers, Heigl & Ott zeichnen sich strukturelle Störungen dadurch aus, dass die Ausbildung eines depersonifizierten, autonomen Über-Ich nicht gelungen ist und an seiner Stelle bestimmte Vorformen der Über-Ich-Bildung anzutreffen sind: Aus abgespalteten Introjekten, unvereinbar mit den guten Aspekten der Objekte, werden unnachsichtige, grausame Strafverfolger gegen das Selbst. Oder es kommt zu einer präautonomen Normenimitation im Sinne einer idealisierten und kritiklosen Orientierung an nur gute Objekte. Dadurch bleibt die rationale Selbst- und Fremdbeurteilung defizitär, die Orientierung wird nicht in Frage gestellt (Heigl-Evers, Heigl, & Ott, 1993).

1.2.2 Die Persönlichkeitsorganisation nach Kernberg

Kernbergs Verdienste sind dreifacher Natur: (1) Er weist im Rahmen seiner Objektbeziehungstheorie auf die Bedeutung der Objekte und der Affekte hin (siehe Kapitel 1.1.1.3). (2) Er hierarchisiert psychische Struktur, welche über eine Zweiteilung neurotisch vs. strukturell hinausgeht. Kernberg unternimmt in den 1970ern erstmals den Versuch, die von anderen Autoren beschriebenen Charaktere in hierarchische Strukturebenen einzuordnen, indem er von einer diesen Persönlichkeitsorganisationen zugrunde liegenden (pathologischen) Ich-Struktur ausgeht. Der höheren Strukturebene ordnet er z.B. Zwangscharaktere, der mittleren Ebene orale Typen im Sinne Abrahams und der niederen Ebene z.B. antisoziale und präpsychotische Charaktere zu (Kernberg, 1975, 1976, 1984). 1996 erfolgt eine Veränderung der Klassifikation: Die mittlere Strukturebene ist nun nicht mehr enthalten, dafür werden Psychosen aufgenommen. Er bezeichnet die Strukturebenen nun als neurotische, Borderline und psychotische Persönlichkeitsorganisation (Kernberg, 1996). In ähnlicher Weise unterscheiden Blanck & Blanck drei Entwicklungskategorien des Ichs: Neurotisch, Grenzfall und psychotisch (Blanck & Blanck, 1989). (3) Er benennt Kriterien für die Einteilung in die verschiedenen Strukturebenen[1] und ermöglicht damit eine strukturelle Analyse, welche

---

1 Als Kriterien gelten: Integration der Identität und des Über-Ichs, Anzeichen von Ich-Schwäche (z.B. Angsttoleranz), Reife der Abwehrmechanismen (z.B. Verdrän-

sich als richtungweisend für weitere Konzeptionen erweisen sollte (siehe Kapitel 3.1).

1.2.3 Das Strukturmodell nach Rudolf und der Arbeitsgruppe OPD

Im Strukturmodell nach Rudolf und der Arbeitsgruppe OPD (Operationalisierte Psychodynamische Diagnostik) sind objekt-beziehungstheoretische, ich- und selbstpsychologische Ansätze psychoanalytischer Strukturtheorien verbunden (Rudolf, 1995b). Struktur wird definiert als das Selbst in seinen Beziehungen zu den Objekten (Rudolf, 2004), als die Gestaltung und Funktionsweisen des Selbst in der Beziehung zum Anderen (Arbeitskreis-OPD, 2004). Auch Fonagy postuliert, dass das Selbst nur im Kontext des Anderen existiert. Die Selbstentwicklung ist gleichbedeutend mit dem Sammeln von „Erfahrungen des Selbst-in-Beziehungen" (Fonagy, Gergely, Jurist, & Target, 2006, p. 48).

Je nach Funktionsniveau wird zwischen gutem, mäßigem, geringem und desintegriertem Strukturniveau unterschieden. Das Funktionsniveau zeigt sich in verschiedenen Fähigkeiten, wie z.B. das Selbst und die Beziehungen zu regulieren, der Intentionalität, der Ausrichtung auf Andere und der emotionalen Kommunikation. Strukturelle Fähigkeiten helfen, die „Kluft zwischen dem Ich und dem Anderen" zu überbrücken (Rudolf, 2004, p. XI). Strukturelle Gesundheit ist „die Verfügbarkeit über psychische Funktionen, welche für die Organisation des Selbst und seine Beziehungen zu den inneren und äußeren Objekten erforderlich sind" (Rudolf, 2004, p. 58). Strukturelle Störungen hingegen „beinhalten die unzureichende Verfügbarkeit über diese Funktionen bzw. ihre Vulnerabilität" (ebd.).

Das Selbst, welches aus dem Ich entsteht, fungiert als Träger der Struktur: In der frühkindlichen Entwicklung beginnt sich das Ich zu organisieren: Es richtet sich interessiert, handlungsbereit und emotional auf das Nicht-Ich, die Welt der Objekte, aus (Arbeitskreis-OPD, 2004). Diese Entwicklung ist dann abgeschlossen, wenn das Ich sich selbst zum Objekt nehmen kann und sich damit reflexiv auf sich selbst beziehen kann. Während das Ich, als zentraler Organisator des Psychischen, intentional auf die Objekte ausgerichtet ist, stellt das Selbst die reflexive psychische Struktur dar:

> „Das Ich nimmt sich selbst zum Objekt der Wahrnehmung und wird dadurch zum Selbst (Selbstbild). Das Selbst bewertet sich und fühlt sich von anderen bewertet (Selbstwert). Das Selbst erlebt sich als konstant und kohärent (Identität). Das Selbst integriert alle psychischen Funktionen und Dispositionen zu einem Ganzen, es steuert sich selbst und organisiert die

---

gung vs. Spaltung) sowie Fähigkeiten zur Realitätsprüfung, Impulskontrolle und Sublimierung (Kernberg, 1996).

Beziehung zum Anderen" (Arbeitskreis-OPD, 2004, p. 71).

1.2.3.1 Aufgaben und Funktionsweisen des Selbst

Das Selbst hat die Aufgabe, Affekte, Impulse oder den schwankenden Selbstwert zu regulieren. Diese Regulierung hängt von den „gewachsenen inneren Maßstäben" (Rudolf, 2002, p. 11) ab. Sie entscheiden, ob etwas als andrängend oder bedrohlich erlebt wird und folglich abgewehrt werden muss. „In der herkömmlichen psychoanalytischen Begriffsbildung stellt das Über-Ich eine solche internalisierte Sollensnorm (das darfst du tun/nicht tun) und das Ich-Ideal eine Seiensnorm (so soll ich sein/nicht sein) dar" (ebd.). Bei der Analyse der strukturellen Fähigkeiten zeichnet sich ein mäßiges Strukturniveau nicht nur durch heftige Impulse, Affektdurchbrüche und ein labiles Selbstwertgefüge aus, sondern es weisen die Bewertungsinstanzen Über-Ich und Ich-Ideal eine andere Qualität auf: Das Über-Ich ist strenger, auch gegenüber geringfügigen Verfehlungen und zugleich bestechlich und beurlaubbar. Auf einem gering integrierten Niveau ist kein Wertesystem mehr vorzufinden: Schuld wird nicht mehr intrapsychisch erlebt, sondern reflektorisch der Außenwelt zugeschrieben. Die Spannung zwischen übermächtigen Impulsen einerseits und übersteigerten Selbstidealen und strengen oder unzuverlässigen Über-Ich-Instanzen andererseits ist nur durch ebenso unreife Abwehrmechanismen zu lösen. Das intrapsychische Konfliktgeschehen wird nach außen verlagert, so dass die eigenen unerträglichen Affekte und Impulse im Anderen gemieden oder bekämpft werden müssen. „Das Selbst hat sich gerettet, um den Preis einer vergifteten Außenwelt" (Rudolf, 2002, p. 12).

Rudolf schreibt dem Selbst die zentralen Aufgaben zu, Selbstbild und Selbstwert zu gewinnen, durch Konstanthalten eine Identität zu erreichen, sowie Beziehungen auszugestalten: „Erst ein differenziertes, von den Objekten sicher abgegrenztes Selbst, das sich seiner Identität und seines Wertes bewusst ist, vermag eine tragfähige Beziehung zum anderen herzustellen" (Rudolf, 1996a). Strukturelle Fähigkeiten sichern „die intrapsychische und psychosomatische Organisation und Regulation so (...), dass ein gewisses Wohlbefinden und Selbstwertgefühl sichergestellt ist und interpersonell die Beziehung zu den wichtigen Anderen auf eine individuell befriedigende Weise aufrecht erhalten wird" (Rudolf, 2002, p. 6). Das geschieht in zwei Richtungen: Vom Ich gehen intentionale, auf Objekte gerichtete Interessen aus (intentionale Ausrichtung). Dies sind „aktive, produktive, konfliktlösende, gestaltende Aktivitäten" (ebd., p. 6). Die Welt wirkt auf das Selbst ein und muss von diesem ertragen oder bewältigt werden (pathische Ausrichtung). Es ist

> „die Funktion der psychischen Struktur, 'toxische Zustände' (wie z.B. Verlassen-Sein, narzisstische Kränkung, Bedürfnisfrustration, Enttäuschungsaggression, Angstüberflutung, etc.), die das Selbst im Umgang mit der Ob-

jektwelt erleidet, abzubauen, um das innere Gleichgewicht und Beziehungsgleichgewicht zurückzugewinnen" (Rudolf, 2002, p. 6).

Strukturelle Funktionen differenzieren, integrieren und regulieren. Differenzierende Funktionen untersuchen Ganzheiten auf Unterschiede, integrierende Funktionen fügen Unterschiedliches zu Ganzheiten. Diese beiden Funktionen sind einander entgegengesetzt, lassen sich aber nur aus ihrem Wechselspiel heraus verstehen und bilden ein gemeinsames Ganzes. Die differenzierenden und integrierenden Funktionen laufen großteils bewusst ab, da sie mit dem Selbst-Bewusstsein verknüpft sind. Regulierende Funktionen laufen großteils unbewusst ab. Sie schaffen und erhalten Systemgleichgewichte oder stellen diese wieder her (Rudolf, 2002). Die strukturellen Funktionen wie von Rudolf beschrieben gehen in die OPD-Strukturcheckliste ein. Mittels dieser Checkliste wird das Strukturrating in der vorliegenden Studie durchgeführt. Aus diesem Grund werden die strukturellen Funktionen nun ausführlicher dargestellt[1]:

Zu den differenzierenden strukturellen Funktionen gehören die Fähigkeiten der Selbst-Objekt-Differenzierung, der Affektdifferenzierung, der Selbstreflexion sowie die Fähigkeit, variable Bindungen einzugehen und diese wieder zu lösen. Unter Selbst-Objekt-Differenzierung wird verstanden, dass die ursprüngliche Ungeschiedenheit des Erlebens von Ich und Objektwelt durch Grenzziehung zwischen dem Selbst und den Objekten eine wichtige Differenzierung erfährt. Die Selbst-Objekt-Differenzierung markiert einerseits diesen Entwicklungsschritt in der frühen Persönlichkeitsentwicklung, andererseits beschreibt sie eine ständig erforderliche Leistung, das Selbst und die Objekte immer wieder auseinander zu halten (Rudolf, 2002). Die Affektdifferenzierung ist die Fähigkeit, eigene Affekte differenziert und präzise wahrzunehmen und sie sprachlich eindeutig zu benennen. Die Selbstreflexion differenziert hinsichtlich unterschiedlicher psychischer Innenbewegungen, nimmt Veränderungen wahr und versteht diese. Dazu gehört auch die Fähigkeit, sich selbst (im Unterschied zu anderen) zu charakterisieren. Die Fähigkeit, variable Bindungen mit verschiedenen Personen einzugehen basiert darauf, dass für unterschiedliche Personen (z.B. Eltern, Partner, Kinder) unterschiedliche innere Objektrepräsentanzen aufgebaut wurden. So können unterschiedliche, variable Beziehungen aufgebaut werden. Ebenso ist die Loslösung von geliebten Personen eine Differenzierungsleistung. Ein emotional hoch besetztes Anderes muss innerlich losgelassen werden. Die differenzierende Wahrnehmung bezieht sich darauf, dass der Andere nicht

[1] Weitere Angaben zur OPD finden sich in Kapitel 3.1 (Entwicklung), in Kapitel 7.1 (Methode) sowie im Anhang (Kapitel 11.2).

mehr da ist, während man selbst noch da ist und ist in der Regel mit schmerzhafter Trauer verbunden (Rudolf, 2002).
Generell ist die Fähigkeit zur Integration „die wichtigste Voraussetzung dafür, dass ein Individuum im Laufe seiner lebensgeschichtlichen Entwicklung Erfahrungen in sich hineinnimmt und aneignet und dadurch heranreift" (Rudolf, 2002, p. 9). Zu den integrierenden strukturellen Funktionen zählen ganzheitliche Objektwahrnehmung, Selbstbild und Identität, Internalisierung, objektbezogene Affekte, Verstehen von Affekten und Reziprozität. Die integrierende Funktion der ganzheitlichen Objektwahrnehmung setzt die differenzierende Funktion der Selbst-Objekt-Differenzierung (siehe oben) voraus. Eine weitere Voraussetzung ist die entwicklungspsychologische Fähigkeit, positive und negative Objektaspekte, die in der frühen Erfahrung zunächst unverbunden nebeneinander stehen, auf die gleiche Person zu beziehen. Bei ganzheitlicher Objektwahrnehmung wird anerkannt, dass von der gleichen Person neben Erwünschtem auch Unerwünschtes ausgehen kann. Eine Nichtintegration beider Aspekte bildet die Grundlage für später auftretende Dissoziierungs- und Spaltungsvorgänge. Das gleiche Prinzip ist bei der Integration von positiven und negativen Selbstaspekten wirksam. Das Selbstbild („so bin ich") und die Identität („so bin ich über die Zeit hinweg") werden nicht einfach durch Introspektion erreicht, sondern integrativ konstruiert. Die psychische Leistung besteht darin, dass trotz widersprüchlicher Teilaspekte (soziale, kulturelle, biographische, psychische oder sexuelle etc.) eines Individuums ein kohärentes, integriertes Selbstbild entsteht. Auch der Andere wird in das System des Individuums integriert (Internalisierung), wodurch beide Teilsysteme zu einem Ganzen werden. Erst dadurch können objektbezogene Affekte ausgebildet werden. Je gelungener die Integration ist, desto facettenreicher und plastischer wirkt das Bild, desto eher kann es anderen mitgeteilt werden. Im Bereich der Kommunikation stellen daher auch das Verstehen von Affekten und die Reziprozität integrative Leistungen dar, indem

> „die realitätsgerechte Wahrnehmung des Anderen in seiner emotionalen Ausrichtung auf mein Selbst und umgekehrt meine Einstellung zum Andern zu einem ganzheitlichen Vorgang des Verstehens oder der Gemeinsamkeit im Sinne von Reziprozität zusammengefügt werden. Im letzten Fall der Reziprozität erfolgt die Integration über das Individuum hinaus, indem zwei Personen sich zu einem System des 'Wir' zusammenschließen" (Rudolf, 2002, p. 8).

Regulierende Funktionen sorgen dafür, dass verschiedenste Gleichgewichte wieder hergestellt werden. Bedürfnisse und Triebimpulse müssen gesteuert werden (Impulssteuerung), sie lösen Affekte der Befriedigung oder Frustration aus, welche ebenso zu regulieren sind (Affekttoleranz).

Bedürfnisse können auch ganz im psychoanalytischen Sinn abgewehrt werden: „Die Abwehr mit ihren speziellen Mechanismen ist das im traditionellen psychoanalytischen Verständnis bedeutsamste Regulationssystem, welches dazu dient, intrapsychische Spannungszustände zu regulieren" (Rudolf, 2002, p. 9). Die Regulation von Affekten, Impulsen oder Selbstwert steht im Dienste der Integration. Dies ist so zu verstehen, dass die zu steuernden Bereiche Teile eines gesamten Verhaltens- und Erlebensbereichs darstellen. Bei der Regulation eines aggressiven Impulses muss dessen Bedeutung für die sozialen Beziehungen antizipierend durchdacht werden - eine integrative Fähigkeit. Ein Merkmal von strukturellen Störungen ist es, dass eine solche regulierende und integrierende Gesamtabstimmung nicht gelingt. Die Regulation von Nähe und Distanz zu den Objekten wird durch die strukturelle Funktion der Kontaktaufnahme und der emotionalen Mitteilung erreicht. Durch sie wird der Andere herangeholt oder distanziert. Auch der Selbstwert wird reguliert, denn es gilt, „ein veränderliches System immer wieder ins Gleichgewicht zu bringen" (Rudolf, 2002, p. 9).

1.3 Zur Genese der Struktur

Im Folgenden wird zuerst das triebtheoretisch fundierte Entwicklungskonzept dargestellt. Anschließend werden unter Einbeziehung jener Entwicklungen die zu einer Neufassung des Entwicklungskonzeptes führten ausgewählte Ansätze moderner, psychodynamisch orientierter Entwicklungskonzepte dargestellt[1].

1.3.1 Der klassisch-triebtheoretische Entwicklungsansatz

Wie in obigen Ausführungen bereits angedeutet, wird der klassische entwicklungspsychologische Ansatz entlang der Libidotheorie konzeptualisiert und schenkt der Befriedigung körperlicher, kindlich-sexueller Bedürfnisse besondere Aufmerksamkeit. Verkürzt dargestellt zeichnen Triebe, ihr Schicksal oder ihre Abwehr verantwortlich für die Ausbildung von Struktur und neurotischer Konflikte. Die Abfolge - oral, anal, infantil-genital/phallisch - einzelner Phasen der Libidoentwicklung (Abraham, 1969; S. Freud, 1905) ist richtungweisend für die psychoanalytische Entwicklungspsychologie und Ausgangspunkt einer Vielzahl von theoretischen Entwürfen. In der triebpsychologisch ausgerichteten Psychoanalyse gilt die Mutterbrust und die dort erfahrene orale Sättigung als das erste emotional wichtige Ziel des Säuglings, der als biologisch wie psychisch hilflos betrachtet wird (Rudolf, 2004). Nach Mah-

---

[1] Einen Überblick zur (Geschichte der) psychoanalytischen Entwicklungspsychologie bieten (Heigl-Evers, Heigl, & Ott, 1993; Rudolf, 2004; Tyson & Tyson, 2001).

ler befindet sich der Säugling in den ersten Lebenswochen in der *normalen, autistischen Phase*. Diese Phase ist durch primitive, halluzinatorische Desorientiertheit, fehlende psychische Funktionstätigkeit und völlige Abhängigkeit des Säuglings gekennzeichnet. Die *symbiotische Phase* ist charakterisiert durch Verschmelzung mit der Mutter und Omnipotenz. Art und Weise der oralen Befriedigung bestimmen das Bild der Mutter ebenso wie das „Selbstimago", Vorläufer der sich später - im Laufe des Loslösungs- und Individuationsprozesses - entwickelnden Selbst- und Objektrepräsentanzen (Mahler, 1975; Mahler, Pine, & Bergman, 1978). Melanie Klein nimmt den Freudschen Gedanken vom Lebens-Todestrieb-Dualismus auf, verbindet ihn mit ihrem Ansatz der frühen Objektbeziehungen und verwehrt sich gegen einen objektlosen, autistischen Zustandes des Säuglings (Laplanche & Pontalis, 1994). Sie beschreibt in der *paranoid-schizoiden Position* die Projektion der aggressiven wie libidinösen Impulse auf die Mutter bzw. die Brust als charakteristisch für den frühen Lebensabschnitt. Die Mutter wird als entweder gut/versorgend oder böse/versagend erlebt (daher schizoid). Zudem wird das Kind von den bösen Teilobjekten verfolgt (daher paranoid). Diese Phase der gespaltenen, nicht integrierbaren Bildern wird von einer *depressiven Position* abgelöst, wenn das Kind erkennt, dass sein Hass und seine Libido derselben Mutter gilt und die Teilobjekte zu Ganzobjekten integriert werden (Klein, 1970). In ihren Anschauungen vielfach kritisiert[1], ist es doch das Verdienst Melanie Kleins, als eine der ersten auf die Bedeutung der frühen Objektbeziehungen hingewiesen zu haben (Heigl-Evers, Heigl, & Ott, 1993).

Übereinstimmend mit Freud - siehe Kapitel 1.1.1 - wird die psychische Entwicklung erklärt: Das Ich bildet sich über die Identifikation mit den Objekten aus, nachdem die libidinöse Besetzung der Objekte aufgegeben werden musste (S. Freud, 1914). Nach Jacobson will das Kind die Mutter imitieren und identifiziert sich dadurch mit ihr. Aber nicht die Mutter als Ganzes, sondern lediglich ihre Teilimagines werden wahrgenommen, welche entweder gut oder böse sind. Teilimagines der Mutter wie des Kindes selbst sind Vorläufer der Selbst- und Objektrepräsentanzen. Identifikationsvorgänge sind von starken affektiven Schwankungen begleitet: Aggressive und libidinöse Besetzungen wechseln sich ebenso ständig ab, wie Identifikation (das Selbst wird dem Objekt gleich) und Projektion

---

[1] Die Konzeptionen einer autistischen Phase stiessen ebenso auf Kritik wie die Konzentration auf körperlich-sexuelle Befriedigungen des Säugling z.B. (Jacobson, 1973; Rudolf, 2004). Nach Heigl-Evers ist bislang nicht geklärt, wie der Säugling vom autistischen oder narzisstische Zustand (in welchem er keine Bewusstheit des Objekts hat) über die symbiotische Phase (in welcher Selbst- und Objektrepräsentanzen verschmolzen sind) zu einer Loslösung vom Objekt und zur Individuation des Selbst gelangt (Heigl-Evers, Heigl, & Ott, 1993).

(das Objekt wird dem Selbst gleich)[1]. Am Ende der ödipalen Phase, kommt es zur Identifizierung mit dem gleichgeschlechtlichen Elternteil und aus der Mutter-Kind-Dyade entsteht die Dreieckskonstellation. Die Repräsentanz des Vaters, eines Dritten, ermöglicht dem Kind die Loslösung von der Mutter. Das Kind kann nun die verschiedenen Repräsentanzen des Selbst wie der Objekte zu einem Gesamtbild integrieren, diese sind emotional und kognitiv erfahrbar, wodurch die Objekte Konstanz erhalten und das Selbst zu einem Gefühl der Identität, insbesondere der Geschlechtsidentität, gelangt:

> „Aus den stetig sich vermehrenden Erinnerungsspuren (...) erwachsen Imagines der Liebesobjekte wie auch des körperlichen und seelischen Selbst. Anfänglich vage und veränderlich, erweitern sie sich allmählich und entwickeln sich zu konsistenten und mehr oder weniger realistischen intrapsychischen Repräsentanzen der 'Welt der Objekte' und des 'Selbst'" (Jacobson, 1973, p. 30).

Die Selbst- und Objektrepräsentanzen sind dabei nicht objektiv, sondern stehen unter dem Einfluss emotionalen Erlebens; sie können verzerrt, schwankend, labil und minderwertig sein. Eine gestörte Wahrnehmung und Bewertung des Selbst sind Quellen narzisstischer Störungen (Jacobson, 1973).

Die klassischen Konzepte zur Entstehung von Struktur werden eingehend kritisiert und vielfach abgelehnt, jedoch finden sich verschiedene Gedankengänge und Begriffe in adaptierter Form auch in den neueren Konzeptionen wieder. Zum Beispiel versteht die heutige Psychoanalyse unter oral den generellen Beziehungsmodus der Einverleibung vgl. (Heigl-Evers, Heigl, & Ott, 1993; Rudolf, 2004; Tyson & Tyson, 2001). Klöpper beschreibt den Wandel des psychoanalytischen Verständnis der Strukturentwicklung: Die Konzentration auf das Unbewusste (das „Was", der „Inhalt") wird von der Ich-Psychologie ergänzt um den Funktionsaspekt des „Wie": Mittels welcher Abwehrdynamiken - z.B. Anna Freuds Abwehrmechanismen und Hartmann Anpassungsleistung des Ichs - vollzieht sich das psychische Geschehen? Die Objektbeziehungstheorien verweisen auf die Bedeutung der Beziehung, in dessen Kontext das Unbewusste entsteht. Durch die Arbeit von Anna Freud, Mahler, Spitz, Bowlby und anderen wird die Wichtigkeit der Direktbeobachtung von Kindern deutlich. Es treten andere Fakten zu Tage, welche alternative Schlussfolgerungen für die psychoanalytische Entwicklungstheorie - welche ursprünglich großteils auf der retrospektivischen Betrachtung erwachsener Analysanden beruht - ermöglichen. Empirische Ergebnisse neuerer Untersuchungen der Säuglingsforschung und

---

[1] Jacobson grenzt diese primitiven Identifikations- und Projektionsvorgänge ab von den noch früheren Inkorporations- und Ausstoßungsvorgängen und den späteren, reifen selektiven Identifizierungsvorgängen (Jacobson, 1973).

der Neurowissenschaften finden ebenfalls Eingang in die Theoriebildung. So ist es uns heute möglich, die Entwicklung psychischer Struktur differenzierter zu betrachten (Klöpper, 2005).
Der Integration neuer Konzepte in die Psychoanalyse geht jedoch eine langwierige Kontroverse um das Primat der Triebbedürfnisse - als Kern des neurotischen Geschehens - und der Vorherrschaft der Bindungsbedürfnisse - als zentraler konflikthafter Motivation - voraus. Auf einer anderen Ebene ist dies eine Kontroverse um innere Welt, welche triebbestimmt ist und nur intrapsychisch erfahrbar ist, oder äußere Welt, in welcher sich die Interaktionen des Kindes mit seinen Angehörigen beobachten lassen (Rudolf, 2004, p. 7).

1.3.2 Aktuelle, psychodynamisch orientierte Entwicklungsansätze

Durch die Ergebnisse der Säuglingsforschung wird das Bild des Säuglings einem radikalen Wandel unterworfen: Er wird heute als sehr aktiv und kompetent verstanden. Er besitzt eine angeborene objektsuchende Aktivität und hat den Wunsch, die Bezugsperson in soziale Interaktion einzubinden. Nicht die Brust der Mutter, sondern ihr Gesicht, nicht die orale Befriedigung sondern die Kommunikation ist das primäre emotionale Ziel des Säuglings. Ein System körperlicher Nähe und wechselseitiger Bezogenheit bildet sich aus, in welchem positive Emotionalität und die Entwicklung des Selbst möglich werden:

> „Mit Anderen sein können und sich wohlfühlen dürfen unter ihrem Einfluss, eine basale Erfahrung von 'es gibt mich und es gibt die anderen und es gibt eine tragfähige Beziehung zwischen uns'“ (Rudolf, 2004, p. 10).

Rudolf weiter:

> „Das Kind kommt nicht autistisch zur Welt und findet allmählich zu den Objekten. Es wird geboren als Teil eines zunächst ungetrennten Systems, aus dem heraus sich im Laufe der Entwicklung ein Selbst differenziert. Indem das Selbst mehr und mehr heranreift, tritt es den Objekten gegenüber und steht so vor der Aufgabe, eine sichere Verbindung zu ihnen herzustellen und intrapsychisch aufrechtzuerhalten – ein kognitives Wissen der Objekte, eine emotionale Beziehung zu ihnen, ein kommunikativer Austausch mit ihnen, eine Verinnerlichung und Emotionalisierung ihrer für die Stabilisierung des Selbst bedeutsamen Existenz. Diese strukturelle Entwicklung betrifft daher stets zugleich das reifende Selbst und die sich differenzierenden Beziehungen“ (Rudolf, 2004, p. 17).

Neuere psychodynamische Strukturkonzepte unterscheiden sich von den klassischen, triebtheoretisch fundierten (siehe Kapitel 1.1) in mehrerlei Hinsicht. Anstelle von Trieben sind nun Affekte und frühe Beziehungserfahrungen zentral für den Aufbau psychischer Struktur. Affekte bilden den Kern des Selbst. Anstelle eines Kampfes um Triebbefriedigung steht der affektive Dialog zwischen Kind und Bezugsperson im Zentrum, der der Herstellung von Bindung und Struktur dient. Die Ausbildung psychischer Struktur wird nun vermehrt über Mentalisierungsvorgänge und Repräsentanzenbildung erklärt. Gemeinsam mit der Struktur entwickelt sich die Affektivität. Obwohl das Neugeborene über angeborene affektive Handlungsantworten verfügt, braucht es das Feedback („Affektspiegelung“) durch die Bezugspersonen, um von primären Affektzuständen zu einer mentalisierten Affektivität zu gelangen. In diesem Sinne wird auch die Affektivität erlernt. Die folgenden Ausführungen beschreiben diese Kernpunkte näher.

Ausgehend von Ergebnissen der Säuglingsforschung, werden beispielsweise von Stern (Stern, 1985) und Emde (Emde, 1980, 1983, 1988) Konzepte entwickelt, die Struktur und Affekt unter entwicklungspsychologischem Aspekt verbinden. Affekte sind das primäre Kommunikationsmittel in der präverbalen Phase, sie sind die Sprache der Kindheit. Beide Autoren sprechen von Affekten als dem Kern des Selbst und als die Grundlage für ein Erleben von Kontinuität. Nach Stern zeichnet sich das Selbst neben einem Empfinden von Urheberschaft (d.h. Urheber eigener Handlungen und nicht Urheber der Handlungen anderer Menschen zu sein) und dem Empfinden von Selbst-Kohärenz (bezogen auf Körper und Handlungen) durch Selbstaffektivität und Selbstgeschichtlichkeit aus. Unter Selbstaffektivität ist das Erleben immer wieder auftauchender ähnlicher Gefühlsqualitäten gemeint. Selbstgeschichtlichkeit beschreibt das Gefühl von Dauer, der Einbindung in die eigene Vergangenheit, das Gefühl eines fortwährenden Seins, das erlaubt, sich zu verändern, und doch dieselbe Person zu bleiben. Selbstaffektivität und Selbstgeschichtlichkeit bieten somit dem Kind und dem späteren Erwachsenen Orientierung, Sinn und Identität.

Wie oben beschrieben, gehen frühe Konzeptionen davon aus, dass Struktur durch triebgeleitete Identifikationsvorgänge mit den Objekten entsteht, die von starken Affekten begleitet werden. Die neueren Konzeptionen nehmen eine primäre Rolle der Affektivität im Rahmen der Strukturbildung an. Die Eltern von Kleinkindern freuen sich über deren Lachen, sie imitieren ihre Lächelaffekte und umgeben sie so mit einem „Hof von Freude“ (Krause, 2002, p. 124). Es handelt sich dabei nicht um Affektansteckungen, sondern um Dialoge, die zur Ausbildung von Struktur von immenser Bedeutung sind:

> „Mit jedem der 30000 Lachbegegnungen wächst ein Stück Wissen, dass das entstehende Selbst die Quelle der mütterlichen Freude ist. Das Kind weiß nun, dass es für die anderen ein Geschenk ist. Dieses Wissen ist Gift für den Ekel, die Verachtung und den Hass. Wer es nicht hat, aber weiß, dass es andere haben, muss hassen, sich ekeln oder verachten. Vor diesem Hintergrund sind diese toxischen Affekte ein Copingversuch, mit der Unerreichbarkeit der Liebe fertig zu werden“ (Krause & Fabregat-Ocampo,

2002, p. 124).

Tyson & Tyson beschreiben den affektiven Dialog zwischen Kind und Bezugsperson, dessen primäre Ziele die Herstellung von Bindung, die Entwicklung der selbst-regulatorischen Ich-Funktionen und die Ausgestaltung der Selbst- und Objektrepräsentanzen sowie Interaktionserfahrungen - also Struktur - darstellen:

> „Ein affektiv motivierter, kontinuierlich ablaufender und von beiden Seiten stimulierter Dialog (...) stelle den 'Nährboden' für den Aufbau von Objektbeziehungen und intrapsychischen Strukturen dar" (Tyson & Tyson, 2001, p. 108).

Die „primäre Reziprozität" zwischen Kind und Mutter zeigt sich durch die präadaptive Fähigkeit des Säuglings, ein gegenseitiges, sensomotorisches Interaktionsmuster aufzubauen, „das bereits unmittelbar nach der Geburt den Grundstock für die Bildung eines affektiven Feedback-Systems liefert" (Tyson & Tyson, 2001, p. 106f). Während das Kind von über Geburt an vorprogrammierte, perzeptuell-affektive Handlungsantworten verfügt, bildet sich sein Selbstempfinden erst später über Repräsentanzen und Symbolisierung aus (Heigl-Evers, Heigl, & Ott, 1993). Während angeborene affektive Handlungsantworten das Überleben des Säuglings sichern, indem sie die entsprechende Reaktion bei der Bezugsperson auslösen, wird der Umgang mit den Affekten erst im Austausch mit den Bezugspersonen erlernt. Das Feedback-System der Affektspiegelung spielt dabei eine besondere Rolle (Klöpper, 2005). Das Konzept der Affektspiegelung weiter unten erläutert.
Nach Rudolf geht es in den neueren Entwicklungsmodellen

> „...im Kern um den Aufbau der inneren Erfahrungsstruktur, welche beim Kind angelegt wird und in grundsätzlich erhaltener Form beim Erwachsenen die Beziehungsbereitschaften bedingt. Zahlreiche Begriffe umschreiben den gleichen Vorgang: Zentrale Beziehungserfahrungen, Beziehungsrepräsentanzen, zentraler Beziehungskonflikt (Luborsky 1977), emotional schema, unconscious plan (Weiss und Sampson 1986), internalized working model (Winnicott 1965), zyklisch maladaptives Muster (Strupp und Binder 1984)" (Rudolf, 2004, p. 8).

Die Annahme einer Repräsentanz von Beziehungsmustern hat die bedeutsame therapeutische Konsequenz, dass sich die innere Welt des Patienten nicht nur durch seine unbewusst geäußerten Phantasien, sondern auch an seinem äußeren, dem interpersonellen und emotionalen Verhalten ablesen lässt (Rudolf, 2004). Nach Klöpper werden die Repräsentanzen als implizites Beziehungswissen im implizit-prozeduralen Gedächtnis niedergelegt. Dieses arbeitet primärprozeßhaft und unbewusst: Eine Handlungserfahrung ist unmittelbar mit einem Gefühlsmuster verbunden. Dieser Vorgang ist klinisch oft zu beobachten, wenn scheinbar bedeutungslose Handlungen des Therapeuten vehemente emotionale Reaktionen oder diffuse Stimmungen des strukturell gestörten Patienten zur Folge haben. Die in der Kindheit gebildeten Repräsentanzen bleiben unbewusst wirksam, es sei denn, sie finden Eingang in das sekundärhaft funktionierende explizit-deklarative Gedächtnis (Klöpper, 2005).

1.3.2.1 Entwicklung des Selbst und der mentalisierten Affektivität

Der zurzeit bedeutendste und einflussreichste Ansatz zur Entwicklung des Selbst und der Affektivität stammt von der Arbeitsgruppe um Peter Fonagy und Mary Target. In der „Theory of Mind" vereinen sie psychoanalytische, bindungstheoretische, evolutionspsychologische und genetische Ansätze, sie überwinden den scheinbaren Gegensatz zwischen Kognition und Emotion und stellen eine prägnante und schlüssige Theorie des Selbst dar, welche untrennbar mit den Objekten und der Affektivität verbunden ist. Nach Fonagy, Gergely, Jurist & Target wird das Kind nicht mit einem Bewusstsein (Mentalisierung) seiner selbst geboren, vielmehr ist das Selbst eine Struktur, die sich in den Interaktionen mit reifen Psychen über den Vorgang der Mentalisierung entwickelt: Der Säugling weiß noch nicht, dass Handlungen eine mentale Ursache, ein Weil vorausgeht und sie einem Zweck dienen. Der Säugling erlebt sich lediglich als ein körperliches, von der Außenwelt abgegrenztes Wesen (*self as physical agent*), und er erlebt sich in Interaktion mit der Außenwelt (*self as social agent*). Die Zielgerichtetheit von Handlungen (*self as teleological agent*) versteht der Säugling ab etwa 9 Monaten, das Verständnis von mentalen Verursachungen wird mit ca. 18 Monaten (*self as mental agent*) angesiedelt. Mit etwa 4 Jahren erreicht das Kind dann jene Stufe, wo es die Welt durch Repräsentationen[1] verinnerlichen kann (*self as representational agent*) (Fonagy, Gergely, Jurist, & Target, 2006) siehe auch (Dornes, 2004).

Der Erwerb dieser Selbstrepräsentationen ist eng verknüpft mit der Fähigkeit zur Mentalisierung, ein „Prozess, durch den wir erkennen, dass unser Geist unsere Weltwahrnehmung vermittelt" (Fonagy, Gergely, Jurist, & Target, 2006, p. 10). Mentalisierung ist nicht nur ein kognitiver Prozess, sondern beginnt mit der Entdeckung der Affekte in und durch die Beziehung zu den Primärobjekten. Somit ist für die Entwicklung des Selbst die wohlwollende und reflektierende Unterstützung der Bezugspersonen entscheidend. Die Repräsentationen der Affekte und des Selbst werden über die Affektspiegelung der Bezugsperson im Sinne eines sozialen Biofeedbacks, über die Phantasietätigkeit, insbesondere über den symbolischen Als-ob-Modus erreicht. Die Ausführungen Fonagys dazu

---

[1] In der deutschen Übersetzung schreiben Fonagy et al. meist von Repräsentation, wobei der sonst übliche Begriff der Repräsentanz synonym verwendet wird.

sind komplex; die folgenden Ausführungen beschränken sich auf den Aspekt der Affektspiegelung[1].
Indem die Bezugsperson das innere Erleben des Säuglings markiert widerspiegelt, wird sie zum Organisator der emotionalen Erfahrung des Kindes und damit Teil seines entstehenden Selbst. Durch Markierung signalisiert die Bezugsperson, dass ihr Emotionsausdruck nicht ihren eigenen Emotionen entspricht. Im Gegensatz dazu werden die eigenen Affekte der Bezugsperson nicht markiert, wodurch das Kind beide Formen unterscheiden kann. Diese Andersartigkeit der Mutter ermöglicht dem Kind auch die Selbst-Objekt-Trennung. Erst durch die Affektspiegelung werden aus den konstitutionellen, primären Affektzuständen sekundäre Repräsentationen aufgebaut. Ein weiterer Schritt in der Entwicklung ist die mentalisierte Affektivität. Sie bezeichnet die reife Fähigkeit, Affekte zu regulieren und deren subjektive Bedeutungen zu ergründen. (Fonagy, Gergely, Jurist, & Target, 2006).
Affektregulierung wird über das markierte Spiegeln erlernt, indem die automatischen Emotionsäußerungen des Säuglings mit den affektspiegelnden (mimischen und stimmlichen) Äußerungen der Mutter in der Wahrnehmung des Säuglings verknüpft werden. Diese Verknüpfung führt zur Besserung des emotionalen Zustandes, zum Gefühl der Kontrolle über affektive Zustände und ist Grundlage für den Erwerb intrapsychischer Affektregulation, welche wiederum Grundlage für eine Wahrnehmung als Selbst als regulierender Akteur oder Urheber ist (Fonagy, Gergely, Jurist, & Target, 2006, p. 16). Das markierte Spiegeln zeigt dem Kind auch, wie die Bezugsperson diesen Affekt für sich verarbeiten würde, wäre es ihr eigener. Somit enthalten die sekundären Repräsentationen implizit auch die Affektverarbeitungsstrategien der Bezugsperson. Bei ausreichend gut gelingendem Affektaustausch entwickelt sich das wahre Selbst, wie schon von Winnicott beschrieben, bei Misslingen kommt es zur Ausbildung eines falschen, fremden, kolonialisierten oder leeren Selbst (siehe Kapitel 1.4.3) (Klöpper, 2005; Winnicott, 1974). Beebe und Lachmann betonen den wechselseitigen Aspekt der Regulation in der Mutter-Kind-Dyade (regulatorisches System): Die Beziehung ist dadurch charakterisiert, dass sich beide kontinuierlich, fortlaufend und gegenseitig in ihren Interaktionen und Affekten regulieren (ongoing regulation) (Beebe & Lachmann, 2004).
Auch die Fähigkeit zum verbalen Mitteilen eigener Affektzustände ist von der sekundären Affektrepräsentation abhängig: Die repräsentationale Vernetzung von Emotionsausdruck (der Mutter) und emotionalem Selbsterleben ermöglicht es dem Kind, sein Erleben nach distinkten

[1] Zur affektregulierenden Funktion des Als-ob-Modus siehe (Fonagy, Gergely, Jurist, & Target, 2006, pp. 295-319).

Reaktionsgruppen einzuteilen, die schließlich verbal als spezifische Emotionen bezeichnet werden (Fonagy, Gergely, Jurist, & Target, 2006).
Klöpper beschreibt die Entstehung des Selbst, des Anderen und des Gemeinsamen anhand einer schönen Metapher - durch den Blick in den Spiegel, der der Andere für das Kind ist:

> „Freilich handelt es sich um einen gebrochenen Spiegel, der Bilder entwirft, aber auch Brüche entstehen lässt. Und eben dieses Nebeneinander von treffenden und brechenden Spiegelungen ist es, das das Selbst entstehen lässt, ihm aber gleichzeitig auch ermöglicht, schrittweise die Kränkungen auszuhalten, die es bedeutet, mit dem Anderen nicht eins zu sein. Im Blick in den immer wieder gebrochenen Spiegel, im Blick auf die Mutter und ihre Reaktionen entsteht das Selbst des Kindes. Und im Erblicken der Brüche, in der Erfahrung des Scheiterns der treffenden Spiegelung, mit Schmerz und Wut entsteht der Andere, das Objekt. Wenn aber beide darüber im ständigen Austausch sind, über die Spiegelungen ebenso wie über die Brüche, so entsteht das Dritte (...) eine gemeinsame Selbstreflexivität, die schrittweise vom Kind verinnerlicht wird und die zugleich die Erfahrung der Intersubjektivität entstehen lässt" (Klöpper, 2005, p. 188).

Fonagy et al. sehen „eine evolutionäre Aufgabe der frühen Objektbeziehungen darin (...), den Säugling und das Kleinkind mit einer Umwelt zu versorgen, in der sich das Verstehen fremder und eigener mentaler Zustände voll entfalten kann" (Fonagy, Gergely, Jurist, & Target, 2006, p. 13). Bindung ist also kein Selbstzweck, sondern ermöglicht die Entwicklung eines Repräsentationssystems, welches im Dienste menschlichen Überlebens steht. Ein desorganisierter Bindungsstil wird als Entwicklungsgrundlage der Borderline-Persönlichkeitsstörung diskutiert. Nach dem Brückenschlag zwischen Psychoanalyse und Bindungstheorie[1] schafft Fonagy auch die Verbindung zur Genetik: „Wir behaupten, dass die Art und Weise, wie die Umwelt *erlebt* wird, als Filter für die Expression des Genotyps in den Phänotyp dient" (Fonagy, Gergely, Jurist, & Target, 2006, p. 14).

1.3.2.2 Entwicklung des Selbst und seiner Objektbeziehungen

Rudolf knüpft an bei Fonagy, wenn er schreibt, dass Mutter und Kind ein Beziehungssystem darstellen, in dem das Kind seine Lust und Unlust körperlich und präverbal äußert, und die Mutter die Signale auf deren

[1] Im Gegensatz zu Bowlbys Modell, dass die frühen Beziehungen als Schablose für spätere Beziehungen dienen, behaupten Fonagy et al., dass die frühe Erfahrung bestimmt, wie tief die soziale Umwelt verarbeitet werden kann. So signalisiert eine unsichere Bindung eingeschränkte Mentalisierungsfähigkeiten, bei desorganisierter Bindung wird die Mentalisierungsfähigkeit unter Stress versagen (Fonagy, Gergely, Jurist, & Target, 2006).

bedürfnisnahe und emotionale Qualitäten hin entschlüsselt, in Sprache fasst und handelnd darauf eingeht. So lernt das Kind nicht nur seine Mutter kennen, sondern „es lernt durch die permanente Widerspiegelung sich selbst kennen, seine eigene körperliche und emotionale Verfassung, die im Lauf der Entwicklung zu einem individuellen kohärenten Selbst heranwächst" (Rudolf, 2004, p. 10).

Bereits während der Schwangerschaft richten werdende Eltern Beziehungsphantasien auf ihr noch ungeborenes Kind. Diese Phantasien, ob das Kind willkommen ist oder als Bedrohung erlebt wird, sind abhängig von der psychischen Struktur und Bindungssicherheit der Mutter. Auch das Kind kommt nicht autistisch zur Welt und findet zu den Objekten: „Es wird geboren als Teil eines zunächst ungetrennten Systems, aus dem heraus sich im Laufe der Entwicklung ein Selbst differenziert" (Rudolf, 2004, p. 17). Rudolf betrachtet strukturelle Entwicklung unter dem Aspekt der Entwicklung des reifenden Selbst in seinen Beziehungen zu den Objekten. Das Selbst tritt allmählich den Objekten gegenüber, stellt eine sichere Verbindung zu ihnen her und hält diese intrapsychisch aufrecht. Das Selbst hat ein kognitives Wissen der Objekte, eine emotionale Beziehung zu ihnen, einen kommunikativen Austausch mit ihnen. Die Existenz der Objekte, verinnerlicht und emotionalisiert, dient der Selbststabilisierung. Rudolf gruppiert die kindlichen Entwicklungsschritte in vier zentrale Entwicklungsthemen: Herstellung von Nähe und Beziehung/Kommunikation, Objektbindung, Autonomie und Identität. Jedes Entwicklungsthema zeichnet sich aus durch im Vordergrund stehende Grundbedürfnisse des Kindes, Erfahrungen des Kindes mit seinen Objekten und damit zusammenhängenden, reifenden strukturellen Fähigkeiten (Rudolf, 2004).

Zu Beginn des Lebens (im ersten Vierteljahr) geht es um basale Beziehungsaufnahme des Neugeborenen zu seinen Objekten. Die Grundbedürfnisse des Säuglings liegen in der körperlichen Versorgung, dem Einschwingen in den kommunikativen Dialog und der Regulierung von Nähe und Distanz. Die Erfahrung des Kindes, dass seine geäußerten Emotionen (z.B. Unlustspannung oder Wohlbehagen) von ausreichend feinfühligen Objekten adäquat beantwortet werden, sind Voraussetzungen für die Internalisierung guter Objekte und die Fähigkeit zur Selbstregulierung (Rudolf, 2004).

Für die Ausbildung des Bindungssystems (im 1. und 2. Lebensjahr) ist entscheidend, inwiefern die Grundbedürfnisse des Kindes - Sicherheit, Geborgenheit, Beruhigung und Animation - durch die wichtigen Objekte erfüllt werden können. Indem die Bezugsperson Verhalten und Befinden des Kindes verbalisieren und das Kind seine Emotionsäußerungen mehr und mehr auf die Bezugsperson richtet, entsteht eine basale Erfahrung von Sich-Ausdrücken und Sich-Mitteilen-Können sowie die Fähigkeit

zur Mitteilung eigener Affekte und die Fähigkeit sich emotional berühren zu lassen (Rudolf, 2004).
In der Entwicklung des Autonomiesystems (zwischen dem 2. und 4. Lebensjahr) geht es vorrangig um eine Vergewisserung eines von den sicheren Objekten zunehmend unabhängig werdenden Selbst mit neuen Möglichkeiten, die Beziehung zu den Objekten zu gestalten. Grundbedürfnisse sind demnach autonom sein können und aus eigenem Antrieb mit den Objekten umgehen können. In dieser Phase können die Affektäußerungen der Bezugsperson zunehmend besser entschlüsselt werden. Korrespondierend zu den wachsenden inneren Möglichkeiten des Kindes bildet sich die Fähigkeit der Perspektivenübernahme aus, wodurch die Grundvoraussetzung für die Entwicklung von Empathie gegeben ist (Rudolf, 2004).
Die nächste Entwicklungsaufgabe ist der Aufbau eines Identitätssystems (zwischen dem 4. und 6. Lebensjahr) dar. Hier erreicht das Kind allmählich eine realistische Vorstellung von der eigenen Person und seiner Stellung in der Objektwelt. Das Kind möchte entsprechend seiner eigenen Identität handeln und mit den Objekten interagieren. Zu den wichtigsten Erfahrungen des Kindes zählt dabei, sich selbst und die anderen realitätsgerecht und ganzheitlich wahrzunehmen und Widersprüchlichkeiten zu akzeptieren. Das Kind lernt, sich zielgerichtet und sozial angemessen zu verhalten, indem es eigene Impulse zurückdrängt und seine Affekte modifiziert (Rudolf, 2004).
Die Entwicklung psychischer Struktur beschreibt die Arbeitsgruppe OPD wie folgt: In der ständigen Beziehung zur Objektwelt differenzieren sich die steuernden, organisierenden Funktionen des Ich. Es entstehen Bilder des Selbst und der wichtigen Objekte (Selbst- und Objektrepräsentanzen). Die Objekte werden als vom Selbst getrennt erlebt, wieder erkannt, affektiv besetzt und verinnerlicht. Die von den wichtigen Objekten erfahrenen emotionalen Einstellungen, insbesondere die affektiv besetzten Interaktionen zwischen Kind und Bezugsperson, färben nicht nur die Bild der Objekte und die Einstellungen des Kindes zu ihnen, sondern auch das Bild des Selbst, sowie den Selbstwert. Die Struktur des Selbst und die Struktur der Objektbeziehungen reifen in intensiver Verflechtung. Das Selbst gewinnt zunehmend an Kohärenz, Abgegrenztheit und Fähigkeit der Selbstorganisation. Damit einhergehend festigt sich die Objektbindung an die Sicherheit gebenden Anderen. Die Sicherheit der Objektbindung begünstigt wiederum die Entwicklung der Selbstautonomie, wenn das erstarkte Selbst sich von den Objekten zu lösen und sich mit ihnen auseinanderzusetzen beginnt. Am Ende der Entwicklung steht ein autonomes Selbst, das ein Gefühl von Identität ausgebildet hat und das fähig ist, sein Selbstbild und seinen Selbstwert immer wieder eigenständig zu regulieren (Arbeitskreis-OPD, 2004).

In Tabelle 1 werden die m.E. wichtigsten Aspekte der triebtheoretisch fundierten und der aktuellen psychodynamisch orientierten Entwicklungskonzepten gegenübergestellt:

Tabelle 1: Psychodynamische Entwicklungsmodelle der Struktur

	klassische Entwicklungskonzepte	*aktuelle Entwicklungskonzepte*
Bild des Säuglings	passiv, biologisch und psychisch hilflos; autistisch bzw. narzisstisch	aktiv und kompetent; Teil eines zunächst ungetrennten Systems
primäres Ziel des Säuglings	orale Befriedigung; Mutterbrust	Kommunikation und Beziehung; Gesicht der Bezugsperson
Strukturentwicklung	Phasen körperlich-sexueller Entwicklung; Struktur ist Folge (konflikthafter) Ausgestaltung der Triebregungen.	Grundbedürfnise und Entwicklungsaufgaben, wie z.B. Themen von Beziehung und Autonomie, führen über affektiven Dialog zu psychischer Struktur.
Verhältnis Affekt - Struktur	Das Ich/Selbst bildet sich über Identifikation/Projektion mit primären Bezugspersonen aus. Identifikationsvorgänge sind von starken Affekten begleitet.	Das Selbst des Kindes entwickelt sich über reflektierende Unterstützung der Bezugspersonen. Markierte Affektspiegelung ermöglicht Repräsentationen der Affekte, welche in das Selbst eingehen. Affekte sind Voraussetzung für das Gewahrwerden eines mentalen Selbst, sie bilden den Kern des Selbst.

1.4 Pathogene Entwicklungsbedingungen

Die oben dargelegten Prozesse zur Ausbildung von Struktur haben komplexen Charakter und sind in vielfältiger Weise störanfällig. Dieser Abschnitt widmet sich jenen pathogenen Bedingungen, die zur Ausbildung einer strukturellen Störung führen können. Nicht alle negativen Entwicklungsbedingungen führen unweigerlich zu strukturellen Störungen. Jede Familie besitzt eine spezifische Tendenz, bestimmte Interaktionsformen und soziale Deutungsmuster gegenüber anderen zu bevorzugen. Dieser Vorgang führt zur Herausbildung von Persönlichkeitsmerkmalen und ist ein normaler, unvermeidlicher Ausgang einer jeden emotionalen Sozialisation (Rudolf, 2000a, 2004). Als Entwicklungsbedingungen, die zu strukturellen Störungen führen, listet Rudolf fehlende Passung, defizitäre Entwicklungsbedingungen bzw. Traumatisierungen auf: Die Passung betrifft das Zusammenspiel von Grundbedürfnissen und Temperament des Kindes einerseits und den Versorgungsmöglichkeiten und der Feinfühligkeit der Betreuungsperson andererseits. Ein anlagemäßig stabil ausgestattetes Kind kann stärkere Beeinträchtigungen ohne strukturelle Störungsfolgen durchlaufen, während ein Kind mit entsprechender Disposition sich schon mit durchschnittlichen Entwicklungsbedingungen schwer tut (Rudolf, 2002). Dieses Konzept der Passung (goodness of fit) (Thomas & Chess, 1977) ist vielfach beschrieben, sehr ausführlich z.B. von Papoušek. Bei nicht gegebener Passung kann es zu vielfältigen Störungen in der Entwicklung kommen. Die Ursache dieser Störungen ist weder beim Kind noch bei den Eltern sondern „sehr konkret im interaktionellen Alltag von Eltern und Kind und damit in den sich entwickelnden Eltern-Kind-Beziehungen angesiedelt" (Papoušek, 2004, p. 103).

1.4.1 Traumatisierungen

Traumata wie familiäre Dauerkrisen, unberechenbare Stimmungsumschwünge, aggressive Auseinandersetzungen und sexuelle Grenzüberschreitungen führen dazu, dass reifende Funktionen vulnerabel oder defizitär bleiben und nur eingeschränkt zur Verfügung stehen. Zugleich wird die Grundlage für spätere dysfunktionale Beziehungsmuster gelegt. Frühe Traumen beschädigen oder zerstören bestimmte strukturelle Bereiche, sie hinterlassen spezifische Ausfälle, die dann zu Tage treten, wenn die Situation in einem assoziativen Kontext mit der Traumatisierung steht. Dann kommt es zum kompletten Zusammenbruch der Regulationsfähigkeit, zu Affektüberflutung (Panik), Verzweiflung, Hilflosigkeit und zu notfallmäßigen Reaktionen des Dissoziierens oder Agierens (Resch, 2002; Rudolf, 2002; Rudolf, Jakobsen, Micka, & Schumann, 2004b). Traumatisierungen führen im Bereich der Affektivität zum Erleben von traumatischen Affekten und zur Affektregression und im Bereich des Selbst dazu, dass ein wahres Selbst nicht ausgebildet werden kann, sondern stattdessen ein fremdes, kolonialisiertes oder leeres Selbst entsteht. Auf diesen Vorgang wird weiter unten eingegangen.

1.4.2 Traumatische Affekte und Affektregression

Bei einem traumatischen Affekt, wie z.B. der traumatischen Angst handelt es sich nicht eigentlich um einen Angstaffekt, sondern um das Korrelat des sog. „surrender patterns". Dieses ist ein Zustand „vollständiger Hilf- und Hoffnungslosigkeit mit einem 'Wissen' um die Unlösbarkeit der Bedrohung und einer emotional-kognitiven Entdifferenzierung der erlebenden Person" (Steimer-Krause & Krause, 1993, p. 81). Traumatische Affekte leiten sich nicht von den primären, ursprünglichen Affekten, wie z.B. Angst und Scham ab, sondern stellen selbstreflexive Affekte dar. In dieser Form haben sie fundamentale Aussagekraft über das Selbst und seinen Zustand (Krause, 1998b). Die Wahrnehmung der totalen Hilflosigkeit führt dazu, dass sich der Affekt in eine katatone Reaktion (catatonic reaction) umwandelt oder in ein infantiles Stadium regrediert. Traumatisierte Personen sind unfähig sich selbst zu beruhigen und zu regulieren, da sie der Meinung sind, diese Funktion ist für andere, ihre primären Liebesobjekte (primary love objects) reserviert. Ihre Affekttoleranz ist beeinträchtigt, da sie Affekte für Zeichen der Wiederkehr des Traumas halten. Sie können die Intensität der Affekte nicht regulieren,

ihre Gefühle nicht erkennen und sie deswegen auch nicht als Information nutzen (Krystal, 1988a).
Krystal erklärt den Mechanismus traumatischer Affekte über den Zusammenbruch der Abwehr: Ein Trauma („catastrophic trauma") führt primär dazu, dass der Tod nicht mehr verdrängt werden kann. Diese Verdrängung, Barriere, ist jedoch Voraussetzung für das alltägliche Funktionieren. Mit dem Zusammenbruch der Abwehr verringert sich die Toleranz für Affekte. Auf Grund der völligen Hilflosigkeit findet zugleich die oben beschriebene Regression der Affekte statt. In diesem Zustand sind die Affekte undifferenziert, der Traumatisierte kann seine Gefühle nicht erkennen und die Affekte auch nicht als Signale verwenden (Krystal, 1978). Traumatische Affekte sind nicht auf traumatische Angst allein beschränkt. Krystal beschreibt u.a. traumatische Scham, traumatischen Ekel oder traumatische Wut. Traumatische Affekte dienen nicht der Regulierung von Prozessen, sondern treten im Gegenteil dann auf, wenn die Regulierung (innere Regulierung oder Beziehungsregulierung) zusammenbricht.
Für Wurmser ist die Affektregression Kernmerkmal jedes Traumas. Eine Entdifferenzierung der Affekte geht mit einem Gefühl der Überwältigung einher; Affekte wirken global und überwältigend. Folglich kommt es zu einer Resomatisierung: Etwas Konkretes wird gesucht, um der unnennbaren Verzweiflung Wort und Sinn zu geben (Wurmser, 2002). Nach Krystal geschieht die Somatisierung, um äußere Faktoren für die Blockade schmerzlicher Affekte verantwortlich zu machen. Der Schmerz kehrt wieder, und „ein Teil der Affekte (wird) zum einzigen Symptom, z.B. der Depression" (Krystal, 2001, p. 199). Bei schwer traumatisierten Patienten spielt ein tiefes Gefühl der Scham, des Beschämt-, Ausgeschlossen- und Ausgestoßenseins eine führende Rolle. Der Traumatisierte fühlt sich unwert. Durch die „Seelenblindheit" des Anderen, wird der Traumatisierte in seinen wesentlichsten Gefühlen, Wünschen und Konflikten vom wichtigen Anderen nicht wahrgenommen. Als Folge davon erlebt der Patient seine ganze Innenwelt, v.a. alle Affekte, als etwas Unannehmbares und muss sie in globaler Affektabwehr durch Verleugnung ausblenden. Die Angst vor den Gefühlen bedeutet ein sich schämen für den überflutenden Charakter. So schämt sich der Traumatisierte für alle Gefühle, für seinen Wunsch nach Identität. Denn die Identität beherbergt eine unerfüllte Bedürftigkeit und ist voller Trauer und Schmerz. „So findet man bei Patienten mit schweren neurotischen Charakterstörungen eine charakteristische Intoleranz gegenüber Affekten. (...) So können z.B. Scham, Schuld, Angst und Depression nicht ertragen und müssen abgewehrt werden" (Mertens, 1992, p. 8). Als besondere Formen der Affektabwehr beschreibt Wurmser die Affektverkehrung (z.B. die Verkehrung von Scham in Verachtung oder Wut) oder die

Wendung vom Passiven ins Aktive (z.B. selbstgerechtes Aufbrausen; beschämen des Gegenübers, statt sich selbst beschämt zu fühlen).

> „Die Wahrnehmung und Deutung von Affektabwehr werden vor allem bei schweren Formen der Neurose zum wichtigsten Teil der Abwehr- bzw. Widerstandsanalyse: 'Wut statt Angst oder Trauer; fröhliche Ausgelassenheit statt Trauer oder Zorn; Schmerz und Traurigkeit anstelle von Wut und natürlich Angst statt sexueller Erregung'" (Mertens, 1992, p. 8), zitiert (Wurmser, 1988, p. 295).

Psychotische Menschen sind häufig stark überempfindlich gegenüber den Affekten anderer Personen, was zu einer automatischen Introjektion (d.h. unbewussten Einbeziehung) der fremden Affektzustände führt. Subjektiv erlebt die Person ein panisches Gefühl, mit unerklärlichen Affekten und Phantasien überschwemmt zu werden (Krause, 1988). Affektabwehr ist auch bereits bei kleinen Kindern zu beobachten, wenn sie sich z.B. gegen die Affektübertragung ihrer aufdringliche", keine Abgrenzung ermöglichenden Eltern zur Wehr setzen müssen (Mertens, 1992). Dies führt dazu, dass die Existenz des Gefühls an sich negiert wird und in logischer Folge auch der Abwehrprozess. Wenn ein Kind nun solche Affekte regelmäßig vor sich selbst negieren muss, kann es zu bleibenden Lücken im affektiven Repertoire kommen (Rudolf, 1995a).

1.4.3 Misslungene Affektspiegelung und fremdes Selbst

In einer gelungenen Affektspiegelung (s.o.) werden die Affektzustände des Kindes durch die Bezugsperson symbolisiert, es kommt zum Aufbau sekundärer Repräsentanzen der Affekte. Eine misslungene Affektspiegelung liegt vor, wenn das Affektempfinden des Kindes mit dem Affektausdruck der Bezugsperson nicht übereinstimmt. Dadurch kann das Kind seine inneren Zustände nur schwer benennen, sie werden als verwirrend und kaum regulierbar erlebt. Mängel in der Affektspiegelung führen zu fehlenden/unsymbolisierten oder verzerrten sekundären Repräsentanzen primärer Affektzustände. Im ersten Fall ist das Spiegeln unmarkiert und der kongruente Affekt der Bezugsperson wird ohne Modulation dem Kind untergeschoben - das Spiegeln ist zu nah am Erleben des Kindes. Im zweiten Fall ist das Spiegeln zwar markiert, jedoch verzerrt, sodass das Bewusstsein des Kindes für sein eigenes Erleben untergraben wird. Beispielsweise quengelt das Kind, weil es müde ist und die Bezugsperson entschlüsselt das Quengeln als Ärger - das Spiegeln ist zu weit weg vom Erleben (Fonagy, Gergely, Jurist, & Target, 2006).
Misslingt der Affektaustausch schwerwiegend (etwa auf traumatische Weise) oder langfristig und kontinuierlich (etwa wegen einer psychischen Störung der Bezugsperson) folgen schwere Beeinträchtigungen der Entwicklung des kindlichen Selbst. Sie bilden die Wurzeln des fremden bzw. falschen Selbst: Das Verpassen der Markierung kindlicher Affekte

durch die Bezugsperson kann zur Übernahme ihrer Affektzustände (d.h. ihrer unintegrierten Affekte, ihrer Depression, Angst, Psychose, Traumaerfahrung etc.) führen, die dann anstelle der sekundären Repräsentationen eigener Affekte ins Selbst aufgenommen werden. Diese Selbstzustände, die ursprünglich solche der Bezugsperson waren, können nicht ausreichend sicher von den eigenen Affektzuständen unterschieden werden, bleiben aber als Bestandteil des Selbst erhalten und treten klinisch als Persönlichkeitsstörung in Erscheinung (Dornes, 2004; Fonagy & Target, 2002; Klöpper, 2005).

So stellt das fremde Selbst eine Abwehrorganisation (Spaltung) dar, deren Sinn darin besteht, das wahre Selbst zu verbergen und zu schützen. Das Selbst wird um diese falschen Internalisierungen herum konstruiert: Das Kind, das sich in der Bezugsperson nicht findet, findet stattdessen die Bezugsperson und integriert deren Repräsentanzen anstelle seiner eigenen. Diese bleiben aber immer fremd, weil sie keine Verbindung zum ursprünglichen Affekt aufweisen, es entstehen Lücken im Selbst, das Selbst bleibt leer. Vorübergehende Fehlabstimmungen sind ein normaler Prozess, lassen sich zwar nicht verhindern aber in einer normalen Entwicklungsumgebung mit der Entwicklung der Mentalisierungsfähigkeit durch Selbstnarration[1] überbrücken. Traumatische Erfahrungen jedoch zwingen das Kind dazu, sich vom Schmerz zu dissoziieren. Dies gelingt, indem es das fremde Selbst zur Identifizierung mit dem Angreifer benutzt. In diesem Fall werden die Lücken im Selbst vom Bild des Angreifers kolonialisiert. Auch dabei spielen Affekte eine tragende Rolle: Gewalterfahrungen in den Bindungsbeziehungen wecken intensive Scham. Kann diese durch eine erworbene Mentalisierungsschwäche nicht abgemildert werden, wird die Scham Gewalt gegen das Selbst oder gegen andere auslösen:

> „Scham, die nicht relativiert werden kann, weil ein Bewusstsein für die Distanz zwischen Gefühlen und objektiver Realität fehlt, wird dann als Zerstörung des Selbst empfunden. Deshalb sprechen wir von 'ich-destruktiver Scham'. Die Benutzung des fremden, dissoziierten Selbstanteils als Vehikel für das Bild des Angreifers und für den nicht denkbaren durch die Misshandlung erzeugten Affekt dient vielen Individuen als Überlebensstrategie" (Fonagy, Gergely, Jurist, & Target, 2006, p. 20).

1.5 Zur Frage der Strukturspezifität der Affekte

In diesem Kapitel wird Affektivität unter strukturellem Aspekt beschrieben. Unvermeidlich ist dabei, dass Begriffen, Konzepten und Definitionen vorgegriffen wird, welche in Kapitel 2 ausführlich beschrieben werden. Dies wird durch Querverweise angezeigt.

---

[1] Selbstnarration ist der (selbst-)erzählerische Prozess, in dem und wodurch Subjekte sich selbst verstehen lernen und anderen mitteilen können (Keupp & Höfer, 1997).

Es wird heute schulenübergreifend einheitlich festgehalten, dass psychische Störungen als Störungen im Emotionssystem zu begreifen sind, und eine Besserung der Störung auch mit einer Besserung des emotionalen Erlebens, der Affektregulation oder des Affektausdrucks einhergeht: In den Diagnosesystemen DSM-IV und ICD-10 (Saß, Wittchen, Zaudig, & Houben, 2003; Weltgesundheitsorganisation, 1993) nehmen affektive Störungen und Angststörungen breiten Raum ein. Traue diskutiert eine Hemmung des nonverbalen Ausdrucksverhaltens als Risikofaktor für psychosomatische Erkrankungen (Traue, 1998; Traue & Deighton, 2003; Traue & Pennebaker, 1993). Persönlichkeitsstörungen werden als Abweichungen im Affektsystem beschrieben (Benecke & Peham, 2007). In der manifesten psychiatrischen Störung zeigt sich eine gestörte Emotionsregulation, die auf die Ebenen des Emotionserlebens, des emotionalen Verhaltens bzw. Ausdrucks und auf die damit verbundenen physiologischen Veränderungen wirkt. Die Störung hat die Funktion, dem Betroffenen wie dem Umfeld zu signalisieren, „dass ein angemessenes Bewältigungsverhalten zur Anpassung an stressvolle, belastende Situationen und Episoden aktuell nicht aktiviert werden kann oder zur Verfügung steht" (Wedekind & Bandelow, 2003, p. 217). Als Fazit bleibt festzuhalten, dass sich in der psychischen Störung ein Zusammenbruch der emotionalen Ordnung zeigt. Eine besondere Bedeutung für das Verständnis psychischer Störungen kommt daher dem Verständnis der Emotionen zu (LeDoux, 2004; Rudolf, 2004). Folgerichtig fokussiert auch die Psychotherapie auf eine „Umstrukturierung und Entfaltung" der Affektivität, insbesondere der Affektregulierung (Rudolf, 2005, p. 114). Ein Fortschritt in der Therapie wird beispielsweise im Zulassen verschiedener Affekte gesehen (Krause, 2002).

In der Frage, inwiefern Affekte als störungs- oder als strukturspezifisch anzusehen sind, kommt Krause nach umfassender Forschungsarbeit zum Schluss, dass „in Bezug auf die Affekte (…) es weniger einzelne Störungsbilder als vor allem Persönlichkeitsstrukturen sind, die sehr unterschiedliche Gesetzmäßigkeiten aufzuweisen haben" (Krause, 2002, p. 120). Wie unterscheidet sich nun die Affektivität psychisch Gesunder im Unterschied zu strukturell eingeschränkten Personen und wie lassen sich beide Gruppen wiederum von den neurotisch/konflikthaft eingeschränkten Personen unterscheiden[1]?

---

[1] Die Unterscheidung neurotische Störung einerseits und strukturelle Störung andererseits beruht auf der Annahme, dass neurotische Konflikte/Störungen innerhalb einer relativ gut entwickelten psychischen Struktur entstehen, während bei strukturellen Störungen ein solches Funktionieren psychischer Struktur nicht vorliegt (siehe Kapitel 1.2.1).

1.5.1 Die Affektivität strukturell Gesunder

Strukturell Gesunde können einerseits freudvolle Affekte erleben und genießen, andererseits negative Affekte wie Angst, Ärger, Trauer empfinden, ausdrücken und aushalten. Durch die Affekte fühlt sich das Individuum lebendig. Die sichere und differenzierte Wahrnehmung des eigenen affektiven Zustandes dient der Binnenkommunikation und der Selbstreflexion des Subjekts und der Beziehungsregulation (Rudolf, 1995b). Treten äußere Lebensbelastungen wie z.B. Krankheit auf, können Emotionen wie Sorge, Zweifel oder Beunruhigung in angemessenem Umfang an Gewicht gewinnen und hedonische Affekte zurückdrängen. Ein stabiler psychischer Binnenraum ermöglicht es gut strukturierten Personen affektive Situationen probeweise durchzuspielen und zu fantasieren. Dadurch wird ein direktes affektives Ausagieren im Körper oder in der Interaktion mit anderen verhindert (Rudolf, 1995b). Auch nach Benecke & Peham erleben gut strukturierte Personen negative Emotionen wie Scham und Schuld. Diese Emotionen bleiben jedoch situationsangemessen, werden als Peinlichkeit oder schlechtes Gewissen erlebt und behalten somit ihre adaptive Funktion der Selbst- und Beziehungsregulation (Benecke & Peham, 2007) (zur Funktion der Affekte siehe Kapitel 2.2.3).

Krause geht davon aus, dass psychisch Gesunde die Fähigkeit haben, die einzelnen Elemente des Affektsystems (wie physiologische Erregung, Affektausdruck, etc.; siehe Kapitel 2.2.1) flexibel zu vernetzen. Dies bedeutet, dass nicht sämtliche Elemente immer und in kongruenter Weise in Aktion treten müssen, wodurch eine flexible Anpassung an die aktuellen Anforderungen der Situation ermöglicht wird. In der Entstehung einer psychischen Störung hingegen kommt es zu einer Fixierung auf ein Element des Affektsystems (z.B. die affektive Erregung) bzw. einer starren Verschaltung der verschiedenen Elemente (Krause, 1994, 1997, 1998b).

1.5.2 Die Affektivität neurotisch/konflikthaft Eingeschränkter

Das neurotische Verhalten ist gekennzeichnet durch negative Affektivität, insbesondere durch ein depressives und angstgetöntes Lebensgefühl, Geringschätzung der eigenen Person, traurige Enttäuschung sowie latente Wut auf die Objekte. Der Anpassungsversuch erfolgt durch Übersteuerung, indem eigene Bedürfnisse und Affekte unterdrückt und verdrängt werden. Das Erleben freudiger Affekte geht verloren, Gedrücktheit, Ängstlichkeit und Selbstzweifel dominieren, während Wut und Ärger überwiegend aus dem bewussten Erleben ferngehalten werden, „jedoch gelegentlich durch kurze mimische Signale durchscheinen oder in Affektausbrüchen sichtbar werden" (Rudolf, Jakobsen, Micka, & Schumann, 2004b, p. 49). Im Falle von neurotischen Störungsanteilen wächst das Ausmaß der von innen kommenden anhaltenden Besorgnis und des Selbstzweifels. Eine neurotische Selbstunsicherheit führt dazu:

> „dass Bedürfnisse und Wünsche ebenso wie deutliche Affekte zurückgehalten und unterdrückt werden. Der neurotische Verzicht auf Expressivität macht Beziehungen kompliziert, weil ihre Regulierung nicht mehr offen, sondern durch indirekte Kommunikation erfolgt (z.B. durch gekränkten Rückzug, traurige Appelle oder Mitteilung körperlicher Beschwerden)" (Rudolf, Jakobsen, Micka, & Schumann, 2004b, p. 48).

Obwohl im konfliktneurotischen Geschehen blockierte Eigenaktivität und daraus abgeleitete pathogene Überzeugungen sowie dysfunktionale Verhaltensbereitschaften vorliegen, besteht dennoch die prinzipielle Fähigkeit zur Generierung von Affekten. Es kommt aufgrund von unbewussten Konflikten lediglich zur Abwehr einzelner beziehungsregulierender Emotionen (z.B. auf Grund ängstlicher Objektabhängigkeit kann kein Ärger erlebt werden), während andere Emotionen vermehrt auftauchen (Rudolf, 2005).

Auch nach Krause zeichnet sich die Affektivität neurotisch beeinträchtigter Menschen durch starke Ambivalenzen aus, die auf den Interaktionspartner gerichtet sind, wie z.B. Wut bei gleichzeitiger Verlustangst oder dem ambivalenten Wunsch nach Anlehnung bei gleichzeitiger Angst vor Nähe. Neurotische Störungen weisen einen deutlichen Anstieg der Frequenz mimisch-affektiver Zeichen aus. Jedoch fehlt z.B. Zwangsneurotikern im Unterschied zu Gesunden der bewusste Zugang zu den Emotionen, die Patienten merken nicht, dass sie z.B. wütend sind (Krause, 1994, 1997, 1998b).

Im Manual der OPD[1] wird jeder Konflikt in seiner aktiven oder passiven Verarbeitungsform mit einem spezifischen Leitaffekt in Verbindung gebracht. Dadurch sollte es auch möglich sein, den Konflikt anhand dieses Leitaffekts zu identifizieren (Arbeitskreis-OPD, 2004). Wie Schulz richtig festhält, wird nicht zufrieden stellend festgehalten, ob die Leitaffekte diejenigen sind, die von den Patienten in dominanter Weise erlebt werden, oder diejenigen, die sie zu vermeiden versuchen. Sie vermutet, dass im aktiven Modus der Konfliktverarbeitung die Vermeidung des jeweiligen Leitaffektes vorherrscht. So kommt es z.B. bei der aktiven (narzisstischen) Verarbeitung des Selbstwertkonfliktes zu Selbstüberhöhung und Schamlosigkeit des Subjekts und Beschämung der Objekte, während der passive Modus mit einem vermehrten Erleben von Scham, Selbstzweifel und Minderwertigkeitsgefühlen des Subjekts einhergeht (Schulz, 2000). Im Unterschied dazu definiert die Arbeitsgruppe um Krause jenen Af-

---

[1] In der OPD werden Konflikte (Achse III) und Struktur (Achse IV) getrennt erfasst. Auf beiden Achsen finden sich Aussagen zur Affektivität. Strukturspezifische Angaben sind im Anhang (Kapitel 11.2) angeführt.

fekt als Leitaffekt, der das expressive Ausdruck dominiert (siehe Kapitel 4.3.3).

1.5.3 Die Affektivität strukturell Eingeschränkter

Strukturelle Defizite sind durch massive Einbussen der Affektivität gekennzeichnet, die jeden einzelnen Bereich des Affektsystems (zum Affektsystem siehe Kapitel 2.2.1 und 2.5) durchziehen:

- Affekte können nicht ausreichend generiert, selbstreflexiv wahrgenommen und differenziert werden. Der Betroffene kennt bestimmte Affekte nicht (Affektausfall). Die Folge davon ist, dass die eigene emotionale Situation nicht deutlich geklärt werden kann. Jemand spürt, dass es ihm irgendwie ziemlich schlecht geht, ohne dass er fühlen könnte, ob es sich dabei um Traurigkeit oder Ängstigung, um Verärgerung oder Beschämung handelt. Das Individuum kann sich nicht richtig verstehen und wird sich selbst fremd. Während Wahrnehmung und Kognition erhalten bleiben, wird die emotionale Bedeutung einer Situation ausgeblendet. In der strukturellen Störung tritt an die Stelle eines Affektes das Gefühl der Nicht-Emotion. Das Geschehen wird als leer, blass, fremd oder tot erlebt. Der zugehörige affektive Erregungsausdruck bleibt erhalten, ist aber nicht mehr verstehbar und gerät zum Symptom (Rudolf, 2004, 2005); siehe auch (Fonagy, Gergely, Jurist, & Target, 2006; Klöpper, 2005).
- Geringe Affekttoleranz und eingeschränkte Affektregulierung: Die wahrgenommenen Gefühle sind nicht auszuhalten und kaum regulierbar, sondern verlangen nach rascher Entlastung (z.B. durch Essanfälle, Selbstverletzung, agierendes Handeln etc.). Die Voraussetzung einer erfolgreichen Affektregulierung, nämlich eine innere Distanzierung vom emotionalisierenden Ereignis und das Erleben von kognitiver Kontrolle und Handlungsfähigkeit, sind in der strukturellen Störung nicht gegeben (Rudolf, 2004, 2005).
- Eingeschränktes Affektverständnis und eingeschränkte Empathiefähigkeit: Affektive Signale anderer, die in Mimik, Intonation und Körperhaltung ausgedrückt werden, können nur schwer entschlüsselt werden. Unter Empathiefähigkeit versteht Rudolf ein vorübergehendes, emotionales Berühren- und Erfassenlassen durch die Emotionen des Anderen sowie die kognitive Perspektivenübernahme und Identifikation mit seinen Interessen. Affektverständnis und Empathiefähigkeit liegt die strukturelle Fähigkeit der sicheren Selbst- und Objektunterscheidung zu Grunde. In der strukturellen Störung bestehen Schwierigkeiten, den verstehenden Blick in die Innenwelt des Anderen tun zu können. Diese sind ab-

zugrenzen von neurotischen Vermeidungs- und Verweigerungshaltungen (Rudolf, 2004, 2005).

- Eingeschränkte Affektbesetzung der Selbst- und Objektrepräsentanzen: Nur gegenüber einem emotional besetzten und sicher internalisierten Objekt können Affekte wie Dankbarkeit, Schuld, Trauer oder Verantwortung entwickelt werden. In der strukturellen Störung sind die Affektbesetzungen nicht verlässlich ausgebildet, sodass die emotionale Dimension der innerpsychischen Beziehung zu den wichtigen Objekten und zum Selbst fehlen (Rudolf, 2004, 2005).
- Eingeschränkte und uneindeutige Affektmitteilung: Die Fähigkeit, emotional expressiv zu sein und sich Anderen deutlich mitzuteilen, ist durch mangelnde Affektgenerierung und Affektdifferenzierung ohnehin eingeschränkt. Das bedeutet nicht, dass solche Patienten affektlos wären. Vielmehr bringen sie ihre mitunter heftigen, aber wenig differenzierten Gefühle von Gekränktheit, Enttäuschungswut und Entwertung ungewollt und unmittelbar in die Beziehung hinein und erzeugen dadurch große Spannungen (Rudolf, 2004, 2005).

Zusammenfassend beschreibt Rudolf die Affektivität struktureller Störungen wie folgt: In der strukturellen Störung zeigt sich ein Zustand der Bedürftigkeit und Affektivität, welcher nicht der jetzigen Lebenssituation angemessen ist, sondern einem frühkindlichen Entwicklungsabschnitt entspricht, in dem beides - Bedürftigkeit und Affektivität - nur mit der Unterstützung einer tragfähigen und einfühlsamen Beziehungsperson reguliert werden konnte. Während spezifische Affekte nur bruchstückhaft erlebt und eingeschränkt zum Ausdruck gebracht werden, bleibt die resultierende Erregung aufrecht und wird als Angst erlebt. Es drängen maladaptive Gefühle in den Vordergrund, die weder für die Selbstregulation noch für die Beziehungsregulation hilfreich sind: Hilflose Resignation, wütende Enttäuschung, schmerzliche Verzweiflung, hoffnungslose Besorgtheit, empörte Gekränktheit und vorwurfsvolle Klage. Die Anderen verstehen maladaptive Gefühlsäußerungen als Klage, Anklage oder Vorwurf, ihre Reaktion ist daher nicht geeignet, diese Affekte zu mindern, sondern verstärken sie im Gegenteil noch. Beziehungen, einschließlich der psychotherapeutischen, halten eine solche Belastung auf Dauer häufig nicht aus, sondern lösen sich nach quälerisch-kämpferischen Versuchen (Rudolf, 2004).
Freudvolle wie belastende Affekte können nicht ausreichend introspektiv differenziert, mimisch und sprachlich zum Ausdruck gebracht, empathisch und situativ verstanden, sowie gesteuert und ertragen werden. Der strukturell gestörte Mensch kann folglich weder sich selbst noch die Objekte emotional verstehen. Er wird von Affekten und Impul-

sen überflutet oder erstarrt affektiv. Er fühlt sich von Anderen abgeschnitten oder mit ihnen verwickelt. Er kann sich nicht auf innerliche, positive Erfahrungen stützen, verliert sich und ist ohne Orientierung. Dies macht stimulierende, beruhigende und strukturierende Gegenmaßnahmen wie Selbstverletzung, Essanfälle und Suchtmittel notwendig (Rudolf, Jakobsen, Micka, & Schumann, 2004b).
Nach Krause erfolgt bei psychischen Störungen keine ausreichende Integration und Synchronisierung der Subsysteme des Affektsystems in der Ontogenese des Individuums. Diese Mängel im internen Aufbau des Affektsystems wirken sich später in einer funktionalen Beeinträchtigung einzelner Elemente bzw. der Gesetzmäßigkeiten, mit denen diese zusammenhängen, aus (Krause, 1994, 1997, 1998b). Dies kann einzelne Affektqualitäten oder das gesamte Emotionsspektrum betreffen. Das Erleben und der Ausdruck der Emotion sind entkoppelt. Die Patienten wissen und fühlen gar nicht, dass sie aggressiv sind und dies auch expressiv zeigen (Krause, 1990). Betrifft die Entkoppelung das gesamte Emotionsspektrum so wird aus der „occurring emotion“ generell keine „experienced emotion“[1] (Krause, 1988). Personen mit niedrigem Strukturniveau zwingen ihren Interaktionspartnern ihre Gefühle unbewusst und unmittelbar auf, indem sie beispielsweise das Blickverhalten mit der Sprache und dem Affektausdruck so verbinden, dass der Andere den Eindruck bekommt, der Ausdruck gelte ihm und nicht der gedanklichen Welt, über die gerade verhandelt wird. Das führt im Gegenüber zu unbewussten, unmittelbaren und gefühlshaften Reaktionen die als Gegenübertragungsreaktion beschreibbar sind (Krause, 2002). Krause erwartet bei strukturellen Störungen eine generalisierte Ausdruckshemmung im mimisch-affektiven Repertoire, das auf wenige, immer wiederkehrende Muster eingeschränkt ist (Krause, 1994, 1997, 1998b).

1.5.3.1 Dysfunktionalität der Affekte

Strukturell Gesunde verfügen über adaptive Affekte, die das Individuum über seine aktuellen Bedürfnisse informieren und das Selbst oder die Anderen zu Handlungen motivieren. Je ausgeprägter die strukturelle Störung ist, desto weniger stehen adaptive Emotionen zur Verfügung. Clark & Watson betonen, dass nicht die spezifische Emotionsqualität per se dysfunktional ist, sondern dass jede Emotion dysfunktional werden kann, wenn Dauer, Intensität oder Auftretenszeitpunkt inadäquat sind (Clark & Watson, 1994). Greenberg & Safran subsumieren unter den dysfunktionalen Affekten sekundäre, instrumentelle, chronische und maladaptive Affekte (Greenberg & Safran, 1987): Sekundäre Affekte stellen eine emotionale Reaktion auf ursprüngliche (in diesem Sinn primär und nicht zu verwechseln mit dem Konzept der Primäraffekte) Affekte dar,

[1] Auf diese Konzeption wird in Kapitel 2.2.1 eingegangen.

die jedoch vermieden und abgedrängt werden. Dies ist z.B. der Fall, wenn auf die eigene (primäre) Ängstlichkeit mit dem sekundären Affekt der Wut reagiert wird. Instrumentelle Emotionen werden benutzt, um das Verhalten der Mitmenschen den eigenen Wünschen entsprechend zu manipulieren. Gemeint ist hierbei der Ausdruck von Emotion, nicht das Erleben derselben. Zu einer Chronifizierung von Affekten kommt es, wenn ein Verlangen oder ein Wunsch, der mit Affekten besetzt wurde, nicht erfüllt werden kann. In seinem chronischen Zustand verliert der Affekt seine wichtigste Funktion: Das Individuum kann nicht mehr flexibel und adaptiv auf Anforderungen aus der sozialen Umwelt reagieren. Maladaptive Affekte beharren darauf, dass die Situation nicht zu ändern ist. Der Betreffende erlebt sich als untröstlich und hoffnungslos. Während adaptive Emotionen die Eigenschaft haben abzuklingen (die Wut verraucht), lassen maladaptive Emotionen keine solche Kurve des Ansteigens und Ausklingens erkennen. Der Zustand erscheint für alle Zeiten fixiert und unabänderbar, sodass diese Emotionen auch nicht in eine Handlungsbereitschaft münden, welche sich mit dem Anlass der Emotion auseinandersetzt. Nach Rudolf ist eine maladaptive Emotion intrapsychisch gekennzeichnet durch ein Gefühl des Ausgeliefert seins, des Nicht-Handeln könnens. Auf der interaktionalen Ebene verhindern sie, dass die Subjekte in einem Prozess aus Forderung und Gegenforderung zu einer Kompromisslösung finden (Rudolf, 1996b, 2005).

2 Affektivität

Emotionen beschäftigen die Menschheit seit Jahrtausenden sowohl als subjektive, persönliche Erfahrung, als auch im wissenschaftlichen Kontext. Hier wie dort fragen wir uns, ob Emotionen Freunde oder Feinde des Menschen sind, ob wir ihnen hilflos ausgeliefert sind oder sie beherrschen oder gar nutzen können: Als Freunde stehen sie in Einklang mit persönlichem Wohlbefinden und liefern ein zuverlässiges Urteil über die Welt. Als Feinde führen sie zu persönlichem Leid, zu Sünde und leiten unser Urteil fehl; vgl. (Fonagy, Gergely, Jurist, & Target, 2006; Stephan & Walter, 2003). Meist werden diese Debatten auf dem Hintergrund moralischer, ethischer und religiöser Einflüsse geführt, sodass sie dem Wesen und der Bedeutung der Emotionen nicht gerecht werden. In der Psychologie wurde unter Einfluss des Behaviorismus und dem Wunsch an die Anbindung an die Naturwissenschaften über lange Strecken eine kognitionslastige Psychologie praktiziert, in welcher das Denken über das Fühlen gestellt wurde. Die Psychoanalyse, deren Theoriegebilde ursprünglich auf dem alleinigen Sockel der Triebtheorie lastete, betrachtete Affekte ebenso randständig. In jüngerer Zeit jedoch wenden sich beide aus guten Gründen der Emotion zu. Heute wissen wir um die Bedeutung der Emotion für das individuelle Erleben und Handeln, für Lebensglück und psychische Gesundheit. Weiters wissen wir, dass Emotionen, genauer formuliert frühe, affektive Erfahrungen, für das Entstehen psychischer Struktur und die Organisation der Triebe von fundamentaler Bedeutung sind. In der Psychologie wie in der Psychoanalyse wird das Missverhältnis zwischen dem dürftigen theoretischen Verständnis und der immensen klinischen Bedeutung der Affekte offensichtlich: Begriffe wie Emotionserleben und Emotionsregulierung sind allgegenwärtig, jedoch verfügen wir weder über eine einheitliche Definition derselben noch über eine umfassende Affekttheorie (Fonagy, Gergely, Jurist, & Target, 2006; Krause, 2002; Rudolf, 2002; Traue & Kessler, 2003).

2.1 *Begriffsabklärung*

In der Alltagssprache werden Emotion und Gefühl meist synonym verwendet, während Affekt den Beiklang des kurzen, heftigen und unkontrollierbaren hat. Im wissenschaftlichen Austausch werden Affekt und Emotion manchmal synonym, dann wieder abgrenzend verwendet. Viele Forscher verstehen unter Emotion den umfassendsten Begriff. Er wird als Oberbegriff verwendet, wohingegen Gefühl die Komponente der subjektiven Wahrnehmung betont. Während Emotionen als Reaktion auf eine externe Situation verstanden werden, die einen Adressaten (das Selbst oder ein Objekt) haben, bezieht sich Stimmung auf globale, interne Zustände, ohne spezifischen Adressaten und sind von mittel- bis langfristiger Dauer: Wir sind ärgerlich über etwas, aber wir befinden uns in einer schlechten Stimmung. Stimmungen können auch als das Ergebnis anhaltender, emotionaler Reaktionen auf Stimuli verstanden werden (Frijda, 1994b; Krause, 1998b; Meyer, Reisenzein, & Schützwohl, 2001; Scherer, 1990). Die psychoanalytische Literatur spricht dann von Affekten, wenn jemand „ganz in der Emotion ist", in einem Zustand ohne bewusstem, selbstreflexivem Zugang, während Emotionen Bestandteil des Erlebens sind. Das übergeordnete System wird als Affektsystem oder Affektivität bezeichnet (Rudolf, 2004, p. 28). Da es im Einzelfall nicht immer möglich sein wird, zu unterscheiden, ob es sich um einen nichtbewussten Affekt oder eine bewusst erlebte Emotion handelt, verwende ich die Begriffe synonym. Soweit möglich werde ich sie allerdings entsprechend der psychoanalytischen Konvention einsetzen.

2.2 Verschiedene Ansätze einer Definition der Affekte

An Definitionen der Emotion mangelt es der Psychologie nicht: Kleinginna und Kleinginna erfassen in einer viel zitierten Studie (Kleinginna & Kleinginna, 1981) insgesamt 92 unterschiedliche Definitionen. Beklagt wird vielmehr die mangelnde Einheitlichkeit der Definitionen und deren Auswirkung auf die wissenschaftliche Erforschung der Affektivität: Es sei gar nicht klar, was eine Emotion nun eigentlich sei, eine wissenschaftliche Erklärung der Emotion wäre etwas Wunderbares, Emotionen seien schwer zu fassen und zu definieren, sträubten sich gegen wissenschaftliche Beforschung, wodurch sich letztendlich auch die Forschung darüber in einem chaotischen Zustand befände (LeDoux, 2004; Rudolf, Jakobsen, Micka, & Schumann, 2004a; Traue & Kessler, 2003). Symptomatisch dafür ist, dass fast jede neuere wissenschaftliche Arbeit über Emotion mit einer Bankrotterklärung hinsichtlich des Definitionsbegriffes beginnt. Die allgemeine Verwirrung rührt nach Rudolf auch daher, dass Emotion aus dem lateinischen Verb „emovere" (herausbewegen) abgeleitet ist und dieser abstrakte Begriff verwendet wird, als bezeichne er einen physikalischen Gegenstand. Man meine dann, „die Emotion" plastisch vor sich zu sehen, „obwohl damit ein Konzept gemeint ist, welches einen von vielen Prozessaspekten des psychischen Erlebens und Verhaltens, sowie des zentralnervösen Funktionierens beschreibt" (Rudolf, 2004, p. 23f). Ledoux hält den Begriff Emotion für „eine praktische Sprachregelung, um über Aspekte des Gehirns und seines Geistes zu reden" (LeDoux, 2004, p. 18). Während die einen versuchen, eine exakte Definition zu finden (Cabanc, 2002), verweisen andere darauf, dass das Finden einer solchen nicht mehr Beginn und Voraussetzung für wissenschaftliches Forschen bildet sondern am Ende dieses Prozesses steht. Man begnügt sich daher mit einer Arbeitsdefinition

(Meyer, Reisenzein, & Schützwohl, 2001). Eine Emotion sei eine Reaktion auf ein emotional bedeutsames Ereignis, befindet Frijda (Frijda, 1996a). Meist gibt es mehrere Zugänge, um einen Gegenstand oder einen abstrakten Begriff zu beschreiben. Was ist bspw. eine Dissertation? Als physikalischer Gegenstand besteht sie aus mehreren Komponenten, wie Blättern und Einband. Als wissenschaftliches Werk besteht sie aus Theorieteil, Hypothesen, Ergebnisteil etc. Als Prozess besteht sie aus Arbeitsschritten, wie Literatursuche, empirischer Untersuchung und statistischen Berechnungen. Die Funktionen einer solchen Arbeit sind vielfältig und schließen sich gegenseitig nicht aus: Berufliches Fortkommen, Interesse an der Forschung, Selbstbestätigung, etc. Ähnlich können Affekte definiert werden: Über die am affektiven Geschehen beteiligten Komponenten, als prozesshaftes Geschehen und über ihre Funktion.

2.2.1 Strukturale Betrachtung der Affekte

Übereinstimmend wird das Affektsystem als bestehend aus verschiedenen, miteinander in komplizierter Weise verwobenen Komponenten verstanden. Die Frage, welche Indikatoren notwendigerweise vorliegen müssen, um von einem Affekt sprechen zu können, wird unterschiedlich beantwortet bzw. fällt die Gewichtung der einzelnen Elemente anders aus. Viele Unterschiede zwischen den einzelnen Emotionstheorien sind letztendlich darauf zurückzuführen, dass entsprechend dem jeweiligen theoretischen Hintergrund unterschiedliche Aspekte der Emotionalität beschrieben werden. Die Expressionstheorie, basierend auf der Evolutionstheorie, betont den unwillkürlichen Ablauf des emotionalen Prozesses und die Signalfunktion des motorischen Ausdrucks, insbesondere des Gesichtsausdrucks, welcher als universal und angeboren gilt. Kognitiv orientierte Ansätze fokussieren auf den Moment der Affektauslösung, insbesondere auf die Bewertung, die als individuenspezifisch gilt (Bänninger-Huber & Widmer, 1996; Krause, 1997; Rudolf, 2005; Scherer, 1986, 1990; Traue & Deighton, 2003). Durch welche Komponenten kann nun eine Emotion bestimmt werden? Tomkins (Tomkins, 1962, 1963) charakterisiert Affekte über eine physiologische, expressive und motivationale Komponente, nach Schmidt-Atzert (Schmidt-Atzert, 1996) sind es Gefühl (subjektives Erleben), körperlicher Zustand (z.B. Blutdruck, Hautwiderstand etc.) und Ausdruck (z.B. Gesichtsausdruck).

Rudolf (Rudolf, 2005) betrachtet den Affektzustand auf unterschiedlichen Ebenen: Auf der Gefühlsebene kommt es zu einer bewussten Eigenwahrnehmung von psychischem und körperlichem Erleben. Auf der expressiven Ebene findet eine Aktivierung von Gesichtsausdruck, Gestik und Körperhaltung statt, welche vom Interaktionspartner als Emotionsausdruck erlebt wird. Auf der motivationalen Ebene

kommt es zu einer Aktivierung der motorischen Handlungsbereitschaft um die lustvolle Situation festzuhalten bzw. die unlustvolle Situation zu ändern. Diese Abläufe werden von somatischen Vorgängen, einer physiologischen Aktivierung des vegetativen und des endokrinen Systems, begleitet. Diese, z.B. Herzklopfen oder Schwitzen, werden propriozeptiv wahrgenommen. An letzter Stelle steht die bewusste sprachliche Benennung der erlebten Affekte. Die Verknüpfung dieser Ebenen ist jedoch nicht eindeutig. Beispielsweise findet nicht alles, was gefühlshaft erlebt wird einen entsprechenden Affektausdruck und nicht jede mimische Affektäußerung wird bewusst erlebt. Rudolf sieht im bewussten Erleben der Emotion die Voraussetzung für deren Regulation.
Ähnlich Rudolf unterteilt Krause (Krause, 1983, 1988, 1997) das Affektsystem in mehrere Module, zudem löst er die Frage nach der Bewusstheit der Emotionen mit einer Unterteilung in „occurring emotion" (Affekt) und „experienced emotion" (Gefühl) auf; siehe dazu auch (Bänninger-Huber, 1996; Frijda, 1986). Expressives, physiologisches und motivationales Modul (also die körperlichen Reaktionen ohne deren bewusste Repräsentanz und Erleben) werden der „occuring emotion" zugeordnet. Diese bedürfen keiner selbstreflexiven Anteile. Die bewusste Wahrnehmung des körperlichen Geschehens, deren sprachliche Benennung und die implizite Bewertung des eigenen Zustandes sowie das Verständnis der Bedeutung des Geschehens werden der „experienced emotion" zugeordnet. Krause spricht also erst dann von Gefühl anstatt von Affekt, wenn eine erste Vorstufe zur mentalen Verarbeitung (die bewusste Wahrnehmung der körperlichen Veränderung) erreicht wurde. An letzter Stelle steht mit dem Hinzutreten eines realen Wissens über die Verursachung des Affekts die Selbst- und Fremdempathie. Hier geht es um die Zuordnung zum Selbst oder zum Anderen. Meines Erachtens ist die Wahl der Begriffe „occuring emotion" und „experienced emotion" keine sehr glückliche, denn aus der Namensgebung lässt sich keine klare Unterscheidung hinsichtlich des Bewusstseins des affektiven Vorgangs ableiten. „Occuring" bedeutet, dass etwas vorkommt. Die Redewendung „it occured to me" wird als „es fiel mir ein" oder „es kam mir der Gedanke" übersetzt, womit bewusste Vorgänge beschrieben werden (Langenscheidt, 1977). Besser wäre vielleicht, anstelle „occuring emotion" den Begriff nichtbewusster oder bewusstseinsferner Emotionsanteil und anstelle „experienced emotion" den Begriff bewusster oder bewusstseinsnaher Emotionsanteil zu wählen.
Es ist Konsens der gegenwärtigen Affekttheorien, dass Emotionen eine Struktur folgender Komponenten darstellen: (1) Ausdrucksverhalten der Mimik, Gestik und des gesamten Körpers, (2) kognitive Bewertung von inneren und äußeren Stimuli, (3) physiologische und endokrine Aktivierung, (4) kognitiver Entwurf von Handlungen und Handlungs-

bereitschaften, (5) subjektives Erleben und (6) sprachliche Repräsentanz. Zugleich hält er aber fest, dass sich die Phänomenologie von Emotionen durch eine statische Struktur ebenso wenig abbilden lässt, wie ein Fluss durch die Form des Flussbettes. Vielmehr muss der zeitliche Ablauf der Zustände berücksichtigt werden (Traue & Deighton, 2003).

2.2.2 Prozedurale Betrachtung der Affekte

Eine klare Unterteilung des affektiven Prozesses in Antezendenz, Essenz und Konsequenz ist aufgrund der vielfältigen und komplizierten Verknüpfung der einzelnen Elemente nahezu unmöglich (Scherer, 1990). Dennoch besteht kein Zweifel darüber, dass das affektive Geschehen prozesshaften Charakter aufweist. Holodynski & Friedlmeier unterscheiden vorauslaufende Bewertungsprozesse („appraisals" im Sinne Arnolds; siehe Kapitel 2.3), emotionale Handlungsbereitschaften („action readiness" im Sinne Frijdas; siehe Kapitel 2.2.3) und nachfolgende Bewältigungshandlungen (Holodynski & Friedlmeier, 1999). Krause (Krause, 1983) unterteilt den affektiven Prozess in Auslöser, Kognition, Gefühl, Effekt/Funktion, ein explizites mimisch expressives Verhalten und eine motorische Handlungsbereitschaft. Beispielsweise wird eine Bedrohung (Auslöser) als Gefahr erkannt (Kognition), wodurch sich Angst (Gefühl) einstellt. Im Gesichtsausdruck (mimisch expressives Verhalten) sind Anheben bzw. Zusammenziehen der Augenbrauen, weite Augenöffnung, Öffnen des Mundes und nach hinten Ziehen der Mundwinkel zu beobachten. Das Individuum will sich von der Gefahrenquelle entfernen (motorische Handlungsbereitschaft), was dem Schutz des Individuums dient (Effekt).
Eine sehr detaillierte Beschreibung der „Affektkaskade" legt Rudolf (Rudolf, 2004) vor. Er beschreibt den affektiven Prozess als eine Stufenfolge die über interne und externe Kommunikation zu einem zunehmend differenzierten, bewussten und selbstreflexiven Erleben des Affekts führt: Der affektive Prozess beginnt mit dem unmittelbaren, in der Regel nicht bewussten, sondern körperlich erlebten Affekt (z.B. Wut). Dieser wird im spontanen Affektausdruck (z.B. Zornesfalten im Gesicht) sichtbar und dient der Mitteilung/Forderung an die Objekte, etwas an der Situation zu ändern (z.B. „Ich bin wütend auf dich!") Reagiert das Gegenüber nicht in der gewünschten Form, setzen intrapsychische Binnenkommunikation, auch unbewusst arbeitende Affektregulierungsstrategien und Selbstdisziplinierungsversuche wie Affektunterdrückung (z.B. „Reg dich doch nicht so auf!") oder Berufung auf normative Regeln (z.B. „Jetzt reiß dich zusammen!") ein, um den affektiven Zirkel zu unterbrechen. Über die Dekodierung von eigenen Körpersignalen wird aus einem diffusen Stressgefühl das differenzierte und bewusste Wahrnehmen der Emotion (z.B. „Ich bin wütend und traurig zugleich!"). Diese re-

flexiven Vorgänge ermöglichen ein subjektives, emotionales Verständnis der Situation, wobei der Affekt das Leitmotiv zur Verfügung stellt (z.B. „Was ist hier passiert, dass ich so wütend bin?“), und es werden kognitive Erklärungen gesucht. Neben der Situation wird auch das Selbst in seinen Kompetenzen und Bedürfnissen bewertet - der Affekt verhält sich relational - und es kommt zu neuerlichen Forderungen an das involvierte Objekt. Diese sind jetzt nicht mehr direkter Art, sondern Resultat der bewussten, reflexiven Operationen und stellen hohe Ansprüche an die eigene interaktionelle Kompetenz. Ambivalenzen sowie implizite und explizite Appelle müssen sowohl nonverbal als auch verbal vermittelt werden. Die so komponierte Gesamtmitteilung lautet z.B.: „Auch wenn ich dich mag, muss ich doch Kritik üben.“ Nun reagiert das Gegenüber, indem es in irgendeiner Form die Appelle beantwortet. Das Subjekt steht damit vor der Aufgabe, die reaktiven Emotionen des Objekts zu verstehen, die impliziten wie expliziten Antworten wahrzunehmen, realitätsgerecht zu interpretieren und zu bewerten. Die Notwendigkeit der Affektentschlüsselung gilt natürlich auch für die aktiv mitgeteilten Affekte des Interaktionspartners (Rudolf, 2004).

2.2.3 Funktionale Betrachtung der Affekte

Das Emotionssystem ist funktional in das übergeordnete System der Handlungsregulation eingebettet, indem Emotionen Änderungen der Handlungsbereitschaften darstellen, die auf eine Änderung der Person-Umwelt-Beziehung ausgerichtet sind (Holodynski & Friedlmeier, 1999). Erst Emotionen versetzen das Individuum in Handlungsbereitschaften, mit der Funktion, eine Beziehung zur realen Welt oder zu Gedanken herzustellen oder zu verändern (Frijda, 1986, 1996a). Die spezifische Funktion der Affekte lässt sich unter intrapsychischem wie auch interaktivem Aspekt beschreiben:

Intrapsychisch betrachtet, haben Affekte für das Individuum Sicherheits- und Schutzfunktion. Als autonome Ich-Funktionen warnen sie das Individuum vor inneren und äußeren Gefahren, und setzen Abwehrmechanismen in Gang um die Gefahren abzuwenden (S. Freud, 1926b; Laplanche & Pontalis, 1994). Affekte geben Rückmeldung über den Ausgang des eigenen Bewertungsprozesses (Arnold, 1960; Scherer, 1990). Affekte dienen der Orientierung und der Handlungssteuerung: Sie helfen, die Frage nach dem subjektiven Bedeutungsgehalt („Was bedeutet dieses oder jenes für mich?“) zu beantworten. Darin liegt zugleich die wichtige handlungsleitende bzw. motivationale Funktion der Emotionen für die Regulierung von Innenvorgängen und die Bewältigung von Außensituationen begründet (Moser, 2005; Rudolf, 2005). Besonders in der Frühphase der kindlichen Entwicklung, in der Sprache, Symbolisierungsfähigkeit und kognitive Funktionen noch wenig ausgereift sind, bieten Affekte

Orientierung und Handlungssteuerung. Das Erleben von Gefühlszuständen dient dem Kind als Sicherheitsfunktion. Über emotionales Erleben werden Bilder des Selbst und des Objekts ausgewertet, um die idealen Bedingungen für das Ich anzustreben (Joffe & Sandler, 1967a).

Interaktiv betrachtet haben Affekte Signalfunktion und dienen dem Überleben und dem Aufbau von sozialen Beziehungen. Dies lässt sich sowohl entwicklungspsychologisch als auch evolutionspsychologisch beschreiben: Das kleine Kind sendet Signale an die Bezugsperson. Dies sichert das Überleben des Kindes, indem es spezifische Pflegehandlungen bei der Bezugsperson auslöst und dient dem Aufbau des Bindungssystems zwischen Eltern und Kind (siehe mehr dazu in Kapitel 1.3.2 sowie Kapitel 1.4). Auch die Affektregulation ist in diesem Stadium eine interaktionelle, da Kinder noch nicht in der Lage sind, ihre Affekte zu regulieren. Das Bedürfnis nach elterlicher Affektregulation wird über den Affektausdruck mitgeteilt (Emde, 1980; Emde, Kligmann, Reich, & Wade, 1978; Mertens, 1992; Oster, 1997; Stern, 1985). Die Evolutionstheorie, betrachtete als Erste Emotionen unter dem funktionalen Aspekt des Selektionsvorteils: Durch Kommunikation von Affekten werden andere über den affektiven Zustand eines Individuums informiert (z.B. Angst vor Feind) und können ihrerseits selbst reagieren (z.B. organisiertes Fluchtverhalten), was dem Überleben der Gruppe dient (Darwin, 1964; Ekman, 1988; Plutchik, 1980). Die Entwicklung sozialer Strukturen wird erst durch Affekte ermöglicht. Beispielsweise entsteht (das Bedürfnis nach) Reziprozität erst durch das Gefühl der Dankbarkeit (Oatley & Jenkins, 1996). Emotionen sind Grundlage für kooperative Beziehungen zwischen den Individuen, sie dienen der Regulierung und Aufrechterhaltung von Beziehungen, welche vor allem mittels nonverbalem Ausdruck kommuniziert werden (Rudolf, 2005). Umgekehrt sind es gerade Beziehungen, die Emotionen auslösen oder regulieren (Bänninger-Huber & Widmer, 1996).

Die Funktion der Affekte kann jedoch nicht generell, sondern muss für jedes distinkte Affektsystem gesondert beantwortet werden. Krause ordnet Affekten beziehungsregulierende, informationsverarbeitende oder selbstreflexive Funktion zu. Nach Krause kann jeder beziehungsregulierende Affekt (worunter Krause die Basisemotionen - siehe Kapitel 2.6.2 - versteht), als bestimmte Handlungsankündigung und als Wunsch an das Objekt zur weiteren Beziehungsgestaltung, propositional strukturiert, betrachtet werden. Diese Struktur umfasst Subjekt, Objekt und eine gewünschte Interaktion zwischen beiden. Je nach dem, wo sich das Objekt in Relation zur Position des Subjekt befindet, wie das Subjekt Handlungsmacht attribuiert und wie die hedonische Tönung der Situation erkannt wird, entstehen Basisemotionen. Beispielsweise gilt für Ekel „Du (Objekt) geh hinaus aus mir (Subjekt)“ oder für Freude „Du (Objekt) bleib, wie du bist!". Funktion der informationsverarbeitenden Affekte ist bspw. die neugierige Ausrichtung auf die Welt (Krause, 1990). Magai & McFadden (Magai & McFadden, 1995) weisen jeder Basisemotion eine spezifische intrapsychische und interaktionelle Regulationsfunktion zu. Ekel signalisiert interaktionell ein Fehlen an Aufnahmebereitschaft und weist intrapsychisch schädliche Substanzen/Individuen zurück.

Tabelle 2: Funktion der Basisemotionen (Magai & McFadden, 1995)

Basisemotion	*Anlass*	*Intrapsychische Regulation*	*Interpsychische Regulation*
Ekel	Wahrnehmung von Schädlichem	Weist schädliche Substanzen/Individuen zurück	Signalisiert Fehlen an Aufnahmefähigkeit beim Individuum
Interesse/ Erregung	Neuartigkeit; Abweichung; Erwartung	Öffnet das sensorische System	Signalisiert Aufnahmebereitschaft für Information
Freude	Vertraulichkeit; genussvolle Stimulation	Signalisiert dem Selbst, die momentane Aktivität fortzuführen	Fördert soziale Bindung durch Übertragung von positiven Gefühlen
Ärger	Zielfrustration	Bewirkt die Beseitigung von Barrieren und Quellen der Zielfrustration	Warnt vor einem möglichen drohenden Angriff; Aggression
Trauer	Verlust eines wertvollen Objekts; Mangel an Wirksamkeit	Fördert auf niedrigem Niveau Empathie; führt bei höherer Intensität zur Handlungsunfähigkeit des Individuums (um weiteren traumatischen Ereignissen vorzubeugen)	Löst Pflege- und Schutztendenzen sowie Unterstützung und Empathie aus
Furcht	Wahrnehmung von Gefahr	Identifiziert Bedrohung; fördert Flucht- oder Angriffstendenzen	Signalisiert Unterwerfung; wehrt Angriffe ab
Überraschung	Wahrnehmung von Neuartigkeit; Verletzung von Erwartung	Dient der Channel-Cleaning-Funktion, durch die der Organismus auf neue Erfahrungen vorbereitet wird	Demonstriert Naivität des Organismus; beschützt diesen vor Angriffen
Scham/ Schüchternheit	Wahrnehmung, dass die eigene Person Gegenstand intensiver Begutachtung ist	Führt zu Verhalten, welches das Selbst vor weiteren Angriffen auf die Intimsphäre schützt	Signalisiert Bedürfnis nach Zurückgezogenheit
Schuld	Erkenntnis, falsch gehandelt zu haben und das Gefühl nicht entkommen zu können	Fördert Versuche zur Wiedergutmachung	Führt zu unterwürfiger Körperhaltung, welche die Wahrscheinlichkeit eines Angriffs reduziert
Verachtung	Wahrnehmung von Überlegenheit	Organisiert und hält die Aufmerksamkeit für die soziale Position und Überlegenheit aufrecht	Signalisiert Überlegenheit über andere

Tabelle 2 enthält eine Auflistung der intra- und interpsychischen Regulationsfunktionen der Basisemotionen nach Magai und McFadden, adaptiert nach Holodynski (Holodynski, 1999).
Zusammenfassend können als die wesentlichen Aufgaben der Emotionen festgehalten werden: Verständigungsfunktion in der inneren und äußeren Kommunikation, Ordnungsfunktion innerer Motive, Regulierung sozialer Beziehungen, sowie Handlungsmotivation und deren Ankündigung an die Objekte. Während die intrapsychischen Funktionen vor allem auf dem introspektiven Gewahrwerden der Emotionen beruhen, ist die Grundlage der interspersonellen Funktionen der Emotionsausdruck.

2.3 *Zur Auslösung von Affekten*

In der affektpsychologischen Literatur wird traditionell auf den Aspekt der Auslösung von Emotionen besonderes Augenmerk gelegt. Übereinstimmend wird angenommen, dass Affekte durch bestimmte Reize im Sinne externaler und internaler Ereignisse ausgelöst werden. Als die wichtigsten emotionsauslösenden Situationen gelten soziale Beziehungen in ihrer subjektiven Bedeutung (Benecke, 2002), sowie Phantasien, Erinnerungen, Vorstellungen und Emotionen selbst (Bänninger-Huber & Widmer, 1996). Dabei tritt das Phänomen zutage, dass auf vergleichbare Situationen mit verschiedenartigen bzw. auf unterschiedliche Situationen mit ähnlich gearteten Emotionen reagiert wird. Diese individuen- oder situationsspezifischen Diskrepanzen werden mittels Bewertungsprozessen oder emotionaler Schemata erklärt:

2.3.1 Die Rolle der Bewertungsprozesse bei der Auslösung von Affekten

Die Rolle der Bewertungsprozesse bei der Auslösung von Affekten wird weitgehend kontrovers diskutiert und beschäftigt die psychologische Affektforschung seit langem. Zentrale Streitpunkte sind der Grad der Bewusstheit, die kognitive Beschaffenheit und ihr Auftretenszeitpunkt im emotionalen Prozess. Zur Verdeutlichung der Thematik sei ein kurzer historischer Exkurs gestattet: Nach der James-Lange-Theorie ist es das körpereigene Feedback, welches zum bewussten Erleben distinkter Emotionen führt[1] (James, 1884). Später sieht man in der neuronalen Tätigkeit des Gehirns den Auslöser der Emotionen (Cannon, 1927). Die Kognitionstheorie kritisiert an beiden Ansätze, dass die körperliche Erregung affektunspezifisch sei. Die spezifische Emotionsqualität würde erst

---

[1] Zur aktuellen Diskussion zur Facial-Feedback-Hypothese, wonach das introspektive Erleben eines Gefühls auf der Wahrnehmung des eigenen Gesichtsausdrucks beruht, siehe (Traue & Kessler, 2003).

durch die kognitive Interpretation der Situation und der eigenen Handlungsmacht im Rahmen von Attribuierungsprozessen entstehen; siehe zum Überblick (Meyer, Reisenzein, & Schützwohl, 2001). Die Kognitionstheorie ist in zwei Lager gespaltet: Nach der Kognition-Arousal-Theorie sind Kognitionen bewusste und willentliche Operationen, die frei von jeglichen Gefühlen ablaufen. Nach der Kognition-Appraisal-Theorie sind (proto-)kognitive Bewertungen intuitiv, augenblicklich und unbewusst ablaufend. Gemeinsam ist ihnen die Ansicht, dass Kognition emotionskonstituierenden Charakter hat (Greenberg & Safran, 1987).
Bewertungsschritte sind unter anderem als „appraisals" (Arnold, 1960), „Stimulus Evaluation Checks" (Scherer, 1990) oder „Basal-Kognitionen" (Krause, 1990) beschrieben worden. Von den Bewertungsschritten abgegrenzt werden Regulierungsstrategien („re-appraisals", Copingstrategien), die der Bewältigung einer bereits eingetretenen Emotion dienen (siehe Kapitel 2.5.2). Scherer geht in seinem Modell davon aus, dass dem Auftreten der eigentlichen affektiven Reaktion eine Reihe unwillkürlicher „Stimulus Evaluation Checks" (SECs)[1] vorausgeht. Diese haben die Funktion die Bedeutung eines Ereignisses abzuschätzen. Scherer postuliert, dass Bewertungsschritte zeitlich in einer bestimmten Reihenfolge ablaufen, kognitive Fähigkeiten voraussetzen und von emotionalen Zuständen begleitet werden. (Scherer, 1990). Auf diesen SECs aufbauend, hat Scherer einen Entscheidungsbaum entwickelt, an dessen Enden (Blättern) sich die Bezeichnungen jener affektiven Zustände befinden, welche aus der vorangegangen Abfolge der SECs folgen. Angst kann beispielsweise durch ein unerwartetes Ereignis, das als sehr bedeutsam und die eigenen Ziele gefährdend eingeschätzt wird und dessen Bewältigung sich das Individuum zudem nicht zutraut, ausgelöst werden (Scherer, 1986). Nach Krause wird die affektive Reaktion durch drei Basalkognitionen bestimmt: Die erste Entscheidung verortet das Objekt im Körper, an der Haut, im optischen Feld oder in der Mentation des Subjekts. Je nach Ortsrelation wird das Objekt als gustatorische, taktile, visuelle oder mentale Entität erlebt. Die zweite Entscheidung bewertet das Objekt als prinzipiell positiv oder negativ (hedonische Tönung). Diese Entscheidung beruht auf phylogenetischen und individuellen Erfahrungen, die bereits mit diesem Objekt gemacht wurden. Schlecht im gustatorischen Sinn ist z.B. die Übelkeit, schlecht im taktilen Sinn ist z.B. der Schmerz. Die dritte Klassifikation betrifft die attribuierte relationale Handlungsmacht zwischen Subjekt und Objekt: Fühlt sich das Subjekt dem Objekt überlegen oder ist es umgekehrt? (Krause, 1990).

[1] Diese SECs klären folgende Fragen: Ist es neu? Ist es angenehm? Steht das Ereignis meinen eigenen Zielen im Weg? Kann ich damit erfolgreich umgehen? Was bedeutet das Ereignis für das eigene Selbstbild?

Bewertungsschritte werden sowohl vom evolutionär-biologischen Erbe als auch von der kulturellen und individuellen Lebensgeschichte geprägt. Der evolutionär-biologische Anteil entspricht den instinkthaft ablaufenden Prozessen (Benecke, 2002; Frijda, 1996a). Averill geht davon aus, dass Bewertungsprozesse vor allem kulturell bestimmt sind (Averill, 1980; Averill & Nunley, 1992). Zum kulturellen und individuellen Anteil gehören eigene Erfahrungen mit dem Objekt, die wahrgenommene individuelle Handlungsmacht, „feeling rules" etc. Letztere legen fest, welche Emotion für die jeweilige Situation und Person als angemessen gilt oder erwartet wird. Unterschiedliche soziale, kulturelle und auch individuelle Normen führen so zu einer unterschiedlichen Auffassung und Bewertung von sozialen Situationen. Dies hat starken Einfluss auf das Erleben, den Ausdruck und die Regulation der Affekte (Hochschild, 1979). Bewertungsprozesse können als Bestandteile emotionaler Schemata (siehe Kapitel 2.3.2) aufgefasst werden (Lammers & Lammers, 2007; Ulich, Kienbaum, & Volland, 1999).
Namhafte Autoren verschiedenster Forschungsrichtungen gehen davon aus, dass Bewertungsprozesse großteils unbewusst, automatisch, unwillentlich und sehr rasch ablaufen (Krause, 1990; LeDoux, 2004). Aus diesen Gründen wird auch der introspektive Zugang zu ihnen kontrovers diskutiert und es stellt sich die Frage, inwiefern Bewertungsschritte einer nachträglichen Erklärung der eigenen affektiven Reaktion (Ekman, 1994a) und einer kognitiven Erklärung für das Erleben („Was ist hier passiert, dass ich so wütend bin?") dienen (Rudolf, 2004), oder ob sie soziale Konventionen und Vorstellungen über Erwünschtheit emotionalen Verhaltens widerspiegeln (LeDoux, 2004). Nun stellt sich die Frage: Was ist zuerst - die Emotion oder die Kognition? Zajonc vertritt die Ansicht, dass der Affekt der Kognition vorausgeht: Auf den Reiz erfolgt sofort der (unbewusste) Affekt, der unabhängig von der Kognition funktioniert und erst danach kommt es zu einer bewussten Wahrnehmung als Gefühl (Zajonc, 1980, 1994). Zajonc steht damit in der Wundt'schen Tradition: „The clear apperception of ideas in acts of cognition and recognition is always receded by feelings" (Wundt, 1907, p. 243). In seinen Experimenten[1] kann Zajonc beweisen, dass affektive Reaktionen ohne bewusste Wahrnehmung ablaufen können. Wenn Zajonc Recht hat, dann ist die bewusste Introspektion, die Datengrundlage der Bewertungstheorien, kein verlässliches Fundament für ein Verständnis affektiver Prozesse (LeDoux, 2004). Als Fazit kann festgehalten werden, dass die Rolle der Kognition bei der Auslösung von Affekten weniger umstritten ist, wenn

[1] In diesen Untersuchungen werden der Versuchsperson wiederholt kurze, affektive Reize (subliminales affektives priming) unterhalb der Wahrnehmungsschwelle dargeboten, die zu einem Urteil führen, ohne dass die Versuchsperson diese Reize bewusst wahrnimmt.

sie als ein den Affekt begleitendes Gewahrwerden postuliert wird, als wenn damit logisches Denken impliziert wird (Fonagy, Gergely, Jurist, & Target, 2006). Die Frage, ob Kognitionen den Emotionen vorausgehen ist m.E. falsch gestellt: Kognition und Emotion sind keine in sich klar abgrenzbaren Einheiten. Kognitive Prozesse sind ebenso Teil des emotionalen Prozesses, wie emotionale Aspekte Teil der Kognition sind. Weder Emotion noch Kognition müssen dabei bewusst werden.

2.3.2 Die Rolle emotionaler Schemata bei der Auslösung von Affekten

Ein Schema ist eine mentale, abstrahierte Wissensstruktur, die auf individueller Erfahrung beruht. Die Wissensstruktur enthält Informationen bezüglich Struktur und Prozess. Beispielsweise wissen wir aus Erfahrung durch welche Bestandteile sich ein Restaurant auszeichnet und was es z.B. von einem Großraumbüro unterscheidet (z.B. durch das Arrangement an Esstischen oder die ausgehängte Speisekarte). Wir wissen aber auch, was typischerweise bei einem Restaurantbesuch im Unterschied zum Besuch eines Schnell-Imisses passiert (der Kellner bringt die Karte, ich bestelle, am Ende muss ich bezahlen). Schemata dienen einer effizienten Filterung der über Sinnesorgane eingehenden Informationen und ordnen diese einer Bedeutung zu. Was ist nun ein emotionales Schema? Ein emotionales Schema enthält „vorgeformte emotional-kognitiv-behaviorale Reaktionsweisen auf bestimmte Stimuli, die durch wichtige Lernerfahrungen in der Kindheit und Jugend Bedeutung erfahren haben" (Lammers & Lammers, 2007, p. 74). Nach Ulich ist es Piaget, der erstmals von affektiven Schemata im Sinne von Gussformen unterschiedlicher, wiederkehrender Gefühle spricht, die das aktuelle Erleben mitorganisieren. Die Autoren sehen in emotionalen Schemata „Mustervorlagen für die Vervielfältigung von Gefühlsreaktionen" (Ulich, Kienbaum, & Volland, 1999, p. 57). Emotionale Schemata stiften Bedeutungsäquivalenzen zwischen verschiedenen Ereignissen. Ein Schema tritt in Funktion, wenn ein Ereignis als „Fall von..." (z.B. als mitgefühlauslösendes Ereignis) identifiziert wird, wenn ein Ereignis ein im Schema enthaltenes Modul anspricht, sich Ereignis und Schema „berühren", wenn beide assoziativ verknüpft werden. Dies passiert aufgrund von verselbständigten Strukturierungs- und Schematisierungsprozessen:

> „Die spezifische Erlebnisqualität ist das Produkt einer erworbenen assoziativen Koppelung zwischen bereits aufgebauten emotionalen Schemata und Ereignisrepräsentationen im Sinne einer 'Passung' von Schema und Ereignis" (Ulich, Kienbaum, & Volland, 1999, p. 53).

Das emotionale Schema ist die persongebundene Voraussetzung im Sinne von Möglichkeitsbedingungen. Es ist eine notwendige aber nicht hinreichende Voraussetzung für das Erleben von Emotion, denn das Erle-

ben ist nicht nur schema- sondern auch ereignisbezogen. Das emotionale Schema aktualisiert sich unter dem Einfluss eines auslösenden Ereignisses (einschließlich Kontext und Momentanverfassung der Person) in Gestalt von Leerstellengefügen. Die konkrete Ausfüllung der Leerstellen macht das eigentliche Gefühlserlebnis aus. Eindrücke, die in das System der emotionalen Schemata gelangen, regen passende Schema-„Anwärter" (z.B. Empathie) an, die die Leerstellen ausfüllen. Emotionale Schemata entwickeln sich ontogenetisch über Sozialisationseinflüsse (z.B. kulturelle Gefühlsschablonen), frühe emotionale Erlebnisse, interne Prozesse (z.B. Lernen und Gewohnheitsbildung), emotionsrelevante Dispositionen (z.B. persönliche Werte) und emotionsspezifische Reaktionstendenzen. Sie führen in der Aktualgenese über die Momentanverfassung der Person, den situativen Kontext und Filtermechanismen zur emotionalen Reaktion (Ulich, Kienbaum, & Volland, 1999).
Nach Lammers und Lammers besteht ein emotionales Schema aus folgenden Komponenten: Ein schemarelevanter Stimulus, ein Grundbedürfnis, eine Erinnerung an frühere Situationen, eine erinnerungsbasierte Bewertung des Stimulus und eine kognitive und behaviorale Handlungskomponente. Der schemarelevante Stimulus wird unmittelbar und präkognitiv über eine Assoziation/Erinnerung an früher erlebte Emotionen (primäre Emotion) bewertet. Die Autoren stellen hier die Verbindung zum weiter oben beschriebenen primären appraisal dar. Die aktuelle Emotion repräsentiert „die gelernte Erinnerung an die vergangenen Lebensereignisse" (Lammers & Lammers, 2007, p. 74). Ein emotionales Schema kann durch wiederholte und gleichsinnige Erfahrungen so automatisiert sein, dass es sich nur in Form der Emotion zu erkennen gibt, ohne dass deren eigentlicher Bedeutungskontext bewusst wird. Besonders frühe und wichtige Erfahrungen führen zu einem Schema, das ausschließlich als Emotion gespeichert wird:

> „So ist zu erklären, dass wir angesichts eines Erlebnisses positive oder negative Emotionen haben, ohne dass wir erklären könnten, welche Lebenserfahrungen und welche Bewertungsprozesse diese Emotionen hervorgerufen haben" (Lammers & Lammers, 2007, p. 75).

Dieser schematisierte, verfestigte Ablauf kann Grundlage emotionaler und zwischenmenschlicher Konflikte werden, denn obwohl sich Kontext und Akteure ändern, reagiert der in seinem emotionalen Schema Gefangene immer gleich:

> „Während die Emotion der Minderwertigkeit und der daraus entspringende soziale Rückzug zum frühen Zeitpunkt seiner Entstehung (in der Kindheit) situativ **adaptiv** sind, werden sie durch eine sich verändernde Umwelt im späteren Lauf des Lebens in der Regel **maladaptiv** werden. Der erwachsene Mensch empfindet dann in vielen Kontaktsituationen ein Minderwertigkeitsgefühl, obwohl keine Kritik oder Beschämung durch seine gegenwärtige Umwelt droht. Die Umweltbedingungen des Men-

schen verändern sich, aber im Rahmen seiner Schemata reagiert er immer noch so, als machte er die gleiche Erfahrung wie in seiner Kindheit. Da er durch sein vermeidendes Schema neue korrigierende Erfahrungen verhindert, verfestigt sich dieses Schema im Laufe seines Lebens" (Lammers & Lammers, 2007, pp. 78, Hervorhebungen durch die Autoren).

In einem wichtigen Aspekt unterscheidet sich die Schematheorie von evolutionsbiologisch orientierten Emotionstheorien: Auch wenn gewisse Komponenten von Emotionen universal sind (wie z.B. der Affektausdruck), so führen individuelle emotionale Erfahrungen zu individuellen emotionalen Strukturen. Die Entwicklung der Affektivität ist in Kapitel 1.3.2.1, dysfunktionale Entwicklungsbedingungen der Affektivität in Kapitel 1.5 erörtert.

2.4 Historischer Abriss psychoanalytischer Affekttheorien

2.4.1 Die Positionen Freuds zum Angstaffekt

Freud verfasst streng genommen keine Affekttheorien. Er befasst sich lediglich mit dem Phänomen der Angst, in welchem er eine Schlüsselstellung jeder Pathologie sieht. Es sind drei unterschiedliche Positionen Freuds zur Angst auszumachen: Die erste Position entsteht im Rahmen der Hysteriestudien und definiert den Angstaffekt als seelische Energie. Ein traumatisches Ereignis löst einen Affekt aus, der jedoch in seiner Abfuhr blockiert wird (eingeklemmter Affekt), wodurch es zur Bildung des hysterischen Symptoms kommt (S. Freud, 1894). Obwohl sich Affekte über Erinnerung (Gedächtnisspuren der Vorstellung) verbreiten, und sich Freud gegen die Möglichkeit eines unbewussten Affektes ausspricht, beschreibt er Möglichkeiten der Unterdrückung oder Umwandlung[1] desselben (S. Freud, 1915a; Laplanche & Pontalis, 1994). Die zweite Position Freuds entsteht im Zusammenhang mit der Beschreibung der Angstneurose. Angst ist nicht mehr das Ergebnis eines traumatischen Ereignisses, sondern Triebschicksal. Sie ist das Ergebnis eines Konflikts zwischen der nach Befriedigung drängenden Libido und deren Hemmung: Sexuelle Erregung wird mangels Verarbeitungsmöglichkeiten nicht in Libido umgewandelt, sondern unterdrückt oder direkt auf die somatische Ebene der Angst abgeleitet (S. Freud, 1915b, 1915d; Heigl-Evers, Heigl, & Ott, 1993; Laplanche & Pontalis, 1994).

---

[1] Bei einer Konversion wird der einer unverträglichen Vorstellung anhaftende Affektbetrag ins Körperliche umgesetzt (z.B. Lähmung). Bei der Verschiebung wird der unveränderte Affekt von der Vorstellung abgelöst und mit einem anderen Objekt verknüpft (z.B. Zwangsvorstellungen), während die Affektvertauschung vor allem bei Angstneurosen und Melancholien zu finden sind (Laplanche & Pontalis, 1994).

Mit der ins Zentrum des Interesses rückenden Ich-Instanz erfolgt eine Neubewertung der Angst. Freud unterscheidet fortan zwischen Signalangst und automatischer Angst. Die automatische Angst ist die spontane Reaktion des Organismus, wenn eine traumatische Situation nicht bewältigt werden kann. Sie kennzeichnet einen Reaktionstypus und hat rein energetische Funktion. Die Signalangst hat hingegen Bedeutungs-, Schutz- und Signalfunktion. Sie ist kein im Es lokalisiertes Triebschicksal, sondern wird vom Ich eingesetzt, um innere und äußere Gefahren (Triebe bzw. Traumata) mit den zur Verfügung stehenden Mitteln (den Abwehrmechanismen) abzuwenden (S. Freud, 1926b; Laplanche & Pontalis, 1994).

Die Einführung der Instanz des Über-Ichs erlaubt Freud auch auf andere Affekte näher einzugehen: Das Empfinden von Scham, der eigenen Unzulänglichkeit, der Demütigung, welches das Ich im Vergleich mit seinem Ideal als moralische Zensur empfindet, oder das Schuldgefühl, Ausdruck der Spannung zwischen den Ansprüchen des Gewissens (Über-Ich) und den Leistungen des Ich. Diese sozialen Gefühle - wir würden heute von strukturellen Emotionen (siehe Kapitel 2.7.2) sprechen - beruhen auf Identifizierungen mit anderen auf Grund des gleichen Ich-Ideals (S. Freud, 1923, 1924a).

Nach Mentzos kommt Freud im Konzept der Signalangst der heutigen Auffassung über die eminente regulatorische Bedeutung der Affekte zwar nahe, jedoch erkennt er nicht, dass fast alle anderen Affekte ebenfalls die Funktion von Indikatoren haben, indem sie angenehme oder gefährliche Zustände ankündigen und zu entsprechenden Reaktionen Anlass geben. Der triebtheoretischen Fundierung der Freud'schen Affekttheorie hält er entgegen, dass nicht alle affektiven Zustände auf Triebe zurückführbar sind. Es

> „ist ein unzulässiger Reduktionismus, wenn man sich weigert, die eindeutigen qualitativen Unterschiede zwischen Triebbedürfnissen einerseits und Bedürfnissen nach Wohlbefinden und Sicherheit andererseits zu akzeptieren" (Mentzos, 2005, p. 54).

Dem Argument, dass die Bedürfnisse nach Sicherheit mittels des Realitätsprinzipes erklärt werden können (also die Anpassungsleistung des Ichs an die Realität), entgegnet er, dass diese erst durch Motivation und affektive Zustände in Gang gehalten werden (Mentzos, 2005). Und auch Freud selbst hat Probleme, Affekte wie Liebe und Hass in seine Trieblehre zu integrieren, denn sie sind für die Relationen der Triebe zu den Objekten nicht verwendbar, sondern für die „Relation des Gesamt-Ichs zu den Objekten" reserviert (S. Freud, 1915d, p. 229).

2.4.2 Das postfreudsche Verständnis der Affekte

In der Folgezeit wird der von Freud beschriebene Signalaspekt der Angst von der Ich-Psychologie auf weitere Affekte wie Traurigkeit, Ekel, Wut oder Schuld ausgedehnt und das Verhältnis von Affekt und Vorstellung, also den eher kognitiv-imaginativen Erlebensweisen, weiter ausgeführt. Der unbewusste Affekt erhält vermehrt Beachtung, indem er als ätiologisch relevant für psychische und psychosomatische Symptombildungen gilt (S. Freud, 1926b; Laplanche & Pontalis, 1994; Moser, 2005). Zwei Aspekte sind m.E. in diesem Rahmen von besonderer Bedeutung für die Weiterentwicklung der Psychoanalyse: Indem die Signalfunktion der Affekte anerkannt wird, welche als kognitives Urteil verstanden werden kann, wird Kognition selbst zum Thema der Psychoanalyse. Der zweite Aspekt ist jener, dass die Ausbildung der Affekte eine wichtige entwicklungsmäßige Errungenschaft darstellt. Die Verbindung zwischen Signalfunktion und Affekt ist keine vorgegebene Konstante, sondern eine wichtige Entwicklungsaufgabe, welche eng mit der Entwicklung des Ich verbunden ist; vgl. (Tyson & Tyson, 2001).

Diese Wendungen leiten die moderne Affekttheorie ein. 1939 erscheint erstmals eine theoretische Konzeption, nach der Affekte eigenständige Phänomene sind und nicht mehr bloße Triebrepräsentanzen oder Triebschicksale darstellen (Hartmann, 1939). Jacobson beschreibt Affekte als Ausdruck des Selbst sowie als Antworten auf äußere Reize. Die affektive Entwicklung geschieht auf dem Hintergrund der Entwicklung des Selbst und seiner Beziehung zu den Objekten, welche

> „anfänglich nur von Körpersensationen und primitiven, biologisch festgelegten motorischen Reaktionen begleitet (sind); später werden daraus voll ausgebildete affektiv-motorische Äußerungen, die mit Phantasien verknüpft sind. Und schliesslich entwickelt sich das emotionale Erleben, das an Phantasie- und Denkvorgänge gebunden ist. Diese wiederum münden in adäquate objektorientierte motorische Aktivitäten und andere autonome Ichfunktionen" (Jacobson, 1992, p. 96).

Das kindliche Gefühls- und Phantasieleben äußert sich in den ersten infantilen Entwicklungsstadien vorwiegend psychophysiologisch, in Gestalt einer affektiven Organsprache, primitive, vorgezeichnet-motorische artspezifische (Trieb-)Reaktionen und lustvolle bzw. unlustvolle sensorische Erlebnisse, welche noch nicht als Gefühle bezeichnet werden können (Jacobson, 1992, p. 22). Die affektive Organsprache bleibt bis zu einem gewissen Grad bis ins Erwachsenenalter erhalten und tritt z.B. bei Angstzuständen oder anderen Resomatisierungen von Affekten neuerlich zutage (Schur, 1955). Die immense Bedeutung der Affekte auf die zwischenmenschliche Kommunikation, insbesondere auf die Gestaltung und Regulation von Beziehungen wird von der Objektbeziehungstheorie näher ausgearbeitet. Kernberg sieht die frühesten affektiven Erfahrungen

eines Kindes untrennbar mit den (frühesten) Objektbeziehungen verknüpft. Der reine Affekt ist daher ebenso wenig vorstellbar, wie es eine Wahrnehmung, ein Bewusstsein oder ein Gedächtnis ohne affektive Beteiligung ist (Kernberg, 1985).
Andere Autoren legen umfassende Arbeiten zu spezifischen Emotionen vor, wie z.B. Leon Wurmser über die Scham (Wurmser, 1993). Trotz einzelner Ansätze tut sich die offizielle Psychoanalyse lange Zeit mit der Erfassung von Affekten schwer: Die psychoanalytische Theorie sieht in Affekten jeden affektiven Zustand, „sei er peinlich oder angenehm, verschwommen oder näher bestimmt, ob in Form einer massiven Abfuhr, oder allgemeinen Tönung sich anbietend" (Laplanche & Pontalis, 1994, p. 37). Aus dieser amorphen Beschreibung schließen Greenberg und Safran, dass es keine einheitliche psychoanalytische Theorie des Affekts gibt, sondern eine Vielzahl an theoretischen Schwerpunkten und Entwicklungen die sich im Laufe der Zeit ändern (Greenberg & Safran, 1987). Heigl-Evers et al. beschreiben das bewegte Schicksals des Affekts in den psychoanalytischen Theorien (Heigl-Evers, Heigl, & Ott, 1993). Noch in den 1980ern konstatiert Mentzos, dass die Psychoanalyse mit Ausnahme der Angst keine Theorie der Affekte entwickeln konnte (Mentzos, 2005). Auffallend ist jedenfalls die erhebliche Diskrepanz zwischen der marginalen Rolle der Affekte in der klassischen Theorie und ihrer ungeheuren klinischen Bedeutung. Viele praktisch tätige Psychoanalytiker beklagen deshalb ein Fehlen einer psychoanalytischen Theorie der Affekte; vgl. (Fonagy, Gergely, Jurist, & Target, 2006). In den letzten zwei Jahrzehnten gibt es jedoch in der psychoanalytischen Literatur eine Flut an wissenschaftlichen Arbeiten zum Thema Affekt. Besonders die Erkenntnisse zur frühkindlichen affektiven Entwicklung gehen in die psychoanalytische Theorie ein. Es gelingt, Erkenntnisse der Affektforschung, der Säuglingsforschung, der Neurologie und der Psychoanalyse zu einer fachübergreifenden Theorie zu vernetzen. Affekten wird heute eine zentrale Stellung innerhalb der Entwicklung von intrapsychischen Strukturen zugeschrieben. Affekte, und nicht die Triebe, sind die „uranfänglichen Bausteine des psychischen Lebens" (Mertens, 1992, p. 5), sie sind der Kern des Selbst (Emde, 1983).

2.4.3 Zeitgenössische psychoanalytische Affekttheorien

Zeitgenössische psychoanalytische Affekttheorien integrieren evolutionspsychologische, entwicklungspsychologische und neurobiologische Ansätze und betrachten Emotionen vor allem unter funktionalem Aspekt und im Hinblick auf psychische Strukturen (Krause, 1983, 1988; Krause, 2002; Krause & Fabregat-Ocampo, 2002; Krause, Steimer-Krause, & Ullrich, 1992; Moser, 2005; Rudolf, 2004, 2005). Das Studium evolutionstheoretischer Ansätze hat für das Verständnis der Affekte zumin-

dest dreierlei Bedeutung: Erstens liefert es wichtige Erkenntnisse darüber, wie das Affektsystem im Laufe der Hominisierung aus dem Instinktsystem entstand und weiterentwickelt wurde. Die festen Instinktabläufe wurden gelockert und zurückgedrängt, das Affektsystem, insbesondere der Ausbau des mimischen Zeichensystems wurde weiter ausgebaut (Krause, 1983). Ciompi sieht die Funktion des Affektausdrucks als Vermittlungsscharnier zwischen konkreter Aktion und abstrakter Vorstellung (Ciompi, 1982). Mit diesen Entwicklungen entstand nach Krause etwas qualitativ Neues, das den Rahmen des Instinktiven sprengte: Der soziale Signalanteil kann von der motivationalen Ausführungshandlung entkoppelt werden. Die Benutzung des Zeichens zieht nicht mehr notwendigerweise die Auslösung des entsprechenden Verhaltensprogramms nach sich. Der Gewinn besteht darin, dass ein Raum (Moratorium) für innere und weitere kommunikative Prozesse entsteht (Krause, 1990). Meines Erachtens ist jedoch fraglich, ob diese Entkoppelung von Zeichen und Handlungsausführung nicht auch bei Tieren vorhanden ist. Ich denke insbesondere an Drohgebärden im Rahmen von Rangkämpfen.
Zweitens betrachtet die Evolutionspsychologie Affekte traditionell unter funktionalem Aspekt. Emotionen werden bereits von Darwin ausführlich beschrieben (Darwin, 1964), Tomkins verkündet 1954 am International Congress of Psychology in Yale den Tod der Triebtheorie. In den 1960ern legt er eine umfassende Theorie der Affekte vor, in welcher er die von den Trieben unterscheidbaren Funktionen der Affekte beschreibt (Tomkins, 1954, 1962, 1963). Affekte werden unter dem Aspekt der Verhaltensökonomisierung, der innerartlichen Schadensminimierung und der Bewusstwerdung von Intentionen betrachtet. Bezogen auf eine menschliche soziale Umgebung, die durch Zusammenleben in kleinen Gruppen, Kinderaufzucht und gegenseitige Kooperation und Stützung gekennzeichnet werden kann, erweisen sich Affekte als Form der Objektbeziehungsregulierung von hohem Überlebenswert.
Die dritte Bedeutung dieses Forschungsansatzes liegt in ihrem methodischen Vorgehen. Die Konzentration auf die Untersuchung des Affektausdrucks führt zu einer Vielzahl von Studien, die sich u.a. mit der postulierten Universalität von Basisemotionen[1] befassen z.B. (Darwin, 1964; Ekman, 1984, 1994b; Ekman, Friesen, & Ellworth, 1982). Um den Gesichtsausdruck objektiv beschreiben zu können, werden unter Einbezie-

[1] Die affektpsychologische Literatur grenzt Basisemotionen (primäre Affekte, Primäraffekte etc.) von sekundären (strukturelle, selbstbezogene etc.) Emotionen ab. Merkmale der Basisemotionen sind frühes ontogenetisches Auftreten und universeller Gesichtsausdruck. Strukturelle Emotionen setzen hingegen entwickelte innerpsychische Strukturen voraus und treten daher ontogenetisch später auf (siehe Kapitel 2.6.2).

hung moderner Technik Mimikanalyseverfahren (z.B. das Facial Action Coding System) (Ekman, 1982b; Ekman, Friesen, & Hager, 2002; Friesen & Ekman, 1984) entwickelt, sodass die Wissenschaft bei der Erforschung der Affekte nicht mehr auf subjektive Einschätzungen angewiesen ist (vgl. Kapitel 3.2.2).

Neonatologie und Bindungsforschung liefern wichtige Erkenntnisse zur Bedeutung der Affekte für zwischenmenschliche Beziehungen von Anbeginn des Lebens. Affektausdruck dient als biologisch-soziales Signal des Kindes, um erwünschte und notwendige Verhaltensweisen und Pflegemaßnahmen bei der Bezugsperson auszulösen. Weiters ist das kleine Kind nicht in der Lage seine Emotionen selbst zu regulieren, sodass Eltern die Funktion der Koregulatoren übernehmen. Im Laufe der Entwicklung führen emotionale und kognitive Reifungsprozesse dazu, dass Affekte auch eine Veränderung des Verhaltens des Säuglings auslösen. Affekte werden so zu komplexen sozialen und intrapsychischen Signalen, sie sichern das Überleben des Säuglings und dienen der Bindung zwischen Eltern und Kind (Emde, 1980, 1983; Emde, Kligmann, Reich, & Wade, 1978; Oster, 1978; Stern, 1985). Die frühe Verfügbarkeit des interpersonellen Signalanteils der Affekte ist durch eine Vielzahl von Studien belegt. Bei wenigen Tagen alten Säuglingen kann der Ausdruck von Interesse, Verzweiflung und Ekel nachgewiesen werden. Weiters gelingt es Neugeborenen, den Gesichtsausdruck von Erwachsenen zu imitieren. Im Alter von zwei bis vier Monaten lässt sich der Affektausdruck für Freude, Traurigkeit, Überraschung und Wut beobachten. Nicht vor sechs Monaten kann der Ausdruck von Furcht festgestellt werden, wo er dann oft gehäuft auftritt und unter dem Phänomen der Achtmonatsangst untersucht wird (Field, Woodson, Greenberg, & Cohen, 1982; Izard & Malatesta, 1987a; Malatesta & Izard, 1984).

Während der Ausdruck von Primäraffekten schon früh (vor der kognitiven und sprachlichen Entwicklung) beobachtet werden kann, zeigen sich die selbstbezogenen Emotionen, wie z.B. Schuld, Scham und Verachtung, erst später - frühestens ab Ende des ersten Lebensjahres. Ihre Entwicklung ist an die Ausbildung innerpsychischer Strukturen gebunden (Mertens, 1992). In Übereinstimmung mit den evolutionstheoretischen Ansätzen betrachtet die Säuglingsforschung die Fähigkeit zum Ausdruck und zum Erkennen der primären Affekte als angeboren. Das Affekterleben, die Zuordnung eigenen Erlebens und die Zuordnung fremder Signale zu den Sprachsymbolen, Regeln zum Zeigen und Erleben der Affekte brauchen jedoch Anregung und Lernprozesse und sind somit individueller Natur (Krause, 1983, 1990; Spitz, 1965). Individuelle Erfahrungen bestimmen mit, mit welchen Affekten in welcher Intensität ein Individuum auf bestimmte Reize reagiert, wie es Emotionen ausdrückt, und wie es mit den Emotionen umgeht. Diese Aspekte werden auch von

anderen Autoren aufgegriffen und münden in verschiedenen Konzeptionen zur Entwicklung und Ausdifferenzierung des Affektsystems. Holodynski & Friedlmeier schreiben von einer Emotionsentwicklung als offenem System im Gegensatz zum geschlossenen emotionsbezogenen Handlungssystem eines Hundes etwa. Letzterer zeigt zwar deutlich unterscheidbare Ausdruckszeichen und spezifische Reaktionen, jedoch reproduzieren sich diese Abläufe und seine Formen fortwährend, ohne dass es zu qualitativen Neuerungen kommt. In einem offenen Emotionssystem hingegen kommt es neben einer quantitativen Zu- oder Abnahme einzelner Komponenten zu qualitativen Reorganisationen des Systems, das sich auf einer erweiternden Stufenleiter ausdifferenziert und sich immer mehr von seinem Ausgangszustand entfernt. Der Erwachsene kennt mehr Emotionen als das Neugeborene, er hat mehr Emotionswissen und kann seine Emotionen besser regulieren. In einem offenen System besteht jedoch auch die Möglichkeit, dass dysfunktionale, pathologische Muster erworben werden, die zu einer Desorganisation der Handlungsregulation führen können (Holodynski & Friedlmeier, 1999).
Während die Evolutionstheorie von einer Ausdruck-Gefühl-Konkordanz ausgeht, die besagt, dass der Säugling von Anfang an die von ihm ausgedrückten Emotionen empfindet, er dazu keine elterliche Rückmeldung braucht, geht die Säuglingsforschung davon aus, dass eine zunehmende Bewusstwerdung der Gefühle und die eigenständige Regulierung dieser Gefühle im interaktiven Austausch mit den Eltern mittels Affektspiegelung erlernt werden und so aus dem primären Affektzustand eine reife mentalisierte Affektivität entsteht (Dornes, 2004; Fonagy, Gergely, Jurist, & Target, 2006) (siehe Kapitel 1.3.2 und 1.4).
Die neurobiologische Forschung schließlich erweitert das Verständnis der frühkindlichen affektiven Entwicklung um den Gesichtspunkt der parallel dazu ablaufenden Gehirnreifung. Neue, bildgebende Verfahren ermöglichen Einblicke in das Gehirn und seine Funktionsweisen, welche zu Zeiten, in welchen die Grundpfeiler der Psychoanalyse gelegt wurden, unvorstellbar waren. Autoren wie Schore (Schore, 2007), Ledoux (LeDoux, 2004) oder Damasio (Damasio, 2000) beschreiben, wie frühe soziale Erfahrungen über affektive Kommunikation die biologische Struktur des Gehirns prägen. Dieser Effekt ist lang andauernd, von weit reichender Bedeutung und wirkt auf das Erleben von Affekten und deren Regulation ein. Es gibt Versuche, die Erkenntnisse zur hirnphysiologischen Anordnung spezifischer emotionaler Operationen in Einklang mit psychoanalytischen Auffassungen (wie z.B. dem Unbewussten) zu bringen: Schore beschreibt die Dichotomie zwischen dem linken, verbal-bewussten und dem rechten, nonverbal-unbewussten Gehirnareal und ordnet ihnen spezifische emotionale Funktionen zu (Schore, 2007). Ledoux kennt zwei emotionale Reaktionssysteme: Die

Amygdala, die ein altes, schnelles und einfaches Reaktionssystem beherbergt, das unwillkürlich ausgelöst wird, und den Neokortex, der die direkte Reaktion um ein kognitives, bewusstseinsfähiges Urteil erweitert, das differenzierte emotionale Reaktionen ermöglicht (LeDoux, 2004).
Aus diesem erweiterten Blickfeld betrachtet versteht die moderne Psychoanalyse Affekte als konfliktfreie Ich-Funktionen, als die primär motivierenden Kräfte, die als Motivsystem der späteren Triebentwicklung und -differenzierung zugrunde liegen. Als Signalsystem kommunizieren Affekte Bedürfnisse, wie z.B. Objektbeziehungswünsche. Affekte sind maßgeblich am Aufbau innerpsychischer Struktur beteiligt. Im Vergleich zu rationalen Denkprozessen werden Affekte als die phylogenetisch ältere und ganzheitlichere Bewertung des menschlichen Erlebens verstanden. Affektive Informationen sind wesentlich bei Regulationsprozessen von z.B. Trieben oder bei der Regulierung zwischenmenschlicher Beziehungen. Sie sind die Schnittstelle zwischen der intrapsychischen Ebene einschließlich ihrer unterschiedlichen Systembereiche, der biologischen Ebene und der sozialen Umwelt. Aus diesem Grund kommt der Affekttheorie eine zentrale Stellung in der gesamten psychoanalytischen Theorie zu (Kernberg, 1988a, 1991; Krause, 2002; Moser, 2005).
Mit den Affekten rückt die Objektwelt in den Mittelpunkt der psychoanalytischen Theorie: Menschen leben nicht isoliert, sondern in der Situation, einem sich ständig verändernden Spannungsfeld zwischen dem Einzelnen und seiner Welt. Der Mensch ist auf die Objektwelt ausgerichtet (neugieriges Interesse, bedürfnishafte und soziale Ausrichtung in der Gemeinschaft), die Ausrichtung wird von der Objektwelt beantwortet. Hier laufen vielfältige Prozesse ab. Die Interessen und Bedürfnisse des Individuums werden mehr oder weniger befriedigt. Das Individuum muss diese Reaktionen der Umwelt seinerseits wieder verarbeiten. Diese Prozesse sind nicht nur von Emotionen begleitet, sondern es ist die psychisch und körperlich erlebte Emotion, die der Situation ihre spezifische Qualität verleiht. Die Qualität entsteht im Subjekt und strahlt auf die Objekte aus („Ich bin wütend und das soll der Andere erfahren"). Ebenso geht sie vom Objekt aus und wird subjektiv empfangen und beantwortet („Der Andere ist wütend und das macht mir Angst"). „So gesehen ist Emotion weniger die Eigenschaft eines Individuums als vielmehr ein Systemzustand, der in dem Beziehungsgefüge zwischen dem Subjekt und seiner Objektwelt entsteht" (Rudolf, 2005, p. 115).

2.5 Differenzierte Betrachtung affektiver Komponenten

Affektivität lässt sich - wie in Kapitel 2.2.1 angeführt - durch spezifische Komponenten definieren. In der vorliegenden Arbeit werden die Komponenten Emotionserleben, Regulation, Affektausdruck, Emotionsdekodierung und Empathie untersucht. In diesem Kapitel erfolgt daher eine

differenzierte, theoretische Betrachtung dieser Komponenten. Als Einbettung dient dafür das Konzept der emotionalen Kompetenz, welches durch Goleman populär wurde (Goleman, 1995). Viele Menschen fühlen sich von der Idee angesprochen, dass nicht mehr die kognitive Intelligenz, sondern die emotionale Intelligenz erstrebenswert und ausschlaggebend sei für privates Glück und berufliches Fortkommen (soft skills). Popularität ist jedoch ein zweischneidiges Schwert: Einerseits werden Emotionen durch die Koppelung an die Intelligenz hoffähig (Traue & Kessler, 2003), andererseits wird der Begriff emotionale Kompetenz in seiner Definition verwässert, so dass er nicht mehr ist als ein Schlagwort, dem die wissenschaftliche Fundierung fehlt (Merten, 2003).
Auffallend erscheint jedenfalls die Diskrepanz zwischen der breiten Akzeptanz in der Öffentlichkeit und den spärlich vorliegenden wissenschaftlichen Abhandlungen. Das Konzept umfasst jedoch alle Aspekte, welche von zentraler Bedeutung für die vorliegende Arbeit sind: Salovey und Meyer definieren emotionale Kompetenz als die Fähigkeit Emotionen bei sich und bei anderen exakt wahrzunehmen (im Sinne eines „appraisals") und auszudrücken, Emotionen zu regulieren und in nutzbringender Form einzusetzen. Wahrnehmung und Ausdruck beziehen sich sowohl auf eigene als auch auf fremde Emotionen und geschehen über verbale und nonverbale Kanäle. Teil der Wahrnehmung fremder Emotionen ist die Fähigkeit zur Empathie. Als nutzbringende Verwendung sehen die Autoren flexibles Planen, kreatives Denken, Veränderung der Aufmerksamkeit sowie Motivation (Salovey & Meyer, 1998). Nach von Salisch beruht emotionale Kompetenz auf folgenden vier Kernfähigkeiten: Der Aufmerksamkeit für eigene emotionale Befindlichkeiten, der Empathie, der Fähigkeit, befriedigende Beziehungen einzugehen und dem konstruktiven Umgang mit belastenden oder problematischen Gefühlen (Von Salisch, 2002).
Die m.E. beste Definition stammt von Elfenbein, Marsh und Ambady. Ähnlich zu anderen Definitionen schließt ihr Verständnis von emotionaler Kompetenz die Wahrnehmung und den Ausdruck eigener Emotionen, die Fähigkeit positive wie negative Emotionen zu regulieren und die Fähigkeit zur Erkennung fremder Emotionen und Empathie ein. Dies jedoch - und hierauf legen die Autoren besonderen Wert - in einer Art und Weise, die das Leben bereichert (Elfenbein, Marsh, & Ambady, 2002). Ich interpretierte diese Definition, dass nicht das objektiv messbare, „beste" Verhalten als emotional kompetent zu bezeichnen ist, sondern jenes Verhalten, das dem Individuum im Sinne einer adaptiven Ich-Leistung - dienlich ist.

2.5.1 Die Fähigkeit zum Emotionserleben

Manche Emotionspsychologen würden nach dem Sinn dieses Kapitels fragen. Dies aus zweierlei Überlegungen: Einerseits - so werden die Ergebnisse der modernen Säuglingsforschung oder der Evolutionstheorie gerne interpretiert - sind Emotionen doch angeboren, und somit besitzen wir alle die Fähigkeit, Emotionen zu erleben. Andererseits - so werden Anhänger der Bewusstseinspsychologie sagen - ist das Erleben der Emotion ein inhärenter Bestandteil derselben. Also wozu über die Fähigkeit zum Emotionserleben sprechen? Die Antwort darauf lautet, dass sich Individuen erstens sehr stark darin unterscheiden, welche Emotionen sie typischerweise in welcher Intensität erleben, und dass zweitens der unbewusste Charakter der Affekte unabstreitbar ist.

2.5.1.1 Individuelle Unterschiede im Emotionserleben

Konstitutionelle Gegebenheiten des einzelnen und dessen lebensgeschichtliche Erfahrungen und Prägungen bestimmen Bandbreite und Intensität im Erleben von Emotionen. Soziokulturelle Einflüsse entscheiden darüber, welche Affektäußerungen öffentlich gezeigt oder vermieden werden bzw. in welcher Form sie durch ritualisiertes Verhalten (siehe z.B. „display rules", Kapitel 2.5.3.1) überdeckt werden müssen. Zwischen verschiedenen Kulturen bestehen große Unterschiede in Bezug auf das, was als höflich, korrekt, beschämend oder verletzend gilt (Rudolf, 2005). Diese Unterschiede sind z.B. als „feeling rules" beschrieben (Hochschild, 1983). „Feeling rules"[1] wirken in Interaktion mit einem realen Gegenüber oder intrapsychisch, durch verinnerlichte Normen, Werte und Wissen. Dennoch sind sie in der Regel dem Bewusstsein zugänglich. Gefühle wie Neid oder Eifersucht gesteht man sich selbst gegenüber nicht gerne ein; das Erleben von Schadenfreude wird durch internalisierte Normen als schlecht bewertet und kann sogar ohne ein Zutun anderer Scham auslösen („Schäm dich!").

In Kapitel 2.3.2 ist das Konzept der emotionalen Schemata beschrieben: Das individuelle emotionale Schema, geprägt, durch individuelle Lebenserfahrungen, bestimmt als personbezogene Voraussetzung das Emotionserleben ursächlich mit (Ulich, Kienbaum, & Volland, 1999). Die Ausbildung eines emotionalen Schemas stellt einen normalpsychologischen Vorgang dar. Dennoch birgt der schematisierte und verfestigte Ablauf Konfliktpotenzial: Obwohl sich Kontext und Akteure ändern, empfindet der in seinem emotionalen Schema Gefangene immer gleich. Sein emotionales Erleben entspricht nicht der aktuellen Situation, sondern spiegelt die Empfindungen zum Zeitpunkt des Entstehens des emo-

[1] Ähnlich den „feeling rules" werden „Gefühlsregeln" (Asendorpf, 1983), oder „Affektstandards" (Badura, 1993), bzw. von der Sozialwissenschaft „soziale Regeln" (Weber, 1995) beschrieben.

tionalen Schemas wieder. Waren die Empfindungen damals situationsangebracht und adaptiv, so sind sie in der Aktualität maladaptiv. Vermeidendes Verhalten verhindert, dass neue, korrigierende Erfahrungen das emotionale Schema erweitern, und trägt dazu bei, dass sich das emotionale Schema im Laufe des Lebens weiter verfestigt und maladaptiv wird (Lammers & Lammers, 2007).

2.5.1.2 Der unbewusste Affekt

Ironischerweise spricht sich gerade Freud, der das Unbewusste in das Zentrum seiner Theorien stellt, gegen die Möglichkeit des unbewussten Affektes aus (S. Freud, 1915b). Der Bewusstseinspsychologie nahe stehende Emotionstheorien sehen das subjektive Erleben als Bestandteil der Emotion an; vgl. (Benecke & Dammann, 2003). Aus beiden Positionen würde folgen, dass Emotionen per definitionem bewusst sind. Die folgenden Ausführungen zeigen, dass Emotionen unbewusst sein können und dass es zwei Formen von unbewussten Affekten gibt: Zajonc kann experimentell nachweisen, dass Emotionen nicht bewusst sein müssen, um dennoch handlungswirksam zu sein. In diesen Untersuchungen werden der Versuchsperson wiederholt kurze, affektive Reize unterhalb der Wahrnehmungsschwelle dargeboten (subliminales affektives priming), die zu einem Urteil führten, ohne dass die Versuchsperson diese Reize bewusst wahrnimmt (Zajonc, 1980, 1994). Mees folgert, dass selbst wenn man eine Bewertung als Voraussetzung einer Emotion ansieht, diese nicht bewusst erfolgen muss (Mees, 1991).
Ledoux kritisiert die Verknüpfung von Emotion und Bewusstsein generell und beschreibt Emotionen als unbewusst ablaufende Prozesse, deren Inhalte - aufgrund eines mit Bewusstsein ausgestatteten menschlichen Gehirns - bewusstseinsfähig sind (LeDoux, 2004). Rudolf beschreibt den „affektiven Prozess" der, über interne und externe Kommunikation, zu einem zunehmend differenzierten, bewussten und selbstreflexiven Erleben des Affekts führt (vgl. Kapitel 2.2.2) (Rudolf, 2004). Krause hierarchisiert das Affektsystem in den unbewussten Affekt (occuring emotion), der der körperlichen Reaktion ohne Bewusstsein entspricht, das wahrgenommene Gefühl (experienced emotion), das die bewusste Wahrnehmung der körperlichen Sensationen umfasst, sowie Empathie, wo zudem eine korrekte Zuordnung zu Selbst oder Objekt erfolgt (vgl. Kapitel 2.2.1) (Krause, 1997).
Die Psychoanalyse befasst sich seit Freud - in Widerspruch zu seinen Ausführungen - mit dem Phänomen des unbewussten, verdrängten und verschobenen Affektes. Das was unter unbewusster Angst verstanden wird, ist ein ausgesprochen nützliches, wenn auch hypothetisches Konstrukt, denn „Tatsache ist, dass der Mensch, bei dem wir eben diese unbewusste Angst vermuten, sich so verhält und so handelt, als ob er tatsächlich Angst hätte" (Mentzos, 2005, p. 35). Eine weiterführende Dar-

stellung des unbewussten Affektes findet sich z.B. bei Heigl-Evers et al. oder bei Benecke & Dammann (Benecke & Dammann, 2003; Heigl-Evers, Heigl, & Ott, 1993). Wie Benecke & Dammann richtig festhalten, ist es notwendig, zwei Arten von unbewussten Affekten zu unterscheiden: Den deskriptiv unbewussten Affekt, der im emotionalen Prozess aus verschiedenen Gründen nicht die Stufe des Bewusstseins erlangt (siehe den obigen Absatz), und den im psychodynamischen Sinn unbewussten Affekt, der das Resultat und das Ziel von Abwehrvorgängen ist. Der psychodynamisch unbewusste Affekt und diese Abwehrvorgänge sind Gegenstand folgender Überlegungen[1].

Abwehrmechanismen dienen der Regulierung innerer Konflikte. Die Unbewusstheit der Regulierung und der darin wirkenden Emotionen stellt ein Ziel dieser Regulierung dar (Benecke & Dammann, 2003). Die Regulation der Emotion tritt also in diesem Fall ein, bevor es zum Wahrnehmen der Emotion kommt. Die klinische Erfahrung zeigt, dass besonders Menschen die unter Angsterkrankungen oder Schmerzstörungen leiden, Emotionen nicht als Signal wahrnehmen und erleben, sondern diese abwehren. Lediglich die körperlichen Sensationen werden zugelassen, aber fälschlicherweise als Anzeichen einer körperlichen Erkrankung gedeutet und nicht als Bestandteil eines affektiven Zustandes. Die Umwandlung von affektiven Zuständen in Schmerzzustände erfolgt z.B. über den narzisstischen Mechanismus und die Konfliktentlastung. Hierbei steht die Vermeidung einer narzisstischen Krise durch Bildung eines Symptoms im Vordergrund mit dem Ziel das psychische Funktionieren aufrecht zu erhalten. Der Schmerz ist eine symptomgebundene Darstellung von nicht aussprechbaren affektiven Erinnerungen; er bietet Entlastung von schmerzhaften Affekten (Angst, depressive Leere etc.) und erlaubt eine Neuorientierung um das Symptom herum; er hemmt Aggression, wodurch Gewissenskonflikte oder Selbstvorwürfe vermieden werden; letztlich dient er im Rahmen von Objektbeziehungen der Erhaltung eines bedrohten sozialen Bezuges. Schmerz als verlässlicher Begleiter symbolisiert das Fortbestehen der Beziehung: „Solange es weh tut, bin ich nicht verlassen" (Basler & Rehfisch, 1999; Hoffmann & Hochapfel, 1999). Die abgewehrten Affekte bleiben jedoch im dynamischen Unbewussten wirksam:

> „Die abgewehrte konflikthafte Repräsentanz wirkt weiterhin als eine Art Eingangsfilter, als Folie für die unbewußte Interpretation einer je gegebenen Situation, wodurch die Notwendigkeit zur Abwehr bestehen bleibt - die unbewußten Emotionen *triggern* die inneren Abwehroperationen" (Benecke & Dammann, 2003, p. 152).

---

[1] Ich beschreibe Abwehrvorgänge in Zusammenhang mit Emotionserleben, da sie das (bewusste) Erleben der Emotion verhindern (sollen). Sie können aber m.E. auch im Rahmen der Emotionsregulationsstrategien beschrieben werden.

Nach Benecke & Dammann dienen alle in der klinischen Literatur beschriebenen Abwehroperationen dem Unbewusstmachen von Emotionen. In der Affektersetzung bspw. kann Aggression der Angstabwehr und umgekehrt kann Angst der Aggressionsabwehr dienen. Letzteres findet sich bei Panikstörungen, die durch einen Abhängigkeits-Autonomie-Konflikt gekennzeichnet sind: Der ausgeprägte Wunsch nach Autonomie kann nicht realisiert werden, denn er würde die Bindungen an die Objekte gefährden. Sind Emotionen biologisch vorgeprägte Werkzeuge der Motive, so können Abwehrmechanismen als ein zweiter Werkzeugkoffer verstanden werden, dessen

> „Instrumente eingesetzt werden, wenn eine einfache Motivrealisierung aus psychodynamischen Gründen nicht möglich ist. Im 'gesunden' Fall kommt es zu stabilen innerpsychischen und interpersonellen Kompromissbildungen, die sowohl dem Subjekt als auch seinen Sozialpartnern eine, wenn auch oft entstellte, Realisierung bedeutsamer Motive ermöglicht" (Benecke & Dammann, 2003, p. 155).

In diesem Sinne können auch psychische Symptome oder Persönlichkeitskonfigurationen als Mittel oder Lösungen betrachtet werden, um bestimmte Vorstellungen und Emotionen unbewusst zu machen bzw. unbewusst zu halten - gleichzeitig bewirken die unbewussten Vorstellungen und Emotionen die Aufrechterhaltung eben dieser Phänomene (Benecke & Dammann, 2003).

2.5.2 Die Fähigkeit zur Emotionsregulation

Emotionsregulation umfasst alle Prozesse, die bei der Herstellung, Aufrechterhaltung und Modulierung von emotionalem Geschehen beteiligt sind. Damit ist das Individuum in der Lage, nicht mehr nur den Emotionen und den damit verbundenen Handlungsbereitschaften zu folgen, sondern selbst aktiv Einfluss auf die Wirkung der eigenen Emotionen zu nehmen und sie hierarchisieren zu können. Emotionen werden nach Maßgabe des Kontextes und der eigenen Motive willentlich beeinflusst (Holodynski, 2006). Gross beschreibt Emotionsregulation als bewusste und nichtbewusste Strategien zur Intensivierung, Aufrechterhaltung oder Abschwächung einer oder mehrerer Komponenten einer emotionalen Reaktion (Gross, 2001). Darüber hinaus gibt es Versuche, die Vielzahl an Regulationsstrategien zu klassifizieren: Eine grundlegende Klassifizierung betrifft die Unterscheidung hinsichtlich der Frage, ob Emotionen Handlungen regulieren oder ob (innere) Handlungen die Emotionen regulieren: Im ersten Fall lösen Emotionen Handlungen aus und führen zu einer Änderung der Situation (problembezogenes Coping; emotionale Handlungsregulation) (Holodynski, 2006). Diese Art der Emotionsregulierung ist eine spontane, unbewusste und unreflektierte Aktion und automatisch bestimmte Handlungstendenz (Scherer, 1996).

Nicht immer aber ist Handlung und problembezogenes Coping möglich, sodass die negative Emotion bestehen bleiben würde. In diesem zweiten Fall - kann die Emotion über eine Umdeutung der Situation reguliert werden, indem z.B. aus Ärger Mitgefühl wird („reappraisal“, emotionsbezogenes Coping; Emotionsregulation). So ändert sich die Emotion, ohne dass sich etwas an der Situation geändert hätte. Diese Art der Emotionsregulation hat sich im Verlauf der Evolution durch eine Entkoppelung von Instinkt und Reaktion entwickelt und bietet Raum, aus einer großen Auswahl von möglichen Reaktionsweisen eine angemessene Strategie auszusuchen (Holodynski, 2006).
Thompson unterscheidet folgende Formen der Emotionsregulation: Lenkung der Aufmerksamkeit, zentralnervöse Erregungs- und Hemmungsprozesse, (Um-)Deutung emotionaler Anlässe, Deutung und Beeinflussung internaler Erregungsprozesse, Zugang zu externen Bewältigungsressourcen, antizipierte Auswahl von Kontexten und Auswahl von Reaktionsalternativen (Thompson, 1994). Bridges und Grolnick kennen vier Strategieklassen: Aufmerksamkeitsregulation, Selbstberuhigungsstrategien, interaktive Regulierungsstrategien und symbolische bzw. sprachliche Strategien (Bridges & Grolnick, 1995). Holodynski schlägt eine zweidimensionale Einteilung vor: „Wer reguliert?“ (interaktiv vs. intrapsychisch) und „Wie wird reguliert?“ (Verhalten, symbolische Strategien oder antezedente Strategien). Verhaltensbezogene Strategien sind z.B. Beruhigung, oder Flucht/Rückzug. Symbolische Strategien sind z.B. eine zeitliche Hierarchisierung von Motiven oder Umdeutungsversuche wie Bagatellisierung, Schuldabwehr oder Leugnung. Als antezedente Strategien gelten z.B. das Vermeiden und der Diskurs über eine Regulation von Emotionen (Holodynski, 2006). Die Arbeitsgruppe um Fonagy beschreibt verschiedene Stufen der Affektregulierung in Zusammenhang mit der Ausbildung des Selbst (siehe Kapitel 1.3.2.1). Die Autoren sehen als höchste Form der Affektregulierung die „mentalisierte Affektivität“. Hier hat das Selbst die Fähigkeit, die Emotion bewusst wahrzunehmen, ihre Bedeutung zu verstehen und durch Überlegungen seine Affekte zu beeinflussen. Dies dient zum einen der Affektregulation. Da Affekt und Selbst jedoch eng verknüpft sind, wird durch die Regulation der Affekte auch das Selbst reguliert (Fonagy, Gergely, Jurist, & Target, 2006).
Bei den verschiedenen Definitionen von Emotionsregulierung fällt die Tendenz zur Dichotomisierung auf: Emotionsregulierung wird interpersonell oder intrapsychisch betrachtet, verhaltensmäßig oder kognitiv, automatisch oder bewusst. Dabei sind alle möglichen Kombinationen denkbar: Bewusste und unbewusste interaktive Regulierungsstrategien (z.B. bewusste Manipulationen und unbewusste Beziehungsgestaltung) oder bewusste und unbewusste kognitive Regulierungsstrategien (z.B. „reappraisal“ und Abwehr). Eine befriedigende Kategorisierung von Re-

gulierungsstrategien steht ebenso aus wie der aus klinischer Perspektive so wichtige Aspekt des Scheiterns der Emotionsregulierung. Dieser findet innerhalb der allgemeinpsychologischen Emotionsforschung bislang kaum Beachtung (Benecke, Vogt, Bock, Koschier, & Peham, 2008).

2.5.3 Die Fähigkeit zum Emotionsausdruck

Unter Emotionsausdruck werden jene manifesten Veränderungen im Verhalten, insbesondere im Gesichtsausdruck und in der Körperhaltung, verstanden, die typischerweise eine Emotion begleiten, wie z.B. lächeln, weinen oder weglaufen (Gross & John, 1997). Die Fähigkeit, die eigenen emotionalen Zustände so auszudrücken, dass sie von anderen Menschen erkannt werden, wird als Endkodierungskompetenz bezeichnet. Das Pendant dazu ist die Dekodierungskompetenz: Die Fähigkeit, den emotionalen Zustand anderer Menschen zu erkennen. Emotionsausdruck und dessen Dekodierung sind für den geregelten Ablauf sozialer Beziehungen von herausragender Bedeutung. Enkodierungskompetenz wird über die Exaktheit der gesendeten Information bestimmt. Sie wird vom Begriff der Expressivität abgegrenzt, der das Ausmaß der gesendeten Information angibt. Jemand, der bspw. unabhängig von seinem emotionalen Zustand ständig lächelt, ist in Bezug auf das Lächeln sehr expressiv, jedoch wenig exakt in Bezug auf die Enkodierung seiner Gefühle (Merten, 2003).

Indem das Subjekt seine Emotionen ausdrückt, richtet es kommunikative Signale an die Mitwelt. Es öffnet sich für die Wahrnehmung der Mitmenschen. Es lässt sie in sich hineinschauen, an seiner Verfassung teilhaben. Das geschieht meist nonverbal, über Mimik, Gestik, stimmliche Interaktion und Körpersprache, die als Teil der Kommunikation einen wichtigen Beitrag zum Gelingen der Kommunikation als Ganzes leistet. Die Kommunikation von Emotionen ist die Voraussetzung für Verstehen und Verstanden werden. Der deutliche emotionale Ausdruck des Subjekts ist Voraussetzung dafür, dass die Objektwelt entschlüsseln kann, wie sich das Subjekt fühlt, wie es die Beziehung bewertet und welche Veränderungen es wünscht. Indem das Subjekt diesen Einblick gewährt, erlaubt es den anderen, es zu verstehen. Verstanden werden und Verstehen können sind Voraussetzungen für soziale Beziehungen, Kontakte und Bindungen. So gesehen können emotionale Störung und Beziehungsstörung als zwei Seiten des gleichen Geschehens betrachtet werden (Rudolf, 2005).

2.5.3.1 Zum Status des Emotionsausdrucks

Nach Darwin geschieht der Emotionsausdruck unwillentlich. Er ist eine „direkte Folge der Verfassung des Nervensystems", weswegen er „von Anfang an unabhängig vom Willen" ist (Darwin, 1964, p. 47). Darwins Forschung zum emotionalen Ausdrucksverhalten wird als Ausgangs-

punkt der wissenschaftlichen Untersuchungen zum Emotionsausdruck gesehen (Greenberg & Safran, 1987) und beeinflusst die weitere Forschung stark. Hauptsächlich werden Tomkins (Tomkins, 1962, 1963), Ekman (Ekman, 1982a, 1984, 1988, 1992, 1999a) und Izard (Izard, 1971), Plutchik (Plutchik, 1962, 1980), Shaver (Shaver, Wu, & Schwartz, 1992) und Frijda (Frijda, 1994a) mit der Darwinschen Tradition in Verbindung gebracht. Die Theorien der o.g. haben einige gemeinsame Grundannahmen: Angeborene motorische Programme sind für Auslösung, Differenzierung und Ausdruck von Emotionen verantwortlich; dies dergestalt, dass ein Reiz wahrgenommen wird und eine neuronale Aktivierung auslöst, welche emotionsspezifisch ist, was bedeutet, dass die Erregung eine jeweils eigene Qualität besitzt und verantwortlich ist für nonverbalen emotionalen Ausdruck, welcher ebenso emotionsspezifisch ist (Greenberg & Safran, 1987).
Die Facial-Feedback-Hypothese geht davon aus, dass das subjektive Erleben eines Gefühls auf der propriozeptiven Wahrnehmung des eigenen Gesichtsausdrucks beruht (Traue & Kessler, 2003). Die neurokulturelle Theorie Ekmans beschreibt neben biologischen Grundlagen auch Sozialisierungs- und Kultureinflüsse auf den Ausdruck von Emotionen. Affektzeigeregeln (display rules) sind Regeln für den Ausdruck von Emotionen in bestimmten Situationen, die kulturell verschieden sein können und über soziale Lernprozesse vermittelt werden (Ekman, 1982a, 1984, 1988). Ekman & Friesen unterscheiden vier Arten von Affektzeigeregeln: Deintensivierung, Übertreibung und Affektlosigkeit sowie Maskierung durch einen anderen Affekt. Ein empfundener Affekt wird intensiver ausgedrückt, als er gefühlt wird (die Freude über die Krawatte zu Weihnachten hält sich in Grenzen, gezeigt wird jedoch ein Ausdruck großer Begeisterung). Zweitens kann eine gefühlte Emotion auch abgeschwächt dargeboten werden (ich bin enttäuscht über eine Absage, will es mir aber nicht anmerken lassen). Die Neutralisation ist die ausgeprägteste Variante der Abschwächung (ich tue so, als ob mir die Absage völlig gleichgültig wäre). In der Maskierung wird die gefühlte Emotion mittels einer anderen Emotion überdeckt, z.B. mittels einem maskierenden Lächeln (Ekman & Friesen, 1975). Mögliche Einflussfaktoren auf die Regeln und deren Anwendung sind Statusunterschiede, Rolle und Geschlecht des Senders, anwesende Personen und sozialer Kontext. Inwiefern es Menschen möglich ist, ihren Zustand oder ihre Ansichten bewusst zu verbergen, wird kontrovers diskutiert. Ekman kommt zum Schluss, dass es sehr schwierig ist, eine starke Emotion wirklich zu verbergen, dass aber dennoch sehr viele im Verbergen der Emotion erfolgreich sind, auf Grund der Tatsache, dass ihre Interaktionspartner noch schlechter im Erkennen derselben sind (Ekman, 1989, 1996; Ekman & Friesen, 1974;

Ekman & Friesen, 1975; Ekman & Friesen, 1982; Ekman, O'Sullivan, & Frank, 1999b).

Ob ein Gesichtsausdruck unwillentlicher Ausdruck einer Emotion oder willentliches Signal an ein Gegenüber darstellt, wie dies vor allem Kritiker der Basisemotionen ins Feld führen (siehe dazu Kapitel 2.6.2.1), wird in der Literatur breit diskutiert (Bänninger-Huber & Widmer, 1996). Lange Zeit wird ein Zusammenwirken beider Aspekte favorisiert: Emotionen werden in manchen Fällen spontan ausgedrückt, aber Emotionen und ihr Ausdruck können auch situativ kontrolliert oder willkürlich eingesetzt werden (Hesse, Banse, & Kappas, 1995). Rudolf beschreibt soziale Beziehungen als unbemerkt ablaufende Aushandlungsprozesse, in Bezug auf das richtige Maß von Nähe und Distanz, Aktivität oder Passivität. Dabei spielen emotionale Minisignale eine wichtige Rolle, wie z.B. beschwichtigendes Lächeln, entwertendes Herabziehen der Mundwinkel, drohendes Zusammenziehen der Augenbrauchen. Neben dieser unbemerkt und unbewusst ablaufenden Regulation wird Interaktion aber auch bewusst gesteuert, indem man jemandem Angst, Mut oder Freude macht, Schuldgefühle erzeugt oder jemanden beschämt (Rudolf, 2005). Zur Rolle des Gesichtsausdrucks in der Interaktion, insbesondere der interaktiven Regulation von Gefühlen siehe z.B. (Bänninger-Huber, 1996; Bänninger-Huber, Moser, & Steiner, 1990; Bänninger-Huber & von Salisch, 1994; Peham, 2005).

Wie die jüngere Forschung jedoch zeigt (siehe Kapitel 4.3) ist hier eine Erweiterung nötig, denn ein Affektzeichen bezieht sich in den allermeisten Fällen weder auf den inneren Zustand des Senders, noch hat es Appellfunktion, sondern es stellt einen seelischen Kommentar über ein mentales Objekt dar, über das der Sender spricht oder nachdenkt. Nach den Befunden ist letzteres vor allem bei strukturell Gesunden, die sich durch die Fähigkeit zur Mentalisierung auszeichnen, der Fall. Unter Mentalisierung versteht man das Errichten einer psychischen Welt (siehe Kapitel 1.3.2.1). Personen mit niedrigem Strukturniveau, die nicht die Fähigkeit zur Mentalisierung erreicht haben, die sich und anderen keine eigene psychische Welt zugestehen, haben keine Phantasiesysteme als Puffer zwischen Außenwelt und Reaktion aufgebaut und neigen folglich zum Verzicht auf Affekte und ihren Ausdruck, weil diese direkt ins Agieren führen und damit bedrohlich sind. Der Verzicht auf den Ausdruck ist eine Abwehrform, die die Gefährlichkeit der interaktiven Affekte verringern soll. Erst im Zusammenbruch (z.B. agierende Borderlinepatienten) kommt es zum Ausdruck der – vor allem negativen - Affekte (Benecke, Krause, & Dammann, 2003; Krause, 2003).

2.5.4 Die Fähigkeit zur Emotionsdekodierung und zur Empathie

Unter Emotionsdekodierung wird die Fähigkeit verstanden, die nonverbal vermittelte emotionale Botschaft des anderen exakt wahrzunehmen. Als nonverbale Kanäle gelten Gesichtsausdruck, Stimme sowie Körperhaltung und Körperbewegung. Da diskrete Emotionen bevorzugt über den Gesichtsausdruck mitgeteilt werden, kommt der Fähigkeit zur exakten Wahrnehmung von Gesichtsausdrücken wichtige adaptive Funktion im Bereich der intra- wie interpersonellen Verhaltenssteuerung zu (Ekman, 1982a, 1988, 1999a; Ekman, Sorenson, & Friesen, 1969). Obwohl die Dekodierkompetenz als universell und angeboren gilt, gibt es individuelle Unterschiede. Im nichtklinischen Bereich bzw. in der experimentellen Psychologie werden diese Unterschiede vor allem unter kontextuellen und situativen Aspekten, wie Gruppenzugehörigkeit, Bekanntheit und Geschlecht des Senders oder Empfängers betrachtet (Buck, 1976, 1993; Elfenbein, Marsh, & Ambady, 2002; Rosenthal, Hall, DiMatteo, Rogers, & Archer, 1979).

Die Dekodierfähigkeit ist eng verknüpft mit der Fähigkeit zur Empathie. Nach Rogers et al. bezieht sich Empathie auf die Reaktionen bei der Beobachtung eines anderen Individuums. Hierbei gibt es zwei Forschungszugänge: Der erste fokussiert auf die kognitive Empathie. Sie ist definiert als die Fähigkeit, die Perspektive des Anderern zu verstehen. Beispielsweise beschreibt Krause Empathie als ein Wissen über die Verursachung eines Affekts. Je nach Zuordnung zum Selbst oder zum Anderen spricht er von Selbst- oder Fremdempathie. Empathie ist die höchste Stufe der emotionalen Wahrnehmung (Krause, 1983, 1988, 1997). Der zweite Zugang fokussiert auf die affektive Empathie, worunter die emotionale Antwort auf den affektiven Zustand des Anderen verstanden wird. Beide Aspekte sind separate, jedoch verwandte Komponenten und als integrale Bestandteile der Empathie anzusehen (Rogers, Dziobek, Hassenstab, Wolf, & Convint, 2007).

Nach Körner setzt sich die Fähigkeit zur Empathie aus verschiedenen Komponenten zusammen: Der Gefühlsansteckung, der Perspektivenübernahme und der Fähigkeit, den Kontext sozialer Situationen zu verstehen. Diese Komponenten werden in der sozialen Erfahrung gelernt (Körner, 1998). Harris beschreibt die Entwicklung von Mitgefühl und prosozialem Verhalten/Empathie: Kinder im ersten Lebensjahr werden noch häufig von den Gefühlen anderer Kinder angesteckt (z.B. Kind A weint, und als Folge davon beginnt Kind B ebenfalls zu weinen), weil sie noch nicht in der Lage sind, zwischen ihren eigenen Gefühlen und denen der Mitmenschen zu unterscheiden. Im zweiten Lebensjahr sind Kinder in der Lage, empathisch zu reagieren (z.B. tröstend auf andere einzuwirken). Diese Möglichkeit beruht auf eigenen affektiven Erfahrungen,

auf der Erkennung der Gefühlslage der Mitmenschen und auf der Fähigkeit, ihre Gefühle durch eigenes Verhalten verändern zu können. Kinder bieten in diesem Alter noch häufig jene Mittel zum Trösten an, die sie selber kennen gelernt haben. Sie bieten z.B. ihre Schmusedecke an (Harris, 1992).
Krause subsumiert unter Empathie Prozesse der Affektansteckung, der Perspektivenübernahme und der prosozialen Handlung: In der Affektansteckung passiert eine unbewusste, automatische Übernahme der expressiven Zeichen; die eher kognitive Perspektivenübernahme verlangt eine Dezentrierung und eine wenigstens rudimentäre Trennung von Selbst und Objekt; die prosoziale Handlung intendiert eine Abhilfe der Ursache, die den Affekt ausgelöst hat. Die drei Prozesse sind in der Entwicklung und in der Aktualgenese der Empathie dergestalt verknüpft, dass sie zeitlich aufeinander folgen und die jeweils späteren die früheren hemmen. Die Perspektivenübernahme wird erst dann möglich, wenn die Affektansteckung gehemmt werden kann und ist Voraussetzung für empathisches Handeln. Eine ungehemmte Affektansteckung hingegen sprengt die Systemgrenzen zwischen Selbst und Objekt und ist konstitutiv für regressive Zustände (Krause, 2001).

2.6 *Einteilungsversuche der Affekte*

Die psychologische Emotionsforschung ist seit jeher bemüht, die Vielzahl emotionaler Zustände in einem Ordnungssystem zu erfassen. Prinzipiell gibt es dazu zwei Zugänge: Einen dimensionalen emotionalen Raum, in welchem die verschiedenen Emotionen ihren Platz einnehmen oder von einander unabhängige emotionale Kategorien.

2.6.1 Dimensionale Ansätze

Dimensionale Ansätze gehen auf Wundt zurück, der einen dreidimensionalen Raum mit den Dimensionen Lust/Unlust (Ist die Emotion angenehm oder unangenehm?), Erregung/Ruhe (Aktiviert die Emotion zu einer Handlung oder beruhigt sie?) und Spannung/Entspannung (Erhöht oder erniedrigt die Emotion die Aufmerksamkeit?) konzipiert (Wundt, 1907). Art und Anzahl der Dimensionen variieren je nach Emotionsmodell. Studienübergreifend können die Dimensionen Valenz (angenehm/unangenehm) und Aktivität (stark/schwach) nachgewiesen werden und gelten daher als relativ unumstritten. Bezüglich weiterer Dimensionen wie Potenz, Kontrolle, Dominanz oder Intensität herrscht Uneinigkeit, da sie sich in Bezug auf manche Emotionen stark der Dimension Aktivität annähern (Merten, 2003). Die meisten Emotionsmodelle stützen sich auf Emotionswörter, einige auch auf nonverbalen Emotionsausdruck wie z.B. die Modelle von Schlosberg und Russel (Russell, 1980; Schlosberg, 1954).

2.6.1.1 Kritik an dimensionalen Emotionsmodellen

Dimensionale Modelle werden in Hinblick auf folgende Punkte kritisiert: Erstens treffen sie Aussagen über Ähnlichkeiten von Emotionen in Bezug auf definierte Kriterien. Im Modell von Russel sind z.B. Ärger, Angst und Frustration nahe zueinander angeordnet, während Zufriedenheit und Entspanntheit ihnen diagonal gegenüberstehen. Es mag zwar sein, dass einige Affekte einander ähnlicher sind als andere und für manche Affekte wird man gegenteilige Emotionen finden (z.B. Liebe - Hass). Zu bezweifeln ist jedoch, dass sich immer eine gegenteilige Emotion finden lässt (z.B. für Neid) und dass sich alle Emotionen problemlos in ein solches dimensionales Modell einfügen lassen. Als zweiter Kritikpunkt bleibt anzuführen, dass dimensionale Modelle Übergänge von einer Emotion in eine andere implizieren, so z.B. von Neid zu Eifersucht oder von Ekel zu Verachtung. Auch dies verdient eine kritische Betrachtung (Benecke, mündliche Mitteilung). Emotionen, welche auf den ersten Blick ähnlich erscheinen, können sich hinsichtlich wichtiger Kriterien voneinander unterscheiden, worauf z.B. Krause (Krause, 1990) aufmerksam macht, indem er die Unterschiede zwischen Ekel und Verachtung herausarbeitet. Weiters wird kritisiert, dass sich dimensionale Modelle vorzugsweise auf die Verwendung von Emotionswörtern stützen und sie damit das Emotionswort als symbolische Repräsentation der Emotion mit der Emotion selbst gleichsetzen. Dadurch bilden sie eher eine Struktur der Sprache als eine Struktur der Emotionen ab (Merten, 2003; Zentner & Scherer, 2000).

2.6.2 Kategoriale Modelle und das Konzept der Basisemotionen

Kategoriale Modelle gehen auf Darwin (Darwin, 1964) zurück und teilen emotionale Zustände in klar abgrenzbare Kategorien ein, die keine Aussagen über Ähnlichkeit oder Gegensätzlichkeit der Emotionen implizieren. Der kategoriale Ansatz ist eng verbunden mit dem Konzept der Basisemotionen, das davon ausgeht, dass es eine bestimmte und begrenzte Anzahl von Emotionen gibt, die aus dem Instinktsystem hervorgegangen sind. Das Ziel ist die Reduktion der überwältigenden Vielzahl von emotionalen Zuständen bzw. deren sprachlichen Repräsentanzen auf einige wenige, klar abgrenzbare, grundlegende Emotionen. Den Basisemotionen gegenübergestellt werden Emotionen, die je nach Autor als sekundäre bzw. gemischte (da aus den Primäremotionen entstanden) oder als selbstbezogene bzw. strukturelle (da auf das Selbst, den Aufbau innerer Struktur bezogen) Emotionen bezeichnet werden.

Als wesentliches Bestimmungsmerkmal von Primäraffekten gilt die Universalität ihres Gesichtsausdrucks die über ontogenetisch frühes Auftreten und Kulturinvarianz definiert wird. Es wird davon ausgegangen,

dass mit der Auslösung der Emotion ein angeborenes Mimikprogramm aktiviert wird, wodurch automatisch und unwillentlich ein charakteristischer, mimischer Ausdruck gezeigt wird. Jeder Primäraffekt ist weiters durch ein spezifisches Gefühl und spezifische physiologische Veränderungen charakterisiert. Belege für die Universalitätshypothese finden sich in transkulturellen Beobachtungen, in der Beobachtung des Emotionsausdruckes von Kindern, von blind Geborenen, im Vergleich des Emotionsausdruckes Mensch - Tier, sowie in Enkodierstudien (Videoanalysen des emotionalen Ausdrucks) und Dekodierstudien (Darwin, 1964; Ekman, 1984, 1992).
Die Diskussion darüber, welche Emotionen als primäre Emotionen gelten, wird seit langem lebhaft geführt. Keine Einigkeit besteht auch darin, welche Kriterien als notwendig für eine Zuordnung zu den Basisemotionen erachtet werden. Einen Überblick dazu geben Ekman (Ekman, 1992; Ekman, 1994c) oder Ortony & Turner (Ortony & Turner, 1990). Ekman (Ekman, 1992) geht bei seiner Einteilung der Basisemotionen von zwei Grundannahmen aus: Erstens gibt es eine bestimmte Zahl deutlich unterscheidbarer Emotionen, deren Erfassung die Möglichkeit dimensionaler Beschreibung überschreitet und zweitens sind Affekte und ihre Funktionen größtenteils das Resultat evolutionärer Entwicklungsprozesse. Weiters sind Basisemotionen von anderen Emotionen durch bestimmte Charakteristika unterscheidbar: Sowohl Auslösesituation als auch emotionale Signale sind universell und kommen auch bei anderen Primaten vor; Auftreten von Basisemotionen und Bewertungsprozesse passieren automatisch und sind von spezifischen physiologischen Prozessen begleitet; es besteht eine Kohärenz zwischen den emotionalen Teilsystemen (z.B. Ausdruck und Physiologie); Basisemotionen sind durch ein schnelles Auftreten (onset) und eine kurze Dauer gekennzeichnet. Später fügt Ekman weitere Kriterien hinzu: Basisemotionen zeichnen sich durch ein je spezifisches subjektives Erleben, Gedanken, Erinnerungen und Vorstellungen aus und sie haben ein korrespondierendes Erscheinungsbild in der früheren ontogenetischen Entwicklung (Ekman, 1999a).
1994 relativiert Ekman die Bedeutung des mimisch-affektiven Signals als Kriterium von Basisemotionen indem er festhält, dass ein solches nicht Beweis einer Emotion sei. Andererseits würde ein Fehlen eines solchen Signals nicht bedeuten, dass keine Emotion vorliege (Ekman, 1994b). In einem späteren Beitrag hält Ekman jedoch erneut am mimisch-affektiven Signal als determinierendem Kriterium einer Basisemotion fest (Ekman, 1999a). Izard geht davon aus, dass ein sichtbares mimisches Signal kein notwendiges Kriterium für die Festlegung einer Basisemotion ist. Die Innervierung der neuronalen Bahnen muss nicht automatisch zu einem sichtbaren Auftreten führen (Izard, 1994).

Auch anhand der oben angeführten Kriterien scheint es selbst für Ekman alles andere als einfach, Basisemotionen auszumachen. Meist findet man Ärger, Angst, Trauer, Freude, Ekel und Überraschung (Ekman, 1988, 1992), an früherer Stelle erwähnt er zudem noch Interesse (Ekman, Friesen & Ellsworth, 1972; Izard, 1971). An späterer Stelle bezweifelt er, ob es sich bei Überraschung überhaupt um eine Emotion handelt und klammert diese in Folge aus (Ekman, 1999a). Außerdem schließt er nicht aus, dass auch weitere Emotionen wie Verachtung (contempt), Scham (shame), Schuld (guilt), Verlegenheit (embarrassment) und Scheu (awe) die Kriterien einer Basisemotion erfüllen (Ekman, 1992). Wenn Ekman eine Basisemotion durch kurze zeitliche Dauert definiert, dann ist m.E. Trauer/Traurigkeit (sadness) keine Basisemotion. Es zeigen sich also, wie bei den dimensionalen Modellen, auch im Konzept der kategorialen Modelle vielfältige Schwierigkeiten, alle Emotionen in einem gemeinsamen, einheitlichen System zu erfassen.

2.6.2.1 Kritik am Konzept der Basisemotionen

Die Kritik am Konzept der Basisemotionen betrifft erstens die enge Verknüpfung von Emotion und nonverbalem Emotionsausdruck bei gleichzeitiger Geringachtung des emotionalen Erlebens: Studien zur Untersuchung von Basisemotionen stützen sich in erster Linie auf die De- und Enkodierung von Emotionen. Der Emotionsausdruck mag weitgehend universal und genetisch determiniert sein. Das emotionale Erleben jedoch ist viel stärker durch individuelle und kulturelle Einflüsse überformt. Konstitutionelle Gegebenheiten des einzelnen und dessen lebensgeschichtlichen Erfahrungen und Prägungen bestimmen Bandbreite und Intensität im Erleben von Emotionen. Soziokulturelle Einflüsse entscheiden darüber, welche Affektäußerungen öffentlich gezeigt oder vermieden werden bzw. in welcher Form sie durch ritualisiertes Verhalten überdeckt werden müssen. Zwischen verschiedenen Kulturen bestehen große Unterschiede bezüglich dessen, was als höflich, korrekt, beschämend oder verletzend gilt (Rudolf, 2005).

Zweitens wird kritisiert, dass der Gesichtsausdruck nicht nur der Ausdruck einer Emotion des Senders ist, sondern zugleich ein Signal an einen Empfänger darstellt. Der Gesichtsausdruck stellt somit keinen Gefühlsausdruck dar, sondern ist ein willkürliches, zur eigenen Vorteilnahme eingesetztes Signalsystem (Fridlund, 1994). Schon Darwin beschreibt die kommunikative Funktion des Gesichtsausdruckes, allerdings mit Ziel, den anderen Gruppenmitgliedern das eigene Befinden mitzuteilen. Fridlund geht weiter indem er festhält, dass der Ausdruck eine willentliche Handlung darstellt, um eigennützige Ziele durch zu setzen. Dies würde erreicht durch eine Koevolution von Sender und Empfänger. Einen Beleg für seine Theorie sieht Fridlund darin, dass emotionale Signale häufiger in sozialen Situationen auftreten, als wenn

Menschen alleine sind (Fridlund, 1994). Die Aussagekraft des Emotionsausdrucks wollen Ortony & Turner darauf beschränken, ihn als charakteristisch für Emotionen anzusehen. Der Emotionsausdruck besitzt eher die Qualität einer Richtlinie denn einer Garantie (Ortony & Turner, 1990). Die Möglichkeit von emotionalem Erleben ohne sichtbaren Gesichtsausdruck und das Zeigen eines emotionalen Gesichtsausdrucks ohne emotionales Erleben - also das Vortäuschen einer Emotion - erschwert die Erfassung von emotionalem Erleben über den Gesichtsausdruck.

Der nächste Kritikpunkt betrifft die Abgrenzung zwischen Basisemotionen und anderen Emotionen. Russell verlangt eine Abkehr vom strikten Konzept der Basisemotionen und konzipiert prototypische Emotionen umfassende Emotionsfamilien bzw. Basisfamilien. Somit können auch Emotionen, die per se nicht als primär oder grundlegend gelten, einer Basisfamilie zugeordnet werden (Russell, 1991). Das Hauptproblem bleibt allerdings auch hier bestehen: Wie findet man die richtigen Kriterien zur Abgrenzung und zur Definition einzelner Emotionsfamilien (Peham, 2005)? Ortony und Turner zählen mit zu den vehementesten Gegnern des Konzeptes der Basisemotionen. Ihrer Ansicht nach mangelt es dem Konzept an Klarheit in Bezug auf die Anzahl der Emotionen und in Bezug auf angenommene, spezifische physiologische Grundmuster sowie an empirischen Beweisen. Zudem vergleichen sie die Suche nach Basisemotionen mit der Suche nach Basissprachen, was die Diskussion fast schon um die moralische Dimension erweitert (Ortony & Turner, 1990). Für die Erforschung des Gesichtsausdrucks hat jedoch das Konzept der Basisemotionen Gültigkeit: Im Gesicht - und nur im Gesicht - lassen sich die genannten Basisemotionen, nicht aber strukturelle Emotionen, ablesen. Es gibt, wie ich weiter unten im Methodenteil ausführen werde, Möglichkeiten, Affektzeichen (z.B. den Ausdruck von Freude) objektiv zu erfassen. Die psychologische Forschung hat bislang keine Möglichkeit, den Ausdruck struktureller Emotionen in ähnlicher Form zu erfassen.

Eine grundlegende Problematik, die sowohl dimensionale, als auch kategoriale Modelle betrifft, besteht darin, dass die Bedeutung der Begriffe für die jeweilige Emotion durch die Alltagssprache implizit gefestigt ist. Für viele Emotionen gibt es mehrere Bezeichnungen bzw. sind sich manche Begriffe in ihrer Bedeutung sehr nahe wie z.B. Wut und Ärger. Darin verbirgt sich die Gefahr, dass die Begriffe nicht genügend klar spezifiziert werden. Eine Vielzahl von Autoren wünscht sich deswegen eine differenziertere Benennung (Scherer, 1990).

2.7 *Ausgewählte Affekte und deren klinische Aspekte*

Jede Emotion besitzt eine spezifische Funktion, woraus sich vielfältige Unterschiede und Besonderheiten ergeben. Ledoux geht davon aus, dass es nicht ein einzelnes Emotionssystem gibt, sondern eine Fülle von Emotionssystemen, die jeweils für einen eigenen funktionalen Zweck entwickelt wurden und eigene Emotionen erzeugen. Daher sollten wir „Feststellungen über eine bestimmte Emotion nicht mit Feststellungen über andere Emotionen, die mit dieser nichts zu tun haben, in einen Topf werfen. Leider ist das in Psychologie und Hirnforschung bisher die Regel" (LeDoux, 2004, p. 19). Auch Krause äußert sich in diese Richtung: Der (Überlebens-)Wert des Affektsystems kann nicht generell, sondern muss für jedes diskrete Affektsystem gesondert beantwortet werden (Krause, 1983). Daher scheint es angebracht, Emotionen getrennt zu betrachten. Aufgrund der Tatsache, dass sich nur Basisemotionen mimisch eindeutig ausdrücken und erkennen lassen, gibt es in der Literatur eine starke Bias zugunsten der Basisemotionen. Sie sind es auch, die die Beziehungen (beziehungsregulierende Affekte) mit den Objekten regulieren (Krause, 1990). Dennoch verdienen strukturelle Affekte besondere Aufmerksamkeit, denn sie stehen - wie schon ihr Name sagt - in engem Zusammenhang mit psychischer Struktur. Meines Erachtens sind vor allem die strukturellen Affekte dazu geeignet, Auskunft über die Beschaffenheit psychischer Struktur zu geben. Da es unmöglich ist, die Vielzahl an Emotionen zu beschreiben, beschränke ich mich auf die Beschreibung ausgewählter Emotionen.

2.7.1 Die Primäraffekte

2.7.1.1 Ekel

Ekel gilt als besondere Form evolutionär erworbener Abneigung gegenüber allem, was feindselig ist. Als mimisches Ausdrucksmuster wird schon von Darwin das Rümpfen bzw. Emporziehen der Nase, das nach vorne Schieben bzw. nach oben Heben der Lippen beschrieben, wodurch sich der Luftweg zum Teil absperrt (Darwin, 1964). Die Evolutionspsychologie sieht im Ekelaffekt eine abstoßende Reaktion in Bezug auf den Geschmacks- und Geruchssinn, auf eine Berührung oder Anblick. Der Ekelaffekt hat Schutzfunktion, Gefährdung soll abgewendet werden. Der Ausdruck von Ekel, als Reaktion auf unangenehme Gerüche oder bitter schmeckender Flüssigkeiten, kann bereits bei Neugeborenen festgestellt werden (Dornes, 1993; Rosenstein & Oster, 1988). Die angeborene Funktion des Ekelausdrucks liegt in der Ausstoßreaktion. Später bezieht sich der Ekel auch auf Objekte im weitesten Sinne. Diese werden als fremd, unassimilierbar und schlecht in Bezug auf das Selbst erlebt. Das Subjekt soll die Distanz zum Objekt vergrößern (Benecke, 2002; Krause, 1990; Krause, 2002).

Im Laufe der Evolution entwickelt sich ein ausgefeiltes System sowohl von Ekelauslösern, als auch von Ekelfunktionen, vom Körperschutz bis hin zu moralischen Werten. Rozin et. al ordnen verschiedene Typen von Ekelausdruck typischen Situationen zu. Beispielsweise unterscheiden sie den Cluster „bad smells", der durch Nase rümpfen in Situationen mit schlechtem Geruch gekennzeichnet ist von „eating used or decayed food" der durch geöffneten Mund und Nase rümpfen in Situationen mit der Vorstellung, etwas Verdorbenes zu essen, gekennzeichnet ist (Rozin, Lowery, & Ebert, 1994). Kolnai erstellt eine Taxonomie der Ekel auslösenden Situationen und unterscheidet zwischen physischen (z.B. Fäulnis, Exremente oder Insekten) und moralischen (z.B. Lüge, Verrat, Sexualverhalten) Auslösern (Kolnai, 1974).

In der Literatur wird die Nähe von Ekel zu anderen Affekten beschrieben. Ekel und Verachtung sind einander in vielerlei Hinsicht ähnliche Affekte und werden deswegen meist nur unscharf voneinander abgegrenzt z.B. (Darwin, 1964). Nach Ulich & Mayring ist Verachtung im Vergleich zu Ekel eher ein Resultat einer kognitiver Einschätzung (Ulich & Mayring, 2001). Izard verweist auf die Ähnlichkeit von Ekel mit Zorn (wenn keine ausreichende Entfernung vom Ekel erregenden Objekt erreicht werden kann) und Geringschätzung (das Ekel auslösende Objekt wird zugleich gering geschätzt). Wegen des häufig gemeinsamen Auftretens spricht er von einer Feindseligkeitstriade (Izard, 1994). Ekel ist neben Verachtung der häufigste, negative mimische Affektausdruck. Im Erleben wird er hingegen fast nie vermeldet. Das liegt daran, dass es als verpönt gilt, gegenüber Personen Ekel zu empfinden (Krause, 2002).

Klinische Aspekte des Ekels

Eine Vielzahl von psychischen Störungen wird in Zusammenhang mit einer Störung des Ekelerlebens beschrieben. Dalgeish & Power beschreiben Ekel als zentrales Thema von Zwangserkrankungen. Wenn das Selbst die Standards von imaginären oder realen signifikanten Anderen nicht erreicht, kommt es zu Schamerleben. Scham ist der gegen das Selbst gerichtete Ekel (Dalgeish & Power, 1999). Tritt Ekel als zentraler Affekt einer Person auf, ist dies ein Anzeichen für eine Grenzverwischung zwischen Subjekt und Objekt: „Wer sich vor allem ekelt, ist von der Phantasie heimgesucht, alle Objekte hätten freien Zugang in seinen Subjektbereich" (Krause, 1990, p. 641). Krause beschreibt Ekel als Leitaffekt früher Störungen, insbesondere von Borderlinestörungen und schweren Psychosomatosen. Ekel gilt als der zentrale Affekt für maligne introjektive Vorgänge (Krause, 2002).

2.7.1.2 Verachtung

Nicht alle Emotionstheorien führen Verachtung als eigenständigen Affekt oder zählen ihn zu den Basisemotionen. Nach Plutchik entsteht Verachtung aus einer Kombination aus Ekel und Ärger (Plutchik, 1980). Hingegen zählen sowohl Izard (Izard, 1972), als auch Krause Verachtung zu den Primäraffekten. Für Krause stellt Verachtung das soziale Derivat von Ekel dar. Er verweist auf die große Ähnlichkeit der mimischen Ausdrucksformen von Verachtung und Ekel (Krause, 1990), aber auch auf einen wichtigen Unterschied zwischen Ekel und Verachtung:

> „Im Erleben ist er (der Ausdruck der Verachtung) nicht so tabuisiert wie Ekel (...). Im Hinblick auf die Selbst-Objektabgrenzung ist sie (die Verachtung) sehr verschieden vom Ekel. Im Falle der Verachtung ist das Objekt external und vom Subjekt scheinbar dauerhaft sehr scharf entlang der Verfügung über Machtmittel geschieden. Das Subjekt erlebt sich dem Objekt gegenüber dauerhaft überlegen" (Krause, 2002, p. 122).

Auch Benecke betont die Aspekte der Entwertung, der Herabsetzung und der Geringschätzung des Objektes: Das Subjekt erhebt sich über das Objekt signalisiert ihm dessen Nichtswürdigkeit und die eigene Überlegenheit (Benecke, 2002). Diese Asymmetrie und Scheidung hat die Konsequenz, dass die Verachtung die zentrale Emotion zur Unterstützung der Trias von Spaltung, Projektion und Entwertung wird. Die nunmehrige Verhöhnung eines vormals bewunderten Objektes erlaubt es, die schamvollen Anteile der Selbstrepräsentanz im Objekt unterzubringen (Krause, 2002). Ähnlich wie bei Ekel ergibt sich auch bei Verachtung eine starke Diskrepanz zwischen Erleben und Ausdruck: Obwohl Verachtung mimisch sehr oft gezeigt wird, wird Ärger als der am häufigsten erlebte Affekt angegeben. Krause folgert daraus eine Ersetzungsregel, nach der Ärger als Verachtung enkodiert wird: Das Objekt soll durch das Zeigen von Verachtung zum Verlassen des Binnenraumes veranlasst werden (Krause, 1990). Diese Ersetzungsregel ist m.E. logisch nicht begründet, denn auch das Zeigen von Ärger, so Krause selbst (siehe unten), signalisiert dem Objekt, es soll verschwinden. Wenn man davon ausgeht, dass erlebter Ärger als Verachtung dekodiert wird, so stellt dies eventuell einen Hinweis auf strukturelle Defizite, insbesondere in Bezug auf das Zulassen der Affekte, der Objektwahrnehmung und der Beziehungsregulation dar.

Klinische Aspekte der Verachtung

Wie erwähnt sind Entwertung, Herabsetzung und Geringschätzung des Objekts zentrale Aspekte der Verachtung. Das Subjekt erhebt sich über das Objekt signalisiert ihm dessen Nichtswürdigkeit und die eigene Überlegenheit (Benecke, 2002). Verachtung ist der Leitaffekt von paranoid halluzinatorischen Schizophrenien. Die Verachtung ist im therapeutischen Kontext deshalb einer der wichtigsten Affekte, weil sie fast immer gut versteckt auftritt. Von einem Behandlungsfortschritt kann gesprochen werden, wenn die heimliche Verachtung von offenem Ärger abgelöst wird (Krause, 2002).

2.7.1.3 Ärger / Wut

Die Begriffe Ärger und Wut werden vielfach synonym verwendet, wobei manchmal eine Differenzierung hinsichtlich der Intensität erfolgt: Ärger ist demnach das subjektiv weniger intensive Gefühl. In großer Übereinstimmung zählt Ärger zu den Basisemotionen (Ekman, 1988; Izard, Fantauzzo, & Castle, 1995; Plutchik, 1980; Tomkins, 1963). Der Ausdruck von Ärger dient der Nähe-Distanz-Regulierung: Für das Objekt bedeutet das Zeigen von Ärger: „Du weg von mir". Das Subjekt ist schlecht, zu nahe und soll verschwinden. Das Objekt fühlt sich überlegen, im Besitz der Handlungsmacht und signalisiert mit dem Wutausdruck seine Kampfbereitschaft (Krause, 1990). Wut kann auch dazu dienen, eine blockierte Intentionalität freizumachen. Damit ist Wut nicht notwendigerweise Vorbote einer aggressiven Handlung, sondern eine Voraussetzung der Intentionalität, der Aufrechterhaltung der Fähigkeit des Wollens. Wenn sich die Situation ändert, verschwindet die Wut und macht der Freude Platz (Krause, 2002).

Die Bindungsforschung sieht Wut unter dem Aspekt der Aufrechterhaltung von Nähe und Sicherheit: Ein Säugling reagiert beispielsweise ärgerlich auf das Weggehen seiner Mutter. Diese versteht den Ärger richtigerweise als Ausdruck von Unsicherheit (und nicht als gegen sie gerichtete Aggression) und kommt zurück, um das Kind zu beruhigen (Grossmann, Grossmann, Winter, & Zimmermann, 2002). Ärger hat die Funktion eines Druckmittels, um die Bindung aufrecht zu erhalten. Das Objekt soll etwas ändern, aber es soll in der Beziehung bleiben. Das Zeigen von Wut setzt also eine gewisse Bindungssicherheit voraus (Bowlby, 1980).

Klinische Aspekte der Wut

Wut ist eine zwingende Voraussetzung für die Aufrechterhaltung der Fähigkeit des Wollens. Das reine Festhalten an der Intention erfordert Frustration und Frustrationstoleranz. Wut ist somit unverzichtbar für die seelische Gesundheit:

> „Eine Selbstsicherheit ohne den episodischen Rekurs auf Wut ist nicht denkbar. Deshalb ist das Fehlen von Wut bei Frühstörungen konstitutiv. Auch die sogenannten Borderlinepatienten haben im expressiven System selten Wut. Ihr Leitaffekt ist Ekel" (Krause, 2002, p. 122).

Es kann daher von einem behandlungstechnischen Gewinn gesprochen werden, wenn der Ausdruck von Ekel und Verachtung durch Wut ersetzt wird. Weiters erachtet Krause Selbstsicherheit als Voraussetzung für das Zeigen von Wut und sieht ein Fehlen von Wut als konstitutiv für strukturelle Störungen an. Das Verfolgen eines Wunsches oder Bedürfnisses erfordert Frustration und Frustrationstoleranz. Ärger, der sich nicht zu manifester Aggression aufschaukelt, ist unverzichtbar für psychische Gesundheit und erspart, indem er die Situation so klärt, wirkliche Zerstörung (Krause, 2002).

2.7.1.4 Trauer

Es gibt eine Vielzahl von Trauermodellen, die Trauer übereinstimmend als Reaktion auf den Verlust einer wichtigen, geliebten Person beschreiben. Trauer ist eine starke Annäherung an eine Person oder ein Objekt, von dem man weiß, dass es verloren wurde, „insofern ist Trauer das Auflehnen gegen einen endgültigen Verlust" (Traue & Kessler, 2003, p. 23). Die Bindungstheorie beschreibt Trauer als die allgemeine Reaktion auf Trennung. Trauer ist die unerwünschte Nebenwirkung von Bindung. Der Trauerreaktion kommt eine starke biologische, appellative Funktion zu: Wenn schon das geliebte Objekt verschwunden ist, so soll doch die Bindung an die Bezugsgruppe, die wichtig für das Überleben ist, aufrecht erhalten oder intensiviert werden. Bindungserfahrungen in der frühen Kindheit sind verantwortlich dafür, ob das Individuum auf gesunde oder pathologische Weise auf den Verlust reagiert (Bowlby, 1975, 1981). In der Trauer kommt - neben dem Verlusterlebnis - ein Erleben von Kontrollverlust erschwerend hinzu. Kontrollverlust bezieht sich auf das Versagen der eigenen Möglichkeiten, den Verlust ursprünglich zu verhindern (Seligmann, 1975).

Bowlby beschreibt auf den ersten Blick wenig plausible Reaktionsmuster im Zusammenhang mit der Trauer, nämlich Gefühle von Wut und Aggression gegenüber der verlorenen Person. Seiner Ansicht nach sind aber auch sie eine notwendige Bedingung für einen gesunden Trauerprozess. Bei Verlust will man instinkthaft die geliebte Person zurückgewinnen, und sie dann ausschimpfen („Warum hast du mich alleingelassen?"). Der Unterschied zwischen einer normalen und einer pathologischen Trauerreaktion liegt in der Unfähigkeit, diese starken Wünsche, die verlorene Person wiederzugewinnen und auszuschimpfen, offen zum Ausdruck zu bringen. Dies führt in Folge zu einer Verdrängung der Emotionen, wodurch das Verhalten und die Gefühle stark beeinflusst werden. So können sich neurotische Erkrankungen und Persönlichkeitsstörungen entwickeln (Bowlby, 1979).

Klinische Aspekte der Trauer

Bereits 1917 arbeitet Freud den Unterschied zwischen einer gesunden und einer pathologischen Trauerreaktion heraus. Während erstere von Niedergeschlagenheit, Interessensverlust, wenig Initiative und Aktivität begleitet ist, kommt es bei der pathologischen Trauer zusätzlich zum Empfinden von Schuld, Selbstvorwürfen und einem verringerten Selbstwertgefühl. Eine intensive geistige und emotionale Auseinandersetzung ist Voraussetzung einer erfolgreichen Trauerarbeit (S. Freud, 1917). Krause beschreibt die Abwehr von Trauer:

> „Behandlungstechnisch findet man als Abwehr gegen die Trauer eine Verleugnung jedweder Bedeutsamkeit aller Objekte in der Manie. Eine weitere Möglichkeit der Abwehr besteht darin, die Repräsentanzen des Objektes in gute bzw. schlechte Anteile aufzuteilen. In diesem Fall verwandelt sich Trauer in erleichternden Hass, endlich das zerstörerische Objekt los zu sein" (Krause, 2002, p. 122).

Trauer setzt ein gewisses Ausmaß an mentaler Objektkonstanz und kognitivem Erinnerungsvermögen voraus, denn erst durch das bemerkte Fehlen wird Trauer ausgelöst. „Das Missverhältnis zwischen jetzt (ohne Objekt) und früher (mit Objekt) setzt Gedächtnis- und Objektkonstanz sowie ein sich erinnerndes Subjekt voraus" (Krause, 2002, p. 122). Entwicklungspsychologisch wie behandlungstechnisch gilt es als Fortschritt, wenn Trauerprozesse möglich werden.

2.7.1.5 Angst

Nach Krause bedeutet Angst: „Ich weg von dir", wobei die Handlungsmacht beim Objekt liegt (Krause, 1990). Die Reaktionsmuster der Angst sind Flucht, Unterwürfigkeit und Totstellreflexe. Angst besitzt die Tendenz, andere anzustecken, was ursprünglich adaptiv ist, denn der Sozialpartner sollte ja vor dem gefährlichen Objekt gewarnt werden (Krause, 2002). Bereits Freud (S. Freud, 1926b) beschreibt die adaptive Funktion der Angst (siehe Kapitel 2.4). Nach Krause besitzt Angst die Fähigkeit, strukturelle Affekte wie Scham, Schuld, Stolz etc. zu regulieren. Folglich differenziert er zwischen Schuld-Angst, Scham-Angst, Stolz-Angst, Verletzungs-Angst, Schmerz-Angst, Übelkeits-Angst und Angst vor Erhebung (Krause, 2002).

Klinische Aspekte der Angst

Angst wird im Zusammenhang mit Bindungssicherheit diskutiert, als deren Folge sich Angsterkrankungen manifestieren (Bowlby, 1976). Die Patienten entwickeln Angst, weil sie befürchten, alle sicheren Bindungen zu verlieren, wenn sie sich autonom - aggressiv - verhalten (Krause, 2002). Es ist nicht die Handlung selbst (z.B. Auto fahren) die Angst macht, sondern die reale oder phantasierte Abwesenheit der schützenden Bindungsfigur (Hoffmann & Hochapfel, 1999). Auch ungelöste Autononomie-Abhängigkeitskonflikte führen zum vermehrten Erleben von Angst. Zudem besteht der klinische Eindruck, dass manche Panikpatienten starkes Bindungsverhalten (vor allem Lachen), jedoch keinen Angstausdruck zeigen (Benecke, Krause, & Dammann, 2003).
Der Angstaffekt lässt sich nicht nur hinsichtlich seiner Angemessenheit und Intensität differenzieren, sondern auch hinsichtlich seiner qualita-

tiven Ausprägung. Diese reicht von der reifen Gewissensangst bis hin zur psychotischen Selbstverlustangst, woraus sich Rückschlüsse auf unbewältigte phasentypische Konfliktkonstellationen ziehen lassen (Bassler, 2002). Die neurotische Angst in der Panikstörung zeichnet sich durch ein deutliches Missverhältnis zwischen objektiver, äußerer Bedrohung und der subjektiv empfundenen Angst aus. Diese Bias ist besonders bei den verschiedenen Angsterkrankungen zu beobachten. Bei den Phobien steht die bewusst wahrgenommene äußere Bedrohung symbolisch für eine innerpsychische Bedrohung, welche dem Individuum jedoch unbewusst ist. Über den Abwehrvorgang der Verschiebung von innen nach außen wird der unbewusste intrapsychische Konflikt vom Ich wie eine äußere Bedrohung erlebt und behandelt (Bassler, 2002; S. Freud, 1926b).

2.7.1.6 Freude und der Ausdruck von Lächeln

Es gibt glücklicherweise sehr viele unterschiedliche positive affektive Zustände wie Spaß, Erheiterung, Erleichterung, Wohlbefinden, Geborgenheit, Zufriedenheit, Glück, Liebe, Zuneigung etc. Dennoch führen die allermeisten Primäraffekt-Modelle als einzige Emotion mit positiver Valenz Freude an (Meyer, Schützwohl, & Reisenzein, 1999). Gemeinhin gelten Lächeln und Lachen als Ausdruck der Freude, das von allen Basisemotionen am sichersten erkannt wird. (Ekman & Friesen, 1982). Dies ist nicht erstaunlich, wenn man bedenkt, dass Lächeln bzw. Freude die einzig positive Emotion gegenüber mehreren negativen Emotionen darstellt. Lächeln signalisiert dem Gegenüber: Du mach weiter so mit mir, ich habe keine Änderungswünsche (Krause, 1990). Das Lachen ist „die Urform jeder Reziprozität und jeden Tausches" (Krause, 2002, p. 124). Dem Lächeln bzw. Lachen kommt die wichtige Rolle der Etablierung und Aufrechterhaltung der affektiven Bindung an die Bezugspersonen zu (Bänninger-Huber, 1996).

In der Literatur werden verschiedene Formen des Lächelns unterschieden: Lächeln als Ausdruck echter Freude wird als *duchenne smile, enjoyment smile* oder *felt smile* bezeichnet und zeichnet sich durch eine kombinierte Aktivität jener beiden Muskeln aus, die den Mund (Zygomaticus Major) und die Augen (Orbiclularis Oculi, Pars Palebralis und Pars Orbitalis) umgeben. Werden diese angespannt, werden die Mundwinkel schräg nach oben zu den Wangenknochen gezogen und es bilden sich Krähenfüsse rund um die Augen (Ekman, 1989; Ekman, Davidson, & Friesen, 1990). Lächeln ist aber nicht immer Ausdruck reiner Freude. Auch im Umfeld negativer Emotionen, wie z.B. bei Spannungen, Unsicherheit, Misserfolg oder bei drohendem Verhalten des Gegenübers, wird Lächeln ausgedrückt. Dieses Lächeln hat die Funktion den negativen Affekt zu überdecken (interpersonelle Funktion) und ihn zu regulieren (intrapsychische Funktion) vgl. (Bänninger-Huber, Moser, & Steiner,

1990; Benecke, 2002). Der Affektausdruck, obwohl noch immer als Lächeln bezeichnet, kann dann stark differenzieren. Vom oben beschriebenen *felt smile* grenzen Ekman, Davidson & Friesen 17 weitere Lácheltypen ab unter ihnen z.B. das *false smile*, das *masking smile* oder das *miserable smile*. Das *false smile* dient dazu, eine positive Emotion vorzutäuschen, welche subjektiv nicht gefühlt wird. Das *masking smile* soll dem Gegenüber eine positive Emotion vortäuschen, wobei subjektiv eine negative Emotion gefühlt wird. Auch beim *miserable smile* wird eine negative Emotion gefühlt, dem Gegenüber soll aber nicht eine positive Emotion vorgetäuscht werden, sondern es soll sagen: „Auch wenn es mir nicht gut geht, ich komme damit klar." (Ekman, Davidson, & Friesen, 1990).
Diese Lächelarten unterscheiden sich im mimisch-expressiven Ausdruck vom *felt smile*: Beim *false smile* wird der Orbicularis Oculi-Muskel nicht angespannt, wodurch es zu keinen Krähenfüssen rund um die Augen kommt. *Masking smiles* misslingen oft, indem sich der Konflikt zwischen einer gefühlten negativen Emotion und einem vorgespielten positiven Ausdruck im Gesichtsausdruck ablesen lässt: Das Lächeln wird begleitet von unwillkürlichen Ausdrücken der negativen Emotion wie herunter gezogenen Mundwinkeln oder hoch geschobenem Kinn. *Miserable smiles* schließlich zeichnen sich durch eine Kombination eines Lächelns mit einem gleichzeitigen Hoch- und Zusammenziehen der inneren Augenbrauen aus (Bänninger-Huber, 1996). Zudem sind nicht gefühlte Lächelausdrücke (*false smiles*) asymmetrischer, im Gesprächsfluss nicht richtig platziert, die Intensitäten ändern sich zu abrupt, und ihre Dauer ist entweder zu kurz oder zu lang (Ekman, 1989).

Klinische Aspekte der Freude
Der Ausdruck von Freude besitzt Abwehr- und Maskierungsfunktion. In der Abwehrfunktion der Freude soll das Hier und Jetzt vor schwierigen Übertragungen geschützt werden. Wie Krause feststellt, korreliert ein erhöhter Freudeausdruck negativ mit dem Erfolg von Kurztherapien (Krause, 2002). Panikpatienten zeigen auch dann Freude, wenn sie unbewusst Angst vor dem Verlassen werden haben. Der Freude-Ausdruck wird dazu benutzt, den negativen Affekt - wie ich meine wohl auch vor sich selbst - zu verschleiern und die Nähe des Objektes zu sichern (Benecke, Krause, & Merten, 2001).

2.7.1.7 Überraschung
Wie keine andere Emotion spaltet Überraschung die Emotionspsychologie in mehrere Lager. Während die einen Überraschung als Basisemotion anerkennen, bezweifeln andere dass Überraschung überhaupt eine Emotion sei. Für die meisten Affektforscher mit evolutionspsychologischem Hintergrund zählt die Überraschung jedoch zu den Primäremotionen (Meyer, Schützwohl, & Reisenzein, 1999). Als Indizien gelten u.a., dass

der Ausdruck von Überraschung universell ist, sicher dekodiert wird und ontogenetisch früh auftaucht (Darwin, 1964; Mertens, 1992). Andere Autoren, wie z.B. Scherer zählen Überraschung zwar zu den Affekten, aber nicht zu den Primäraffekten (Scherer, 1993). Jene Autoren, welche Überraschung nicht den Emotionen zuordnen, führen ins Feld, dass alle Emotionen eine Valenz haben. Sie besitzen entweder eine positive oder eine negative Qualität. Überraschung besitzt diese Qualität nicht. Sie ist neutral (Ortony & Turner, 1990). Lazarus kritisiert, dass allen echten Emotionen die Einschätzung oder Bewertung eines Ereignisses bezüglich seiner subjektiven Bedeutung vorausgeht. Für die Entstehung von Überraschung ist aber nur eine Wahrnehmung einer Diskrepanz notwendig. Von daher ist Überraschung nach Lazarus eine Pre-Emotion, die das Individuum auf weitere Einschätzungen vorbereitet (Lazarus, 1991). Krause zählt Überraschung (und weiters Interesse und Neugier) zu den informationsverarbeitenden Affekten und beschreibt deren kognitive Aspekte: Aufgabe dieser Affekte ist es, Beziehungen zur Welt, besonders zu der der Objekte, aufzunehmen und zu unterhalten sowie die von der Welt ausgehenden Reize zu verarbeiten (Krause, 1990).

Klinische Aspekte der Überraschung

Die im obigen Absatz beschriebene positive Beziehung und Ausrichtung zur Welt und zu den Objekten gelingt jedoch nur, wenn sich diese als gutartig erweisen. Ist dies nicht gegeben, etwa weil die Abstimmung zwischen Bezugsperson und Kind defizitär war, so werden auch die der Reizverarbeitung zu Grunde liegenden kognitiven Funktionen nicht genügend ausgebildet und eine spätere Mobilisierung von Überraschung, Neugier und Interesse kann nicht ausreichend gelingen (Krause, 1990).

2.7.2 Die strukturellen Affekte

Zu den am häufigsten genannten strukturellen Emotionen zählen Scham und Schuld, Verlegenheit, Schüchternheit, Stolz, Neid, Eifersucht sowie Verachtung[1]. Im Gegensatz zu den Primäraffekten treten sie ontogenetisch später auf und besitzen keinen eindeutig zuordenbaren Gesichtsausdruck. Kognitive Fähigkeiten (z.B. Selbstreflexion), verinnerlichte Strukturen (insbesondere ein Selbstkonzept) und die Kenntnis sozialer Normen werden als Voraussetzungen für das Erleben struktureller Emotionen genannt. Beispielsweise ist das Erleben von Scham erst möglich, wenn ein Selbstkonzept vorhanden ist, ein Wissen über soziale Sollens-Normen vorliegt, reflexiv über das eigene Verhalten nachgedacht und

---

[1] Abweichend dazu siehe z.B. Magai & McFadden (Magai & McFadden, 1995), die Scham, Schuld und Verachtung zu den Basisemotionen zählen (siehe auch Kapitel 2.2.3).

das eigene Verhalten mit den Sollens-Normen verglichen werden kann (Lewis, Sullivan, Stanger, & Weiss, 1989).
Nach Traue und Kessler sind strukturelle Affekte im Vergleich zu primären Affekten stärker von gedanklichen Konzepten abhängig und ihre Handlungsbereitschaften sind weniger eindeutig bzw. zeichnen sich durch Konflikte aus:

> „Das Empfinden von Scham setzt voraus, dass das eigene Verhalten oder das Verhalten nahestehender Personen mit einer Norm kollidiert, die zuvor als Teil des Wertesystems anerzogen und verinnerlicht wurde. Zwar weisen Situationen, die Schuld, Scham oder Eifersucht auslösen, Ähnlichkeiten auf, aber das sind Ähnlichkeiten höherer Ordnung. Meistens entstehen sie, wenn gegensätzliche Handlungsbereitschaften aufeinanderstoßen, Verhalten nicht mit Normen übereinstimmt oder durch Begegnungen zwischen Menschen gegensätzliche Gefühle ausgelöst werden" (Traue & Kessler, 2003, p. 23).

Das klassische, psychoanalytische Verständnis setzt dem Auftreten der selbstreflexiven Affekte die Ausbildung des Über-Ichs bzw. des Ich-Ideals voraus. Immer geht es dabei um die Erfüllung bestimmter Ich-Normen, um Verinnerlichungsprozesse und um die Subjekt-Objekt-Trennung. In der psychoanalytischen Literatur wird der Scham- und Schuldaffekt am besten ausgearbeitet und abgegrenzt:
Freud (S. Freud, 1923, 1924a) sieht im Erleben von Scham, Demütigung und Unzulänglichkeit den Vergleich zwischen Ich und Ich-Ideal, wohingegen Schuld aus dem Vergleich Ich und Über-Ich resultiert (siehe Kapitel 2.4). Scham wird von Wurmser (Wurmser, 1993) in den Zusammenhang einer Enthüllung von Schwäche, Defekt und Schmutzigkeit gestellt. Scham ist eindeutig negativ, es ist dem Verachtet werden, der Demütigung und dem Ausgelacht werden verwandt, wobei dem Blick des anderen fast magische Macht zukommt. Nach Wurmser ist die Scham eine verhüllte Begleiterin des Narzissmus. Scham kann auch dann entstehen, wenn intime Bereiche des Körpers plötzlich und ohne Kontrolle sichtbar werden:

> „Diese Nähe von Körperlichkeit und Scham wird selten erwähnt, ist jedoch vor dem Hintergrund der entwicklungspsychologisch sehr verflochtenen Entwicklung von Körperbild und Selbst plausibel, das heißt, die Wahrnehmung und affektive Besetzung des eigenen Körpers ist als Kernbestandteil der Selbstentwicklung anzusehen, woraus sich auch die enge Verbindung zur Scham ergibt" (Benecke & Peham, 2007, p. 22).

Scham dient entwicklungspsychologisch gesehen der Selbst- und Objektdifferenzierung - ich denke z.B. an das in der Kindheit einsetzende körperliche Schamerleben - und steht in Verbindung mit dem Bewusstsein eigener Getrenntheit vom bedeutsamen Anderen, zugleich aber ist Scham das Motiv, jenes Ideal zu erfüllen, dessen „Gelingen die Anerkennung und damit das Aufgehobensein in der Beziehung zum Objekt auf einer nun reifen, internalisierten Ebene wieder herstellt“ (Benecke & Peham, 2007, p. 22). Schuldgefühle entstehen dann, wenn Strafangst verinnerlicht wird. Ein Erfüllen der Normen hingegen bedeutet nicht nur Straffreiheit, sondern darüber hinaus auch Billigung, Gutheißen und Anerkennung, Bestätigung und Stolz, ein Gefühl des „Im-Einverständnis-mit-sich-selbst-sein“. Letztlich soll durch die Einhaltung der Über-Ich-Gebote ein Zustand des Geliebtwerdens wieder hergestellt werden und damit auch „jenes Hoch- und Wohlgefühl, das in der Frühzeit aus dem Erleben und Einssein mit der Mutter resultierte“ (Heigl-Evers, Heigl, & Ott, 1993, p. 20).

Nach Krause sind selbstreflexive Affekte[1] internalisierte Derivate der Primäremotionen sowie ein Abbild von realen Interaktionen und ihr Erleben ist vom erreichten Strukturniveau abhängig: Der Ekel eines Objekts, zu dem sich das Selbst als zugehörig rechnet, aber als nicht passend zum Objekt erlebt, wird über Internalisierung zu Scham. Wer interaktiv viel Ekel erlebt hat, wird eine Neigung zu Schamgefühlen entwickeln. Hingegen geht interaktive Freude mit internalisiertem Stolz einher, zugleich muss aber auch Angst vor der Erhebung überwunden werden. Internalisierte Wut auf ein Objekt, das man nicht verlassen kann, aber vertreiben möchte, mündet in Depression (Krause, 1990; Krause & Fabregat-Ocampo, 2002). Folgt man seiner jüngsten Konzeption (Krause & Merten, 2007) kommt es dann zu einer spezifischen, selbstrelevanten Emotion, wenn ein Ereignis der eigenen Person in eine intentionale Verbindung gebracht wird und dasselbe in Bezug auf seinen Erfolg/Misserfolg bzw. seine moralische Güte beurteilt wird (Tabelle 3):

Tabelle 3: Strukturelle Emotionen und deren Attribuierung (Krause & Merten, 2007)

	Erfolg/moralisch gut	*Misserfolg/moralisch schlecht*
einzelne Handlung /ich	Stolz	Schuld
einzelne Handlung /anderer	Freude	Ärger
ganze Person / ich	Erhabenheit	Scham
ganze Person / anderer	Bewunderung	Verachtung

Ist der Bewertungsgegenstand eine einzelne Handlung und wird diese als erfolgreich bewertet, erlebt die Person Stolz. In der erfolglosen Konstellation wird Schuld entwickelt. Wird die ganze Person bewertet, findet man Erhabenheit (moralisch gut) oder Scham (moralisch schlecht). Wird eine andere Person als Verursacher gesehen, werden nicht strukturelle, sondern primäre Affekte wie Freude, Ärger, Bewunderung und Verachtung erlebt.

[1] Krause zählt Ekel, Schuld, Scham und Verachtung zu den selbstreflexiven Affekten (Krause, 1990), andernorts erwähnt er auch Stolz und spricht von selbstrelevanten Emotionen (Krause & Fabregat-Ocampo, 2002; Krause & Merten, 2007).

Klinische Aspekte struktureller Affekte

Das Erleben von strukturellen Affekten wie Scham, Schuld, Stolz und Erhebung setzt verinnerlichte Strukturen voraus. Dennoch ist die Fähigkeit zur Entwicklung dieser Gefühle angeboren und „ihr Fehlen ebenso eine Form der Pathologie wir ihr Exzess" (Krause, 2002, p. 124). Klinisch ergibt sich eine Hierarchisierung der Affekte Scham und Schuld dergestalt, „dass Schamgefühle wegen der Nähe zur Regulierung der Identität und des Narzissmus im Allgemeinen Schuldgefühle übersteuern und von Patienten als quälender erlebt werden" (Krause, 2002, p. 124). Strukturelle Störungen zeichnen sich durch eine Disregulation des Schamgefühls aus, wohingegen Übertragungsneurosen schuldgefühlgesteuert sind (Krause, 2002). Nach Tomkins führen chronische Schamerfahrungen zu narzisstischen Verletzungen und später zu narzisstischen Pathologien, die in eine Scham-Wut-Konstellation eingebettet sind: Scham auf das Selbst und Wut auf die Objekte (Tomkins, 1963). Nach Krause führt eine Verweigerung des Blickkontaktes oder das Fehlen des liebevollen Blicks beim Kind zu Scham, was eine narzisstische Regulation nötig macht. Darin ist die Urform jeder Identitätsstörung begründet. Chronische Schamgefühle bzw. deren Ausfall sind hingegen kein Korrelat von Einsicht, sondern setzen sie Ausbildung eines falschen Selbst voraus (Krause, 2002). Auch Fonagy beschreibt die Ausbildung eines falschen Selbst in Zusammenhang mit ichdestruktiver Scham (siehe 1.3.2.1) (Fonagy, Gergely, Jurist, & Target, 2006).

Ein nicht ausreichend autonom entwickeltes Über-Ich geht mit „narzißtischer Grandiosität, Schuldexternalisierung (…) Ausfall bzw. Hypertrophie von Schuld- und Schamgefühlen" einher (Heigl-Evers, Heigl, & Ott, 1993, p. 21). Benecke und Peham können empirisch nachweisen, dass das subjektive Scham- und Schulderleben umso ausgeprägter ist, je mehr Kriterien einer Persönlichkeitsstörung[1] erfüllt sind. Sie verstehen einzelne Persönlichkeitsstörungen als „mehr oder weniger stabile Erlebensformen inklusive bestimmter Bewältigungs-strategien von leicht aktivierbaren Emotionen" (Benecke & Peham, 2007, p. 21). In einem Ordnungsversuch (Tabelle 4) differenzieren sie Schamthemen vs. Schuldthemen sowie subjekt- vs. objektbezogenem Erleben. Ist die Quelle beim Subjekt angesiedelt (internalisiert), wird Scham oder Schuld erlebt und passiv bewältigt, wie z.B. durch Rückzug oder Vermeidung. Ist die Quelle beim Objekt angesiedelt (Externalisierung), wird anstelle der Scham Kränkung und anstelle von Schuld Ungerechtigkeit erlebt und aktiv bewältigt, wie z.B. durch Aggression gegen die Objekte oder Verachtung.

[1] Insbesondere gilt dies für die vermeidend-selbstunsichere, die dependente, die depressive und die Borderline-Störung.

Tabelle 4: Subjekt/objektbezogenes Erleben bei Scham u. Schuld (Benecke & Peham, 2007)

	Scham-Themen	*Schuld-Themen*
subjektbezogenes Erleben (Internalisierung)	Scham, Insuffizienz, Minderwertigkeit	Schuld, Verantwortung, Selbstanklage, Grübeln
objektbezogenes Erleben (Externalisierung)	Kränkung, Missachtung, Demütigung, Neid	Ungerechtigkeit, Empörung, Ressentiment, Trotz, Groll

In Kapitel 2.5.1.2 wird die Abwehr eines Affektes durch einen anderen dargestellt. Wurmser beschreibt verschiedene Formen der Maskierung, wie z.B. verschiedene Abwehrformen, Scham abwehrende Deckaffekte, Schamdepression und Schamlosigkeit (Wurmser, 1993). Nach Benecke & Peham dient die vorherrschende Erlebensform der Abwehr der jeweils komplementären:

> „Die Abwehr gelingt nur, wenn ein jeweils antagonistischer Affektzustand im Selbst erzeugt wird: Überlegenheit, Hybris, Triumph, Verachtung, Wut sind die **affektiven Gegenmittel** gegen Scham. Empörung, Ressentiment, Trotz, Groll verhindern das Erleben von Schuld. Scham, Insuffizienz, Minderwertigkeit sind ein affektiver Schutz gegen Größenphantasien und Verachtung; Schuld und Selbstanklage verhindern Stolz und Erfolgserleben" (Benecke & Peham, 2007, pp. 25, Hervorhebung durch die Autoren).

Die Autoren bringen das Erleben von Scham und Schuld mit dem Strukturniveau in Verbindung: Personen auf gutem Strukturniveau verfügen über differenzierte Affektwahrnehmung und über adaptive Regulierungsstrategien. Scham und Schuld äußern sich als situationsangemessene Peinlichkeit oder schlechtes Gewissen und haben selbst- und beziehungsregulierende sowie entwicklungsfördernde Funktionen. Bei niedrigem Strukturniveau schwindet die affektive Differenzierung, die Affekte bekommen eine zunehmend destruktive Qualität (z.B. Vernichtung, Tod) und können kaum noch psychisch reguliert werden, sondern münden direkt in agierendem Handeln. Zudem kann das Erleben von Scham und Schuld stark verwoben sein (Benecke & Peham, 2007).

3 Methoden der Forschung

3.1 Operationalisierung psychodynamischer Konzepte und Methoden struktureller Analyse

Der Psychoanalyse wird, wie ich meine, zu Unrecht vorgeworfen, sich nur mit der Generierung neuer Hypothesen zu beschäftigen, sich jedoch der Operationalisierung ihrer Begriffe und damit der Möglichkeit einer wissenschaftlichen Überprüfung zu verweigern; vgl. (Arbeitskreis-OPD, 2004). Spätestens seit den 1950ern gibt es beachtliche Bemühungen hinsichtlich einer Systematisierung und Operationalisierung von Begriffen und einer wissenschaftlichen Überprüfung der Wirksamkeit von psychoanalytischen Behandlungsformen. Diese Bemühungen müssen jedoch den Besonderheiten der Psychoanalyse als Theorie und als Behandlungsform gerecht werden:

(1) Psychoanalytische Konzepte weisen hohen Abstraktions- und Komplexitätsgrad auf. Eine Operationalisierung muss daher darauf abzielen, den Abstraktionsgrad zu verringern und Wege finden und diese Begriffe anhand von Kriterien beobachtbar zu machen.

(2) Die Vieldeutigkeit von psychoanalytischen Begriffen ist durchaus beklagenswert, jedoch ist dieses Problem nicht auf die Psychoanalyse beschränkt, und spiegelt die Faszination und Anziehungskraft psychoanalytischer Begriffe wider.

(3) Die Überprüfung der Wirksamkeit von psychoanalytischen Behandlungsformen stellt eine besondere Herausforderung dar und ist beispielsweise nicht vergleichbar mit einer experimentellen Unter-suchung zur Wirkung der operanten Konditionierung an einer Labormaus.

Im Folgenden werden die wichtigsten Operationalisierungs- und Systematisierungsversuche innerhalb der psychoanalytischen Gemeinschaft beschrieben. Ihr Sinn und Zweck ist, eine allgemeingültige Sprache psychoanalytischer Termini zu finden, in die Vielzahl und Vieldeutigkeit von Begriffen Ordnung zu bringen und den praktisch tätigen Psychoanalytikern Diagnose- und Evaluationsinstrumente an die Hand zu geben. Diagnose ist dabei nie Selbstzweck sondern dient dem Finden der angemessenen Therapieform. Die strukturelle Diagnose dient der Wahl des geeigneten therapeutischen Vorgehens[1]:

Anna Freud und Joseph Sandler unterscheiden im *Hampstead-Index* zwischen Entwicklungspathologie und neurotischer Pathologie. Unter Entwicklungspathologie werden Störungen der Triebe, des Ichs, Über-Ichs

[1] Zur Notwendigkeit der Abwandlung des psychoanalytischen Standardsettings bei strukturell einschränkten Patienten und zu Behandlungsstrategien in der strukturbezogenen Psychotherapie siehe z.B. (Heigl-Evers, Heigl, & Ott, 1993; Kernberg, 1988b; Rudolf, 2004).

und der Objektbeziehungen erfasst, während die neurotische Pathologie einem reifen Entwicklungsniveau zugeordnet wird. Für die Unterscheidung werden Symptomatik, Biographie, Triebentwicklung, Charakteristik von Ich-Funktionen und Über-Ich, Fixierungspunkte und Regressionstendenzen sowie Konfliktmerkmale herangezogen (Sandler, 1962). Weitere Konzeptionen untersuchen *Ich-Stärke* (Kernberg et al., 1972), *Ich-Funktionen* und *Stärke des Über-Ichs* (Bellak, 1975), und *Ich-Entwicklung* (Ermann, 1985) in Bezug auf ihre Bedeutung für den Therapiefortschritt, sowie die Notwendigkeit von Ich-stärkender Intervention bei schweren strukturellen Störungen.

Eine *Systematisierung der Abwehrformen* nehmen u.a. Bibring, Dwyer, Huntington & Valenstein (Bibring, Dwyer, Huntington, & Valenstein, 1961), sowie Mentzos (Mentzos, 2005) vor. Letzterer nimmt eine Hierarchisierung der verschiedenen Abwehrmechanismen nach Reifegraden vor. Besondere Bedeutung erlangt Kernbergs *strukturelle Analyse.* Er ordnet die von anderen Autoren beschriebenen Charaktere in hierarchische Strukturebenen ein und nennt als Kriterien dieser Einteilung: Integration der Identität und des Über-Ichs, Anzeichen von Ich-Schwäche (z.B. Angsttoleranz), Reife der Abwehrmechanismen (z.B. Verdrängung vs. Spaltung) sowie Fähigkeiten zur Realitätsprüfung, Impulskontrolle und Sublimierung (Kernberg, 1975, 1976, 1984, 1996). Kernbergs Konzepte regen eine Reihe weiterer Arbeiten an. So z.B. das *Karolinska Psychodynamic Profile* (KAPP), welches auch in deutscher Version vorliegt (Weinryb, Rössel, & Schauenburg, 1999). Das KAPP erfasst die Selbstwahrnehmung und die interpersonalen Bindungen auf 18 Subskalen. Perry & Cooper legen ein Verfahren zur Systematisierung von Abwehrmechanismen und Basiskonflikten vor (Perry & Cooper, 1989). Wallerstein entwickelt die *Scales of Psychological Capacities* (SPC) (Wallerstein, 1988b, 1990). Sie umfassen 17 psychologische Fähigkeiten, welche das Selbst, die Selbstregulation und die Beziehung mit anderen umfassen. Sundin kann den Zusammenhang zwischen den *Scales of Psychological Capacities* und den drei Stufen der Persönlichkeits-organisation nach Kernberg (s.o.), sowie der Schwere des klinischen Störungsbildes[1] empirisch belegen (Sundin, 2004).

Für das *Heidelberger Rating* (Engel, Haas, Von Rad, Senf, & Becker, 1979) wird ein klinisches Rating auf Basis psychoanalytischer Konstrukte (z.B. psychosexueller Entwicklungsstand, Aspekte der Ich-Funktionen und der Über-Ich-Struktur, Entwicklung von Narzissmus, sowie emotionale Ausdrucksfähigkeit) entwickelt. In Göttingen wurde die Strukturdiagnose nach Kernberg in die multiaxiale Diagnostik der Psychosomatik mit-

---

[1] Die besten Werte im SPC erreichten Menschen, die an einer affektiven Störung leiden, gefolgt von Menschen mit Persönlichkeitsstörungen und von Schizophrenen.

einbezogen (Schüßler, Leibing, & Rüger, 1990). Ebenfalls in Heidelberg werden die *Ich-Selbst-Objektbeziehungs-Skalen* (ISO) entwickelt: Die ISO-Skalen umfassen 17 Items mit skalierten Abstufungen (Rudolf, Lasziv, & Henningsen, 1997). Mit dem *Münchner Strukturniveau der Persönlichkeitsorganisation* (Pouget-Schors, 2002) liegt ein systematischer Ansatz zur Operationalisierung von Kernbergs frühem Modell vor, der das Ziel hat, die sog. Frühstörungen (mittleres Strukturniveau) von den Neurosen einerseits und dem Borderline-Syndrom andererseits abzugrenzen. Als Kriterien herangezogen werden: Art und Pathologie der Objektbeziehungen, Ich-Struktur und Abwehrmechanismen, Über-Ich-Entwicklung, Umgang mit libidinösen und aggressiven Triebimpulsen, Qualität der Angst und die Patient-Therapeut-Beziehung. Die Arbeit Kernbergs sowie die Konzeptionen der Münchner und Heidelberger Gruppen gehen in die Entwicklung der Strukturachse der OPD ein. Diese wird, da in der vorliegenden Arbeit verwendet, in Kapitel 7.1 dargestellt.

3.2 Methoden der Emotionsforschung

Im folgenden Abschnitt gebe ich einen kurzen Überblick der wichtigsten Methoden der Emotionsforschung, eingeteilt in Emotionserleben, -regulation, Affektausdruck und Emotionsdekodierung.

3.2.1 Emotionserleben und -regulation

Zur Erfassung des emotionalen Erlebens werden Interviews und Fragebögen eingesetzt. Beide sind zum einen an die sprachliche Kodierung der Emotion, zum anderen an das bewusste Erleben der Emotion, die Introspektionsfähigkeit, mögliche Verzerrungen in den Antworttendenzen sowie Ehrlichkeit des Probanden gebunden. Nisbett & Wilson befassen sich eingehend mit diesbezüglichen Problematiken (Nisbett & Wilson, 1977). Interviews wie Fragebögen können sowohl qualitativ als auch quantitativ ausgewertet werden. Zu den qualitativen Methoden zählen der *Grounded-Theory-Ansatz* und die *Inhaltsanalyse* von Texten. Einen Überblick dazu bieten Schmitt und Mayring (Schmitt & Mayring, 2000).
Bei der Auswahl des geeigneten Verfahrens sind folgende Kriterien entscheidend: (1) Wird das gesamte Erlebensspektrum abgebildet? (2) In welcher Abstufung wird es abgebildet? (3) Für welchen Zeitraum wird es abgebildet? Eine Vielzahl von Fragebögen zum Emotionserleben bezieht sich auf das Erleben einzelner Emotionen, vorzugsweise der Angst, wie das *Stait-Trait-Angst-Inventar* (STAI) (Laux, Glanzmann, Schaffner, & Spielberger, 1981) oder das *Dresdner Angstwörterbuch* (Berth, 2001). Da sie auf das Erleben ausgewählter Emotionen fokussieren, eignen sie sich ebenso wenig dazu, die ganze Bandbreite emotionalen Erlebens zu erfassen, wie Verfahren, die nicht diskrete Emotionen sondern das emotionale Erleben entlang einer positiv-negativ Dimension abbilden, wie z.B. das

Positive Affect and Negative Affect Schedule (PANAS) (Watson & Clark, 1988).

Andere Fragebögen erfassen das Erleben der von den jeweiligen Autoren als grundlegend erachteten Emotionen: Die *Differential Emotions Scale* (DES) (Izard, Dougherty, Bloxom, & Kotsch, 1974) erfasst auf einer fünfstufigen Skala die Emotionen Interesse, Freude, Überraschung, Leid (distress), Ärger, Ekel, Verachtung, Angst, Scham und Schuld. Die deutsche Übersetzung liegt als *Differentielle Affektskala* (DAS) vor (Merten & Krause, 1993). Schmidt-Atzert und Hüppe entwarfen den *EMO-16* (Schmidt-Atzert & Hüppe, 1996). Ein wichtiges Kriterium bei der Erfassung des emotionalen Erlebens ist die zeitliche Dimension: Die Spannweite reicht dabei vom emotionalen Erleben der letzten 12 Monate (PANAS) bis zum augenblicklichen Befinden, wie z.B. die *Eigenschafts-wörterliste* (EWL)[1] (Janke & Debus, 1978).

Wie Leising zeigen kann sind bestehende Fragebögen nicht geeignet, das emotionale Erleben in klinischen Stichproben befriedigend abzubilden (Leising, 2002). Er entwickelt aus bestehenden Fragebögen wie dem *DAS* und dem *EMO-16* die *Klinische Emotionsliste*. Diese besteht aus 19 positiven, 24 negativen und 5 neutralen bzw. nicht eindeutig zuordenbaren Kategorien (Leising, Rudolf, & Grande, 2004).

Die gängigsten Verfahren zur Erhebung der Emotionsregulationsstrategien sind der *Cognitive Emotion Regulation Questionnaire* (CERQ) (Garnefski, Kraaij, & Spinhoven, 2001), der *Fragebogen zur Emotionsregulation in schwierigen Lebenssituationen* (EMOREG) (Znoj, 2000), der *Emotion Regulation Questionnaire* (ERQ) (Gross & John, 2003), die *Difficulties in Emotion Regulation Scale* (DERS) (Gratz & Roemer, 2004), die *Negative Mood Regulation Scale* (NMR) (Catanzaro & Mearns, 1990), die *Trait Meta-Mood Scale* (TMMS) (Salovey, Mayer, Goldman, Turvey, & Palfai, 1995). Mit dem *Affect Regulation and Experience Q-Sort* (AREQ) liegt ein Fremdbeurteilungsfragebogen vor, der das affektive Erleben und die Regulationsstrategien auf je drei Skalen misst (Westen, Muderrisoglu, Fowler, Shedler, & Koren, 1997).

Alle Fragebögen weisen Mankos auf: Sie erfassen entweder sehr wenige Items (ERQ oder AREQ), oder lediglich den Umgang mit unspezifischen Emotionen (wie *stressfull events* im CERQ oder *schwierige Lebenssituationen* im EMOREG). Zudem sind sie bislang kaum im klinischen Kontext eingesetzt, bzw. sind sie dafür nicht ausgerichtet (Benecke, Vogt, Bock, Koschier, & Peham, 2008).

Obwohl die immense Bedeutung des Emotionserlebens und der Emotionsregulation für das Verständnis psychischer Störungen bekannt ist und eine Verbesserung in beiden Bereichen als ein vorrangiges Thera-

[1] Sehr ausführlich werden 161 Items zu 15 Emotionsskalen zusammengefasst.

pieziel formuliert wird, bestehen kaum geeignete Verfahren, um die ganze Bandbreite emotionalen Erlebens und Regulierens im klinischen Kontext zu messen; vgl. (Benecke, Vogt, Bock, Koschier, & Peham, 2008; Endtner, 2006). Da die Bereiche Emotionserleben und Emotionsregulation sich wechselseitig beeinflussen, ist es nahe liegend, sie gemeinsam zu erfassen. Aus diesen Gründen schien es angebracht, einen neuen, umfassenden Fragebogen zur Erfassung emotionalen Erlebens und Regulierens zu entwickeln: Den *Emotionserlebens und Regulationsfragebogen* (EER) (Benecke, Vogt, Bock, Koschier, & Peham, 2008). Er wird in der vorliegenden Studie eingesetzt und im Methodenteil (Kapitel 7.3) ausführlich beschrieben.

3.2.2 Emotionsausdruck

Emotionen lassen sich in vielen sog. Kanälen ausdrücken. Dementsprechend vielfältig sind die Methoden: Analyse der Körperhaltung, der Stimme, physiologische (Blutdruck, Herzfrequenz, Hautleitwert, EMG-Messung, Atemfrequenz, Bewegungsaktivität) und neurologische Veränderungen (z.B. mittels fMRI erfasst). An diesen Kanälen und mit diesen Methoden lassen sich jedoch lediglich die Intensität der affektiven Erregung / Hemmung messen. Einem Anstieg der Herzfrequenz kann Angst oder Freude zu Grunde liegen; eine leise Stimme kann Indikator für Trauer oder Müdigkeit sein. Einzig das Gesicht ist in der Lage, spezifische Emotionen auszudrücken. Und nur anhand des Gesichtsausdrucks kann der Interaktionspartner spezifische Emotionen erkennen. Der Analyse des Gesichtsausdrucks kommt daher besondere Bedeutung zu.

Die Möglichkeiten zur Erfassung des mimischen Emotionsausdrucks sind mittlerweile durch den Einsatz der Video- und Computertechnik weit fortgeschritten: Ein simples Verfahren ist die videogestützte Beobachtung. Hier geben Rater nach Ansicht eines Videos ein subjektives Urteil zum Gesichtsausdruck ab. Zu den objektiven Verfahren zählen Messungen mittels Elektromyogramm (EMG), computergestützte Analyse oder Kodierverfahren wie z.B. *MAX*[1] (Izard, 1983a) oder das *Facial Action Coding System* (FACS) (Ekman, Friesen, & Hager, 2002). Beim EMG wird mittels am Gesicht angebrachter Amplituden die Aktivität bestimmter Muskeln gemessen (Schwartz, Fair, Salt, Mandel, & Klerman, 1976). Bei älteren, computergestützten Analysen werden an bestimmten Punkten im Gesicht Licht reflektierende Punkte angebracht, per Videokamera registriert und computerbasiert ausgewertet (Himer, Schneider, Köst, & Heimann, 1991). Neuere computergestützte Analysen arbeiten anstelle von angebrachten Punkten im Gesicht mit Veränderungen der Pixel

---

[1] MAX: Maximally discriminative facial movement coding system.

(Bartlett, Hager, Ekman, & Sejnowski, 1999). Das aufwändigste, jedoch in der Emotionsforschung am häufigsten verwendete Verfahren, ist das FACS, das von der Arbeitsgruppe um Ekman entwickelt wird (Ekman & Friesen, 1978; Ekman, Friesen, & Hager, 2002; Friesen & Ekman, 1984). Es wird in dieser Studie eingesetzt und ist in Kapitel 7.2 ausführlich dargestellt.

3.2.3 Emotionsdekodierung

In den Untersuchungen zur Dekodierfähigkeit wird bevorzugt auf paraverbales, vor allem aber auf mimisches Stimulusmaterial zurückgegriffen: Eine Vielzahl von Studien benutzt den *JACFEE-Bildersatz* (Japanese and Caucasial Facial Expression of Emotion) (Matsumoto & Ekman, 1988) in abgewandelter Form. Aus diesem Bildersatz entwickeln die Autoren den *Brief Affect Recognition Test* (BART) und den *Japanese and Caucasian Affect Recognition Test* (JACBART). Beide Tests erfassen die Dekodierkompetenz von Basisemotionen. Die dargebotenen 70 Bilder umfassen je 10 Bilder pro Basisemotionen sowie 10 Neutralgesichter. Die Stärke von BART bzw. JACBART liegt darin, dass eine generelle und sechs emotionsspezifische Dekodierkompetenzen gemessen werden können.
In der vorliegenden Studie kommt der *Facially Expressed Emotion Labeling Test* (FEEL-Test) (Kessler, Bayerl, Deighton, & Traue, 2002) zur Anwendung. Auch dieser stützt sich auf den o.g. Bildersatz. Er wird in Kapitel 7.4 ausführlich dargestellt. Neben dem FEEL-Test entwickelt die Gruppe um Kessler das *Facial Expression Morphing Tool* (FEMT), der im Unterschied zum FEEL-Test anstelle von Dias auf kurze Filmsequenzen zurückgreift und freie Antwortmöglichkeit bietet (Kessler et al., 2005).
Weitere Methoden zur Erhebung der Dekodierkompetenz sind der *Communication of Affect Receiving Ability Test* (CARAT) (Buck, 1976) und das *Profile of Nonverbal Sensitivity* (PONS) (Rosenthal, Hall, DiMatteo, Rogers, & Archer, 1979): Der CARAT besteht aus 32 Bildern. Person A betrachtet eine Reihe emotionaler Gesichtsausdrücke, denen entweder sexuelle, szenische, unangenehme oder ungewöhnliche Thematiken zugrunde liegen. Person A wird aufgefordert, verbal ihre emotionale Reaktion zu beschreiben. Ohne ihr Wissen wird sie videographiert. Diese Videoaufnahme (ohne Ton) wird Person B vorgespielt, die wiederum einschätzen soll, welches Bild Person A gesehen hat und wie sich dabei gefühlt hat. Im PONS werden 20 emotionale Situationen dargeboten, die entlang der Dimensionen Dominanz-Submission und positiv-negativ variieren. Jede Situation muss zudem aufgrund unterschiedlicher Darbietungsformen beurteilt werden (nur das Gesicht, nur Körper, beides, inhaltsgefilterte Stimme usw.). Das PONS hat gegenüber dem CARAT den Nachteil, dass alle Items nur von einer Person dargestellt werden. Eine Stärke besteht darin, dass die Dekodierungskompetenz getrennt nach

Darbietungsformen und deren Kombinationen bestimmt werden kann. Zum Überblick siehe (Merten, 2003).

3.2.4 Empathie

Wie in Kapitel 2.5.4 ausgeführt, wird der Begriff der Empathie nicht einheitlich definiert, sondern fokussiert auf kognitive oder emotionale, auf erlebnis- oder verhaltensnahe Aspekte der Empathie. Die Methoden der Empathieforschung erfassen spezifische Aspekte und untersuchen diese auf vielfältige Art und Weise. Selbstbeurteilungsfragebögen kommen ebenso zum Einsatz wie Vignetten mit anschließender Fremdbeurteilung oder Tests.

Mit der *Level of Emotional Awareness Scale* (LEAS) (Lane, Quinlan, Schwart , Walker, & Zeilin, 1990) liegt ein Fremdbeurteilungsinstrumtent vor. Die LEAS enthält 20 emotionale Impulsgeschichten. Zu jeder werden zwei Fragen gestellt: „Wie würdest du dich fühlen?“ und „Wie fühlt sich die beteiligte Person?“. Die Antworten werden getrennt nach Selbst (LEAS-self) und Objekten (LEAS-other), sowie gesamt ausgewertet. Somit kann mit der LEAS die Wahrnehmung eigener Emotionen und die Empathiefähigkeit gemessen werden. Ein auch in der Theory of Mind Forschung viel verwendeter Test ist der *Strange Stories Test* (Happé, 1994). Dieser besteht aus 24 Vignetten, die z.B. Spaß, Lügen oder gegensätzliche Emotionen zum Inhalt haben. Der Versuchsperson werden anschließend Fragen zum Verständnis (z.B. Hat X gelogen?) und zur Begründung (z.B. Warum hat X das getan?) gestellt. Anhand der Antworten wird die Fähigkeit zur Perspektivenübernahme/Mentalisierung bewertet.

Der *Interpersonal Reactivity Index* (IRI) (Davis, 1983) ist ein self-report-Fragebogen, der sowohl kognitive als auch emotionale Aspekte der Empathie auf vier Skalen erfasst: *Perspective taking, fantasy, empathic concern* und *personal distress*. Im *Reading the Mind in the Eyes Test* (Baron-Cohen, Wheelwright, Hill, Raste, & Plumb, 2001; Richell et al., 2003) wird allein auf Basis des Augenausschnittes auf den mentalen Status von Personen geschlossen. Für jeden Augenausschnitt wird im forced-choice-Verfahren zwischen zwei mentalen Zuständen gewählt, z.B. eifersüchtig vs. panisch oder arrogant vs. Hass erfüllt. Der Eye-Test wird im Rahmen der Theory of Mind Forschung, insbesondere zur Erforschung von Autismus und des Asperger Syndroms eingesetzt und ist unter http://www.autismresearchcentre.com/tests/eyes_test_adult.asp frei verfügbar.

In der vorliegenden Studie wird Empathie erfasst, indem aus mehreren Fragebögen Empathie relevante Items ausgewählt werden. Diese Items decken sowohl kognitive wie affektive, erlebens- wie verhaltensnahe Bereiche der Empathie ab. Das Vorgehen wird in Kapitel 7.5 beschrieben.

4 Klinische Studien zur Affektivität

In diesem Kapitel werden die für die vorliegende Arbeit wichtigsten klinischen Studien zu Affektivität beschrieben. Der aktuelle Forschungsstand - er wird anhand einschlägiger Datenbanken und anderer Quellen erfasst - erweist sich als sehr umfangreich. Allein die Datenbank *PsychInfo* listet mit Stand Feber 2008 über 3000 Studien auf, die *emotion* bzw. *affect* als Schlagwort anführen.

Dieses Kapitel ist wie folgt aufgebaut: Zuerst werden Studien vorgestellt, die einzelne Komponenten der Affektivität an verschiedenen Störungsbildern untersuchen. In Übereinstimmung mit den in der vorliegenden Arbeit untersuchten Komponenten werden klinische Studien zu Emotionsausdruck und -regulation, zur mimisch-affektiven Aktivität, zur Dekodierfähigkeit und zur Empathie dargestellt. Studien, die mehrere Affektkomponenten simultan untersuchen, werden gesondert dargestellt. Die Trennung erschien angebracht, weil diese komplexeren Studien Informationen über die Vernetzung der einzelnen Affektkomponenten psychisch Kranker enthalten.

Am Ende dieses Kapitels befindet sich eine tabellarische Übersicht aller vorgestellten Studien, welche zusätzliche Angaben zu Stichprobengröße und Methoden enthält - im Text wird auf diese Angaben aus Gründen der Lesbarkeit verzichtet. Aus den vorgestellten Studien und den in Kapitel 1 und 2 dargestellten theoretischen Überlegungen werden Implikationen (Kapitel 5) für die vorliegende Arbeit abgeleitet.

4.1 Emotionserleben und psychische Störung

Theoretischer Hintergrund der Studien zu Emotionserleben bzw. -wahrnehmung ist die Überlegung, dass Gefühle wichtige Informationen über die Situation, Handlungsmöglichkeiten und mögliche Regulationsstrategien bieten. Empirisch kann gezeigt werden, dass die Fähigkeit zur emotionalen Bewusstwerdung mit der Fähigkeit zur Erholung nach einer induzierten negativen Stimmung korreliert (Salovey, Mayer, Goldman, Turvey, & Palfai, 1995). Zudem konstatiert die klinische Beobachtung bei spezifischen Patientengruppen ein Defizit in der Emotionswahrnehmung. Es wird bspw. angenommen, dass Angstpatienten Sorge einsetzen, um den emotionalen Prozess zur Gewahrwerdung von unerwünschten Emotionen zu vermeiden. Die logische Folge ist, dass Emotionen unverstanden aber unbewusst weiterhin wirksam bleiben (vgl. Kapitel 2.5.1.2).

Albani et al. bestätigen den Zusammenhang zwischen dem Ausmaß an subjektiver Symptombelastung einerseits und negativer, emotionaler Beschreibung der eigenen wie der Reaktionen der Interaktionspartner andererseits (C. Albani, Geyer, Pokorny, & Kächele, 2003). Myin-Germeys et al. berichten über emotionale Reaktion auf subjektiv erlebten Alltags-

stress bei verschiedenen klinischen Störungsbildern: Im Vergleich zu Gesunden reagieren Depressive mit stärkerem negativen Affekt, Patienten mit bipolarer affektiver Störung mit reduziertem positivem Affekt und psychotische Patienten mit erhöhtem negativen und reduziertem positiven Affekt (Myin-Germeys et al., 2003).
Schizophrene erleben im Vergleich zu Gesunden negative Emotionen intensiver und in größerer Variabilität, sowie positive Emotionen in geringerer Variabilität und geringerer Intensität. Die Autoren schließen auf eine Diskrepanz zwischen emotionalem Erleben (negativ getönt, aber nicht generell reduziert) und Affektausdruck (reduziert)[1] in der Schizophrenie (Myin-Germeys, Delespaul, & deVries, 2000).
Podar et al. untersuchen den Einfluss von emotionalem Erleben und Persönlichkeitsmerkmalen auf das Essverhalten von essgestörten und gesunden Frauen. Sie finden nur mäßige Zusammenhänge zwischen der selbstberichteten Affektivität und dem Ausmaß an Essstörung. Hingegen zeigen Persönlichkeitsmerkmale, insbesondere das Ausmaß an Neurotizismus, starke Zusammenhänge mit dem Ausmaß an Essstörung (Podar, Hannus, & Allik, 1999). Demgegenüber berichten Bekker et al. über die Auswirkung negativer Stimmungsinduktion auf emotionales Essverhalten (Bekker, van de Meerendonk, & Mollerus, 2004). Weitere Studien zeigen, dass negative Affektzustände bulimischem Verhalten vorausgehen (Truglia et al., 2006) und berichten einen Einfluss negativer Stimmung auf die Körperwahrnehmung (Plies & Florin, 1992). Diese unterschiedlichen Ergebnisse zum Einfluss des Emotionserlebens könnten dadurch zustande gekommen sein, dass in ersterer Studie die emotionale Stimmung der letzten Wochen untersucht wird, während in allen weiteren Studien die aktuelle Emotionalität erfasst wird. Zudem wird in der Studie von Podar et al. die Emotionalität lediglich entlang der positiv-negativ-Dimension erfasst. Dieses Vorgehen wird in Kapitel 3 kritisch betrachtet.
Cimbora & McIntosh berichten, dass gewalttätige Jugendliche im Vergleich zu nicht-gewalttätigen Jugendlichen auf emotionale Vignetten (Beschreibung antisozialer Verhaltensweisen) mit weniger subjektiv empfundener Schuld und Angst, aber mit mehr Freude und Erregung reagieren (Cimbora & McIntosh, 2003). Interessanterweise zeigen sich keine Unterschiede im Erleben von Ärger. Dies ist deswegen interessant, weil Ärger und Frustration gemeinhin als Hauptauslöser für Aggression gelten.
Westen fasst in einer Übersichtsarbeit bisherige und eigene Forschungsarbeiten zum emotionalen Erleben von Borderline und Dysthymie zu-

[1] Der sog. flache Affekt der Schizophrenie ist vielfach untersucht, die Studien werden in Kapitel 4.3 dargestellt.

sammen: Sie beschreibt das emotionale Erleben von Borderlinepatientinnen als negativ, intensiv und plötzlich auftauchend. Im Vordergrund stehen Gefühle der Leere und Einsamkeit, des Zurückgewiesen seins. Negative Affekte sind weniger konkret sondern diffus. Demgegenüber erleben Patienten mit dysthymer Störung häufig Scham- und Schuldgefühle und damit zusammenhängend Reue und Verlegenheit, Gefühle der Minderwertigkeit und des Scheiterns (Westen, 1998; Westen, Muderrisoglu, Fowler, Shedler, & Koren, 1997).

Benecke zufolge erleben Panikpatienten im Mittel die höchsten Werte für Trauer gefolgt von Furcht. Die hohen Werte für Trauer sind kongruent mit den klinischen Konzeptionen von Panikpatienten, welche als besonders vulnerabel für Trennung/Verlust gelten (Benecke, 2006).

Eine weitere Gruppe von Studien beschäftigt sich mit der Veränderung emotionalen Erlebens im Laufe der Psychotherapie: Während der Psychotherapie nimmt das Erleben von Selbstkontrolle und Selbstsicherheit zu, und das Ausmaß an Enttäuschung und Deprimiertheit ab (C. Albani, Geyer, Pokorny, & Kächele, 2003). Leising untersucht die Veränderung von Verhalten, Beziehungserleben und affektive Schemata[1] im Verlauf von psychoanalytischen Langzeitpsychotherapien. Eine Veränderung der affektiven Schemata wurde als eine Zunahme der Variabilität erlebter Emotionen operationalisiert. Während Veränderungen auf Verhaltensebene (eigenes Verhalten und Objektverhalten) keinen Zusammenhang zum Therapieerfolg aufweisen, korreliert die Variabilität des emotionalen Erlebens mit dem Therapieerfolg, darin eingeschlossen eine Verbesserung auf struktureller Ebene (Leising, 2002).

4.1.1 Fazit bisheriger Untersuchungen

Als Fazit bleibt festzuhalten, dass der aktuelle Forschungsstand zum Emotionserleben als unbefriedigend zu bezeichnen ist: Entweder werden ausgewählte Emotionen wie Ängstlichkeit, Aggressivität oder Depressivität als klinisch-pathologische Kategorien formuliert und untersucht, oder Affektivität wird global als dimensionales Konstrukt erfasst. Wenige bis gar keine systematischen Untersuchungen gibt es hinsichtlich des gesamten Erlebensspektrums, insbesondere des Erlebens positiver Emotionen; vgl. (Benecke, 2006). Weiters ist nicht hinreichend geklärt, inwiefern das Erleben von Emotionen als störungstypisch bezeichnet werden kann, da die meisten Studien lediglich eine bestimmte Störungsgruppe im Vergleich mit einer klinisch unauffälligen bzw. gesunden Kontrollgruppe umfassen. Zielführend erscheint also die differenzierte Erfassung von emotionalem Erleben an einer Vielzahl von Störungsbildern. Die Hauptimplikation für die vorliegende Arbeit jedoch leitet sich aus der

[1] Zu den theoretischen Grundlagen siehe Kapitel 2.3.2 und 2.5.1.

Tatsache ab, dass das emotionale Erleben bisher nur störungsspezifisch, nicht aber strukturspezifisch untersucht worden ist.

4.2 Emotionsregulierung und psychische Störung

Übereinstimmend wird als ein zentrales Merkmal bei vielen psychischen Störungen, insbesondere bei den Persönlichkeitsstörungen, eine generalisierte Störung der Emotionsregulierung angesehen. Als deren Ursache wird eine Wechselwirkung zwischen genetischen Faktoren, traumatischen biographischen Erlebnissen und dysfunktionalen Bewältigungsstrategien diskutiert (Bohus & Schmal, 2007; Greenberg, 2000; Gross, 1999).

Die Arbeitsgruppe um Herpertz bestätigt unter Laborbedingungen den Zusammenhang zwischen mangelnder Affektregulation, Impulskontrolle (im Sinne von selbstschädigendem Verhalten) und Borderline-Persönlichkeitsstörung. Die Borderlinestörung zeichnet sich durch komplexe, affektive Hyperreaktivität aus: Herabgesetzte Affektschwelle, überhöhte und in der Intensität rasch wechselnde Affektintensität und qualitativ wenig differenziert wahrgenommene Affekte. Im Gegensatz zu Gesunden reagieren Borderlinepersönlichkeiten auf Stressoren, besonders auf jene, welche im Zusammenhang mit Angst vor dem Verlassen werden stehen, besonders emotional. Die Ergebnisse erhalten zusätzliches Gewicht dadurch, dass eine allgemeine physiologische Hyperreagibilität nicht nachgewiesen werden konnte[1]. Bei weiblichen Borderlinepatienten zeigt sich zudem ein herabgesetztes Arousalniveau. Dies begünstigt eine verstärkte Reizsuche, um die quälende Unterstimulierung zu kompensieren. Bei der ebenfalls untersuchten antisozialen Persönlichkeitsstörung (psychopathischer Subtypus) kann eine abnorme Verarbeitung negativer Reize, insbesonders eine deutlich herabgesetzte emotionale Ansprechbarkeit nachgewiesen werden. Diese scheint verantwortlich dafür zu sein, dass aggressive Impulse nicht in natürlicher Weise durch Angst oder Empathie gehemmt werden (Herpertz, Gretzer, Mühlbauer, Steinmeyer, & Saß, 1998; S. Herpertz et al., 2000).

Eine weitere Studie zu dysfunktionaler Affektkontrolle bei Borderlinestörungen liegt von Yen et al. vor. Der Schweregrad der Borderlinepersönlichkeitsstörung korreliert mit dem Level an Affektintensität und Problemen in der Affektkontrolle. Borderline-Patientinnen reagieren im Vergleich zu dysthymen Frauen auf negative Gefühle mit maladaptiven Verhaltensweisen wie Selbstverletzung, Drogenmissbrauch oder Ver-

[1] Entgegen der Hypothese, jedoch in Einklang mit dem selbstberichteten Erleben weisen Borderlinepatientinnen im Vergleich zur gesunden Kontrollgruppe eine verminderte elektrodermale Reaktion sowie reduzierte Hautleitwerte auf.

meidung. Negative Gefühle führen zu Dissoziation und verallgemeinerndem Denken (Yen, Zlotnick, & Costello, 2002).
Nach Westen lassen sich Borderlinestörung und Dysthymie hinsichtlich der Affektregulierungsstrategien differenzieren: Die Borderlinestörung zeichnet sich durch maladaptive, nach außen gerichtete, agierende Verhaltensweisen, sowie Vermeidung, Dissoziation und verallgemeinerndes Denken aus. Demgegenüber ist die Dysthymie dadurch gekennzeichnet, dass die Patienten den empfundenen Ärger gegen sich selbst richten. Das Denken wird eingeengt auf negative Ereignisse; Reaktionen sind passiver Natur (Westen, 1998). Nach Endtner weist die Emotionsregulation von Borderlinepatientinnen im Vergleich zu depressiven Frauen hochsignifikant mehr Vermeidung und mangelnde Impulskontrolle sowie tendenziell weniger Verringerung der Emotionsintensität und Ausgeglichenheit auf (Endtner, 2006).
Eine experimentelle Studie misst die affektive Reaktivität von depressiven und nicht-depressiven Patienten: Depressive Patienten reagieren auf einen neutralen Film - nicht aber auf einen traurigen Film! - mit signifikant mehr Traurigkeit als die gesunde Kontrollgruppe. Auf einen amüsanten Film reagieren depressive Patienten mit mehr Traurigkeit und weniger Freude als nicht-depressive Patienten. Die herabgesetzte Reaktivität steht zudem in Zusammenhang mit subjektiv berichteten Beschwerden (Rottenberg, Kasch, Gross, & Gotlib, 2002).

4.2.1 Fazit bisheriger Untersuchungen

Zusammenfassend kann bezüglich empirischer Studien zu Emotionsregulation festgehalten werden, dass psychische Störung mit einer herabgesetzten Fähigkeit zur adäquaten Regulation von Emotionen einherzugehen scheint. Es scheint weiters so zu sein, dass sich spezifische Störungen durch die Art und Weise der maladaptiven Emotionsregulationsstrategien charakterisieren und differenzieren lassen. In Bezug auf eine mögliche Strukturspezifität der Emotionsregulation liegen m.W. bis dato keinerlei Befunde vor.

4.3 *Mimisch-affektiver Ausdruck und psychische Störung*

Zum mimischen Affektausdruck bei psychischer Beeinträchtigung liegen umfangreiche Befunde vor. Einen Überblick zum Forschungsfeld mimischer Affektausdruck und psychische Beeinträchtigung bieten Ekman und Rosenberg (Ekman & Rosenberg, 1997), Mandal, Pandey und Prasad (Mandal, Pandey, & Prasad, 1998) sowie Juckel zum Bereich der Depression (Juckel, 2005).
Dieses Kapitel ist wie folgt untergliedert: In Kapitel 4.3.1 wird die Frage erörtert, ob sich der Affektausdruck klinischer Stichproben von Gesun-

den unterscheidet. Inwiefern der Affektausdruck als störungsspezifisch erachtet werden kann, wird in Kapitel 4.3.2 erörtert. In diesen beiden Kapiteln nehmen die Forschungsarbeiten der Saarbrücker Arbeitsgruppe großen Raum ein[1]. Die Vielzahl an Einzelergebnissen wird in Kapitel 4.3.3 zusammenfassend beschrieben. Ein Einblick in aktuelle Forschungstendenzen erfolgt in Kapitel 4.3.4. Bislang existiert eine einzige Studie über Affektausdruck in Bezug zum psychischen Strukturniveau, diese wird ausführlich in Kapitel 4.3.5 dargestellt.
Die meisten hier vorgestellten Studien verwenden das *Facial Action Coding System* (FACS) zur Erfassung des mimisch-affektiven Ausdrucks. Angaben dazu finden sich in Kapitel 7.2. An dieser Stelle beschränke ich mich auf eine kurze Begriffsabklärung: Unter *mimischer Aktivität* wird die affektunspezifische Gesamtaktivität des Gesichtes, unter *affektiver Aktivität* die den primären Affekten zuordenbaren Gesichtsaktivitäten verstanden, beide Aspekte zusammen werden als *mimisch-affektives Repertoire* bezeichnet. *Illustratoren* sind sprechbegleitende Bewegungen, als *Blende* wird der sich zeitlich überlappende Wechsel von einem in einen anderen Emotionsausdruck verstanden und *Maskierung* bezeichnet einen Vorgang, in welchem ein negativer Affektausdruck durch den Ausdruck eines anderen Affekts, z.B. von Lächeln (*masking smile*), verdeckt wird. Lächeln wird differenziert erfasst: Das echte Lächeln (*felt smile*, operationalisiert als *happy felt no control*) wird vom sozialen Lächeln (*social smile*) und anderen Lächelformen abgegrenzt.

4.3.1 Der mimisch-affektive Ausdruck psychisch Kranker

Depression

Studien zur Messung der mimischen Aktivität bei depressiven Patienten kommen zu unterschiedlichen Ergebnissen: In einem Affektinduktionsexperiment reagieren Depressive auf einen positiven Reiz mit weniger gezeigter Freude, jedoch mit mehr Ärger und Verachtung als Gesunde. Der Ausdruck von Ärger und Verachtung korreliert zudem mit dem Ausmaß an Erkrankung (Berenbaum, 1992; Berenbaum & Oltmanns, 1992). Sloan et al. zufolge treten negative Affektausdrücke bei Depressiven fast doppelt so häufig und intensiver auf als bei Nichtdepressiven.

[1] In den Saarbrücker Studien wird das Ausdrucksverhalten folgender Störungsbildern in Interaktionen untersucht: Schizophrenie, Colitis Ulcerosa, psychosomatische Störungen und Traumatisierungen. Die Patientengruppen wurden sowohl untereinander, als auch mit einer gesunden Stichprobe verglichen. Das Datenmaterial stammt aus dyadischen Gesprächssituationen, in welchen die Patienten mit einer gesunden Versuchsperson 20 Minuten lang über Politik sprachen. Die Versuchspersonen waren nicht über die Erkrankung des Patienten informiert. In der Kontrollgruppe interagierten Gesunde mit Gesunden.

Im Zeigen positiver Affekte findet sich hingegen kein Unterschied (Sloan, Strauss, Quirk, & Sajatovic, 1997). Ulrich & Harms beschreiben das nonverbale Ausdrucksverhalten Depressiver als eine Kombination aus Retardierung und Agitation. Bei Besserung der Depression nimmt dieses charakteristische Ausdrucksverhalten ab (Ulrich & Harms, 1985). Eine generell verringerte Aktivität bei Depressiven, die mit dem Schweregrad der Erkrankung, dem Ausmaß an Ängstlichkeit, Depressivität und Suizidalität korrelieren, finden Juckel (Juckel, 2005) und Heimann (Heimann, 1973). Weiters zeigen depressive Patienten weniger Lächeln als Gesunde (Katsikitis & Pilowsky, 1991). Das Lächeln Depressiver setzt zudem verlangsamt ein (Juckel, 2005). Bei Besserung der Depression nimmt die Häufigkeit des Lächelns wieder zu (Ellgring, 1989).
Die Studie von Schneider et al. verweist auf den enormen Einfluss der Situation, der Beobachtungsmethode und die damit zusammenhängende Ebene der Datenanalyse auf das Ergebnis: In der Studie wird die mimische Aktivität von Schizophrenen und Depressiven mit Gesunden verglichen. Datengrundlage sind Videoaufzeichnungen des Gesichtes während dem Betrachten eines Filmes (Alleinsituation) und während eines Interviews (Interaktionssituation). Die Bewertungen der Expressivität erfolgen über Expertenrating und über Computeranalyse. Depressive und Schizophrene weisen - im Vergleich zu den Gesunden - während sozialer Interaktion weniger mimische Aktivitäten im oberen Gesichtsbereich auf. Nur bei Schizophrenen ist der mimische Ausdruck auch in der Alleinsituation reduziert[1]. Es zeigt sich weiters eine Diskrepanz zwischen Expertenrating und Computeranalyse: Im Expertenrating werden die Patienten - im Vergleich zu den Gesunden - als weniger expressiv beurteilt, obwohl die Computeranalyse zeigt, dass sie das gleiche Ausmaß an mimischer Aktivität zeigen. Die Autoren führen dies auf die mangelnde Integration bzw. einen Zerfall der mimischen Aktivitäten in voneinander unabhängige Einzelbewegungen zurück (F. Schneider et al., 1990).

Schizophrenie

Untersuchungen zum mimischen Ausdruck Schizophrener haben eine lange Tradition. Als Beispiel sei Heimann angeführt, der seit den 1950ern eine Reihe von Befunden vorlegt; z.B. (Heimann, 1973; Heimann & Spoerri, 1957). Die Untersuchungen beruhen auf der klinischen Beobachtung einer affektiven Reduktion (*affektive Verflachung*) und von Einbussen der Modulationsfähigkeit. Das Ausdrucksverhalten Schizophrener wird folglich mit Begriffen wie *Paramimie* (Missverhältnis zwischen Stimmung und Ausdruck), *Parathymie* (affektive Inadäquatheit) und *Ausdruckssyndrom der mimischen Desintegrierung* beschrieben. Prinzi-

[1] Das gleiche Phänomen tritt in den Untersuchungen von Präßl und Schwab zutage, die weiter unten vorgestellt werden.

piell gilt als belegt, dass Schizophrene im Vergleich zu Gesunden einen reduzierten mimischen Affektausdruck zeigen. Die Reduktion im Ausdruck geht jedoch nicht konform mit dem emotionalen Erleben. Nicht bestätigt werden kann die Vermutung, dass der Affektausdruck Schizophrener weniger gut dekodiert werden kann (Ellgring & Gaebel, 1994; Heimann & Spoerri, 1957; K. Schneider & Winand, 1990; Steimer-Krause, Krause, & Wagner, 1990).
Steimer-Krause et al. beobachten bei Schizophrenen im Vergleich zu Gesunden eine reduzierte mimische Aktivität des Obergesichts, ein eingeschränktes *mimisch-affektives Repertoire*, weniger *Illustratoren* (was als Zeichen für reduziertes Engagement gewertet wird), weniger *echtes Lächeln*, jedoch eine Anhäufung willentlich produzierter sozialer Signale. Je schwerer die Patienten erkrankt sind, desto stärker sind die Einbussen in der mimischen Aktivität. Die gesunden Interaktionspartner passen sich dem Ausdrucksverhalten der Patienten an: Der gesunde Interaktionspartner in der Schizophreniedyade (sowie auch in der psychosomatischen Dyade) zeigt eine deutliche Einschränkung im Ausdrucksverhalten. Bezüglich der Rangreihung der Affektausdrücke (relativiert an der mimischen Produktivität) zeigen Schizophrene am häufigsten Verachtung, gefolgt von Freude und Ekel und Wut, während Gesunde am häufigsten Freude, gefolgt von Verachtung, Wut und Ekel zeigen. Der prozentuale Anteil negativer Affekte an allen Affekten ist bei den Schizophrenen größer. Den Unterschied im Lächeln zwischen Schizophrenen und Gesunden beschreiben die Autoren dahingehend „dass Schizophrene etwa gleich viel mit dem Mund (AU 12), aber weniger mit den Augen (AU 6) lachen" (Steimer, Krause, Sänger-Alt, & Wagner, 1988, p. 139). Dies ist affektiv von Bedeutung, denn nur die simultane Innervation von AU 6 + AU 12 wird als Indikator für echte Freude interpretiert. Insgesamt beschreiben die Autoren den mimischen Stil der Schizophrenen als eher abweisend. Die Autoren vermuten, dass Schizophrene dadurch eine größere Distanz zum Gesprächspartner erreichen wollen (Steimer-Krause, Krause, & Wagner, 1990; Steimer, Krause, Sänger-Alt, & Wagner, 1988). Haack-Dees untersucht die dyadische Interaktion von jugendlichen Schizophrenen und ihren Eltern. Sie stellt sowohl bei den jugendlichen Schizophrenen und auch bei deren Eltern eine deutlich herabgesetzte *mimische Aktivität* im Vergleich zu gesunden Dyaden fest (Haack-Dees, 2001).
Wie Präßl und Schwab zeigen, ist der Affektausdruck - zumindest im Fall der Schizophrenie - auch davon abhängig, ob sich die Person in einer Alleinsituation oder in einer Dyade befindet: Präßl untersucht das Lächelverhalten von schizophrenen Patienten im Vergleich zu einer gesunden Kontrollgruppe, indem während dem Anschauen eines lustigen Filmes Gesichtsbewegungen, insbesondere Lachen/Lächeln gemessen

werden. Obwohl die Patientinnen den Film als ebenso lustig bewerteten, wie die Kontrollgruppe, lachen die Patientinnen signifikant seltener. Das verdeutlicht die für Schizophrene vermutete Unfähigkeit emotional Empfundenes zu zeigen. Das Lachen setzt zudem - unabhängig von Medikamentation - signifikant verspätet ein[1]. Weiters zeigen die Patienten eine reduzierte und verlangsamte Aktivität im Obergesicht im Vergleich zum Untergesicht. Die Autorin führt die Ergebnisse auf eine fehlerhafte bzw. verzögerte neuronale Verschaltungen zurück (Präßl, 2004). Hingegen beschreibt Schwab, dass Schizophreniekranke (sowie Colitis Ulcerosa Patienten) im Vergleich zu Gesunden in Interaktionen deutlich mehr lächeln; insbesondere *soziales Lächeln* ist häufig. Der Autor diskutiert dieses Ergebnis unter dem Aspekt der Nähe/Distanzregulierung (Schwab, 2001).

Colitis Ulcerosa

Frisch et al. untersuchen das Ausdrucksverhalten von Colitis Ulcerosa Patienten im Vergleich zu Gesunden: Die Patienten weisen eine geschlechtsunabhängige herabgesetzte *mimische Gesamtaktivität* und einen reduzierten *Affektausdruck* auf, wobei die Unterschiede nicht signifikant werden. Lediglich der Ausdruck von *echter Freude* ist bei Colitis Ulcerosa Patienten signifikant geringer als bei Gesunden. Die Autoren interpretieren dies als einen krankheitsbedingten Ausfall des Ausdrucks an Lebensfreude. Geschlechtsspezifisch agieren Frauen - mit Ausnahme von Ärger und *sozialem Lächeln* - generell ausdrucksstärker und es kommt zu signifikanten Wechselwirkungen zwischen Geschlecht und Krankheit (Frisch, Schwab, & Krause, 1995).

4.3.2 Zur Frage der Störungsspezifität des mimisch-affektiven Ausdrucks

Steimer-Krause et al. untersuchen den dyadischen Affektausdruck von Schizophrenen, psychosomatischen Patienten und Gesunden. In beiden klinischen Stichproben ist der Ausdruck von Freude reduziert. Während sich die beiden klinischen Stichproben weder in der Gesichtsaktivität (generell herabgesetzt) noch in der Intensität (generell eingeschränkt) nennenswert unterscheiden, scheint die unterschiedliche Häufigkeitsverteilung der einzelnen Primäraffekte krankheitsspezifisch zu sein: Bei den Gesunden ist die häufigste Affektexpression Freude, bei den stationär Schizophrenen ist es Verachtung, bei den psychosomatischen Patienten ist es Ekel bzw. Angst. Dieser sog. *Leitaffekt* ragt aus der sonst kargen

[1] Demgegenüber berichten Juckel und Polzer von einem signifikant schnelleren Einsetzen des Lächelns bei männlichen, medikamentierten Schizophrenen im Vergleich zu Gesunden. Die Geschwindigkeit der Bewegungen wird mit Amplituden gemessen (Juckel & Polzer, 1998).

Emotionslandschaft hervor. Die Autoren diskutieren diese Ergebnisse in Hinblick auf die Funktion des Affektausdrucks als Beziehungsregulation: Die Besetzungsabwehr als intrapsychischer Mechanismus zur Regulierung der gefährdeten Autonomie hat ein interaktives Pendant in der realen Vermeidung von Nähe. Sie folgern, dass Schizophrene vor allem darauf bedacht sind, interaktiv größtmögliche Distanz aufrechtzuerhalten, was sich in einer reduzierten mimisch-affektiven Ausdrucksweise zeigt (Steimer-Krause, Krause, & Wagner, 1990). Diese Vermutung steht im Gegensatz zu jener von Schwab (siehe oben), der bei Schizophrenen häufiges *soziales Lächeln* feststellen kann und dies als Wunsch nach Nähe interpretiert (Schwab, 2001).
Schwab & Krause untersuchen das dyadische Ausdrucksverhalten von Colitis-Ulcerosa-Patienten, von Patienten mit funktionellen Wirbelsäulenbeschwerden und Gesunden. Basierend auf dem sehr unterschiedlichen Erscheinungsbild der Affektivität der beiden klinischen Gruppen unterscheiden sie den *Ausfallstypus* der charakteristisch für schwere psychische Störungen ist und den *Konversionstypus* der leichteren psychischen Störungen: Kolitispatienten zeigen im Vergleich zu Wirbelsäulenpatienten und zu Gesunden eine signifikante Reduktion der mimischen Aktivität und einen Ausfall der *Vitalitätsaffekte*: Durch eine Störung in der Aktualgenese kommt es zu keinem affektiven Impuls, so dass auch Rudimente des Affektausdrucks nicht beobachtbar sind. Von dieser Störung können bestimmte oder alle Affekte betroffen sein. Patienten mit funktionellen Wirbelsäulenbeschwerden zeigen im Vergleich zu den beiden anderen Gruppen einen Exzess im *mimisch-affektiven Verhalten*. Sie zeigen doppelt soviel Affekte - insbesondere Furcht - wie die gesunde Kontrollgruppe, jedoch deutlich weniger *soziales Lächeln* und weniger Ärger. Sie werden als *Konversionstypus* bezeichnet, da der ursprüngliche Affekt zwar gehemmt aber noch vorhanden ist (Schwab & Krause, 1994).

4.3.3 Zusammenfassung der Saarbrücker Forschungsarbeiten

Die Saarbrücker Arbeitsgruppe (Krause, 2003; Krause & Merten, 1999; Krause, Steimer-Krause, Merten, & Ullrich, 1998) kommt nach 25jähriger Forschungstätigkeit zum Schluss, dass es spezifische Formen affektiver Ausrucksweisen für strukturelle und neurotische Störungen gibt, die sich wie folgt beschreiben lassen:

Reduktion des mimisch-affektiven Ausdrucks bei schweren strukturellen Störungen

Es wird über alle schweren Störungsbilder eine Reduktion der *mimisch-affektiven Aktivität* gefunden. Männliche Schizophreniekranke und Kolitispatienten zeigen eine deutliche Herabsetzung der Gesichtsaktivität im

Vergleich zu Gesunden und zu neurotischen Patienten (funktionelle Wirbelsäulenbeschwerden). Die Reduktion ist eine Konsequenz des Fehlens von *echtem Lächeln, sozialem Lächeln* sowie sprechbegleitenden Bewegungen (*Illustratoren*), welche als Zeichen von Involvement gelten.

Ausgenommen von der generellen Reduktion ist ein Leitaffekt
Die Reduktion bezieht sich allerdings nicht gleichermaßen auf alle Affekte: Innerhalb der Störungsgruppen bleibt meist ein bestimmter Affektausdruck von der Reduktion ausgenommen bzw. übersteigt dieser in seiner Häufigkeit sogar diejenigen bei den Gesunden. Dieser prominente Affektausdruck wird als *Leitaffekt* bezeichnet. Bei den Schizophrenen ist der Leitaffekt Verachtung, bei den männlichen Colitis Ulcerosa Patienten Ekel. Panikpatientinnen zeigen sehr viele Freudeinnervationen, was als Zeichen einer Bindungsstörung (Wunsch nach Nähe) interpretiert wird.

Erhöhte mimische Aktivität in der neurotischen Störung
Unter den neurotischen Patienten sind sowohl die *mimische Gesamtaktivität* als auch der *Affektausdruck* erhöht: Die inneren Konflikte der Neurotiker werden im Affektsystem sichtbar; insbesondere dann, wenn sich verschiedene negative und positive Affekte konflikthaft zeigen, z.B. bei Verachtung/Freude-*Blenden*. Die Form der Interaktion scheint mehr von Konflikten und weniger von der Regulierung der Beziehung abhängig zu sein.

Affektansteckung und Synchronisation in der Interaktion
Die gesunden Interaktionspartner übernehmen unbewusst, im Sinne einer Affektansteckung diese Reduktion; siehe auch (Hufnagel, Steimer-Krause, & Krause, 1991). Bei den neurotischen, hysterischen Krankheitsbildern kommt es in der Interaktion anstelle einer Herunterregulierung zu einer Aufwärtsanpassung; siehe auch (Frisch, 1997).

4.3.4 Aktuelle Untersuchungen zum mimisch-affektiven Ausdruck

Traumatisierung
Kirsch und Blumenstock vergleichen den Affektausdruck von traumatisierten Personen mit jenem von Gesunden: Traumatisierte zeigen eine deutlich herabgesetzte *mimische Gesamtaktivität* und eine Reduktion im *Affektausdruck*. Besonders reduziert ist der Ausdruck von *felt smile*, hingegen ist der Ausdruck von Ärger erhöht (Kirsch, 2003; Kirsch & Brunnhuber, 2007). Blumenstock untersucht die mimische Aktivität traumatisierter Personen in Zusammenhang mit dem Ausmaß an Dissoziation. Während sich beide Gruppen (hoch- vs. niedrigdissoziativ) in ihrer *mimischen Gesamtaktivität* nicht unterscheiden, zeigt sich bezüglich einzelner Affekte, dass Hochdissoziative während der Selbstbeschreibung seltener *echte Freude* und Trauer jedoch mehr *negativ-positiv-Blenden* zeigen und häufiger den Blickkontakt meiden als Niedrigdissoziative. Die Autorin interpretiert dies als herabgesetztes Erleben von Freude, herabgesetztes Zulassen von Trauer und als ambivalentes Emotionserleben. Zudem sind Hochdissoziative nicht bereit, den anderen am eigenen Affekt teilhaben zu lassen (Blumenstock, 2004).

Borderlinestörung und Depression
Renneberg et al. vergleichen den mimischen Affektausdruck von Borderlinepatientinnen, depressiven Frauen und Gesunden in einer experimentellen Situation. Die Ergebnisse bestätigen eine reduzierte *mimische Aktivität* sowie herabgesetzten Freudeausdruck in beiden klinischen Gruppen. Die Autoren werten dies als Widerspruch zum bestehenden Verständnis einer generellen Hyperaktivität bei Borderlinestörungen (Renneberg, Heyn, Gebhard, & Bachmann, 2005). In einer Pilotstudie untersuchen Benecke & Dammann das Ausdrucksverhalten bei Borderlinepatienten. Sie stellen eine Erhöhung von Ekel-, Verachtungs- und Ärgerausdruck fest, aber auch Freude wird recht häufig gezeigt. Das Ausdrucksverhalten der Borderlinegruppe erweist sich als sehr heterogen, sodass die Autoren eine Clusterung vornehmen: Der Affektausdruck von Cluster-I-Borderlinepatientinnen ist dominiert von aggressivem Affektausdruck, insbesondere kristallisiert sich Ekel als *Leitaffekt* heraus. Cluster-II-Borderlinepatientinnen zeigen demgegenüber insgesamt weniger Affektausdruck bis hin zum Ausfall mimisch-affektiven Verhaltens. Ihr *Leitaffekt* ist Freude, gefolgt von Verachtung. In weiterführenden Einzelfallbetrachtungen wird das mimische Verhalten mit dem Blickverhalten und der sprachlichen Einbettung in Verbindung gebracht (Benecke & Dammann, 2004).

Angststörung
Buchheim & Benecke untersuchen den mimischen Affektausdruck von Angstpatientinnen und gesunden Frauen während eines Bindungsinterviews. Entgegen den Erwartungen und unabhängig vom klassifizierten Bindungsstil unterscheiden sich Angstpatientinnen in ihrem *mimisch-affektiven Ausdruck* nicht von den Gesunden. Der Ausdruck von Freude wird jedoch bei den gesunden und als sicher gebundenen Frauen signifikant häufiger gezeigt. Hingegen zeigen unsicher gebundene Angstpatientinnen besonders dann *soziales Lächeln,* wenn sie über frühere Trennungserfahrungen sprechen (Buchheim & Benecke, 2007). Benecke & Krause analysieren - auf Basis bisheriger und oben angeführter empirischer Ergebnisse - das Interaktionsverhalten von Panikpatienten mit ihrem Therapeuten. Weiters wird die Wahrnehmung von Beschwerden erfasst: Das Ausmaß an mimischer Interaktion zwischen zwischen Patientin und Therapeut korreliert positiv mit der Höhe der Symptombelastung. Die Autoren ziehen daraus den Schluss, dass sich Therapeuten und Patienten mit hoher Symptombelastung in eine spezifische, interaktive Verstrickung begeben (Benecke & Krause, 2007).

4.3.5 Mimisch-affektiver Ausdruck und psychisches Strukturniveau

Die einzige mir bekannte Studie zur Strukturspezifität der Affektivität respektive des Affektausdrucks liegt von Schulz (Schulz, 2000) vor. Diese wird daher ausführlicher behandelt und aus ihr werden die meisten Implikationen für die Hypothesen der vorliegenden Arbeit abgeleitet. Schulz untersucht den Affektausdruck (erfasst mit EmFACS) in Bezug auf das Strukturniveau (erfasst mit OPD). Es ist anzumerken, dass die Stichprobe aus 18 Personen besteht, und die Verteilung der Geschlechter hinsichtlich der Strukturgruppen 3:1 bzw. 1:1 beträgt. Weiters zieht die Autorin die mäßig und gering Strukturierten in eine Gruppe zusammen.
Die Mimikdaten werden untersucht[1] hinsichtlich *mimischer Gesamtaktivität, Komplexität der Ereignisse,* vollständigen Ausdrücken von Affekten sowie deren Rudimente, *Illustratoren, Blenden* und *social smile.* Letztlich wird der Affektausdruck in Bezug zum Blickverhalten gesetzt. Ihre Hypothesen leitet Schulz von dem klinischen Eindruck einer gestörten Nähe-Distanz-Beziehung strukturell Eingeschränkter ab. Auf Ebene der *mimischen Gesamtaktivität* (gemessen an der Anzahl gezeigter Action Units; kurz AU), zeigen gering und mäßig Strukturierte eine stark herabgesetzte mimische Aktivität. Bezüglich der Rangreihung der am häu-

[1] Zum methodischen Vorgehen siehe Kapitel 7.1 (Strukturmiveau nach OPD) und Kapitel 7.2 (Erfassung mimisch-affektiver Zeichen mit FACS) inklusiver Auflistung und Beschreibung der Action Units.

figsten gezeigten AUs zeigt sich, dass schlecht Strukturierte am häufigsten AU 20[1] innervieren, während gut Strukturierte am häufigsten AU 12[2] zeigen. Zudem zeigen schlechter Strukturierte eine geringere Bandbreite an AUs.

Auf Ebene der *Komplexität der Ereignisse* (definiert als Anzahl der AUs, die zusammen ein mimisches Ereignis bilden) weisen gut Strukturierte eine komplexere mimische Aktivität auf: Sie zeigen signifikant mehr Ereignisse bestehend aus 3 und 4 beteiligten AUs als dies schlecht Strukturierte tun.

Da schlecht Strukturierte signifikant weniger Ereignisse zeigen als gut Strukturierte (131 zu 247,1 Ereignisse), werden in Folge nur mehr die an der Gesamtereigniszahl relativierten Daten beschrieben: Schlecht Strukturierte zeigen signifikant mehr *nicht interpretierbare Ereignisse* (76,8% zu 61,9%) und mehr *Illustratoren* (8,8% zu 5,6%), und signifikant weniger vollständige Affektausdrücke (12,4% zu 23,5%). Schlecht Strukturierte zeigen signifikant weniger *anger* und *disgust*, aber tendenziell mehr *fear* und *sadness*. Obwohl gut Strukturierte in den Absolutwerten signifikant mehr *happy felt no control* zeigen (5,5 zu 16,8mal), ist der Unterschied bei den relativierten Werten nicht signifikant, weist jedoch mit 4,8% zu 7,3% in dieselbe Richtung. Schlecht Strukturierte zeigen tendenziell mehr *nicht klassifizierbar negative Ausdrücke* und signifikant weniger *Blenden*. Kein Unterschied zwischen den beiden Strukturgruppen zeigt sich im Zeigen von *sozialem Lächeln*.

Relativiert an der Gesamtzahl interpretierbarer Affekte zeigen schlecht Strukturierte im Vergleich zu gut Strukturierten tendenziell mehr *contempt* (33,7% zu 15%), mehr *fear* (11,4% zu 1,9%), mehr *sadness* (5,9% zu 2,8%) aber signifikant weniger *disgust* (1,5% zu 25%). Der relative Anteil von *happy felt no control* an allen Affektausdrücken wird von den gut und von den schlecht Strukturierten am häufigsten (mit 37% zu 39%) gezeigt. Bei schlecht Strukturierten lautet die weitere Reihung wie folgt: *Contempt* (34%), *fear* (11%), *anger* (11%), *sadness* (6%), *disgust* (1,4%), bei einem Ausfall von *surprise* (0%). Bei den gut Strukturierten lautet die weitere Reihung: *Disgust* (25%), *anger* (16%), *contempt* (15%), *sadness* (3%), *fear* (2%) und *surprise* (1%).

Wird der Affektausdruck in Verbindung mit dem Blickzustand gebracht, zeigt sich folgendes Bild: Gut Strukturierte zeigen *happy felt no control* am häufigsten bei beidseitigem Blickkontakt. Hingegen zeigen die schlecht Strukturierten am häufigsten *happy felt no control*, wenn sie selbst wegblicken, während der Interaktionspartner hinblickt. Hinsichtlich der Affekte *anger*, *contempt* und *disgust* bei verschiedenen Blickzuständen zei-

---

[1] AU 20: Lip Stretcher, die Lippen werden auseinandergezogen.

[2] AU 12: Lip Corner Puller, die Mundwinkel werden angehoben.

gen sich keine strukturspezifischen Unterschiede. Auf eine getrennte Analyse dieser Affekte sowie auf eine Analyse der Affekte *sadness* und *fear* verzichtet die Autorin.
Eine Interpretation der Ergebnisse bezüglich *Affektrudimenten* und *Illustratoren* meinerseits kann nicht vorgenommen werden, da diesbezügliche Tabellen (insbesondere Tab. 27) und deren Erklärungen nicht verständlich und schlüssig sind. Weiters weichen die in der Diskussion angegebenen Daten von jenen des Ergebnisteils ab[1].

4.3.5.1 Fazit bisheriger Untersuchungen

Als Fazit bisheriger Untersuchungen zur *mimisch-affektiven Aktivität* kann festgehalten werden, dass Befunde vorliegen, welche für eine quantitative wie qualitative Einschränkung des Affektausdrucks bei psychischen Störungen sprechen. Wichtige Fragen sind jedoch noch unbeantwortet: Sind diese Einschränkungen im Affektausdruck globaler Natur oder handelt es sich um den Ausfall bestimmter Affektqualitäten oder mimischen Bewegungen? Welchen Einfluss hat die Situation (Interaktion vs. Alleinsituation) auf den Ausdruck? Welchen Einfluss hat das Geschlecht? Betreffen die Einschränkungen psychische Störungen generell oder lassen sich für bestimmte Störungen typische Ausdrucks- und Interaktionsmuster finden? Die Frage der Strukturspezifität der Affektivität ist weitgehend unbeantwortet, da bislang nur eine Studie vorliegt, welche zudem den o.g. methodischen Einschränkungen unterliegt.

4.4 Emotionsdekodierung und psychische Störung

Sprengelmeyer untersucht die Emotionsdekodierleistung bei verschiedenen klinischen Störungsbildern unter dem Aspekt neurologischer Schädigung. Chorea-Huntington-Patienten erkennen Ekel signifikant und Angst tendenziell schlechter als gesunde Personen. Auch bei Zwangserkrankungen zeigt sich eine schlechtere Erkennensleistung von Ekel. Schizophrene zeigen eine deutlich herabgesetzte Erkennensleistung bei den Emotionen Freude, Erstaunen, Angst und Ekel (Sprengelmeyer, 2005). Die Autorin interpretiert diese Befunde dahin gehend, dass mehrere unabhängige Systeme im Gehirn die einzelnen Basisemotionen zu verarbeiten scheinen. Roth stellt bei beidseitiger Schädigung der Amygdala einen Ausfall beim Erkennen von Angst fest (Roth, 2001).
Zwei Studien haben die Dekodierleistung von Depressiven und Gesunden anhand emotionalem Gesichtsausdruck und stimmlicher Information zum Inhalt. Sie kommen zu gegensätzlichen Befunden: In der ersten Studie weisen Depressive signifikante Einbussen bei der Emotionserkennung, insbesondere von Trauer, Freude und Interesse, anhand von

---

[1] So listet die Autorin in Tab. 21 und Tab. 28 als absoluten Wert für die Werte 5,5% zu 16,8% auf, in der Diskussion (Tab. 31) verwendet sie die Werte 5,64% zu 22,4%.

Gesichtsausdruck, nicht aber anhand stimmlicher Informationen auf (Rubinow & Post, 1992). Die zweite Studie kommt zum Ergebnis, dass die Dekodierleistung Depressiver auf Basis stimmlicher Information Einbussen aufweist; insbesondere wird Überraschung negativ bewertetet. Hingegen kann in der Dekodierleistung keine Einbusse anhand des emotionalen Gesichtsausdrucks festgestellt werden (Kan, Mimura, Kamijima, & Kawamura, 2004).

Ein Vergleich der Dekodierleistung depressiver, essgestörter und gesunder Frauen durch emotionalen Gesichtsausdruck zeigt, dass depressive Frauen im Vergleich zu den beiden anderen Gruppen weniger gut im Erkennen von Ärger sind. Die anorektischen Frauen weisen im Vergleich zu den gesunden Frauen keine Einbussen in der Dekodierleistung auf (Mendlewicz, Linkowski, Bazelmans, & Philippot, 2005).

Keine Unterschiede in der Dekodierleistung von Jugendlichen mit Angststörung, mit bipolar-affektiver Störung und gesunden Jugendlichen kann festgestellt werden, wenn als Stimulusmaterial Gesichter von Erwachsenen präsentiert werden. Werden jedoch Gesichter von Kindern präsentiert, machen Jugendliche mit bipolar-affektiver Störung mehr Fehler. Zudem zeigen bipolar-affektiv gestörte Jugendlichen eine Neigung, Ärger zu attribuieren (McClure, Pope, Hoberman, Pine, & Leibenluft, 2003). In einer Studie von Montagne et al. erkennen Angstpatienten die Emotionen Ärger und Ekel schlechter als Gesunde (Montagne et al., 2006).

Wagner und Linehan vergleichen die Emotionserkennung von Borderline-Patientinnen, Frauen mit sexuellem Missbrauch in der Kindheit (aber ohne Borderlinediagnose) und Frauen ohne sexuellen Missbrauch und ohne Borderlinediagnose. Die Ergebnisse zeigen keine Defizite bei den Borderline-Patientinnen. Sie zeigen jedoch eine erhöhte Sensibilität bei Angst: Einerseits erkennen Borderline-Patientinnen Angst signifikant besser als beide anderen Gruppen, andererseits besitzen sie die Tendenz, Angst fälschlicherweise zu attribuieren (Wagner & Linehan, 1999).

Die Dekodierfähigkeit Schizophrener ist gut untersucht; z.B. (Dougherty, Bartlett, & Izard, 1974; Muzekari & Bates, 1977; Pilowsky & Barnett, 1980; Walker, 1981; Walker, Marwit, & Emory, 1980). Mandal, Panday & Prasad sichten 26 Dekodierstudien zur Schizophrenie aus den Jahren 1974 bis 1996 und kommen zum Schluss, dass Schizophrene überwiegend Einbussen im Erkennen von Emotionen haben. Offen bleibt jedoch, ob dies eine generelle oder eine emotionspezifische Einbusse ist. Sie diskutieren die Ergebnisse auf dem Hintergrund einer eingeschränkten Empathie bei Schizophrenen (Mandal, Pandey, & Prasad, 1998). Hufnagel et al. berichten in einer Interaktionsstudie, dass das Selbsterleben Schizophrener durch den mimischen Affektausdruck ihrer Gesprächspartner sehr stark und in maladaptiver Weise beeinflussbar ist. Insbesondere miss-

interpretieren sie das Lachen ihres Gesprächspartners als Schadenfreude (Hufnagel, Steimer-Krause, & Krause, 1991).
Verschiedene Studien verweisen auf Einbussen in der Dekodierfähigkeit bei Alkoholikern: Sie erkennen Ärger und Ekel schlechter, und zeigen eine Tendenz Angst und Trauer zu attribuieren. Weiters schätzen Alkoholiker die Intensität der Gesichtsausdrücke höher ein als eine gesunde Kontrollgruppe (Foisy et al., 2007; Kornreich et al., 2001; Townshend & Duka, 2003).
Im Folgenden wird über Studien berichtet, die mit dem in dieser Studie angewandten FEEL-Test (siehe Kapitel 7.4) durchgeführt wurden: Kessler et al. messen die Emotionsdekodierfähigkeit von Angstpatienten und neurologischen Patienten. Von beiden Gruppen wird Angst am schlechtesten erkannt, Ärger ist die häufigste Falschantwort (Tendenz, Ärger zu attribuieren) (Kessler, Roth, von Wietersheim, & Traue, 2004). In einer weiteren Studie findet sich kein Unterschied in den Dekodierleistungen von gesunden und essgestörten Frauen; zudem kein Hinweis auf einen möglichen Zusammenhang zwischen Alexithymie und der Emotionsdekodierfähigkeit (Kessler, Schwarze, Traue, & von Wietersheim, 2006). Geble untersucht die Entstehung von Gewalt als Folge fehlerhafter Emotionsdekodierung und vergleicht die Emotionsdekodierfähigkeit von Straftätern mit Gewaltdelikten, Straftätern ohne Gewaltdelikte und einer studentischen Kontrollgruppe. Signifikante Gruppenunterschiede zeigen sich bei der Dekodierleistung über alle Basisemotionen. Die beste Leistung erzielt die unauffällige Kontrollgruppe (keine Geschlechtsunterschiede), gefolgt von den Straftätern ohne Gewaltdelikte und den Straftätern mit Gewaltdelikten. Bezogen auf die einzelnen Basisemotionen zeigen sich zwischen den drei Gruppen signifikante Unterschiede bei der Erkennung von Angst und Überraschung (Geble, 2002). Die Ergebnisse Gebles sind auf Grund der studentischen Kontrollgruppe mit Vorsicht zu betrachten.

4.4.1 Fazit bisheriger Untersuchungen

Der aktuelle Forschungsstand in der Untersuchung der Dekodierfähigkeit lässt sich wie folgt skizzieren: Es gibt zu wenig Studien, die die klinische Beobachtung einer eingeschränkten Emotionserkennung bei psychischen Störungen und die daraus abgeleiteten Konzepte experimentell untersuchen. In der Mehrzahl der Studien werden Einbussen auf Seiten der klinischen Störungsbilder im Vergleich zur gesunden Kontrollgruppe gefunden. Zu untersuchen ist, ob es sich dabei um ein störungstypisches handelt. Zudem scheint es so zu sein, dass Menschen mit gewissen Störungsbildern (z.B. Anorexie) Emotionen ebenso gut oder sogar besser erkennen als psychisch Unauffällige. Weiters wird deutlich, dass eine differenzierte Betrachtung der Dekodierfähigkeit von Nöten ist: Neben einer generellen muss die emotionsspezifische Dekodierfähigkeit erfasst werden sowie auch mögliche Tendenzen, neutrale oder positive Emotionen negativ zu bewerten. Die Hauptimplikation für die vorliegende Studie ist die Tatsache, dass bislang keine strukturspezifischen Untersuchungen zur Dekodierfähigkeit existieren.

4.5 Empathie und psychische Störung

Von allen klinischen Störungsbildern werden Autismus und das Asperger Syndrom am intensivsten hinsichtlich der Empathiefähigkeit untersucht und letztlich werden beide Störungsbildner als *disorders of empathy* bezeichnet; zur Übersicht siehe (Rogers, Dziobek, Hassenstab, Wolf, & Convint, 2007). Das Asperger Syndrom zeichnet sich, wie auch Autismus, durch gestörte Interaktionsformen, eingeschränktes Interesse und Verhaltensformen aus. Im Gegensatz zum autistischen Störungsbild weist das Asperger Syndrom keine Einschränkungen in der Sprache und der kognitiven Entwicklung auf (Rogers, Dziobek, Hassenstab, Wolf, & Convint, 2007). Das autistische Störungsbild und das Asperger Syndrom sind für die Empathieforschung deswegen interessant, weil es scheint, dass die Patienten zwar die Verbindung zwischen Verhalten und einfachen Emotion (verkürzt dargestellt der *affektiven Empathie*) verstehen, jedoch oftmals an sog. *false belief*-Aufgaben[1] scheitern, was als Indiz für Einbussen im Bereich der Perspektivenübernahme (m.a.W. der *kognitiven Empathie*) gewertet wird (Langdon, Coltheart, & Ward, 2006). Die Ergebnisse der Empathieforschung lassen sich auch aus dem Blickwinkel der Theory of Mind Forschung betrachten (vgl. Kapitel 2.5.4 und 3.2.4).
Baron-Cohen vergleicht Erwachsene mit Asperger Syndrom oder Autismus mit einer gesunden Kontrollgruppe. Je stärker autistische Züge (in beiden klinischen Gruppen) ausgebildet sind, desto schlechter sind die Ergebnisse im *Eye-Test* (Baron-Cohen, Wheelwright, Hill, Raste, & Plumb, 2001). Rogers et al. untersucht die Empathiefähigkeit von Erwachsenen mit Asperger Syndrom und einer gesunden Kontrollgruppe. Das Asperger Syndrom geht einher mit niedriger *kognitiver Empathie* (*perspective taking* und *fantasie*) und niedriger Fähigkeit zur Mentalisierung (im Sinne der Theory of Mind). In Bezug auf *emotionale Empathie* (*emotional concern*) zeigen sich keine Gruppenunterschiede, im Bereich der emotionalen Betroffenheit (*personal distress*) liegen die Werte der Patienten mit Asperger Syndrom über jenen der Gesunden (Rogers, Dziobek, Hassenstab, Wolf, & Convint, 2007).

---

[1] Die *false belief*-Aufgabe ist grundlegendes Untersuchungsparadigma der Theory of Mind Forschung: Erst ab einem gewissen Entwicklungsstand und in Abhängigkeit von bestimmten Markern wie der Bindungssicherheit sind Kinder in der Lage, zu erkennen, dass andere Menschen eine Überzeugung haben können, von der sie selbst wissen, dass sie falsch ist (Dornes, 2004; Fonagy, Gergely, Jurist, & Target, 2006).

Langdon et al. untersuchen, inwiefern Befunde bezüglich partieller Einschränkungen im Bereich der Empathie bei autistischen Menschen (s.o.) auch für Schizophrene Geltung haben. In ihrer Studie vergleichen sie kognitive und affektive Aspekte der Empathie von Schizophrenen mit jenen von Gesunden. Es ergibt sich, dass Schizophrene Schwierigkeiten in der Zuordnung von Emotionen zu bestimmten Auslösern und in der kognitiven Perspektivenübernahme (*false belief* Aufgaben) haben. Dies spricht dafür, dass Schizophrene im Gegensatz zu den partiellen Einbussen autistischer Menschen generelle Einbussen im Bereich der Empathie aufweisen (Langdon, Coltheart, & Ward, 2006).
Donges et al. untersuchen emotionale Wahrnehmung und empathische Reaktion von Depressiven und Gesunden. Zudem wird die Entwicklung während der stationären Behandlung der Depressiven festgehalten. Hinsichtlich der emotionalen Wahrnehmung eigener Emotionen unterscheiden sich die depressiven Patienten nicht von den Gesunden, aber die Depressiven weisen zu Behandlungsbeginn signifikant niedrigere Empathie-Werte auf. Der Empathie-Wert der depressiven Patienten verbessert sich im Laufe der stationären Behandlung signifikant. Dies verweist darauf, dass sich Depression weniger durch eingeschränkte Fähigkeit zum Wahrnehmen eigener Emotionen, als vielmehr durch eingeschränkte Empathiefähigkeit auszeichnet (Donges et al., 2005).

4.5.1 Fazit bisheriger Untersuchungen

Der aktuelle Forschungsstand zu Empathiefähigkeit erweist sich als äußerst lückenhaft, da er vorzugsweise auf das autistische Störungsbild bzw. das Asperger Syndrom fokussiert. Es existieren kaum empirische Studien, aus welchen sich Implikationen für eine Störungs- oder gar Strukturspezifität der Empathie ableiten lassen.

4.6 *Mehrkomponentenstudien zu Affektivität und psychische Störung*

In einer Überblicksarbeit sichten Truglia et al. Studien zu Emotionserleben und Emotionsregulation bei verschiedenen Gruppen von Essstörungen und finden störungsspezifische Unterschiede im Erleben von Emotionen, vor allem aber in deren Regulation: Anorexie-Patienten erleben viel Ärger, Feindseligkeit und Aggressivität, die sie unterdrücken oder gegen sich selbst richten. Bulimische Patienten erleben ebenfalls viel Ärger, den sie jedoch gegen andere oder gegen Objekte richten. Fettleibige Patienten mit Binge Eating Disorder externalisieren erlebten Ärger, fettleibige Patienten ohne BED unterdrücken diesen (Truglia et al., 2006).
Gehrige & Shapiro untersuchen das Erleben und den Ausdruck von Emotionen von depressiven und nichtdepressiven Patientinnen. Die Versuchsperson wird gebeten, fröhliche und traurige Situationen zu visuali-

sieren. EMG-Messungen ergeben, dass depressive im Vergleich zu nichtdepressiven Patientinnen - sowohl in der fröhlichen als auch in der traurigen Situation - eine Reduktion der mimischen Aktivität im Obergesicht und im Bereich der Wangen aufweisen, während das selbstberichtete emotionale Erleben keine Gruppenunterschiede aufweist (Gehrige & Shapiro, 2000).
Mennin et al. vergleichen die Affektivität von Angstpatienten mit Gesunden. Angstpatienten erleben negative Emotionen (nicht aber positive Emotionen) intensiver und drücken diese verbal intensiver aus bei gleichzeitig eingeschränkten Regulierungsfähigkeiten. Angstpatienten haben weiters Schwierigkeiten in der Ursachenzuschreibung, Identifizierung und Beschreibung ihrer positiven wie negativen Gefühle (Mennin, Heimberg, Turk, & Fresco, 2005).
Subic-Wrana et al. berichten über eine verminderte Fähigkeit zur Wahrnehmung und über einen herabgesetzten verbalen Emotionsausdruck bei Psychosomatik-Patienten. Das defizitäre Emotionserleben stellt zudem die zentrale Komponente des Beschwerdebildes dar. Es finden sich außerdem Zusammenhänge sowohl zum Alexithymiekonzept, als auch zur Mentalisierungsfähigkeit (Subic-Wrana, Bruder, Thomas, & Köhle, 2004; Subic-Wrana, Knebel, Paulussen, & Lane, 2007).
Zur Diskrepanz zwischen Affekterleben (nicht reduziert) und mimischem Affektausdruck (reduziert) bei Schizophrenen liegt eine Reihe von Studien vor; z.B. (Berenbaum & Oltmanns, 1992; Earnest & Kring, 1999; Kring, Smith, & Neale, 1993; Sison, Alpert, Fudge, & Stern, 1996). Die vielfach konstatierte Affektverflachung (*flat affect*) Schizophrener bezieht sich lediglich auf die Komponente Affektausdruck, nicht jedoch auf das subjektive Erleben und die psychophysiologische Reaktivität. Flack et al. kann bei ambulant behandelten, älteren Schizophrenen keinen reduzierten Affektausdruck feststellen. Dies lässt die Vermutung zu, dass der flache Affektausdruck in Abhängigkeit von Alter oder Schwere der Störung steht (Flack, Cavallaro, Laird, & Miller, 1997).
Hufnagel et al. berichten von der Diskrepanz zwischen Affektausdruck und Emotionserleben bei Schizophrenen und stellen dies in den Kontext psychischer Struktur: Die Verbindung zwischen Ausdruck und Erleben ist bei Gesunden und Schizophrenen unterschiedlich. Bei den Gesunden geht das Zeigen von Freude mit dem emotionalen Erleben einher und ist an den Inhalt der Diskussion geknüpft. Die Mimik bezieht sich auf ein gemeinsames Drittes, das mentalisierte Objekt (z.B. Politiker), dem der Affekt gilt. Die Selbststruktur des Gesunden wird davon nicht bedroht. Bei den Schizophrenen hingegen gehen emotionales Erleben und Ausdruck nicht konform. Sie fühlen sich bspw. schlecht, insbesondere ängstlich und zeigen dabei Verachtung. Der Affektausdruck dient dem Sedieren oder Hemmen des Affekterlebens. Der gezeigte bzw. erlebte Affekt

gilt auch nicht einem mentalisierten Objekt (wie bei Gesunden), sondern der aktuellen Selbst- oder Objekterfahrung. Das affektive Erleben ist eine Gefahr für die psychische Struktur des Schizophrenen. Weiters herrscht in den Interaktionen Gesunder ein organisiertes Zusammenspiel von Sprechen, Blick und mimischem Verhalten beider Partner. Bei Schizophrenie-Dyaden kann diese Organisation nicht beobachtet werden. Die Autoren vermuten, dass dies eine Folge der Schwierigkeit sein könnte, den Inhalt des Gesprochenen und die Selbst- und Objektevaluierungen in einer verdichteten Handlungs- und Denksequenz gemeinsam zu steuern (Hufnagel, Steimer-Krause, & Krause, 1991).
Kirsch & Bernardy untersuchen Affektausdruck und emotionales Erleben bei Fibromyalgie-Patientinnen im Vergleich zu gesunden Frauen während eines psychodynamischen Interviews: Kein Unterschied ergibt sich in der *mimisch-affektiven Gesichtsaktivität* beider Gruppen. Auf Affektebene ist der Ausdruck von *echter Freude* bei den Patientinnen signifikant niedriger. Wie erwähnt zeigen Patientinnen keine Anhäufung negativer Affektausdrücke. Dies steht im Kontrast zum selbstberichteten emotionalen Erleben, wo gehäuft Beschwerden berichtet werden. Das Zeigen von *sozialem Lächeln* korreliert mit dem Erleben von Überraschung und Schuldgefühlen. Je mehr Ärger die Patientin zeigt, desto stärker ist ihr Interesse am Interview - jedoch reagiert der Interviewer mit Trauer und Verachtung (Kirsch & Bernardy, 2007). In einer weiteren Studie an Fibromyalgiepatientinnen und gesunden Frauen untersuchen Equit & Kirsch den mimischen und sprachlichen (Sprachinhaltsanalyse) Affektausdruck. FM-Patientinnen zeigen im Unterschied zu Gesunden einen herabgesetzten mimischen und sprachlichen Ausdruck von Ärger. Das m.E. klinisch bedeutende Ergebnis ist, dass Patientinnen, wie auch in der obigen Studie festgestellt, gegensätzliche mimische und sprachliche Signale aussenden. Die Autorinnen ziehen die Schlussfolgerung, dass die FM-Patientinnen aufgrund der fehlenden Kongruenz zwischen dem verbalen und nonverbalen emotionalen Ausdruck in ihren Schilderungen unglaubwürdig erscheinen und dies zur schwierigen Beziehungsgestaltung beiträgt (Equit & Kirsch, 2005).
In einer Interaktionsstudie vergleichen Merten & Brunnhuber den *mimisch-affektiven Ausdruck* und das emotionale Erleben von Schmerzpatienten und von Gesunden während eines OPD-Interviews. Das Ausdrucksverhalten der Patienten ist gekennzeichnet durch negativen Affektausdruck, insbesondere Verachtung, wohingegen die Gesunden vermehrt Freude zeigen. Der Ausdruck von Verachtung auf Seiten der Schmerzpatienten korreliert positiv mit ihrem Erleben von Angst und Scham und negativ mit dem Erleben von Freude (Merten & Brunnhuber, 2004). In der Studie wird ein OPD-Strukturrating durchgeführt und mit den Mimikdaten verglichen. Aufgrund der problematischen Stich-

probenzusammensetzung (lediglich eine gut, 16 mäßig und 4 gering strukturierte Patientinnen) und dem daraus resultierendem methodischem Vorgehen - nicht das Gesamtstrukturrating, sondern die Summe der einzelnen Strukturdimensionen wird gemittelt und mit dem mimisch-affektiven Ausdruck in Verbindung gebracht - wird diese Studie im Rahmen der störungsspezifischen Studien vorgestellt (Merten & Brunnhuber, 2005).

Waller & Scheidt sichten den aktuellen Forschungsstand zur Emotionalität verschiedener somatoformer Störungen und kommen zum Schluss, dass sich diese durch weit reichende Einschränkungen in der Emotionalität auszeichnen: Verringerte Fähigkeit der bewussten und differenzierten Emotionswahrnehmung; Schwierigkeiten zwischen affektiven und physiologischen Zuständen zu unterscheiden; Schwierigkeiten die Gefühle mit körperlichen Wahrnehmungen zu verbinden; inadäquater Emotionsausdruck und eingeschränkte Fähigkeiten zur Emotionsregulierung. Die Ergebnisse werden unter den Perspektiven des Alexithymiekonzeptes und der Bindungssicherheit diskutiert (Waller & Scheidt, 2006). In einer eigenen Studie können die Autoren einen Zusammenhang zwischen dem Erleben von negativen Affekten, eingeschränkter Affektregulation und Somatisierung feststellen (Waller & Scheidt, 2004).

Unter der Leitung von Cord Benecke und unter Beteiligung der Autorin werden Studien zum Emotionserleben und der Emotionsregulation bei verschiedenen klinischen Störungsbildern durchgeführt (Benecke, Vogt, Bock, Koschier, & Peham, 2008). Die Stichprobe umfasst 604 Probanden (358 Frauen, 246 Männer), aufgeteilt in eine gesunde (n=281) und eine klinische Gruppe (n=323). In der klinischen Gruppe sind fünf Krankheitsbilder enthalten: Chronisch entzündliche Darmerkrankungen, Neurodermitis, Aufmerksamkeitsdefizit-/Hyperaktivitätssyndrom (ADHS), Schizophrenie und Alkoholkranke. Zur Anwendung kommt der eigens entwickelte *Emotionserlebens und Regulationsfragebogen* (EER); siehe Kapitel 7.3. Die Ergebnisse bestätigen bisherige Befunde, wonach Patienten negative Emotionen häufiger und positive Emotionen seltener erleben als Gesunde. Von zwanzig untersuchten Emotionen werden nur drei Emotionen - Überraschung, Neid/Eifersucht und Hemmungslosigkeit - nicht signifikant. Es zeigen sich Zusammenhänge zwischen dem emotionalen Erleben einerseits und psychischer Symptomatik sowie interpersonellen Problemen andererseits, sowie Zusammenhänge zwischen dem Erleben negativ-passiver Emotionen und körperlichen Beschwerden. Die klinische Gruppe unterscheidet sich signifikant von der gesunden Gruppe in der häufigen Anwendung folgender Emotionsregulationsstrategien: Dissoziation, Überforderung, Rückzug, Verwirrung, sich verlieren und Black-out. Je höher die Werte in den maladaptiven Emoti-

onsregulationsskalen[1], desto stärker ausgeprägt sind psychische Symptomatik, Körperbeschwerden und interpersonelle Probleme. Wir interpretieren diese Zusammenhänge als Indiz einer fehlgeschlagenen Emotionsregulierung (Benecke, Vogt, Bock, Koschier, & Peham, 2008).
Levine et al. vergleichen emotionale Fähigkeiten von Borderlinepatienten mit Gesunden. Die Borderlinepatienten zeigen eingeschränkte emotionale Bewusstheit, eingeschränkte Empathie, eingeschränkte Fähigkeit mit komplexen Affektzuständen umzugehen und erleben negative Emotionen intensiver. Kein Unterschied kann im Erleben positiver Emotionen festgestellt werden. Borderlinepatienten sind weiters ungenauer im Dekodieren emotionaler Gesichtsausdrücke von Ärger, Angst und Ekel (Levine, Marziali, & Hood, 1997).
Von Ceumern-Lindenstjerna et al. untersuchen Emotionsregulation und Dekodierfähigkeiten von Borderlinepatientinnen, einer gemischt-klinischen Gruppe und einer gesunden Kontrollgruppe. Borderlinepatientinnen weisen erhöhte gedankliche Weiterbeschäftigung, Gefühlshemmung und Impulsivität auf. Kein Unterschied zeigt sich interessanterweise in der Kontrolle von Ärger. Borderlinepatientinnen zeigen - im Vergleich zur gesunden Kontrollgruppe - eine stark erhöhte Aufmerksamkeitsorientierung auf negative Reize, besonders dann, wenn sie sich in schlechter Stimmung befinden. Die gemischt-klinische Gruppe und die gesunde Kontrollgruppe wenden hingegen ihre Aufmerksamkeit vom negativen Reiz ab. Die Dekodierleistung wird sowohl kategorial (richtige Emotionszuordnung) als auch dimensional (Einschätzung bezüglich Intensität, Positivität und Bedrohlichkeit) ausgewertet. Weder in der kategorialen Emotionszuordnung, noch in dimensionaler Einschätzung der Stimulusbilder nach Intensität/Positivität/Bedrohlichkeit zeigen sich gruppenspezifische Unterschiede - mit Ausnahme der dimensionalen Einschätzung positiver Bilder. Hier weichen die Borderlinepatientinnen von den beiden anderen Gruppen ab, indem sie die Freudeausdrücke als weniger intensiv, weniger positiv aber bedrohlicher einschätzen (v. Ceumern-Lindenstjerna, 2004; v. Ceumern-Lindenstjerna, Brunner, Parzer, Fiedler, & Resch, 2002). Der letztgenannte Befund wird ergänzt durch eine Untersuchung von Wagner & Linehan, die zeigt, dass Borderlinepatientinnen gegenüber anderen klinischen Patientinnen und Gesunden dazu neigen, neutrale Gesichtsausdrücke als angstvoll zu dekodieren (Wagner & Linehan, 1999).
Abschließend gibt Tabelle 5 einen Überblick zu den in diesem Kapitel dargestellten Studien.

---

[1] Es sind dies folgende Skalen: Dissoziation, Überforderung, Rückzug, Verwirrung, sich verlieren, Black-out, Musterreflexion, Körper-Ausdruck, Externalisierung, Spontanität und Ablenkung.

Tabelle 5: Studien zu Affektivität und psychischer/struktureller Beeinträchtigung

Studie	*Methode*	*Stichprobe*	*Ergebnisse*
		Emotionserleben und psychische Beeinträchtigung	
(C. Albani, Geyer, Pokorny, & Kächele, 2003)	Beziehungsepisoden- u. klinische Interviews, Symptom-Beschwerde-Fragebögen (SCL-90-R, BSS, GAF)	n = 298 Patienten, weiblich	Zusammenhang zwischen Symptombelastung und affektiven Reaktionen; Veränderung emotionalen Erlebens während Psychotherapie: Erleben von Selbstkontrolle, Selbstsicherheit nimmt zu; Ausmaß an Enttäuschung und Deprimiertheit nimmt ab
(Myin-Germeys et al., 2003)	Emotionale Reaktion auf Stresssituation im Alltag (Experience Sampling Methode; über ein Signal erhielten die Probanden 10x am Tag über 6 Tage die Aufforderung, ihr emotionales Erleben in Formblätter einzutragen	n = 46 Major Depression, n = 38 bipolare Störung, n = 24 Psychosen, n= 49 Gesunde, gemischtgeschlechtlich	M.D.: erhöhter negativer Affekt; bipolare affektive Störung: reduzierter positiver Affekt; Psychosen: erhöhter negativer und reduzierter positiver Affekt; jeweils im Vgl. zur gesunden KG
(Myin-Germeys, Delespaul, & deVries, 2000)	Emotionale Reaktion auf Stresssituation, erfasst mit Brief Psychiatric Rating Scale	n = 58 Schizophrene, n = 65 Gesunde, gemischtgeschlechtlich	Schizophrene erleben negative Emotionen intensiver und in größerer Variabilität, aber positive Emotionen weniger intensiv und weniger variabel als Gesunde
(Podar, Hannus, & Allik, 1999)	Fragebogenuntersuchung: EDI-2 (Essstörung), NEO-FFI (Persönlichkeit), PANAS (emotionales Erleben)	n = 29 Essstörung, n = 41 Gewichtsprobleme, n = 44 Gesunde, weiblich	Persönlichkeitseigenschaften erklären Essbeschwerden besser als selbst berichtetes emotionales Erleben
(Bekker, van de Meerendonk, & Mollerus, 2004)	Affektinduktionsexperiment, verschiedene Fragebögen zu Impulsivität und Essverhalten	n = 84 Studenten, weiblich	Negative Emotionen beeinflussen emotionales Essverhalten, siehe auch (Truglia et al., 2006)
(Plies & Florin, 1992)	Affektinduktion, Fragebogen zur Körperwahrnehmung (Body Shape Questionnaire)	n = 20 gezügeltes Essverhalten, n = 20 nicht gezügeltes Essverhalten, weiblich	Negative Stimmung führt zu verzerrter Körperwahrnehmung, besonders bei Frauen mit gezügeltem Essverhalten
(Cimbora & Mc-Intosh, 2003)	emotionales Erleben nach 10 Fallvignetten	n = 63 gewalttätige und nicht-gewalttätige Jugendliche, männlich	Zusammenhang zwischen Gewalttätigkeit und emotionalem Erleben
(Westen, 1998; Westen, Muderrisoglu, Fowler, Shedler, & Koren, 1997)	Überblick zu bisherigen Untersuchungen und eigene Studie: Fremdbeobachtung / Fremdrating	Borderline vs. Dysthymie	Borderline: negative, intensive und plötzlich auftauchende Affekte wie Leere, Einsamkeit oder diffuse Gefühle. Dysthymie: Scham- und Schuldgefühle, Reue, Verlegenheit, Minderwertigkeit etc.
(Benecke, 2006)	Panikpatienten in Interaktion mit Therapeut, emotionales Erleben erfasst mit DAS	n = 20, weiblich	emotionales Erleben von Panikpatientinnen ist geprägt von Trauer und Furcht
(Leising, 2002)	emotionales Erleben (Klinische Emotionsliste) und Therapieerfolg (SCL-90-R, IIP-D und Heidelberger Umstrukturierungsskala)	n = 10 Patienten, 4 Messzeitpunkte gemischtgeschlechtlich	Veränderung in der Variabilität emotionalen Erlebens korreliert mit allen Therapieerfolgsmaßen
		Emotionsregulation und psychische Beeinträchtigung	
(Herpertz, Gretzer, Mühlbauer, Steinmeyer, & Saß, 1998)	Affektinduktionsexperiment, psychophysiologische, Affektprofile für 10 Emotionen	n = 50 Borderline / antisoziale PK-Störung, n = 25 andere klinische Störung, n = 25 Gesunde, weiblich	Borderline-Persönlichkeiten: Affektive Hyperreaktivität und wenig differenzierte Affektwahrnehmung; intensive Reaktionen auf Verlassensängste; herabgesetztes Arousalniveau; Antisoziale Persönlichkeiten: Herabgesetzte emotionale Ansprechbarkeit hindert Hemmung aggressiver Impulse
(Yen, Zlotnick, & Costello, 2002)	Fragebogenstudie (Affect Intensity Measure and Affect Control Scale)	n = 39 Patienten, weiblich	Schweregrad der PK-Störung korreliert positiv mit Affektintensität und Problemen der Affektkontrolle; Anwendung maladaptiver Emotionsregulationsstrategien
(Westen, 1998; Westen, Muderrisoglu, Fowler, Shedler, & Koren, 1997)	Überblick zu bisherigen Untersuchungen und eigene Studie: Fremdbeobachtung / Fremdrating	Borderline vs. Dysthymie	Borderline: maladaptive, nach außen agierende Verhaltensweisen, Vermeidung, Dissoziation, verallgemeinerndes Denken. Dysthymie: empfundener Ärger richtet sich gegen das Selbst, Denken auf negative Ereignisse eingeengt, passive Reaktionen
(Endtner, 2006)	EMOREG-B, verschiedene Sym-	n = 29 Borderline und	BL: mehr Vermeidung und mangelnde Im-

Studie	*Methode*	*Stichprobe*	*Ergebnisse*
	ptom- / Beschwerdelisten wie BDI und SCL-90-R	MDE, n = 16 MDE ohne MDE, weiblich	pulskontrolle bei weniger Verringerung der Emotionsintensität und Ausgeglichenheit
(Rottenberg, Kasch, Gross, & Gotlib, 2002)	Affektinduktionsexperiment	n = 72 Depressive, n = 33 Gesunde, gemischtgeschlechtlich	Depressive reagieren auf neutralen und positiven Reiz mit mehr Trauer und weniger Freude als Gesunde
Mimisch-affektiver Ausdruck und psychische Beeinträchtigung			
(Berenbaum & Oltmanns, 1992)	Affektinduktion, Alleinsituation	n = 16 Major Depression, n = 20 Gesunde	Depressive zeigen weniger Freude, mehr Ärger, mehr Verachtung als Gesunde
(Sloan, Strauss, Quirk, & Sajatovic, 1997)	Affektinduktion, Alleinsituation, Videoanalyse	n = 24 Depressive, n = 23 Gesunde, männlich	Depressive zeigen mehr und intensivere negative Affektausdrücke als Nichtdepressive
(Ulrich & Harms, 1985)	Videoanalyse von Interviews im Verlauf der Therapie (Tag 0 und Tag 21 der Therapie), Faktorenanalyse	n = 47 Depressive	Ausdrucksverhalten Depressiver durch Agitation und Retardierung gekennzeichnet - Charakteristik nimmt bei Besserung der Depression ab
(Juckel, 2005)	Bewegungsmessung über Ultraschall während Affektinduktion, Alleinsituation	n = 30 Depressive, gemischtgeschlechtlich	Verringerte mimische Aktivität korreliert mit Schweregrad der Erkrankung; siehe auch Heimann (Heimann, 1973). Lächeln setzt zeitverzögert ein
(Katsikitis & Pilowsky, 1991)	Bewegungsmessung über Computer, Affektinduktion, Alleinsituation	n = 21 Parkinson, n = 20 Major Depression, n = 19 Gesunde	Depressive und Parkinsonpatienten zeigen weniger Lächeln als Gesunde
(Ellgring, 1989)	Längsschnittstudie, Interaktionsstudie (FACS)	n = 500 Interviews mit Depressiven und Gesunden, gemischtgeschlechtlich	Bei Besserung der Depression nimmt die Häufigkeit des Lächelns wieder zu
(F. Schneider et al., 1990)	Affektinduktion, Interviewsituation, Expertenrating und computergestützte Analyse	n = 20 Schizophrene, n = 20 Depressive, n = 20 Gesunde, männlich	Expertenrating: In Alleinsituation zeigen Schizophrene herabgesetzte mimische Aktivität, in Interviewsituation zeigen beide klinische Gruppen herabgesetzte mimische Aktivität. Computeranalyse: keine Differenzen zwischen Gruppen und zwischen Situationen. Interpretation: Zerfall der mimischen Ausdruckszeichen in Einzelbewegungen bei Schizophrenie
(Steimer-Krause, Krause, & Wagner, 1990; Steimer, Krause, Sänger-Alt, & Wagner, 1988)	dyadische Interaktion, Alltagsgespräch (FACS/EmFACS)	n = 10 ambulante Schizophrene, n = 10 Gesunde, jeweils in Interaktion mit Gesunden, männlich	Schizophrene zeigen reduzierte mimische Aktivität im Obergesicht, eingeschränktes mimisch-affektives Repertoire, weniger Illustratoren, weniger echtes Lächeln, höherer Anteil negativer Affekte und Anhäufung willentlich produzierter sozialer Signale. Positiver ZH zwischen Erkrankung und Ausdruckseinschränkung ; siehe auch (Haack-Dees, 2001)
(Präßl, 2004)	Affektinduktion, Alleinsituation (FACS/EmFACS),	n = 27 Schizophrenie, n = 27 Gesunde, weiblich	Schizophrene zeigen reduzierte mimische Aktivität im Obergesicht und Diskrepanz zwischen Erleben und Ausdruck: Obwohl sie den Film als ebenso lustig empfanden wie Gesunde, zeigen sie weniger und verspätet einsetzendes Lächeln; abweichend bezüglich Einsetzen des Lächelns siehe (Juckel & Polzer, 1998) und (Schwab, 2001)
(Frisch, Schwab, & Krause, 1995)	Affektausdruck in dyadischer Interaktion (FACS/EmFACS)	n = 20 Colitis Ulcerosa, n = 20 Gesunde, gemischtgeschlechtlich mit gleichgeschlechtlichem Interaktionspartner	Interaktionseffekt Geschlecht - Krankheit; lediglich Lächeln ist bei beiden Geschlechtern der Colitis Ulcerosa herabgesetzt
(Steimer-Krause, Krause, & Wagner, 1990)	Affektausdruck in dyadischer Interaktion (FACS/EmFACS)	n = 20 Schizophrene, n = 10 psychosomatische Patienten, n = 50 Gesunde, gemischtgeschlechtlich	Schizophrene zeigen generelle Reduktion im mimisch-affektiven Repertoire, insbes. Freude, und reduzierte Intensität der Ausdrücke; störungsspezifischer Leitaffekt
(Schwab & Krause, 1994)	Affektausdruck in dyadischer Interaktion (FACS/EmFACS)	n = 10 Colitis Ulcerosa, n = 10 funkt. WS-	Kolitispatienten zeichnen sich durch Ausfall, Wirbelsäulenpatienten durch Anstieg mimi-

Studie	*Methode*	*Stichprobe*	*Ergebnisse*
		Beschwerden, n = 10 Gesunde, männlich	scher Aktivität aus
(Kirsch, 2003; Kirsch & Brunnhuber, 2007)	Affektausdruck in dyadischer Interaktion während psychodynamischem Interview (FACS/EmFACS)	n = 15 Traumatisierte, n = 15 Gesunde, weiblich	Traumatisierte: reduziert im mimischen Ausdruck, Freude herabgesetzt, Ärger erhöht; siehe auch Blumenstock (Blumenstock, 2004)
(Bernardy & Kirsch, 2004)	Affektausdruck in dyadischer Interaktion während psychodynamischem Interview (FACS/EmFACS) und emotionales Erleben (DAS)	n = 15 Fibromyalgie-Patienten, n = 15 Gesunde, weiblich	Herabgesetzter Freudeausdruck bei FM-Patientinnen
(Renneberg, Heyn, Gebhard, & Bachmann, 2005)	Affektinduktion Affektausdruck (FACS/EmFACS)	n = 30 Borderline, n = 27 Depressive, n = 30 Gesunde, weiblich	Borderline und Depressive zeigen im Vergleich zu Gesunden herabgesetzte mimisch-affektive Aktivität
(Benecke & Dammann, 2004)	Affektausdruck in dyadischer Interaktion wd. strukturellem Interview nach Kernberg (FACS/EmFACS)	n = 13 Borderline, weiblich	Cluster-I: aggressiver Ausdruck, Leitaffekt Ekel; Cluster-II: herabgesetzter Affektausdruck, Leitaffekt Freude gefolgt von Verachtung
(Buchheim & Benecke, 2007)	Affektausdruck während Bindungsinterview AAI (FACS/EmFACS)	n = 13 Angstpatienten, n = 14 Gesunde, weiblich	Gesunde u. sicher Gebundene zeigen viel Freudeausdruck; Angsterkrankte und unsicher Gebundene zeigen viel soziales Lächeln
(Benecke & Krause, 2007)	Affektausdruck während Therapiesitzung (FACS/EmFACS) Angstfragebogen (STAI), Symptom-Beschwerde-Checklisten (z.B. SCL-90-R)	n = 20 Panikpatientinnen in Interaktion mit Therapeut	Interaktive Verstrickung des Therapeuten korreliert mit Höhe der Symptombelastung der Patientin
(Schulz, 2000)	Affektausdruck (FACS/EmFACS) während OPD-Interview, OPD-Strukturrating,	n = 8 mäßig/gering strukturiert, n = 10 gut strukturiert, gemischtgeschlechtlich	Mäßig/gering Strukturierte zeigen weniger komplexe, herabgesetzte Aktivität, weniger interpretierbare Ereignisse, mehr Illustratoren, weniger vollständige Affektausdrücke, weniger Ärger und Ekel, aber mehr Angst und Trauer; Gut Strukturierte lächeln bei beidseitigem Blickkontakt, gering Strukturierte, wenn sie selbst wegblicken
Emotionsdekodierung und psychische Störung			
(Sprengelmeyer, 2005)	Vielzahl an Testverfahren und Stimuli (z.B. Benton Test, Emotionskontinuum, Bilder der Ekman-Friesen-Serie)	n = 13 Corea Huntington, n = 19 Zwangserkrankungen, n = 20 Schizophrenie, n = 40 Gesunde, gemischtgeschlechtlich	herabgesetzte Dekodierleistung bei allen klinischen Gruppen, bei Schizophrenie am ausgeprägtesten
(Rubinow & Post, 1992)	Gesichtsausdruck und verbale Information	n = 17 Depression, n = 31 Gesunde, gemischtgeschlechtlich	Depressive schneiden bei der Gesichtererkennung (insb. Trauer, Freude u. Interesse), nicht aber bei verbaler Information schlechter ab
(Kan, Mimura, Kamijima, & Kawamura, 2004)	Gesichtsausdruck und verbale Information	n = 16 Depressive, n = 20 Gesunde	Depressive schneiden bei verbaler Informationen (insb. Interesse), nicht aber bei Gesichtererkennung schlechter ab
(Mendlewicz, Linkowski, Bazelmans, & Philippot, 2005)	emotionaler Gesichtsausdruck	n = 21 Major Depression, n = 36 Anorexie, n = 32 Gesunde, weiblich	Anorektikerinnen zeigen keine Einbussen, Depressive zeigen Einbussen bei Ärgererkennung
(McClure, Pope, Hoberman, Pine, & Leibenluft, 2003)	emotionaler Gesichtsausdruck von Erwachsenen und von Kindern	n = 10 Angststörung, n = 11 bipolar affektive Störung, n = 25 Gesunde, Jugendliche, gemischtgeschlechtlich	Jugendliche mit bipolar affektiver Störung erkennen Emotionsausdrücke von Kindern schlechter und neigen dazu Ärger zu attribuieren
(Montagne et al., 2006)	emotionaler Gesichtsausdruck	n = 24 generalisierte Angststörung, n = 26 gesunde KG, gemischtgeschlechtlich	Angstpatienten erkennen Ärger und Ekel schlechter als Gesunde
(Wagner & Li-	emotionaler Gesichtsausdruck	n = 21 Borderline,	Borderline: Sensibilität für Angst: Angst wird

Studie	*Methode*	*Stichprobe*	*Ergebnisse*
nehan, 1999)	(Bilder der Ekman-Serie), freie Antwortwahl	n = 21 sexueller Missbrauch, n = 20 Gesunde, weiblich	besser erkannt, aber auch attribuiert
(Mandal, Pandey, & Prasad, 1998)	Metastudie über 26 Dekodierstudien	Schizophrene vs. Gesund	Schizophrene zeigen überwiegend Defizite in der Emotionserkennung
(Hufnagel, Steimer-Krause, & Krause, 1991)	Interaktionsstudie	n = 10 Schizophrene in Interaktion mit gesundem Gesprächspartner	Schizophrene interpretieren Lachen der Interaktionspartner als Schadenfreude
(Kornreich et al., 2001)	emotionaler Gesichtsausdruck in verschiedenen Intensitäten	n = 22 Alkoholiker, n = 22 Zwangserkrankungen, n = 22 Gesunde, gemischtgeschlechtlich	Eingeschränkte Dekodierleistung der Alkoholiker, insbesondere Ärger und Freude, zudem schätzen sie die Intensität höher ein, siehe auch Foisy et al. (Foisy et al., 2007)
(Townshend & Duka, 2003)	emotionaler Gesichtsausdruck, gemischter Ausdruck	n = 14 Alkoholiker, n = 14 Gesunde, gemischtgeschlechtlich	Alkoholiker weichen bei der Zuschreibung von Ärger und Ekel ab und zeigen Tendenz, Angst zu attribuieren
(Kessler, Roth, von Wietersheim, & Traue, 2004)	FEEL-Test	n = 39 Angstpatienten, n = 41 neurologische Patienten	Angstpatienten erkennen Basisemotionen schlechter als neurologische Patienten
(Kessler, Schwarze, Traue, & von Wietersheim, 2006)	FEEL-Test	n = 79 Essstörung, n=78 Gesunde, weiblich	kein Unterschied zwischen den Gruppen, kein ZH mit Alexityhmie
(Geble, 2002)	FEEL-Test	n = 17 Straftäter mit Gewaltdelikt, n = 17 Straftäter ohne Gewaltdelikt, n = 30 studentische KG, männlich (KG: gemischt)	Straftäter erkennen Basisemotionen, insbesondere Angst u. Überraschung, schlechter als KG
Empathie und psychische Störung			
(Baron-Cohen, Wheelwright, Hill, Raste, & Plumb, 2001)	"Reading the Mind in the Eyes Test" und "Autism Spectrum Quotient"	n = 15 Asperger Syndrom/ Autismus, n = 239 gesunde KG, gemischtgeschlechtlich	Je stärker autistische Züge ausgeprägt sind, desto stärker ist die Fähigkeit zur Mentalisierung (Wahrnehmung emotionaler Zustände anderer) eingeschränkt.
(Rogers, Dziobek, Hassenstab, Wolf, & Convint, 2007)	IRI-Fragebogen und „Strange Stories Test"	n = 21 Asperger Syndrom, n = 21 Gesunde, Erwachsene, gemischtgeschlechtlich	Das Asperger Syndrom geht mit niedriger kognitiver Empathie und niedriger Fähigkeit zur Mentalisierung einher, jedoch nicht mit verringerter emotionaler Empathie (emotional concern). Im Bereich der emotionalen Betroffenheit (personal distress) liegen die Werte der Patienten mit Asperger Syndrom über jenen der gesunden Kontrollgruppe.
(Langdon, Coltheart, & Ward, 2006)	„false belief" Aufgaben: Darbietung von Cartoons, ohne Gesichtsausdruck	n = 22 Schizophrene, n = 18 gesunde KG gemischtgeschlechtlich	Schizophrene haben im Unterschied zur KG Einbussen sowohl in den kognitiven als auch in den emotionalen Aspekten der Empathie. Fazit aus bisheriger Forschung: Die Empathiefähigkeit Schizophrener ist im Unterschied zu autistischen Menschen - lediglich Einbussen im Bereich der kognitiven Empathie - weit reichender.
(Donges et al., 2005)	LEAS	n = 22 Depressive + n = 22 Gesunde, Verlauf stationärer Behandlung	Depressive weisen zu Beginn der Behandlung signifikant niedrigerer Empathie-Wert (LEAS-other) als Gesunde auf; der Wert bessert sich im Laufe der Behandlung
Mehrkomponentenstudien zu Affektivität und psychischer Störung			
(Truglia et al., 2006)	Überblicksstudie (u.a.) zu Emotionserleben und -regulation	Anorexia, Bulimia, Binge Eating Disorder	Anorexie-Patienten erleben häufig Ärger, Feindseligkeit und Aggressivität, die sie internalisieren oder unterdrücken. Bulimische Patienten externalisieren Ärger. Fettleibige; BED externalisieren Ärger; fettleibige P. ohne BED unterdrücken Ärger.
(Gehrige &	Emotionserleben (DAS) und Af-	n = 11 depressive Pati-	Depressive unterscheiden sich von Nichtde-

Studie	*Methode*	*Stichprobe*	*Ergebnisse*
Shapiro, 2000)	fektausdruck (EMG-Messung)	enten, n = 11 nicht-depressive Patienten, weiblich	pressiven im Ausdruck (reduziert), nicht aber im Erleben von Emotionen.
(Mennin, Heimberg, Turk, & Fresco, 2005)	Emotionserleben und -Regulation Fragebogenstudie: STAI, BDI, Generalized Anxiety Disorder Questionnaire, Affective Control Scale, TAS-20, Trait Meta-Mood Scale, Berkeley Expressivity Questionnaire	n = 538 Studenten, n = 42 Angstpatienten, gemischtgeschlechtlich	Ausmaß an Angststörung korreliert positiv mit Intensität des emotionalen Erlebens und negativ mit Emotionsverständnis. Angstgestörte weisen schlechtere Emotionsregulation auf, insbesondere Selbstberuhigung
(Subic-Wrana, Bruder, Thomas, & Köhle, 2004; Subic-Wrana, Knebel, Paulussen, & Lane, 2007)	Wahrnehmung eigener Emotionen - Empathie (LEAS)	n = 394 Psychosomatik-Patienten und Gesunde	herabgesetzte Wahrnehmung und Kommunikation eigener Emotionen sowie herabgesetzte Empathie
(Berenbaum & Oltmanns, 1992; Earnest & Kring, 1999; Kring, Smith, & Neale, 1993; Sison, Alpert, Fudge, & Stern, 1996).	diverse Studien zu Emotionsausdruck und -Erleben bei Schizophrenen	Schizophrene	Diskrepanz zwischen herabgesetztem Affektausdruck („flat affect") und nicht herabgesetztem emotionalen Erleben bei Schizophrenen; abweichend dazu (Flack, Cavallaro, Laird, & Miller, 1997)
(Hufnagel, Steimer-Krause, & Krause, 1991)	Ausdruck(FACS/EmFACS) - Erleben (DAS); Interaktionsstudie	n = 10 Schizophrene, n = 30 Gesunde, männlich in Interaktion	Gesunde: Ausdruck und Erleben sind konform, Bezugnahme auf gemeinsames, mentalisiertes Objekt. Schizophrene: Ausdruck und Erleben sind nicht konform, Ausdruck sediert/hemmt Erleben; Ausdruck nicht an mentalisiertes Objekt, sondern an aktuelle Selbst- oder Objekterfahrung geknüpft.
(Kirsch & Bernardy, 2007)	Affektausdruck(FACS/EmFACS) - Emotionserleben (DAS)	n = 15 Fibromyalgie-Patienten, n = 15 Gesunde, weiblich	Herabgesetzter Freude-Ausdruck bei den Patientinnen. Kontrast zwischen selbstberichtetem emotionalen Erleben (stark erhöht) und Affektausdruck (nicht erhöht). Zeigen von sozialem Lächeln korreliert mit dem Erleben von Überraschung und Schuldgefühlen.
(Equit & Kirsch, 2005)	Mimischer (FACS/EmFACS) und sprachlicher (Sprachinhaltsanalyse) Affektausdruck, Interaktionsstudie	n = 10 Fibromyalgie-Patienten, n = 10 Gesunde, weiblich	Herabgesetzter mimischer und sprachlicher Ausdruck von Ärger, sowie Diskrepanz in den mimischen und sprachlichen Signalen.
(Merten & Brunnhuber, 2004)	Affektausdruck (FACS/EmFACS) während OPD-Interview, emotionales Erleben (DAS)	n = 21 Schmerzpatienten, n = 11 Gesunde, weiblich	Patienten zeigen Anstieg im negativen Affektausdruck, insbesondere Verachtung. Der Ausdruck von Verachtung korrelierte positiv mit dem emotionalen Erleben von Angst und Scham und negativ mit dem Erleben von Freude.Gesunde zeigen mehr Freude.
(Waller & Scheidt, 2004, 2006)	Überblicksarbeit zur Affektivität somatoformer Störungen	Somatoform gestörte Patienten	Verringerte Fähigkeit der bewussten und differenzierten Emotionswahrnehmung, des adäquaten Emotionsausdrucks und der Emotionsregulierung
(Benecke, Vogt, Bock, Koschier, & Peham, 2008)	Emotionserleben und -regulation (EER-Fragebogen), Fragebögen zu psychischer Symptomatik (BSI), Körperbeschwerden (FBL) und Problemen in den Beziehungen (IIP)	n = 323 klinische Gruppe, n = 281 Gesunde, gemischtgeschlechtlich	Emotionserleben: Patienten erleben positive Emotionen seltener und negative Emotionen häufiger als Gesunde, Korrelation mit psychischer Symptomatik und interpersonellen Problemen Emotionsregulation: Patienten erreichen höhere Werte in den Skalen Dissoziation, Überforderung, Rückzug, Verwirrung, sich verlieren und Black-out.
(Levine, Marziali, & Hood, 1997)	Emotionswahrnehmung (LEAS-self, Fragebögen zur Wahrnehmung gemischter Emotionen und zur Intensität wahrgenommener Emotionen) - Emotionsdekodierung (Pictures of Facial	n = 30 Boderlinepatienten, n = 40 Kontrollgruppe gemischtgeschlechtlich	Borderlinepatienten: Eingeschränkte emotionale Bewussheit (LEAS-self), eingeschränkte Empathie (LEAS-other), eingeschränkte Fähigkeit, mit komplexen Affektzuständen umzugehen; intensives Erleben negative Emotionen (kein Unterschied im Erleben positiver

Studie	*Methode*	*Stichprobe*	*Ergebnisse*
	Affect, Ekman)		Emotionen). Dekodierdefizite bei Ärger, Angst und Ekel
(v. Ceumern-Lindenstjerna, 2004; v. Ceumern-Lindenstjerna, Brunner, Parzer, Fiedler, & Resch, 2002)	Emotionsregulation und -dekodierung, (Fragebogen zur Emotionskontrolle ECQ2-D, Schwarz-Weiss-Stimulusbilder emotionaler Gesichtsausdrücke)	n = 30 Borderlinepatientinnen, n = 30 gemischt-klinische Gruppe, n = 30 Gesunde, weiblich	BL unterscheiden sich durch Form der Emotionsregulation und durch Fokussierung auf negative Reize; Ausdruck von Freude wird von Borderlinepatientinnen als weniger intensiv, weniger positiv und bedrohlicher eingeschätzt als von den Vergleichsgruppen; siehe dazu auch (Wagner & Linehan, 1999).

5 Implikationen für die vorliegende Arbeit

In Kapitel 1 wird der Zusammenhang zwischen psychischer Struktur und Emotionalität aus theoretischer Sicht erörtert. Es wird vermutet, dass sich strukturelle Störungen durch ein Defizit im emotionalen Erleben, in der Regulation, im Ausdruck eigener Emotionen, sowie im Erkennen fremder Emotionen beschreiben lassen. In Kapitel 4 wird der aktuelle Forschungsstand beschrieben. Dieser lässt sich zusammenfassend wie folgt skizzieren: In den allermeisten Studien werden lediglich einzelne Komponenten der Affektivität untersucht. Dies lässt Aussagen bezüglich der Gesamtaffektivität nicht zu. Zweitens werden Affektkomponenten vorzugsweise anhand einzelner Störungsbilder im Vergleich zu einer gesunden Kontrollgruppe untersucht. Dieses Vorgehen lässt Fragen bezüglich störungsspezifischen Einschränkungen der Affektivität offen. Drittens kann festgehalten werden, dass kaum Studien vorliegen, welche Affektivität strukturspezifisch untersuchen oder aus welchen sich strukturspezifische Implikationen ableiten lassen. Wir verfügen im Moment über kein gesichertes Wissen bezüglich der affektiven Vorgänge bei Menschen mit strukturellen Einschränkungen. Das vorhandene Wissen setzt sich vielmehr aus klinischen Beobachtungen, theoretischen Überlegungen und störungsspezifischen Studien zusammen. An Hand der vorliegenden Studien mag man auf den ersten Blick geneigt sein, den Schluss zu ziehen, dass eine psychische Störung mit generellen affektiven Einbussen einhergeht. Bei genauer Analyse der Studien zeigt sich jedoch, dass ein solch linearer Zusammenhang unwahrscheinlich ist. Angebracht scheint ein umfassender und zugleich differenzierter Zugang.

(1) Nur eine umfassende Analyse der Affektivität lässt Aussagen über dieselbe zu:

Es ist wahrscheinlich, dass die verschiedenen Komponenten der Affektivität zwar zusammenhängen, jedoch ist die Form dieses Zusammenhangs weitgehend unerforscht. Beispielsweise kann gezeigt werden, dass Einbussen im Bereich des Affektausdrucks nicht automatisch Einbussen im emotionalen Erleben einschließen. In anderen Fällen werden Emotionen zwar ausgedrückt aber nicht erlebt. Einzelne Komponenten der Affektivität, insbesondere die Emotionsregulierung, nehmen Einfluss auf den affektiven Prozess und damit auf benachbarte Affektkomponenten nehmen. Anzunehmen ist, dass Menschen, welche Schwierigkeiten im Wahrnehmen eigener Emotionen haben, auch Schwierigkeiten im Wahrnehmen der Emotionen anderer haben, jedoch kann dieser Zusammenhang nicht immer bestätigt werden.

(2) Welcher Form ist der Zusammenhang zwischen Affektivität und struktureller Einschränkung?
In den Bereichen Emotionserlebens und –regulation verweisen bisherige Studien relativ eindeutig darauf, dass zwischen der Schwere der psychischen Erkrankung und negativem Emotionserleben und maladaptiven Emotionsregulationsstrategien ein Zusammenhang besteht. In anderen Bereichen ist ein solch (linearer) Zusammenhang jedoch nicht zu vermuten: Im Bereich der mimisch-affektiven Aktivität zieht die Saarbrücker Gruppe den Schluss, dass schwere psychische Störungen mit einer Abnahme, neurotisch-konflikthafte Störungen jedoch mit einer Zunahme der mimisch-affektiven Aktivität einhergehen. Im Bereich der Emotionsdekodierung scheinen manche klinische Störungsbilder Einbussen in der Dekodierkompetenz aufzuweisen, andere - wie z.B. Essstörungen oder Borderline - jedoch nicht.

(3) Differenzierte Analyse der einzelnen Affektkomponenten:
- Das Emotionserleben muss in seinen spezifischen Qualitäten so exakt wie möglich erfasst werden. Es ist weiters zu erforschen, ob strukturell Eingeschränkte alle positiven Emotionen vermindert und alle negativen Emotionen intensiver wahrnehmen, oder ob spezifische Emotionen von dieser allgemeinen Tendenz ausgeschlossen sind.
- Für die Emotionsregulation gilt, dass die meisten Klassifikationen von Emotionsregulationsstrategien auf theoretischen Überlegungen beruhen. Wenig erforscht ist, welche Strategien Menschen tatsächlich verwenden, um ihre Emotionen zu regulieren, und ob diese strukturspezifisch sind.
- Im Bereich der mimisch-affektiven Aktivität ist eine Vielzahl spezifischer Fragen zu klären. Zeigen sich beispielsweise je nach psychischem Strukturniveau Unterschiede in der gesamten mimisch-affektiven Aktivität? Betreffen die Einschränkungen den Ausdruck aller oder nur spezifischer Affekte? Lässt sich ein *Leitaffekt* feststellen?
- Im Bereich der Emotionsdekodierung verweisen bisherige Studien darauf, dass eine generelle Einbusse von strukturell Eingeschränkten im Vergleich zu strukturell Gesunden nicht zu erwarten ist. Aufgrund der Annahme, dass Traumatisierung zu struktureller Störung führt, und dass (manche) Traumatisierte aufgrund ihrer Lebensgeschichte besonders geschult im Erkennen von z.B. Aggression, Ekel oder Angst sind, lässt sich ebenso gut die Hypothese formulieren, dass strukturell Eingeschränkte bessere Dekodierleistungen erzielen als strukturell Gesunde. Interessant scheint hier die Frage, nach spezifischen Emotionen. Wie gut werden einzelne Emotionen erkannt, z.B. die für strukturelle Störungen als wichtig erachteten Ausdrücke von Angst und Ekel? Zeigt sich eine Tendenz, neutrale Emotionen positiv oder negativ umzubewerten - wird z.B. Freude als Furcht dekodiert? Pas-

sieren spezifische Verwechslungsfehler, z.B. indem Angst als Ekel dekodiert wird? Und wenn ja, inwiefern sind diese strukturspezifisch?

- Im Bereich der Empathie ist vielfach unklar, was darunter eigentlich zu verstehen ist und wie diese untersucht werden kann. Folglich ist auch die Interpretation der Ergebnisse äußerst schwierig. Beim *Reading the Mind in the Eye Test* ist m.E. nicht ausreichend geklärt, inwieweit Emotionsdekodierkompetenz, Empathie oder Perspektivenübernahme erfasst wird. Von allen in dieser Studie zu untersuchenden Bereichen scheint es am schwierigsten, der Empathie gerecht zu werden. Das Vorgehen dazu wird deshalb ein exploratives sein.

Methodischer Teil

6 Fragestellungen der vorliegenden Arbeit

Aus theoretischen Überlegungen zum Zusammenhang zwischen psychischer Struktur und Affektivität (Kapitel 1) und den bisher durchgeführten empirischen Studien zur Affektivität bei psychischen Erkrankungen bzw. bei strukturellen Einschränkungen (Kapitel 4), werden in Kapitel 5 Implikationen für die vorliegende Studie abgeleitet, welche in diesem Kapitel als spezifische Hypothesen und Fragestellungen näher spezifiziert werden. Dies erfolgt aufgeschlüsselt in die Fragenkomplexe Emotionserleben, Emotionsregulation, mimisch-affektiver Ausdruck, Emotionsdekodierung und Empathie. Am Ende dieses Kapitels werden die Fragestellungen in Tabelle 6 überblicksmäßig zusammengestellt.

Die meisten Hypothesen enthalten die Formulierung, dass sich *besser strukturierte von schlechter strukturierten Personen* in einem bestimmten Erlebens- oder Verhaltensaspekt unterscheiden. Getestet wird dies anhand der Gruppenunterschiede gut strukturierter, mäßig strukturierter und gering strukturierter Personen.

Jeder solche Fragenkomplex enthält eine Fragestellung, die der Validierung der Aussagen der OPD Struktur-Checkliste (nach welcher das Strukturrating erfolgte) dient. Diese Checkliste enthält strukturspezifische, typisierende Aussagen zur Affektivität auf Grundlage theoretischer Konzeptionen und klinischer Beobachtungen - jedoch fand eine empirische Überprüfung dieser Aussagen bisher nicht statt. Diese Aussagen sind im Anhang, Kapitel 11.2, Tabelle 90 aufgelistet.

6.1 Fragenkomplex Emotionserleben

1. *Besser strukturierte erleben häufiger positive Emotionen als schlechter strukturierte Personen.*
2. *Besser strukturierte erleben seltener negative Emotionen als schlechter strukturierte Personen.*
3. *Sollten sich Hypothesen 1) und 2) bestätigen, gibt es Emotionen, welche von dieser allgemeinen Tendenz ausgenommen sind?*
4. *In der vorliegenden Studie werden verschiedene Formen von Angst (Angst, diffuse Angst und Vernichtungsangst) untersucht. Unterscheiden sich besser strukturierte von schlechter strukturierten Personen hinsichtlich des Erlebens dieser spezifischen Angstformen?*
5. *Validierungsfragestellung OPD-Struktur-Checkliste: Lassen sich die typisierenden Aussagen der OPD-Strukturcheckliste, dargestellt auf Item Affektdifferenzierung, Dimension Selbsterleben zum emotionalen*

Erleben der unterschiedlichen Strukturniveaus bestätigen[1]? Wenn nein, lassen sich (andere) Emotionserlebenstypen finden und wie ist deren strukturspezifische Verteilung?

In den Diagnosesystemen DSM-IV und ICD-10 (Saß, Wittchen, Zaudig, & Houben, 2003; Weltgesundheitsorganisation, 1993) werden spezifische psychische Störungen, wie affektive Störungen und Angststörungen, als Störungen im Bereich des Emotionserlebens definiert. Für andere psychische Störungen werden Kriterien formuliert, welche ebenfalls Einschränkungen im emotionalen Erleben beinhalten, wie z.B. die starke Furcht vor dem Zunehmen in der Anorexia Nervosa oder die Angst vor einer körperlichen Erkrankung in der Hypochondrie. In bisherigen Studien kann das dysfunktionale Emotionserleben an verschiedenen klinischen Störungsbildern belegt werden (zur Übersicht siehe Tabelle 5), ohne jedoch die gesamte Bandbreite emotionalen Erlebens zu berücksichtigen. Da die Dysfunktionalität der Affekte respektive des Emotionserlebens mit der Schwere der psychischen Störung zunimmt, ist anzunehmen, dass sich zwischen eingeschränktem, dysfunktionalem Emotionserleben und Strukturniveau Zusammenhänge finden lassen, wie z.B. von Rudolf und Krause formuliert (Krause, 1988, 1990; Krause & Fabregat-Ocampo, 2002; Rudolf, 1995b, 2004, 2005) und in Kapitel 1.5 dargestellt. Nach Rudolf zeichnen sich strukturelle Störungen dadurch aus, dass Affekte nicht ausreichend generiert, selbstreflexiv wahrgenommen und differenziert werden können. Der Betroffene hat bestimmte Affekte nicht (Affektausfall). Als Folge davon kann die eigene emotionale Situation nicht geklärt werden, Affekte bleiben diffus, das Individuum kann sich nicht richtig verstehen und wird sich selbst fremd. In der strukturellen Störung tritt an die Stelle eines Affektes das Gefühl der Nicht-Emotion. Das Geschehen wird als leer, blass, fremd oder tot erlebt. Der zugehörige affektive Erregungsausdruck bleibt erhalten, ist aber nicht mehr verstehbar und gerät zum Symptom (Rudolf, 2004, 2005).

6.2 Fragenkomplex Emotionsregulation

6. *Besser strukturierte wenden häufiger adaptive Affektregulierungsstrategien (z.B. kognitive Strategien) an, als schlechter strukturierte Personen.*
7. *Besser strukturierte wenden seltener maladaptive Affektregulierungsstrategien (z.B. Rückzug) an, als schlechter strukturierte Personen.*
8. *Sollten sich Hypothesen 6) und 7) bestätigen, gibt es Emotionsregulationsstrategien, welche von dieser allgemeinen Tendenz ausgeschlossen sind?*
9. *Validierungsfragestellung OPD-Struktur-Checkliste: Lassen sich die typisierenden Aussagen der OPD-Strukturcheckliste[2] zur Emotionsregulation*

[1] Die Checkliste wird detailliert im Anhang beschrieben (Kapitel 11.2).
[2] Die Checkliste wird detailliert im Anhang beschrieben (Kapitel 11.2).

auf unterschiedlichem Strukturniveau bestätigen? Wenn nein, lassen sich (andere) Regulationstypen finden und wie ist deren strukturspezifische Verteilung?

Die phänomenologisch beobachtbaren Störungen im Bereich der Affektregulation finden Aufnahme in die Diagnosesysteme DSM-IV und ICD-10 (Saß, Wittchen, Zaudig, & Houben, 2003; Weltgesundheitsorganisation, 1993), wie z.B. das impulsive Verhalten in der Borderline und der antisozialen Persönlichkeitsstörung oder die fortdauernde Sorge in der Angststörung. Eine umfassende theoretische Konzeption zur gemeinsamen Genese von psychischer Struktur und Affektregulation legen Fonagy et al. vor (siehe Kapitel 1.3.2.1) (Fonagy, Gergely, Jurist, & Target, 2006; Fonagy & Target, 2002). Rudolf beschreibt die geringe Affekttoleranz und eingeschränkte Affektregulierung in der strukturellen Störungen wie folgt: Die wahrgenommenen Gefühle sind nicht auszuhalten und kaum regulierbar, sondern verlangen nach rascher Entlastung (z.B. durch Essanfälle, Selbstverletzung, agierendes Handeln etc.). Die Voraussetzung einer erfolgreichen Affektregulierung, nämlich eine innere Distanzierung vom emotionalisierenden Ereignis und das Erleben von kognitiver Kontrolle und Handlungsfähigkeit, sind in der strukturellen Störung nicht gegeben (Rudolf, 2004, 2005). Aktuelle Forschungsergebnisse bestätigen insbesondere bei schweren psychischen Störungen eine eingeschränkte Emotionsregulationsfähigkeit und die Anwendung dysfunktionaler Regulationsstrategien (siehe Tabelle 5). Aus diesen Überlegungen ergibt sich die Vermutung, dass ein Zusammenhang zwischen der Schwere der strukturellen Einschränkung und der Dysfunktionalität der Emotionsregulation besteht.

6.3 Fragenkomplex mimisch-affektiver Ausdruck

Fragestellungen bezüglich Quantität und Komplexität des mimisch-affektiven Ausdrucks:

10. *Besser strukturierte weisen sich durch höhere mimische Aktivität aus, als schlechter strukturierte Personen.*
11. *Besser strukturierte weisen sich durch höhere affektive Aktivität aus, als schlechter strukturierte Personen.*
12. *Besser strukturierte weisen einen höheren Anteil interpretierbarer Affekte an der Summe der mimischen Ereignisse auf, als schlechter strukturierte Personen.*
13. *Besser strukturierte weisen sich durch komplexere mimische Ereignisse aus, als schlechter strukturierte Personen.*

Fragestellungen bezüglich Qualität des affektiven Ausdrucks:

14. *Besser strukturierte zeigen häufiger echtes Lächeln als schlechter strukturierte Personen.*

15. *Es ist zu zeigen, ob sich soziales Lächeln strukturspezifisch beschreiben lässt.*
16. *Besser strukturierte zeigen weniger negativen Affektausdruck von Angst und Trauer als schlechter strukturierte Personen.*
17. *Besser strukturierte zeigen weniger Distanz vergrößernden Affektausdruck von Ärger, Verachtung und Ekel als schlechter strukturierte Personen.*
18. *Es lässt sich ein strukturspezifischer Leitaffekt ausmachen. Auf gutem Strukturniveau sollte der Leitaffekt Freude sein, auf mäßigem und geringem Strukturniveau sollte sich ein negativer Leitaffekt zeigen.*

Fragestellungen bezüglich Illustratoren und Blenden:

19. *Besser strukturierte zeigen - als Zeichen von Involvement in die Interaktion - häufiger sprechbegleitende Illustratoren als schlechter strukturierte Personen.*
20. *Es ist zu zeigen, ob sich Blenden strukturspezifisch beschreiben lassen.*

Fragestellung bezüglich Validierung der OPD-Struktur-Checkliste:

21. *Lassen sich die typisierenden Aussagen der OPD-Strukturcheckliste*[1] *zum Emotionsausdruck auf unterschiedlichem Strukturniveau bestätigen? Wenn nein, lassen sich (andere) Ausdruckstypen finden und wie ist deren strukturspezifische Verteilung?*

Zur Operationalisierung der Hypothesen siehe Tabelle 8.

Die Hypothesen und Fragestellungen beruhen erstens auf der klinischen Beobachtung einer gestörten Nähe-Distanz-Regulierung bei strukturellen Einschränkungen, wobei die Wünsche nach Nähe bzw. Distanz durch den Ausdruck der Primäraffekte kommuniziert werden. Eine Konzeptualisierung dazu liegt von Krause (Krause, 1983, 1988, 1990) vor und wird in Kapitel 2.7.1 dargestellt. Sie beruhen zweitens auf den bisherigen Befunden der Saarbrücker Forschungsgruppe (zusammengefasst in Kapitel 4.3.3) und stellen eine Erweiterung der Studie von Schulz (Schulz, 2000) dar, welche als bisher einzige Studie den Zusammenhang zwischen Affektausdruck und Strukturniveau empirisch untersucht (siehe Kapitel 4.3.5).
Es wird vermutet, dass Personen auf schlechterem Strukturniveau eine geringere (Hypothesen 10 und 11) und weniger komplexe mimisch-affektive Aktivität (Hypothese 13) zeigen, als Personen auf besserem Strukturniveau. Weiters wird vermutet, dass der Anteil interpretierbarer Affektausdrücke am mimischen Gesamtausdruck positiv mit der Qualität des Strukturniveaus zusammenhängt (Hypothese 12). Diese Vermu-

---

[1] Die Checkliste wird detailliert im Anhang beschrieben (Kapitel 11.2).

tungen konnten bereits für verschiedene psychische Störungsbilder (siehe Kapitel 4.3.3) sowie für den Unterschied von gut versus mäßig/gering Strukturierten (Schulz, 2000) gezeigt werden. Weiters wird vermutet, dass besser strukturierte öfters hedonische Affekte zeigen als schlechter strukturierte Personen. Dies entspricht ihrem positiv gefärbten emotionalen Erleben; sie wollen den Interaktionspartner an der Freude teilhaben lassen und bekunden Interesse an der Fortsetzung der Interaktion (Hypothese 14). Hingegen wird vermutet, dass schlechter Strukturierte entsprechend ihrem emotionalem Erleben häufiger passiv-negative Affekte (Trauer und Angst) zeigen (Hypothese 16), sowie dass sie mehr Distanz vergrößernde Affekte (Ekel, Verachtung und Wut) zeigen - entsprechend dem Wunsch nach größerer Distanz zum Interaktionspartner (Hypothese 17). Das niedrige beteiligt sein an der Interaktion schlechter Strukturierter sollte sich weiters im geringen Zeigen von sprechbegleitenden *Illustratoren* (Hypothese 19) zeigen; *Illustratoren* gelten als Marker für das Involvement an der Interaktion und als Ausdruck des Wunsches nach Fortbestand der Interaktion.

Bezüglich des *sozialen Lächelns* (Fragestellung 14) liegen unterschiedliche Befunde vor. Während manche Studien bei psychischen Störungen eine Anhäufung von *sozialem Lächeln* finden und dies als Wunsch nach Nähe interpretieren (Buchheim & Benecke, 2007; Schwab, 2001), stellen andere eine Abnehme des *sozialen Lächelns* fest (Schwab & Krause, 1994). Schulz kann keine strukturspezifische Verteilung des *sozialen Lächelns* feststellen (Schulz, 2000).

Eine Anhäufung von affektiven Ambivalenzen wird im Bereich neurotischer Störungen beschrieben. Aufgrund eingeschränkter Fähigkeiten gelingt es nicht, einander widersprechende Affekte im intrapsychischen Binnenraum zu bewältigen. Vielmehr werden die Affekte intrapsychisch ausagiert. Mögliche Kombinationen sind bspw. *Blenden* von Wut und Angst *(negativ-negativ Blende)* oder der Wunsch und die gleichzeitige Angst vor Nähe *(negativ-positiv-Blende)*. Bezüglich Blenden bei klinischen Stichproben liegen unterschiedliche Befunde vor (Fragestellung 20). Gestörte Emotionalität zeigt sich auch in einem besonders häufigen Auftreten bestimmter, negativer Affekte (*Leitaffekt*). Der *Leitaffekt* lässt sich als chronischer bzw. dysfunktionaler Affekt verstehen (siehe Kapitel 1.5.3.1), der seine adaptive Funktion, das flexible Reagieren auf Veränderungen in der sozialen Umwelt, verloren hat (Hypothese 18) (Schulz, 2000).

6.4 Fragenkomplex Emotionserkennung

22. *Es ist zu zeigen, inwiefern sich Dekodierfähigkeit strukturspezifisch beschreiben lässt. Es ist zu klären, ob der Anteil an nicht erkannten Emotionen („falsch-negativ-Fehler“) bei schlechterem Strukturniveau zunimmt. Dies ist sowohl für die*

a) generelle Dekodierfähigkeit als auch für die
b) emotionsspezifische Dekodierfähigkeit zu untersuchen.

23. *Es ist zu zeigen, ob spezifische Emotionen häufiger als andere fälschlicherweise genannt werden („falsch-positiv Fehler") und inwiefern sich diese Fehler strukturspezifisch beschreiben lassen.*
24. *Lassen sich spezifische Dekodierfehler finden und wenn ja, sind diese strukturspezifisch?*
25. *Lassen sich strukturspezifische Tendenzen zu positiver oder negativer Dekodierung finden?*
26. *Validierungsfragestellung OPD-Struktur-Checkliste: Lassen sich die typisierenden Aussagen der OPD-Strukturcheckliste[1] zum Emotionserkennen bestätigen? Wenn nein, lassen sich (andere) Dekodiertypen finden und wie ist deren strukturspezifische Verteilung?*

Auf Grund theoretischer Annahmen und klinischer Beobachtungen wird ein komplexer, nicht-linearer Zusammenhang zwischen Emotionserkennung und Strukturniveau angenommen. Auch empirische Studien kommen zum Ergebnis dass die Dekodierfähigkeit mancher klinischer Störungsbildern eingeschränkt ist, bei anderen jedoch nicht, wie z.B. in der Anorexie (siehe Tabelle 5). Es ist daher davon auszugehen, dass sich auf schlechterem Strukturniveau einerseits Menschen befinden, welche auf Grund ihrer individuellen Lebensgeschichte Emotionen besser dekodieren können, als Menschen auf gutem Strukturniveau, etwa weil sie durch Traumatisierungen besonders geschult im Erkennen zwischenmenschlicher Signale wurden. Andererseits sollte niedriges Strukturniveau auch mit Einbussen in der Dekodierfähigkeit einhergehen: Die affektiven Signale anderer, ausgedrückt in Mimik, Intonation und Körperhaltung, können nur schwer entschlüsselt werden (Rudolf, 2004, 2005). Es ist weiters abzuklären, ob die Einbussen sich auf alle Emotionen gleichermaßen beziehen oder ob sie als emotionsspezifisch zu bezeichnen sind. Diese Fehler werden im Folgenden als *falsch-negativer Fehler* bezeichnet und werden in der Untersuchung ergänzt um *falsch-positiv-Fehler*. Darunter verstehe ich die fälschliche Dekodierung, also wenn z.B. die Emotion Überraschung als Angst dekodiert wird. Hier ist abzuklären, ob sich Tendenzen in Richtung positive oder negative Umkodierung der Emotionen oder spezifische Verwechslungen finden lassen und inwiefern diese struktur-typisch beschreibbar sind.

6.5 Fragenkomplex Empathie

27. *Besser strukturierte beschreiben ihr Erleben und Verhalten als empathischer und prosozialer als dies schlechter strukturierte Personen tun.*

---

[1] Die Checkliste wird detailliert im Anhang beschrieben (Kapitel 11.2).

28. *Validierungsfragestellung OPD-Struktur-Checkliste: Lassen sich die typisierenden Aussagen der OPD-Strukturcheckliste*[1] *zur Empathie bestätigen? Wenn nein, lassen sich (andere) Empathietypen finden und wie ist deren strukturspezifische Verteilung?*

Empathie ist ein komplexes Konstrukt und umfasst emotionale Fähigkeiten ebenso wie eher kognitive. Weiters lässt sie sich ebenso erlebens- wie verhaltensnah operationalisieren. Rudolf vermutet in der strukturellen Störung eine Unfähigkeit, sich von den Emotionen eines anderen emotional berühren und erfassen zu lassen sowie eine mangelhafte kognitive Perspektivenübernahme. Es bestehen Schwierigkeiten, den verstehenden Blick in die Innenwelt des Anderen tun zu können, da die diesen Fähigkeiten zu Grunde liegende Fähigkeit der sicheren Selbst- und Objektunterscheidung nicht ausgebildet werden konnte (Rudolf, 2004, 2005). Fonagy et al. haben den Zusammenhang zwischen Empathie bzw. der Fähigkeit zur Mentalisierung und strukturellen Fähigkeiten beschrieben (Fonagy, Gergely, Jurist, & Target, 2006); siehe dazu Kapitel 1.3.2.1 bzw. Kapitel 1.4.3 zu den dysfunktionalen Aspekten. Die bisherigen, recht spärlichen klinischen Befunde zur Empathie bei psychischen Störungen (zusammengefasst in Tabelle 5) lassen die Vermutung zu, dass mit zunehmend schlechter werdendem Strukturniveau auch die Fähigkeit zur Empathie abnimmt.

Abschliessend werden die Hypothesen - mit Ausnahme der Validierungshypothesen - in Tabelle 6 zusammengefasst:

[1] Die Checkliste wird detailliert im Anhang beschrieben (Kapitel 11.2).

Tabelle 6: Übersicht Hypothesen und Fragestellungen

Hyp. Nr.	*Inhalt Hypothese*	*postulierte Richtung besser - schlechter strukturiert*
1	positive Emotionen	>
2	negative Emotionen	<
3	Ausnahmen von 1 u. 2	keine
4	maladaptive Formen der Angst	<
6	adaptive Affektregulierungsstrategien	>
7	maladaptive Affektregulierungsstrategien	<
8	Ausnahmen von 6 u. 7	keine
10	mimische Aktivität	>
11	affektive Aktivität	>
12	Anteil Affekte an mimischer Aktivität	>
13	Komplexität mim. Ereignisse	>
14	felt smile	>
15	social smile	keine
16	passiv-negative Affekte	<
17	Distanz vergrößernde negative Affekte	<
18	Leitaffekt	positiv vs. negativ
19	Illustratoren	>
20	Blenden	keine
22	Dekodierfähigkeit falsch-negativ	keine
23	Dekodierfähigkeit falsch-positiv	keine
24	spezifische Dekodierfehler	keine
25	Tendenz negative/positive Dekodierung	keine
27	Empathie	>

7 Methoden der vorliegenden Arbeit

7.1 Erfassung Strukturniveau: Operationalisierte Psychodynamische Diagnostik (OPD)

In der vorliegenden Arbeit wird das Strukturniveau mittels OPD (Operationalisierte Psychodynamische Diagnostik) erfasst. Psychische Struktur im Sinne der OPD verbindet objektbeziehungstheoretische, ich- und selbstpsychologische Ansätze psychoanalytischer Strukturtheorien (Rudolf, 1995b). Das Verständnis der Struktur im Sinne der OPD wird in Kapitel 1.2.3, weitere Methoden zur strukturellen Analyse in Kapitel 3.1 dargestellt. In diesem Kapitel wird die OPD als Methode dargestellt:

Ausgehend vom Problem der Reliabilität und Validität von theoretisch hochkomplexen Konstrukten, welche sich nur schwer verhaltensnah operationalisieren lassen, liegt der Fokus beim Entwurf der Strukturachse auf folgenden Aspekten: Konzentration auf eine Linie (Das Selbst und seine Beziehung zu den Objekten). Beschränkung auf wenige strukturelle Beurteilungskriterien (*Selbstwahrnehmung, Selbststeuerung, Abwehr, Objektwahrnehmung, Kommunikation* und *Bindung*). Verhaltensnahe Beschreibung dieser Kategorien in einem Manual. Weitgehender Verzicht auf tradierte psychoanalytische Begriffe bzw. deren kontextuelle Einbettung (Arbeitskreis-OPD, 2004). Ein m.E. wichtiger Aspekt der OPD ist, dass die innere Welt des Patienten nicht nur anhand seiner unbewusst geäußerten Phantasien, sondern auch an seinem äußeren, dem interpersonellen und emotionalen Verhalten ablesbar ist (Rudolf, 2004).

In der psychischen Struktur zeigt sich der zeitüberdauernde Stil einer Person. In der OPD wird das Strukturniveau über den Zeitraum der letzten 2 Jahre erfasst. Zeitüberdauernd bedeutet jedoch nicht unveränderbar, vielmehr ist Struktur ein „slow-change-modell". Dies impliziert, dass Veränderungen über einen längeren bis großen Zeitraum möglich sind[1].

Das Strukturrating wird mittels OPD-Interview und OPD-Struktur-Checkliste (Rudolf, Oberbracht, & Grande, 1998) durchgeführt. Das Strukturniveau kann vier Integrationsstufen erreichen: Gut, mäßig, gering oder desintegriert. Gutes Strukturniveau ist definiert als ein autonomes Selbst, dem ein mentaler innerer Raum zur Verfügung steht, in welchem Konflikte ausgetragen werden können. Mäßiges Strukturniveau impliziert eine verringerte Fähigkeit der verschiedenen Regulierungsfunktionen, welche aber prinzipiell vorhanden sind. Auf gerin-

[1] Auf Methoden zur Erfassung struktureller Veränderungen kann hier nicht eingegangen werden. Die bekanntesten unter ihnen sind die *Heidelberger Umstrukturierungsskala* (Rudolf, Grande, & Oberbracht, 2000) und die *Scales of Psychological Capacities* (SPC) (Wallerstein, 1988a).

gem Integrationsniveau ist der mentale innere Raum defizitär, weswegen Konflikte hauptsächlich interaktionell ausgetragen werden. Desintegration, schließlich, ist charakterisiert durch Fragmentation und psychotische Restituierung von Struktur. Innerhalb der Struktur werden sechs Dimensionen (siehe unten) differenziert. Auch sie werden bezüglich Integrationsniveau geratet. So ist z.B. die Objektwahrnehmung auf gutem Strukturniveau gekennzeichnet dadurch, dass der Andere eigene Rechte hat. Auf mäßigem Strukturniveau findet sich wenig Empathie, auf geringem Strukturniveau keine Empathie. Auf desintegriertem Strukturniveau herrscht psychotische Konfusion und selektive Wahrnehmung anderer vor (Arbeitskreis-OPD, 2004; Rudolf, Oberbracht, & Grande, 1998). Im Folgenden werden die einzelnen Strukturdimensionen genauer beschrieben. Eine weiterführende Darstellung dazu findet sich im Anhang (Kapitel 11.2).

Dimension Selbstwahrnehmung
Beschrieben wird die Fähigkeit, durch Selbstreflexion ein Bild des eigenen Selbst zu gewinnen. Voraussetzungen dafür sind die sichere Unterscheidung zwischen Selbst und Objekt und die Fähigkeit sich selbst zum Gegenstand der Wahrnehmung machen zu können. Das Selbstbild (Identität) umfasst die Fähigkeit, verschiedene Aspekte und Seiten seiner Selbst differenziert wahrzunehmen und über die Zeit stabil zu halten. Ebenso wird die Fähigkeit zur Wahrnehmung und Differenzierung eigener Affekte erfasst. Strukturelle Störungen zeigen sich in einer eingeschränkten Selbstreflexion, in der Unvertrautheit mit dem eigenen Selbstbild und der Identität sowie in der Schwierigkeit, eigene psychische Vorgänge und Affekte differenziert wahrzunehmen (Arbeitskreis-OPD, 2004; Rudolf, 1996a).

Dimension Selbststeuerung
Die Steuerung seiner Selbst ist die zweite zentrale Aufgabe der psychischen Struktur. Selbststeuerung umschreibt die Fähigkeit sich selbst zu organisieren, sowie Affekte, Bedürfnisse und den Selbstwert so zu regulieren, dass ein inneres Gleichgewicht erreicht und aufrechterhalten werden kann. Viele dieser steuernden und organisierenden Fähigkeiten sind andernorts als Ich-Funktionen beschrieben worden. Es geht um die Fragen, ob sich das Selbst als Urheber kompetenten Handelns erleben kann, ob es gelingt, eigene Impulse zu steuern und zu integrieren, Belastungen auszuhalten und Gleichgewichte wiederherzustellen, eigene Affekte zu tolerieren, den Selbstwert zu regulieren und schließlich, ob eine Antizipation der Folgen eigenen Handelns möglich ist und diese Überlegungen steuernd genutzt werden können. Ein Selbst auf hohem Niveau erlebt sich als Urheber seiner Wünsche, Empfindungen und Handelns, was zu einem Gefühl von Kompetenz führt. Strukturelle Störungen ma-

nifestieren sich in einer Intoleranz gegenüber eigenen, v.a. negativen, Affekten, einem Ausgeliefertsein an eigene Handlungsimpulse und einem stark schwankenden und schlecht regulierbaren Selbstwertgefühl (Arbeitskreis-OPD, 2004; Rudolf, 1996a).

Dimension Abwehr
Die Abwehr - als eine spezielle Form der Selbststeuerung - wird gesondert erfasst und umfasst die Fähigkeit psychisches Gleichgewicht in inneren und äußeren Konfliktsituationen mittels Abwehr-mechanismen aufrechtzuerhalten. Die Fähigkeit zur Abwehr ist definiert über Gegenstand der Abwehr (intrapsychisch oder interpersonell), Erfolg, Stabilität, Flexibilität und Form der vorherrschenden Abwehrmechanismen (Rudolf, 1996a). Gutes Strukturniveau ist gekennzeichnet durch eine flexible, erfolgreiche Verwendung reifer, intrapsychischer Abwehrmechanismen während strukturelle Unreife als eine starre, erfolglose Anwendung unreifer und interpersoneller Abwehrmechanismen (z.B. Spaltung, Projektion) (Arbeitskreis-OPD, 2004).

Dimension Objektwahrnehmung
Objektwahrnehmung umfasst die Fähigkeit zwischen sich (als innerer Realität) und anderen Objekten (als äußere Realität) sicher zu unterscheiden und Intentionen sich selbst oder den Objekten zuzuordnen. Weiters geht es um die Fähigkeit der ganzheitlichen Wahrnehmung des Anderen, d.h. die Person in seinen eigenen Wünschen, Absichten und Rechten aber auch in seinen Widersprüchen wahrzunehmen, die Fähigkeit zum empathischen Einfühlen und um die Fähigkeit zum Erleben objektbezogener Affekte (z.B. Anteilnahme, Sorge oder Schuldgefühle). Als Indizien für eine strukturelle Störung gelten, wenn der Andere als Bedürfnis befriedigendes oder bedrohliches Objekt wahrgenommen wird, wenn wenig objektbezogene Affekte erlebt werden, wenn ein empathisches Einfühlen erschwert ist, wenn dem Anderen keine eigenen Absichten und Rechte zuerkannt werden können oder wenn die Grenzen zwischen Selbst und Anderen unsicher sind (Arbeitskreis-OPD, 2004; Rudolf, 1996a).

Dimension Kommunikation
In der Dimension Kommunikation werden die grundlegenden Fähigkeiten zur Interaktion mit anderen abgebildet und inwiefern ein gegenseitiger Austausch von - vor allem emotionalen - Botschaften gelingt, sodass ein Erleben von Reziprozität möglich ist. Um andere Menschen zu verstehen und sich selbst auszutauschen, muss das Individuum fähig sein, sich emotional auf Andere auszurichten, eigene Affekte mitzuteilen und die emotionalen Signale des Anderen zu entschlüsseln. Strukturelle Störung manifestiert sich im fehlenden emotionalen Interesse für Ande-

re, misslingen eigener emotionaler Mitteilungen und Schwierigkeiten im Verstehen fremder emotionaler Mitteilungen. Anstelle eines Wir-Gefühls treten Verwirrung oder Kontaktabbruch (Arbeitskreis-OPD, 2004; Rudolf, 1996a).

Dimension Bindung
In der Dimension Bindung geht es um die Fähigkeit, innere Repräsentanzen der Objekte zu errichten und diese affektiv zu besetzen, sowie um einen angemessenen Wechsel zwischen Bindung und Lösung. Auf einem gut entwickelten Strukturniveau haben die Objekte affektive Bedeutung, welche auch bei deren Abwesenheit aufrecht bleibt. Es besteht die Fähigkeit, Verluste zu betrauern und die Objekte loszulassen. Weiters können triadische Bindungen eingegangen werden und die Bindungen zeichnen sich durch Variabilität aus. Interaktionsregeln schützen die Bindungen. Demgegenüber sind die Objekte bei einer strukturellen Störung nur in Realpräsenz wirksam; Abwesenheit wird Verlust gleichgesetzt. Es gibt einen deutlichen Mangel an positiven, internalisierten Objekten; strafende, entwertende Objekte herrschen vor. Die Beziehungen sind dyadisch und Wunsch geleitet, so dass der Andere austauschbar ist. All das führt dazu, dass das Individuum von einer inneren Leere bedroht ist (Arbeitskreis-OPD, 2004; Rudolf, 1996a).

Reliabilität und Validität der OPD-Strukturachse
Studien zu Validität und Reliabilität des OPD zeigen gute bis zufrieden stellende Werte (Cierpka et al., 2001). In einer Validitätsstudie (Grande, Schauenburg, & Rudolf, 2002) zeigen sich signifikante Korrelationen zwischen OPD-Gesamtstrukturniveau und den *Scales of Psychological Capacity* (Wallerstein, 1988a). Die Korrelationen liegen zwischen 0.29* (Skala *sich nicht verlassen können)* und 0.51** (Skala *wenig emotionale Resonanz*). Eine weitere Validitätsstudie verweist auf den Zusammenhang zwischen gutem Strukturniveau einerseits und sicherer Bindung und Wunsch nach enger Bindung andererseits, während geringes Strukturniveau mit Borderlinezügen, antisozialen Zügen und übersteigerten Autonomiebestrebungen korreliert (Schauenburg, 2000). Die Reliabilität der OPD-Strukturachse kann nach ersten Ergebnissen als sehr gut bezeichnet werden. Rudolf et al. berichten von gewichteten Kappawerten von 0,7 (*Bindung*) bis 0,9 (*Selbstwahrnehmung*), lediglich die Dimension *Selbststeuerung* weist mit 0,49 niedrigere Kappawerte auf (Rudolf, Grande, Oberbracht, & Jakobsen, 1996). Schulz berichtet von einer prozentualen Interrater-Übereinstimmung des Gesamtstruktur-niveaus von 78,6% (Schulz, 2000).

Zum Ratingprozedere in der vorliegenden Studie

Das OPD-Rating wird anhand des videographierten Interviews, für alle vier Achsen[1] durchgeführt; für die vorliegende Arbeit ist die Achse IV (Struktur) relevant. Das Rating basiert auf der Struktur-Checkliste (Rudolf, Oberbracht, & Grande, 1998). Die ersten Ratings werden in einer Dreier-Gruppe als Experten- bzw. Konsensrating von Cord Benecke, Doris Peham und der Autorin (alle OPD-zertifizierte Rater) durchgeführt. Die weiteren Ratings stammen von der Autorin. In gewissen zeitlichen Abständen und bei Unsicherheiten werden Konsensratings durchgeführt um die Reliabilität der Ratings zu gewährleisten. Zusätzlich wird eine Validitätsstudie durchgeführt (Kapitel 8.3.5). Eine Studie zur Interraterreliabilität ist in Vorbereitung. Die gewichteten Kappawerte liegen zwischen 0,8 (Objektwahrnehmung) und 0,7 (Gesamtstruktur) (Benecke et al., eingereicht).

Das Strukturrating wird differenziert durchgeführt: Eingeschätzt werden das Gesamtstrukturniveau, das Niveau der sechs Strukturdimensionen und das der einzelnen Items[2]. Neben einem *kategorialen Rating* (vier Stufen) wird ein *feinkategoriales Rating* (7 Stufen) und ein *feinstkategoriales Rating* (auf eine Dezimalstelle) durchgeführt, um eine feinere statistische Auswertung zu ermöglichen. Für jedes Item, für jede Dimension und für die Gesamtstruktur wird das Niveau *kategorial, feinkategorial* und *feinstkategorial* erfasst. Im Anhang (Abbildung 34) ist ein Ratingbogen exemplarisch abgebildet.

In den Zeitraum der Durchführung der Studie fällt die Veröffentlichung der zweiten, veränderten Fassung, die OPD-2 (Arbeitskreis-OPD, 2006), sodass parallel zum ursprünglichen auch mit dem neuen System geratet wird. In der vorliegenden Arbeit wird das Rating nach OPD (Erstfassung) herangezogen. Da OPD-2 nur geringe inhaltliche Änderungen zur ersten Fassung aufweist, ergibt sich in Bezug auf das Gesamtstrukturniveau, *kategoriales Rating*, lediglich in zwei von hundertzwanzig Fällen eine abweichende Bewertung. Die Ergebnisse der vorliegenden Studie können daher auch für OPD-2 als gültig erachtet werden.

7.2 Erfassung mimisch-affektiver Zeichen: Facial Action Coding System (FACS)

Das mimisch-affektive Ausdrucksverhalten wird mittels *Facial Action Coding System* (FACS) (Ekman & Friesen, 1978; Ekman, Friesen, & Hager,

---

[1] Achse I: Krankheitserleben und Therapievoraussetzung, Achse II: Beziehungserleben, Achse III: Konflikt, Achse IV: Struktur; in die Achse V gehen die Diagnosen nach DSM-IV oder ICD-10 ein.

[2] In der Struktur-Checklist ist jede Dimension weiter definiert über verschiedene Items. So z.B. wird die Dimension Bindung erfasst über Internalisierung, Loslösung und Variabilität der Bindung (Rudolf, Oberbracht, & Grande, 1998).

2002) kodiert. FACS ist ein umfassendes Kodiersystem, das beobachtbare Gesichtsmuskelaktivität (sog. *Action Units;* AUs) auf Grundlage von Muskelinnervationen erfasst. AUs sind nach funktionalen Aspekten gegliedert und somit nicht identisch mit muskulären Einheiten. Ein Muskel kann zu verschiedenen Veränderungen im beobachtbaren Gesichtsausdruck führen und umgekehrt kann eine Änderung im Ausdruck auf mehreren Muskeln basieren. In Tabelle 7 sind AUs, deren muskuläre Basis und die im Gesicht sichtbaren Veränderungen abgebildet. AUs 1 bis 7 betreffen das Obergesicht, AU 9 bis 28 das Untergesicht:

Tabelle 7: Action Units, deren muskuläre Basis sowie sichtbare Veränderung

AU	*Bezeichnung*	*beteiligter Muskel bzw. Muskelgruppen*	*sichtbare Veränderungen*
1	Inner Brow Raiser	Frontalis, Pars medialis	heben der inneren Augenbrauen
2	Outer Brow Raiser	Frontalis, Pars lateralis	heben der äußeren Augenbrauen
4	Brow Lowerer	Depressor glabellae, Depressor supercilli, Corrugator	zusammenziehen der Augenbrauen
5	Upper Lid Raiser	Levator palpebrae superioris	heben der Oberlider
6	Cheek Raiser	Orbicularis oculi, Pars orbitalis	heben der Wangen
7	Lid Tightener	Orbicularis oculi, Pars palebralis	anspannen der Augenlider
9	Nose Wrinkler	Levator labii superioris, Alaeque nasi	rümpfen der Nase
10	Upper Lip Raiser	Levator labii superioris, Caput infraorbitalis	heben der Oberlippe
11	Nasolabial Furrow Deepener	Zygomatic minor	vertiefen der Nasolabialfurche
12	Lip Corner Puller	Zygomatic major	heben der Mundwinkel
13	Sharp Lip Puller	Caninus	"Charly Chaplin Lächeln"
14	Dimpler	Buccinnator	Grübchenbildung
15	Lip corner depressor	Triangularis	Mundwinkel nach unten ziehen
16	Lower Lip Depressor	Depressor labii	Unterlippe nach unten ziehen
17	Chin Raiser	Mentalis	anheben des Kinns
18	Lip Puckerer	Incisivii labii superioris, Incisive labii inferioris	Lippen spitzen
20	Lip Stretcher	Risorius	Lippen auseinander ziehen
22	Lip Funneler	Orbicularis oris	Lippen vorstülpen
23	Lip Tightener	Orbicularis oris	Lippen anspannen
24	Lip Presser	Orbicularis oris	Lippen zusammenpressen
25	Lips Part	Depressor labii oder Entspannung des Mentalis, des Orbicularis oris	Lippen öffnen
26	Jaw Drop	Masetter, temporale und internale Entspannung des Pterygoids	Unterkiefer hängen lassen
27	Mouth Stretch	Pterygoids, Digastric	Mund aufreissen
28	Lips Suck	Orbicularis oris	Lippen nach innen stülpen

Die Stärke von FACS ist die Objektivität: Es geht ausschließlich beschreibend vor – es werden keine subjektiven Wahrnehmungen (z.B. „sieht traurig aus") kodiert. Neben den genau definierten AUs werden globale Abläufe (sog. *miscellaneous actions* oder *action descriptors*) und Bewegungen der Augen oder des Kopfes beschrieben, sodass eine umfassende Beschreibung der Gesichtsaktivität möglich ist. Bei manchen AUs wird zudem Lateralität (z.B. AU 10, 12, 14), Asymmetrie (AU 14) und Intensität (AU 5, 10, 12, 15, 17, 20 und 24) erfasst. Meist treten AUs nicht einzeln, sondern in Kombination auf. Beispielsweise AU 6 und AU 12 - diese gelten als Ausdruck von Lächeln. Das Manual enthält für diese Kombinationen Kodierregeln: Additive Regeln - wie im Fall von AU 6+12, d.h. beide werden kodiert - oder Dominanz-, Alternativ- oder Ersetzungsregeln, d.h. dass eine Entscheidung getroffen wird, welche AU kodiert wird.

Der Gesichtsausdruck ist raschen Veränderungen unterworfen, und es kommt zu zeitlichen überlappenden Ausdrücken der AUs. Im FACS-Manual (Kapitel 11: Advanced Scoring Techniques) sind Anweisungen enthalten, die einzelnen *mimischen Ereignisse* (*events*) abzugrenzen. Wenn in einem *Ereignis* eine AU (z.B. AU 12) erscheint und nach einiger Zeit diese AU von anderen AUs (z.B. AU 10 + 16) begleitet wird, wird lt. Manual AU 12 als erstes *Ereignis* und AU 10 + 16 als zweites kodiert. Das zweite *Ereignis* wird dann ohne AU 12 kodiert, obwohl zeitgleich mit AU 10 + 16 vorhanden. Diese Richtlinie hat eine bedeutende Konsequenz für die Interpretation der *Ereignis*se. Die Funktion einer AU 10+12+16 Kombination ist sowohl intrapsychisch als auch interaktiv verschieden von einer AU 10+16 Kombination. Aus diesem Grund wird diese Richtlinie dahingehend abgeändert, dass alle Gesichtsaktivitäten, welche zeitgleich vorhanden sind, als ein *mimisches Ereignis* kodiert werden auch wenn eine Bewegung schon vorher zu sehen war.

Das Video wird sowohl in Echtzeit als auch in Slow-Motion sowie getrennt nach Ober- und Untergesicht kodiert[1]. Die Echtzeitanalyse dient dazu, den Überblick zu behalten, die Slow-Motion-Analyse dient dazu, Details festzustellen. Auf Basis der FACS-Kodierung klassifiziert EmFACS (Friesen & Ekman, 1984), ein konservatives, computer-gestütztes Interpretationsprogramm, die als emotionsrelevant geltenden AUs und deren Kombinationen (Kernkombinationen, *core combinations*). Abbildung 1 verdeutlicht die Arbeitsweise von EmFACS.

---

[1] Zur FACS-Kodierung sind nur Personen berechtigt, welche den sog. FACS-Final-Test absolviert haben. Die Güte der Kodierung wird mittels Kontrollkodierung sichergestellt.

Abbildung 1: Interpretation mimischer Ereignisse durch EmFACS

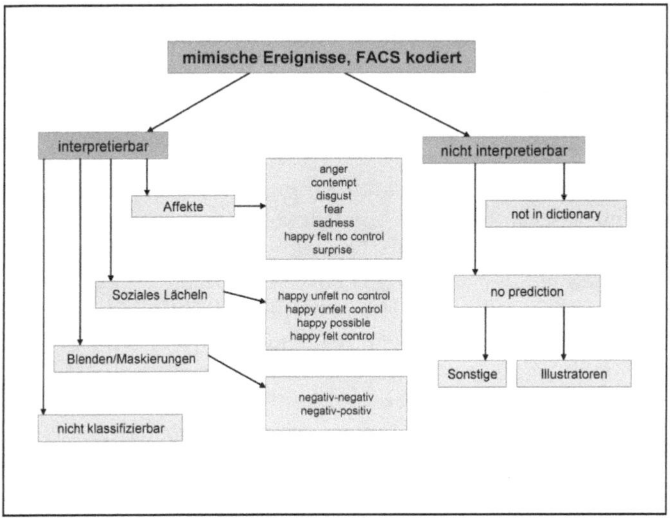

Mimische Ereignisse werden in *interpretierbare* und *nicht interpretierbare* unterteilt. Die *nicht interpretierbaren* werden den Kategorien *not in dictionary* und *no prediction* zugeteilt. *Not in dictionary* bedeutet, dass EmFACS diese AUs bzw. deren Kombinationen nicht aufführt, diese scheiden von der weiteren Analyse aus. *No prediction* umfasst AUs und deren Kombinationen, welche nicht affektspezifisch sind und den Klassen *Sonstige* oder *Illustratoren* zugeteilt werden. *Illustratoren* sind Ausdrücke die verbale Äußerungen begleiten, betonen und modifizieren, wie z.B. das Anheben der Augenbraue (AU 1+ 2). Die Klasse der *Sonstigen* kann weiter aufgeschlüsselt werden.
Die *interpretierbaren Ereignisse* umfassen *Affekte, Blenden* bzw. *Maskierungen* (zwei od. mehrere Ausdrücke treten gleichzeitig auf), *soziales Lächeln* und *nicht klassifizierbarer Ausdruck* (nicht eindeutig einem negativen Affekt zuordenbarer Ausdruck). *Affekte, Blenden* bzw. *Maskierungen* und *soziales Lächeln* werden genauer analysiert: Unter *Affekten* werden die Basisemotionen nach Ekman erfasst: *Anger* (Wut), *contempt* (Verachtung), *disgust* (Ekel), *fear* (Angst), *sadness* (Trauer), *happy felt no control* (echte Freude) und *surprise* (Überraschung). *Blenden* bzw. *Maskierungen* werden weiter aufgeschlüsselt; z.B. in *negativ-negativ* (der Ausdruck zweier negativer Affekte tritt gleichzeitig auf) *und negativ-positiv* (der Freudeausdruck wird von einem negativen Affekt überdeckt).

Das *soziale Lächeln* unterscheidet sich vom echten Freudeausdruck (*happy felt no control*) darin, dass zwar die AU 12 innerviert ist, jedoch AU 6 nicht. Dadurch werden die Wangen nicht angehoben und es erscheinen keine Krähenfüße um die Augen. Diese Art des *sozialen Lächelns* wird als *happy unfelt no control* (ungefühlte Freude) bezeichnet. Wird neben der AU 12 auch die AUs 14, 15, 17 oder 24 gezeigt, gilt der Ausdruck als *happy unfelt control,* kommt eine AU 6 dazu, gilt der Ausdruck als *happy felt control.*

Datengrundlage der Mimikanalyse in der vorliegenden Studie sind die OPD-Interviews. Hierfür werden ausgewählte Stellen des Interviews von FACS-zertifizierten Studentinnen der Universität Innsbruck kodiert. Diese Stellen umfassen folgende Themenbereiche: Aktuell stärkste Belastung, Beziehungen, Sexualität, Kindheit/Mutter, Kindheit/Vater und Selbstbeschreibung. Kodiert werden dabei jeweils die ersten fünf Minuten der Interaktion.

Die nach EmFACS erfassten Kategorien dienen der Überprüfung des Fragenkomplexes mimisch-affektiver Ausdruck. Tabelle 8 stellt die EmFACS-Kategorien, deren Beschreibung und Beispiele für AUs und AU-Kombinationen den spezifischen Hypothesen zusammen.

Tabelle 8: EmFACS-Kategorien zur Überprüfung der Fragestellungen

Kategorie und Beschreibung	Beispiel AU	Hypothese
mimische Aktivität (Summe mimischer Ereignisse)	---	10: *Besser strukturierte weisen sich durch höhere mimische Aktivität aus, als schlechter strukturierte Personen.*
Komplexität mimischer Ereignisse (Anzahl AUs pro mimischem Ereignis)	---	13: *Besser strukturierte weisen sich durch komplexere mimische Ereignisse aus, als schlechter strukturierte Personen.*
---		12: *Besser strukturierte weisen einen höheren Anteil interpretierbarer Affekte an der Summe der mimischen Ereignisse auf, als schlechter strukturierte Personen.*
Primäraffekte (Summe anger, contempt, disgust, sadness, surprise, felt smile, fear)	---	11: *Besser strukturierte weisen sich durch höhere affektive Aktivität aus, als schlechter strukturierte Personen.*
Gesichtsausdruck kategorisiert als anger	17+23; 4+5+7+10+23	17: *Besser strukturierte zeigen weniger Distanz vergrößernden Affektausdruck von Ärger, Verachtung und Ekel als schlechter strukturierte Personen.*
Gesichtsausdruck kategorisiert als contempt	U14; U10; U10+U14	
Gesichtsausdruck kategorisiert als disgust	9; 10; 4+7+9	
Gesichtsausdruck kategorisiert als sadness	1; 1+4; 1+4+6+15	16: *Besser strukturierte zeigen weniger negativen Affektausdruck von Angst und Trauer als schlechter strukturierte Personen.*
Gesichtsausdruck kategorisiert als fear	1+2+4; 1+2+5CD+20	
Gesichtsausdruck kategorisiert als surprise	1+2+5AB	---

Gesichtsausdruck kategorisiert als felt smile	6+12	14: *Besser strukturierte zeigen häufiger echtes Lächeln als schlechter strukturierte Personen*
Gesichtsausdruck kategorisiert als social smile	12	15: *Es ist zu zeigen, ob sich soziales Lächeln strukturspezifisch beschreiben lässt.*
---		18: *Es lässt sich ein strukturspezifischer Leitaffekt ausmachen. Auf gutem Strukturniveau sollte der Leitaffekt Freude sein, auf mäßigem und geringem Strukturniveau sollte sich ein negativer Leitaffekt zeigen.*
Blende negativ-negativ (anger-disgust) Blende negativ-positiv (happy-fear, happy-contempt, happy-anger, happy-disgust, happy-surprise)	6+12+20 (happy-fear)	20: *Es ist zu zeigen, ob sich Blenden strukturspezifisch beschreiben lassen.*
Illustratoren (Heben beider Augenbrauen)	1+2	19: *Besser strukturierte zeigen - als Zeichen von Involvement in die Interaktion - häufiger sprechbegleitende Illustratoren als schlechter strukturierte Personen.*

7.3 Erfassung Emotionserleben und -regulation: Emotionserlebens- und Regulationsfragebogen (EER)

Emotionserleben und Emotionsregulation werden mit dem neu entwickelten *Emotionserlebens und Regulationsfragebogen* (EER) erfasst. Eine Vorversion des EER wurde an 662 Personen getestet (Vogt, 2005), und in weiteren Studien an einer gemischtgeschlechtlichen, teilweise klinischen Stichprobe von insgesamt 604 Probanden untersucht (Benecke, Vogt, Bock, Koschier, & Peham, 2008); die Ergebnisse dieser Studien werden in Kapitel 4.6 dargestellt. Der EER erfasst im ersten Teil das Erleben von Emotionen und im zweiten Teil typische Regulierungsstrategien für eine ausgewählte, subjektiv als schwierig empfundene Emotion. Mit dem EER werden die bewusst erlebten Emotionen erfasst[1]. Ziel des EER ist eine differenzierte Erfassung des gesamten emotionalen Spektrums, unter besonderer Berücksichtung klinisch relevanter Emotionszustände und -regulierungsstrategien. Im Anhang sind die Items des EER aufgeführt (Tabelle 91 und Tabelle 92). Eine Online-Version des EER-Fragebogens, inklusive Item-Skalen-Zuordnung sowie ausführlichen Informationen zur Konstruktion und Faktorenstruktur ist auf der Homepage der Universität Innsbruck unter http://www2.uibk.ac.at/psychologie/mitarbeiter/benecke frei verfügbar.

[1] Zur Thematik unbewusster Emotionen siehe Kapitel 2.5.1.2.

7.4 *Erfassung Dekodierfähigkeit: Facially Expressed Emotion Labeling Test (FEEL-Test)*

Die Fähigkeit zur Emotionserkennung wird mit dem *Facially Expressed Emotion Labeling Test* (FEEL-Test) (Kessler, Bayerl, Deighton, & Traue, 2002) erfasst. Der FEEL-Test ist ein computergestützter Test zur Erkennung der mimisch ausgedrückten Basisemotionen Freude, Ärger, Ekel, Angst, Trauer und Überraschung. Auf die Darbietung von Verachtung wurde verzichtet, da der Ausdruck von Verachtung hinsichtlich seiner Abgrenzbarkeit zu Ekel kritisch diskutiert wird. Das Stimulusmaterial ist dem *JACFEE-Bildsatz* von Matsumoto und Ekman entnommen (siehe Kapitel 3.2.3). Die Farbbilder präsentieren männliche und weibliche Personen kaukasischer oder asiatischer Abstammung (Matsumoto & Ekman, 1988). Die Reliabilität des *JACFEE-Bildsatzes* konnte in mehreren Studien belegt werden; z.B. (Biehl et al., 1997). Im FEEL-Test stellt jede Person jede Basisemotion einmal dar.

Testablauf

Vor dem eigentlichen Test erhalten die Versuchspersonen die Anweisungen für den Test am Bildschirm und absolvieren einen Vortest, welcher sie mit dem Ablauf des Tests vertraut machen soll. In diesem Vortest werden zunächst das Neutralgesicht, anschließend ein Emotionsausdruck und dann das Antwortschema gezeigt. Die Probandinnen erhalten Rückmeldung über ihre Antwort (richtig, falsch, Antwortzeit). Der eigentliche Haupttest besteht aus 42 Emotionsbildern (jeweils 7 Darbietungen pro Basisemotion). Der Ablauf von Stimuluspräsentation und Antworteingabe ist für alle 42 Bilder identisch: Auf dem Bildschirm erscheint zuerst für 90 Sekunden das Bild einer Person mit neutralem Gesichtsausdruck, begleitet von einem kurzen Ton, um die Aufmerksamkeit sicher zu stellen. Nach einer Pause von einer Sekunde erfolgt die Stimuluspräsentation für 300 ms. Dabei handelt es sich immer um jene Person, welche vorher als Neutralgesicht zu sehen war. Anschließend erscheint das Antwortschema, auf dem die sechs Basisemotionen als Antwortmöglichkeiten dargestellt sind. Per Mausklick auf das entsprechende Feld und damit im forced-choice Verfahren entscheidet sich die Versuchsperson für eine Basisemotion. Für die Beantwortung ist 10 Sekunden Zeit. Nach einer Pause von 4 bis 6 Sekunden erfolgt das nächste Neutralgesicht. Die Reihenfolge der Bilder variiert, sodass kein Testdurchgang dem anderen gleicht.
Der FEEL-Test ist in Durchführung und Auswertung ökonomisch[1] und weist gute Testwerte auf - eine gute interne Konsistenz und im Vergleich

---

[1] Er dauert maximal 20 Minuten, die Testergebnisse (Gesamtfehler, Fehler pro Emotion, systematische Verwechslungen und Reaktionszeit) können sofort in einer

zu ähnlichen Tests die bisher höchste Reliabilität (Cronbachs alpha von r=.76; Splithalf-Reliabilität nach Spearman-Brown von r=.73). Die Reliabilitätswerte (Cronbachs alpha) der einzelnen Emotionen liegen bei: Angst r=.56, Freude r=.32, Überraschung r=.43, Ekel r=.38, Trauer r=.61 und Ärger r=.55. Zur Testbeschreibung, seiner Entwicklung und Reliabilitätsstudien siehe (Kessler, 2001; Kessler, Bayerl, Deighton, & Traue, 2002; Kessler, Roth, von Wietersheim, & Traue, 2004).

7.5 *Erfassung Empathiefähigkeit: Spezifische Fragebogenitems*

In der vorliegenden Studie wird Empathie erfasst, indem aus spezifischen Fragebögen Empathie relevante Items ausgewählt werden. Diese sind der *Intrex-Fragebogen* (Tress, 1993), das *Inventory of Personality Organisation* (IPO) (Dammann, Hepp, Smole, & Buchheim, 2000; Lenzenweger, Clarkin, Kernberg, & Foelsch, 2001) und das *Inventory of Interpersonal Problems* (IIP) (Horowitz, Strauß, & Kordy, 2000). Entsprechend der theoretischen Ausführungen (Kapitel 2.5.4) werden Items zu kognitiven, affektiven, erlebens- wie verhaltensnahen Aspekte der Empathie ausgewählt. Die ausgewählten Items und die durch sie abgedeckten Aspekte der Empathie sind in Tabelle 9 aufgelistet. Das Item 29 des IPO beispielsweise lautet: *„Manchmal muss man so tun, als liebe man den anderen, um das, was man von ihm oder ihr möchte, zu bekommen"*. Dieses fokussiert m.E. auf den Verhaltensaspekt (Wie verhalte ich mich?) und auf den kognitiven Aspekt der Empathie (Was denke ich?). Unterschiedlich dazu lautet Item 102 des IPO: *„Es ist schwer für mich, Schmerz nachzuempfinden, von dem andere sagen, dass sie ihn haben"*. Dieses Item erfasst m.E. den Erlebensaspekt (Wie erlebe ich etwas?) und den affektiven Aspekt der Empathie (Was fühle ich?).

Kreuztabelle überblicksmäßig eingesehen werden, sowie als Textdatei in ein Statistikprogramm eingelesen werden.

Tabelle 9: Items zur Erfassung der Empathiefähigkeit

FB	*Item-Nr.*	*Item-Bezeichnung*	*Aspekte der Empathie*			
			E	*V*	*A*	*K*
Intrex	12_01	Ich bemühe mich, ihre/seine Eigenart zu verstehen und zu achten und bestätige sie/ihn (jeweils „schlechteste Zeiten" und „beste Zeiten")		+ +		+ +
	13_06	Ich wende mich ihr/ihm liebevoll zu und biete ihr/ihm meine Nähe an (jeweils „schlechteste Zeiten" und „beste Zeiten")	+ +		+ +	
IPO	29	Manchmal muss man so tun, als liebe man den anderen, um das, was man von ihm oder ihr möchte, zu bekommen *)		+		+
	63	Da ohnehin jeder nur darauf aus ist, Dinge für sich zu gewinnen, ist es besser, nur auf mich zu achten, um nicht als Trottel dazustehen *)		+		+
	67	Ich vermeide es, mich mit Leuten unter meinem Niveau einzulassen, die mich hinunter ziehen könnten *)		+		+
	94	Was im Leben wirklich zählt, ist nicht was die Menschen von einem halten, sondern wie man von ihnen profitieren kann *)		+		+
	102	Es ist schwer für mich, Schmerz nachzuempfinden, von dem andere sagen, dass sie ihn haben *)	+		+	
IIP	17	Es fällt mir schwer, die Ansichten eines anderen zu verstehen *)		+		+
	32	Es fällt mir schwer, mich über das Glück eines anderen Menschen zu freuen *)		+		+
	57	Ich beeinflusse andere zu sehr, um zu bekommen, was ich will *)		+		+
	64	Ich möchte mich zu sehr an anderen rächen *)		+	+	

E… Erlebensaspekt, V… Verhaltensaspekt, A... affektiver Aspekt, K… kognitiver Aspekt,

*) Umkodierung der Antwortrichtung der Fragebögen

8 Ablauf und Stichprobe der vorliegenden Arbeit

8.1 *Rahmenbedingungen*

Wie bereits erwähnt, ist die vorliegende Arbeit in das Projekt *Affektivität, Beziehung und psychische Störung* eingebettet. Dieses wird unter der Leitung von Cord Benecke in Kooperation mit Kliniken in Österreich und Deutschland von Oktober 2004 bis September 2006 durchgeführt. An der Gesamtstudie nehmen insgesamt 167 Frauen und Männer teil. Die hier vorliegende Arbeit stellt einen Ausschnitt dieser Gesamtstudie dar, indem sie sich auf den Zusammenhang zwischen Affekt und Struktur in der weiblichen Teilstichprobe konzentriert.

8.2 *Ablauf*

Erstkontakt

Die Studienteilnehmerinnen setzen sich aus folgenden Personengruppen zusammen: Stationäre Patientinnen aus Österreich und Deutschland, Schülerinnen des Gesundheitszentrum West (Innsbruck), sowie Frauen aus dem Großraum Innsbruck, welche auf einen Bericht in den Gesundheitsseiten einer lokalen Zeitung antworteten. Im Erstkontakt, der persönlich (Klinik, Schule) oder telefonisch (Zeitungsanzeige, Aushang) stattfindet, wird den Interessentinnen die Studie näher vorgestellt und sie werden darüber aufgeklärt, dass das Interview zu Zwecken einer späteren Analyse videografiert wird.

Setting

Die Interviews finden an insgesamt sechs Orten statt: In der *Psychologischen Ambulanz* der Universität Innsbruck und in den Therapieräumen der fünf teilnehmenden Kliniken. In allen Räumlichkeiten wird das vorgegebene Setting beibehalten: InterviewerIn und Patientin sitzen sich in normalem Gesprächsabstand gegenüber. Die Stühle werden so platziert, dass die Blickrichtung nicht direkt auf die andere Person gerichtet ist. Damit soll vermieden werden, dass sich die Frauen angestarrt fühlen. Zwischen den Stühlen steht ein kleiner Tisch. Die beiden Videokameras, welche im Split-screen-Verfahren aufnehmen, stehen in einigen Metern Entfernung in Blickrichtung der Frauen. Die Kameras werden vom Nebenzimmer aus von Studentinnen der Universität Innsbruck geführt. Die Studentinnen stehen im Rahmen ihres Praktikums dem Projekt zur Verfügung. Die Studienteilnehmerinnen geben an, sich nicht von den Kameras gestört gefühlt zu haben, sie im Laufe des Interviews vergessen zu haben bzw. sie überhaupt nicht wahrgenommen zu haben. Diese Angaben decken sich mit unseren früheren Erfahrungen.

1. Termin: OPD-Interview
Zu Beginn des ersten Termins werden nochmals Ablauf und Zweck der Studie erklärt, offene Fragen beantwortet und anschließend die Einverständniserklärung unterschrieben. Eine Ausfertigung der Einverständniserklärung wird den Teilnehmerinnen überreicht, inklusive Kontaktnamen, Telefonnummer und Emailadresse für spätere Rückfragen. Danach beginnt das OPD-Interview, das mit ca. 80 Minuten angesetzt ist. Der für unsere Zwecke adaptierte Interviewleitfaden findet sich im Anhang unter Kapitel 11.1. Die OPD-Interviews werden von vier zertifizierten OPD-Ratern (je zwei Frauen, darunter die Autorin, und zwei Männer) durchgeführt. Die Teilnehmerinnen aus Innsbruck können zwischen einem weiblichen oder einen männlichen Interviewpartner frei wählen. Das OPD-Interview ist Grundlage des OPD-Ratings und Datenmaterial der Mimikanalyse.
Nach einer Pause führen die Frauen den FEEL-Test durch, der ca. 15 Minuten beansprucht. Mit der Aushändigung der Fragebögen[1] und der Vereinbarung des zweiten Termins werden die Frauen verabschiedet bzw. zurück in die Klinik begleitet. Die Fragebögen decken drei Bereiche ab: Emotionen, zwischenmenschliche Beziehungen und psychische bzw. körperliche Beschwerden.

2. Termin: SKID-Interview
Der zweite Termin findet ca. eine Woche später (in derselben Örtlichkeit) statt, um den Frauen genügend Zeit zum Ausfüllen der Fragebögen zu geben. Zu Beginn werden die ausgefüllten Fragebögen entgegen genommen, allfällige offene Fragen geklärt und anschließend das SKID-Interview für DSM-IV Diagnosen (Achse I und II) durchgeführt. Dieser Termin dauert je nach Schwere und Komplexität der Erkrankung zwischen 60 und 120 Minuten; die Interviews mit psychisch gesunden Frauen dauern mitunter lediglich wenige Minuten. Die SKID-Interviews werden von geschulten Raterinnen, u.a. der Autorin, durchgeführt.

8.3 Stichprobe

Patientinnen aus folgenden Kliniken und Reha-Einrichtungen in Österreich und Deutschland nehmen an der Studie teil: Universitätsklinik für Psychiatrie, Abteilung für psychosomatische Medizin u. psychosoziale

[1] In der Gesamtstudie werden folgende Fragebögen ausgehändigt: Emotionserlebens- und Regulationsfragebogen (EER), Angstfragebogen (State- und Trait-Angst), Beschwerdefragebogen (BSI), Freiburger Beschwerdeliste (FBL-R), Beck Depression Inventory (BDI), Eating Disorder Inventory (EDI-2), Borderline Personality Inventory (BPI), Intrex, Inventory of Personality Organisation (IPO), Inventory of Interpersonal Problems (IIP) und der SKID-Fragebogen zur DSM-IV-Achse II Diagnoseerstellung.

Psychiatrie, Innsbruck (Univ.-Prof. Dr. W. Biebl), Psychiatrisches Krankenhaus des Landes Tirol, Hall i. Tirol (Univ.-Doz.Dr. Ch. Haring), Psychosomatische Klinik Höhenried, Bernried (Dr. Ph. Martius) sowie Seeparkklinik Bad Bodenteich und Psychosomatische Abteilung Reha-Klinik Soltau (PD Dr. R. W. Dahlbender). Weiters nehmen Schülerinnen des Ausbildungszentrums West für Gesundheits- und Pflegeberufe, Innsbruck (Dr. Ch. Them) und Interessierte, welche sich auf einen Bericht in den Gesundheitsseiten einer lokalen Zeitung und auf Aushänge im Großraum Innsbruck melden, an der Studie teil. Wie erwähnt, umfasst die Gesamtstudie 123 Frauen und 44 Männer. Aus Gründen der Homogenität werden ausschließlich Frauen in die vorliegende Studie aufgenommen. Drei Frauen ziehen nach Abschluss der Interviews ihr Einverständnis zur Datenauswertung zurück, sodass von 120 Frauen ein OPD-Rating vorliegt. Davon werden zwei Frauen als gering strukturiert eingestuft, und müssen aufgrund der geringen Teilstichprobengröße von der weiteren Analyse ausgeschlossen werden, sodass 118 Frauen in der Stichprobe verbleiben.

Wie in Kapitel 7.1 beschrieben, wird das Strukturrating *feinstkategorial*, *feinkategorial* und *kategorial* durchgeführt und es werden neben dem Gesamtstrukturniveau auch die einzelnen Dimensionen und deren Items geratet.

8.3.1 Strukturniveau, *feinstkategoriales Rating*

Die Verteilung des feinstkategorialen Strukturratings weist eine Spannweite von 1,0 - dies entspricht dem maximal möglichen Rating - bis 3,4 auf[1]. Der Mittelwert beträgt 1,89; d.h. der Durchschnitt der Frauen wird als etwas besser als mäßig strukturiert eingeschätzt. Die Standardabweichung beträgt 0,56. Der Median liegt bei 1,8 (Tabelle 10).

Tabelle 10: Strukturniveau, *feinstkategoriales Rating* (deskriptive Statistik)

Mittelwert	1,895
Standardabweichung	0,557
Standardfehler des Mittelwertes	0,051
Median	1,800

Abbildung 2 zeigt die Häufigkeiten der Ratings pro feinstkategorialer Stufe.

[1] Wie oben erwähnt, sind zwei Frauen, welche schlechter eingestuft sind, von der weiteren Analyse ausgeschlossen.

Abbildung 2: Strukturniveau, *feinstkategoriales Rating*

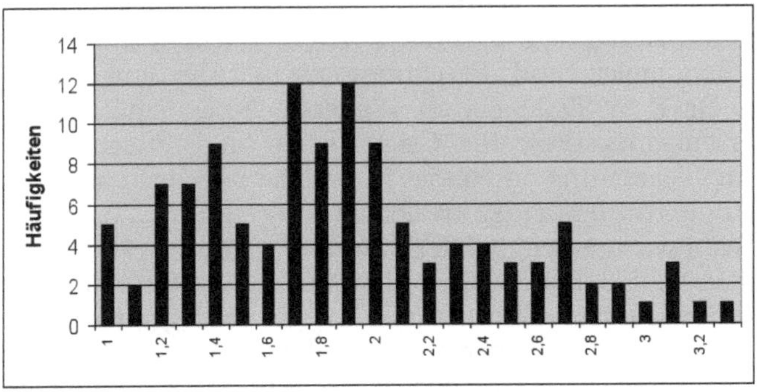

8.3.2 Strukturniveau, *feinkategoriales Rating*

Im *feinkategorialen Rating* ergibt sich folgende Verteilung: 14 Frauen (11,9%) sind gut strukturiert, 37 Frauen (31,4%) liegen auf gut bis mäßigem Strukturniveau. 38 Frauen (32,2%) werden als mäßig strukturiert, 18 Frauen (15,3%) als mäßig bis gering strukturiert eingeschätzt. 10 Frauen (8,5%) befinden sich auf geringem und eine Frau (0,8%) auf geringem bis desintegriertem Strukturniveau (Abbildung 3).

Abbildung 3: Strukturniveau, *feinkategoriales Rating*

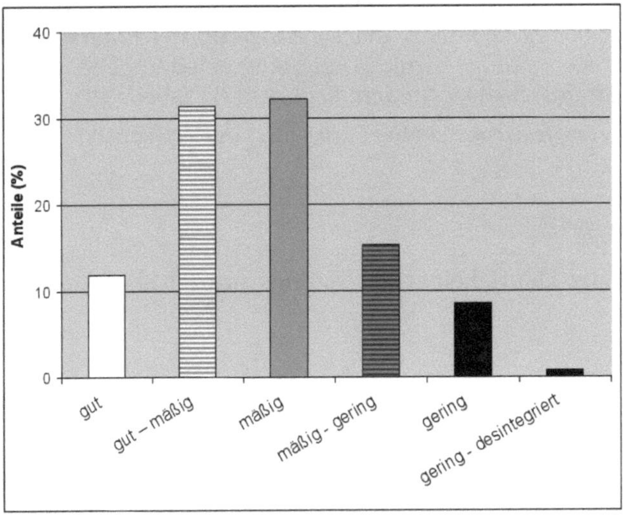

8.3.3 Strukturniveau, *kategoriales Rating*

Wird das *feinkategoriale Rating* in ein *kategoriales Rating* übergeführt, so verteilen sich die auf den Zwischenstufen eingestuften Frauen wie folgt auf die Kategorien: Von den 37 als gut bis mäßig strukturiert eingestuften Frauen werden 19 Frauen der Gruppe gut strukturiert und 18 Frauen der Gruppe mäßig strukturiert zugeordnet. Von den 18 als mäßig bis gering strukturiert eingestuften Frauen werden jeweils 9 der Gruppe mäßig strukturiert und der Gruppe gering strukturiert zugeordnet. Die als gering bis desintegriert strukturiert eingestufte Frau wird der Gruppe gering integriert zugeordnet (Tabelle 11).

Tabelle 11: Verteilung Strukturniveau (*feinkategoriales und kategoriales Rating)*

Strukturniveau	*Anzahl feinkat.*	*Prozent feinkat.*	*„Abwanderungen“*	*Anzahl kategorial*	*Prozent kategorial*
gut	14	11,9		33	28
gut - mäßig	37	31,4	19↑ - 18↓	---	---
mäßig	38	32,2		65	55
mäßig - gering	18	15,3	9↑ - 9↓	---	---
gering	10	8,5		20	17
gering - desintegriert	1	0,8	1↑	---	---
Total	118	100,0		118	100

8.3.4 Rating Strukturdimensionen

Neben dem Rating der Gesamtstruktur werden auch deren einzelne Dimensionen *Selbstwahrnehmung, Selbststeuerung, Abwehr, Objektwahrnehmung, Kommunikation* und *Bindung* bewertet. In fünf von sechs Dimensionen wird der Großteil der Frauen als mäßig strukturiert eingeschätzt (zwischen 46,6% und 55,9%), gefolgt vom guten Strukturniveau (zwischen 23,7% und 36,4%) und vom geringen Strukturniveau (zwischen 16,9% und 25,4%). Lediglich in der Dimension *Kommunikation* wird der Großteil der Frauen als gut strukturiert eingestuft (72,0%), gefolgt von mäßig strukturiert (22,9%) und gering strukturiert (5,1%). Offensichtlich folgen die Einschätzungen des Gesamtstrukturniveaus und der Dimensionen *Selbstwahrnehmung, Selbststeuerung, Abwehr, Objektwahrnehmung* und *Bindung* einem einheitlichen Muster, nur die Bewertung der *Kommunikation* weicht davon ab. Eine genauere Betrachtung zeigt, dass diese Abweichungen auf die Items *Kontakt* und *Reziprozität* (der Dimension Kommunikation) zurückzuführen sind. Unter *Kontakt* wird die kognitive Fähigkeit zur Kontaktaufnahme erfasst; unter *Reziprozität* wird das Entstehen eines Wir-Gefühls bewertet. Ich erkläre mir das abweichende Rating dadurch, dass die Frauen, welche an dieser umfangreichen Studie (inklusiver zweier Interviews, welche videographiert werden) teilnehmen wollten, eher die strukturellen Fähigkeiten zur Kontaktaufnahme und Reziprozität besitzen, auch wenn ihre strukturelle Fähigkeiten in anderen Bereichen geringer ausfallen. Zur prozentuellen Verteilung der

Gesamtstruktur und der Strukturdimensionen siehe Tabelle 12 und Abbildung 4.

Tabelle 12: Verteilung Strukturniveau und Dimensionen (*kategoriales Rating)*

OPD Rating	*gutes Strukturniveau (%)*	*mäßiges Strukturniveau (%)*	*geringes Strukturniveau (%)*
Selbstwahrnehmung	31,4	50,8	17,8
Selbststeuerung	27,1	47,5	25,4
Abwehr	28,8	54,2	16,9
Objektwahrnehmung	36,4	46,6	16,9
Kommunikation	72,0	22,9	5,1
Bindung	23,7	55,9	20,4
Gesamtstruktur	**28**	**55,1**	**16,9**

Abbildung 4: Verteilung Strukturniveau und Strukturdimensionen

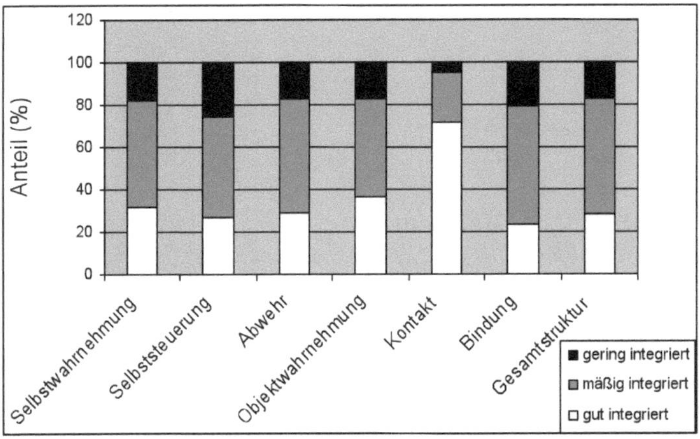

8.3.5 Validierung Strukturrating

Zur Validierung des Strukturratings werden als Vergleichskriterien zwei Fragebögen und DSM-IV Diagnosen herangezogen und die Stärke des Zusammenhanges mit dem Strukturniveau berechnet. Als Fragebögen kommen das *Borderline Personality Inventory* und das *Inventory of Personality Organisation* zum Einsatz, im Bereich der DSM-IV Diagnosen werden die Diagnose einer Borderline Persönlichkeitsstörung und die Anzahl an gesamt diagnostizierbaren Persönlichkeitsstörungen als Kriterien ausgewählt. Das Vorgehen wird weiter unten (Beschreibung der Fragebögen) begründet. Es werden die T-Werte der Fragebögen und die Diagnosen nach DSM-IV mit dem Strukturniveau korreliert. Da die Normalverteilung für einige Skalen nicht gegeben ist, wird einheitlich parameterfrei getestet (Spearman'sche Rangkorrelationskoeffizient). Weiters werden – ebenfalls parameterfrei – die Gruppenunterschiede mittels Kruskal-

Wallis-H-Test berechnet. Im Folgenden werden die einzelnen Zusammenhangsmaße und Gruppenunterschiede getrennt nach den drei Vergleichskriterien beschrieben. Tabelle 13 enthält alle Daten hinsichtlich Signifikanz der Korrelationen und der Gruppenunterschiede.

Borderline Personality Inventory

Das *Borderline Personality Inventory* (BPI) (Leichsenring, 1997) erfasst strukturelle Einschränkungen auf vier Skalen: *Primitive Abwehrmechanismen* und *Objektbeziehungen, Identitätsdiffusion* und *Entfremdungserlebnisse, Angst vor Nähe* und *mangelhafte Realitätsprüfung*. Mittels eines Cut-off Wertes wird die *Diagnose Borderline Persönlichkeitsstörung* - in Abgrenzung zu Neurosen und Schizophrenien - erstellt und es kann der *BPI-Gesamtwert* errechnet werden. Das BPI liegt von 108 Frauen vor.
Die Korrelationen BPI-Skalen mit dem Strukturniveau (*feinkategoriales Rating*) liegen zwischen .47 und .54[1], und werden auf $p < .01$ signifikant. Die höchste Korrelation ergibt sich mit der *Diagnose Borderline-persönlichkeitsstörung* mit .54 ($p < .01$). Lediglich für die Skala *mangelhafte Realitätsprüfung* kann kein Zusammenhang gefunden werden. Eine Erklärung mag darin liegen, dass diese Skala für psychotische Störungen relevant ist (Leichsenring, 1997). Der H-Test für eine Überprüfung der Gruppenunterschiede aufgrund der mittleren Ränge bestätigt diese Ergebnisse: Die Strukturniveaugruppen unterscheiden sich signifikant ($p < .001$) in allen Skalen des BPI; wiederum mit Ausnahme der Skala *mangelhafte Realitätsprüfung*.

Inventory of Personality Organisation

Das *Inventory of Personality Organisation* (IPO) (Dammann, Hepp, Smole, & Buchheim, 2000; Lenzenweger, Clarkin, Kernberg, & Foelsch, 2001) erfasst drei strukturelle Skalen (*primitive Abwehr, Identitätsdiffusion* und *Realitätsprüfung*), vier qualitative Skalen (*pathologische Objektbeziehungen, Wertvorstellungen, Aggression* und *gesunde Objektbeziehungen*) sowie acht Objektbeziehungsskalen (*antisozial, depressiv-masochistisch, hysterisch, infantil, narzisstisch, zwanghaft, paranoid* und *schizoid*). Von diesen 15 Skalen scheint einen Vergleich der strukturellen und der qualitativen Skalen mit dem OPD-Strukturniveau sinnvoll. Ein Vergleich der Objektbeziehungsskalen des IPO mit dem Strukturrating erfolgt nur aus heuristischen Zwecken, da m.E. die Objektbeziehungsskalen verschiedene qualitative Ausprägungen der Beziehungsformen abbilden, jedoch keine Rückschlüsse auf die Qualität der Beziehungsformen ermöglichen. Das IPO liegt von 107 Frauen vor.

---

[1] Die Korrelationen der BPI-Skalen mit dem *kategorialen Strukturrating* fallen minimal schwächer aus (zwischen .429 und .516; signifikant auf $p < .01$).

Der Spearmansche Rang-Korrelationskoeffizient für den Vergleich der einzelnen Skalen des IPO und dem Strukturniveau *feinkategoriales Rating* liegt zwischen -.20 (*gesunde Objektvorstellung*) und .42 (*Aggression*), wobei fünf Korrelationen auf $p < .01$ und zwei Korrelationen auf $p < .05$ signifikant werden[1] (Tabelle 13). Auch bei den Objektbeziehungsskalen ergeben sich signifikante Korrelationen. Am höchsten dabei die Objektbeziehungsskalen *depressiv-masochistisch* (.43), *schizoid* (.34) und *infantil* (.31); jeweils signifikant auf $p < .01$. Die nach Kruskal-Wallis errechneten mittleren Ränge ergeben in allen untersuchten Skalen, mit Ausnahme der qualitativen Skala *gesunde Wertvorstellungen*, signifikante Gruppenunterschiede. Das Signifikanzniveau liegt zwischen .001 und .043.

DSM-IV Diagnosen

Die Diagnosen zu Persönlichkeitsstörungen werden mit dem SKID-II Interview (Fydrich, Renneberg, Schmitz, & Wittchen, 1997) durchgeführt. Anhand dieses strukturierten Interviews ist die Diagnostizierung der Persönlichkeitsstörungen[2] nach DSM-IV möglich. Als Vergleichswerte kommen m.E. die *Diagnose Borderline Persönlichkeitsstörung* (da diese als besonders schwerwiegende strukturelle Störung gilt) und die *Anzahl der gesamt diagnostizierbaren Persönlichkeitsstörungen* (da davon auszugehen ist, dass die Schwere der strukturellen Beeinträchtigung mit der Anzahl der diagnostizierbaren Persönlichkeitsstörungen einhergeht) in Betracht. Das SKID-Interview liegt von 89 Frauen vor, wovon zwei (da desintegriert strukturiert) beim Gruppenvergleich ausscheiden.

Die Korrelation (Rang-Korrelation nach Spearman) des Strukturniveaus mit der Anzahl der erfüllten Kriterien[3] einer *Borderline Persönlichkeitsstörung* liegt bei .55 für das *feinkategoriale Rating* (bzw. bei .48 für das *kategoriale Rating*). Die *Anzahl der gesamt diagnostizierten Persönlichkeitsstörungen* korreliert mit .65 für das *feinkategoriale Rating* (bzw. mit .54 für das *kategoriale Rating*). Alle Werte sind signifikant auf $p < .01$ (Tabelle 13). Auch die Gruppenunterschiede werden signifikant ($p < .000$).

---

[1] Die Korrelationen zwischen den IPO Skalenwerten und dem *kategorialen Strukturrating* liegen zwischen .18 n.s. und .35** und fallen allgemein etwas niedriger aus.

[2] Erfasst werden folgende Persönlichkeitsstörungen: selbstunsichere, dependente, zwanghafte, negativistische, depressive, paranoide, schizotypische, schizoide, histrionische, narzisstische, Borderline, antisoziale Persönlichkeitsstörung, sowie Persönlichkeitsstörung nnb.

[3] Es müssen mindestens 5 von 9 möglichen Kriterien erfüllt sein, um die Diagnose Borderline zu stellen.

Tabelle 13: Validierung Strukturniveau an BPI, IPO und DSM-IV-Diagnosen

Skalenwerte bzw. Diagnosen	*Entfremdungserl. / Identitätsdiff. a)*	*Angst vor Nähe a)*	*primitive Abwehr / Objektbez.a)*	*mangelhafte Realitätsprüfung a)*	*Diagnose Borderline a)*	*BPI-Gesamtwert a)*	*primitive Abwehr b)*	*Identitätsdiffusion b)*	*Realitätsprüfung b)*	*pathologische Objektbez. b)*	*Wertvorstellungen b)*	*Aggression b)*	*gesunde Objektvorstellung b)*	*Borderline Persönlichkeitsstrg. c)*	*Anzahl Persönlichkeitsstrg. c)*
Korr. Struktur (Sig.)	,47 **	,48 **	,48 **	,17 n.s.	,54 **	,49 **	,33 **	,39 **	,34 **	,31 **	,24 *	,42 **	-,20 *	,55 **	,65 **
H-Test (Sig.)	***	***	***	n.s.	***	***	**	***	**	+	+	**	**	***	***

+... p<0,10, *...p<0,05, **p<0,01, ***p<0,001 (zweiseitige Signifikanzprüfung), MW...Mittelwert, H-Test....Kruskal-Wallis-H-Test
a)... Skalen des BPI, b)... Skalen des IPO, c)... DSM-IV Diagnosen

Fazit und Zusammenfassung der Validierung

Zwischen den Skalen der beiden Fragebögen, den DSM-IV-Diagnosen und dem Strukturniveau werden starke Zusammenhänge gefunden. Die durchschnittliche Korrelation der Skalen beider Fragebögen und der DSM-IV-Diagnosen mit dem Strukturniveau *Feinkategorie* liegt bei .40. Von 15 errechneten Korrelationen wird nur eine nicht signifikant, zwei sind auf dem Niveau von 0.05 signifikant, die restlichen 12 Korrelationen sind auf dem Signifikanzniveau von $p < .01$ signifikant. Setzt man die Diagnose Borderline (nach DSM-IV und BPI) bzw. die Gesamtanzahl an diagnostizierten Persönlichkeitsstörungen nach DSM-IV in Bezug zum Strukturniveau *Feinkategorie* so ergibt sich eine mittlere Korrelation von .58. Die H-Tests nach Kruskal-Wallis untermauern die oben dargestellten Korrelationen: Bei insgesamt 15 durchgeführten Gruppenvergleichen werden 13 statistisch signifikant.

Die gefundenen Korrelationen sind auf Grund zweierlei Überlegungen bedeutsam: Zum einen beruhen Fragebögen auf der Selbstauskunft der jeweiligen Person, das OPD Strukturrating stellt jedoch ein klinisches Fremdurteil dar. Zum anderen geht das DSM-IV phänomenal, das OPD psychodynamisch vor. Wenn sich trotz dieser inhaltlichen Unterschiede zwischen den Instrumenten hohe Korrelationen ergeben, sind diese umso aussagekräftiger und sprechen für die Validität der Strukturratings.

8.3.6 Soziodemographische Daten der untersuchten Stichprobe

Die Altersspanne der weiblichen Stichprobe reicht von 18 bis 59 Jahren. Die Frauen sind im Mittel 33 Jahre alt, die Standardabweichung liegt bei 12,36, der Median bei 29 Jahren. Diese Daten zeigen eine linksschiefe Verteilung an. Die Altersverteilung, aufgeschlüsselt auf die verschiedenen Strukturniveaus zeigt folgende Verteilung: In der Gruppe *gutes Strukturniveau* liegt der Median 37 (Mittelwert 36,12), in der Gruppe *mäßiges Strukturniveau* liegt der Median bei 26 (Mittelwert 32,34) und in der Gruppe *geringes Strukturniveau* liegt der Median bei 29 Jahren (Mittelwert 29,90). Die Gruppenunterschiede bezüglich der Altersverteilung werden nicht signifikant, sodass bei den weiteren Analysen auf eine Altersbereinigung verzichtet werden kann (Tabelle 14).

Tabelle 14: Altersverteilung der Strukturgruppen

	n	*MD*	*MW*	*SD*	*H-Test (Sig.)*	*F-Test (Sig.)*
gutes Strukturniveau	33	37	36,12	13,18	,321	,171
mäßiges Strukturniveau	65	26	32,34	12,54		
geringes Strukturniveau	20	29	29,90	9,52		
Gesamt	118	29	32,98	12,36		

n…Anzahl der Fälle, MD…Median, MW…Mittelwert, SD…Standardabweichung
H-Test…Kruskal-Wallis-H-Test, F-Test…F-Test der ANOVA

Fast die Hälfte der Frauen ist ledig, je ein Drittel wohnt entweder allein oder mit PartnerIn zusammen und 59% haben keine Kinder. Als höchster Schulabschluss wird zu ca. je einem Drittel Hauptschule, „Matura/Abitur und höher" oder „anderer Schulabschluss" angegeben. Die genaue Verteilung der wichtigsten soziodemografischen Parameter kann der folgenden Tabelle entnommen werden:

Tabelle 15: Soziodemographische Daten der Stichprobe

		Gesamt		*gutes Strukturniveau*		*mäßiges Strukturniveau*		*geringes Strukturniveau*	
		Anzahl	*%*	*Anzahl*	*%*	*Anzahl*	*%*	*Anzahl*	*%*
Altersgruppe	18 - 25	47	39,8	12	36,4	26	40	9	45
	26 - 40	34	28,8	7	21,2	20	30,8	7	35
	41+	37	31,4	14	42,4	19	29,2	4	20
	gesamt	118	100	33	100	65	100	20	100
Familienstand	verheiratet/feste Partnerschaft	48	40,7	19	57,6	26	40	3	15
	geschieden	11	9,3	4	12,1	4	6,2	3	15
	ledig	53	44,9	9	27,3	31	47,7	13	65
	fehlende Angaben	6	5,1	1	3,0	4	6,2	1	5
	gesamt	118	100	33	100	65	100	20	100
Wohnsituation	allein	37	31,4	8	24,2	21	32,3	8	40
	mit PartnerIn	40	33,9	15	45,5	22	33,8	3	15
	bei Eltern	24	20,3	7	21,2	14	21,5	3	15
	sonstiges	13	11,0	3	9,1	5	7,7	5	25
	fehlende Angaben	4	3,4	0	0	3	4,6	1	5
	gesamt	118	100	33	100	65	100	20	100
Kinderanzahl	keine Kinder	70	59,3	17	51,5	40	61,5	13	65
	1 Kind	11	9,3	5	15,2	4	6,2	2	10
	2 und mehr Kinder	33	27,1	11	33,3	17	26,1	4	20
	fehlende Angaben	5	4,2	0	0	4	6,2	1	5
	gesamt	118	100	33	100	65	100	20	100
Schul-Abschluss	Hauptschule	36	30,5	8	24,2	23	35,4	5	25
	Realschule	10	8,5	4	12,1	5	7,7	1	5
	anderer Schulabschluss	29	24,6	7	21,2	15	23,1	7	35
	Matura/Abitur und höher	32	27,1	13	39,4	16	24,6	3	15
	fehlende Angaben	11	9,3	1	3	6	9,2	4	20
	gesamt	118	100	33	100	65	100	20	100

8.3.7 Klinisch relevante Daten der untersuchten Stichprobe

Die SKID-Interviews zur Erstellung der DSM-IV-Diagnosen ergeben zahlreiche Komorbiditäten. Lediglich 12 Frauen erhalten eine einzelne Diagnose, sodass eine Einteilung in Diagnosegruppen sinnvoll erscheint. Die Verteilung der einzelnen Störungsbilder auf das jeweilige Strukturniveau zeigt die schwere Persönlichkeitsstörung Borderline vorzugsweise auf geringem Strukturniveau, Essstörungen auf mäßigem und geringem Strukturniveau, Angststörungen auf mäßigem und Schmerzstörungen auf mäßigem und gutem Strukturniveau. Unter „sonstige klinische Störungen" fallen etwa Trauerreaktion oder Posttraumatische Belastungsstörung. Sie verteilen sich gleichmäßig auf alle Strukturniveaus. Die affektive Störung Depression ist großteils auf mäßigem, aber auch auf gutem Strukturniveau verteilt. Die gesunden, psychisch unauffälligen Frauen finden sich großteils auf gutem, aber auch auf mäßigem[1] Strukturniveau. Über eine ähnlich gelagerte Verteilung spezifischer psychischer Störungsbilder auf verschiedenen Integrationsstufen psychischer Struktur berichtet Grande (Rudolf, Jakobsen, Grande, & Oberbracht, 2002). Des weiteren geben 60% der Frauen an, bereits psychotherapeutische Erfahrung zu haben, weniger als die Hälfte fühlt sich zum Zeitpunkt des Interviews beschwerdefrei und mehr als die Hälfte der Frauen nimmt Psychopharmaka.

Tabelle 16: Klinische Daten der Stichprobe

		Gesamt		*gutes Strukturniveau*		*mäßiges Strukturniveau*		*geringes Strukturniveau*	
		Anzahl	*%*	*Anzahl*	*%*	*Anzahl*	*%*	*Anzahl*	*%*
DG	Borderline	12	10,2	0	0	4	6,2	8	40
	Depression/Angst	32	27,1	12	33,3	19	29,2	2	10
	Essstörung	28	23,7	0	0	22	33,8	6	30
	Schmerzstörung	15	12,7	5	15,2	10	15,4	0	0
	sonstige Störung	13	11,0	4	12,1	5	7,7	4	20
	gesund	18	15,3	13	39,4	5	7,7	0	0
	gesamt	118	100	33	100	65	100	20	100
PK-Störung	keine	55	46,6	25	75,8	27	41,5	3	15
	1 Störung	13	11,0	0	0	10	15,4	3	15
	2 + Störungen	20	16,9	1	3	12	18,4	7	35
	fehlende Angabe	30	25,4	7	21,2	16	24,6	7	35
	gesamt	118	100	33	100	65	100	20	100
PT	nein	35	29,7	16	48,5	18	27,7	1	5
	ja	71	60,2	16	48,5	39	60,0	16	80
	fehlende Angabe	12	10,2	1	3,0	8	12,3	3	15
	gesamt	118	100	33	100	65	100	20	100
Beschw.	nein	20	16,9	14	42,4	6	9,2	0	0
	ja	63	53,4	14	42,4	36	55,4	13	65
	fehlende Angabe	35	29,7	5	15,2	23	35,4	7	35
	gesamt	118	100	33	100	65	100	20	100
PP	nein	43	36,4	18	54,5	21	32,3	4	20
	ja	62	52,5	15	45,5	35	53,8	12	60
	fehlende Angabe	13	11	0	0	9	13,8	4	20
	gesamt	118	100	33	100	65	100	20	100

DG...Diagnosegruppe, PT... frühere Psychotherapieerfahrung, Beschw.... derzeitige psychische Beschwerden, PP... derzeitige Einnahme von Psychopharmaka

[1] Einige der Frauen auf mäßigem Strukturniveau litten in der Vergangenheit an einer psychischen Erkrankung, sind zum aktuellen Zeitpunkt jedoch klinisch unauffällig.

9 Ergebnisse

9.1 Statistische Berechnungen und deren Absicherung

In der vorliegenden Arbeit wird je nach Fragenkomplex mit unterschiedlichen Daten gearbeitet: Testdaten (Fragenkomplex Emotionsdekodierung), Daten aus Fragebögen (Fragenkomplexe Emotionserleben, -regulation und Empathie) und Mimikdaten (Fragenkomplex mimisch-affektives Verhalten). Es wird nach Möglichkeit ein statistisch einheitliches Vorgehen zur Überprüfung der Fragestellungen angewandt. Dieses wird hier dargestellt, Abweichungen davon sind im jeweiligen Ergebnisteil angeführt. Entsprechend der Formulierung der Fragestellungen - *„besser Strukturierte unterscheiden sich von schlechter Strukturierten darin, dass sie...."* - basiert die Überprüfung der Fragestellungen auf dem Vergleich der Gruppenunterschiede der gut, mäßig und gering Strukturierten. Die Berechnungen werden nach folgendem Muster durchgeführt:

1. Jeder Fragenkomplex beginnt mit der deskriptiven Beschreibung der Daten: Es werden Mittelwerte (und die Streuungsmaße Standardabweichung und Standardfehler des Mittelwertes) der drei Strukturniveaus gut, mäßig und schlecht strukturiert (*kategoriales Strukturrating)* dargestellt. Wo sinnvoll, wird dies ergänzt durch die Mittelwerte des *feinkategorialen Strukturrating.*
2. Die Strukturgruppen (*kategoriales Strukturrating)* werden anschließend untersucht hinsichtlich Signifikanz und Effektstärke:
   a) Die Signifikanzprüfung erfolgt mittels ANOVA und parameterfrei. Als Voraussetzungen der ANOVA gelten Intervallskalenniveau, annähernde Normalverteilung und Varianzhomogenität sowie Symmetrie der Daten[1]. Ist die Varianzhomogenität nicht gegeben, sollte anstelle des F-Tests der ANOVA auf den Welch-Test zurückgegriffen werden (Bortz, 1985; RRZN, 2006). Ob die Voraussetzungen erfüllt werden, wird jeweils angegeben und der Wert des jeweils relevanten Tests ist in den Tabellen fett dargestellt. Zusätzlich wird der Kruskal-Wallis-H-Test berechnet, der weder Normalverteilung noch Intervallskalierung voraussetzt. Im Fragenkomplex mimisch-affektiver Ausdruck wird aufgrund der Beschaffenheit der Daten parameterfrei getestet.
   b) Post-Hoc-Mehrfachvergleiche informieren darüber, welche Gruppenvergleiche für die Signifikanz verantwortlich sind. Zur Anwendung kommen die Scheffé-Prozedur (für den F-Test), der Ga-

[1] Als Kriterium der Symmetrie gibt die SPSS-Hilfe an, dass der Schiefewert nicht mehr als doppelt so groß sein darf wie die Standardabweichung.

mes-Howell-Test (für den Welch-Test) und der paarweise durchgeführte Mann-Whithney-U-Test (für den H-Test).

   c) Das standardisierte Effektstärkenmaß Eta-Quadrat informiert über die praktische Relevanz der Gruppenunterschiede und über das Ausmaß an Varianzaufklärung[1]. In den Tabellen sind mittlere und große Effekte fett dargestellt (Rost, 2005).

3. Sonderfall Emotionserleben und Emotionsregulation:
   a) Aufgrund der hohen Variablenanzahl wird zusätzlich die Bonferroni-Holm-Korrektur vorgenommen. Diese dient dazu, der bei multipler Testung auftretenden α-Fehler-Kumulierung (H1 wird angenommen, obwohl H0 vorliegt) entgegenzuwirken. In der Bonferroni-Holm-Korrektur wird das Signifikanzniveau entsprechend der vorgenommenen Testungen abgesenkt. In diesem Fall steigt jedoch die Wahrscheinlichkeit des β-Fehlers (H0 wird angenommen, obwohl H1 vorliegt) an (Bortz, 1985; Rost, 2005). Meines Erachtens ist eine Senkung des Signifikanzniveaus im vorliegenden Fall aus statistischen Gründen nicht notwendig, sondern entsprechend der inhaltlichen Frage, ob der α-Fehler oder β-Fehler schwerer wiegt, und ob eine Gesamtaussage über alle Skalen getätigt werden soll zu entscheiden. Die Bonferroni-Holm-Korrektur wird daher als zusätzliche Information angegeben.
   b) Weiters wird eine Faktorenanalyse zur Datenreduktion durchgeführt, so dass die Hypothesen auf Variablenebene (der 20 bzw. 15 Skalen) und auf Faktorebene beantwortet werden können. Die Prüfung auf Signifikanz erfolgt wie auf Variablenebene.
4. Zur Beantwortung der Validierungsfragestellungen zur OPD-Struktur-Checkliste werden neuerlich auf deskriptivem Niveau Mittelwertsunterschiede berechnet. Als Gruppeneinteilungskriterium dient hier jedoch nicht mehr wie oben das Gesamtstrukturrating, sondern jenes Item, auf welches sich die Aussagen der OPD-Struktur-Checkliste beziehen. Darauf aufbauend werden die Signifikanzen der Gruppenunterschiede berechnet.
   a) Da die Validierungsfragestellungen nach Typen suchen, werden Clusterlösungen angestrebt. Aufgrund der Anzahl der Fälle werden Clusterzentrenanalysen (10-fach iteriert und klassifiziert) gerechnet.
   b) Die Clusterlösungen werden in einer Kreuztabelle mit den Strukturniveaugruppen verglichen. Die Verteilung der Fälle wird mittels der Anzahl standardisierter u. korrigierter Residuen auf deren

[1] Nach Rost (Rost, 2005) gelten Werte ab $\eta^2 > 0.01$ als kleiner Effekt, Werte ab 0.06 als mittlerer Effekt und Werte ab 0.25 als großer Effekt. Mit 100 multipliziert informiert η^2 darüber, wieviel Varianz der Variablen (hier der Skalen) allein aufgrund der Gruppenzughörigkeit (hier des Strukturniveaus) aufgeklärt werden kann.

Zufallsverteilung überprüft. Als signifikant gelten standardisierte und korrigierte Residuen > +1,96 bzw. < -1,96. Weiters wird der Chi-Quadrat-Test zur Signifikanzprüfung verwendet. Er sollte bei entsprechend signifikanten Residuen ebenfalls signifikant werden. Die Stärke des Zusammenhangs wird mittels Kendalls-Tau-b überprüft. Kendalls-Tau-b kann Werte von -1 bis +1 annehmen.

Dieses Schema wird so gut als möglich in allen Fragekomplexen beibehalten. Abweichungen werden dort beschrieben. Das Signifikanzniveau wird wie allgemein üblich bei $p < .05$, tendenzielle Unterschiede ab $p < .10$ angesetzt. Das exakte Signifikanzniveau wird jedoch stets angegeben. Die Analysen werden mit SPSS 15 durchgeführt.

9.2 Ergebnisse Fragenkomplex Emotionserleben

Das Emotionserleben wird mittels *Emotionserlebens- und Regulationsfragebogen* (EER), Teil 1 erfasst. Dieser bildet das emotionale Erleben von 20 Emotionen auf einer 7-stufigen Skala mit einem Wertbereich von 0 (Emotion wird überhaupt nicht erlebt) bis 6 (Emotion wird außerordentlich häufig erlebt) ab. Die Items des EER sind im Anhang (Kapitel 11.3) abgebildet. Der EER, Teil 1 liegt von 110 Frauen vor. Ein Fragebogen wird von der weiteren Analyse ausgeschlossen, da er mehr als 5 Auslassungen aufweisst, sodass Fragebögen von 109 Frauen verbleiben. Von diesen Frauen sind 33 gut, 60 mäßig und 16 gering strukturiert.

9.2.1 Deskriptive Statistik

Um die Hypothesen 1[1] und 2[2] zu testen, werden die Skalen des EER (Teil 1 Emotionserleben) in positive und negative Emotionen eingeteilt. Als Kriterium der Einteilung gilt, ob das Erleben der Emotion subjektiv als positiv oder negativ bewertet wird (vgl. Kapitel 2.6.1 zur Frage der Valenz, bzw. Kapitel 1.5.3.1 zur Frage der Dysfunktionalität). Als positive Emotionen werden *Interesse, Freude, Liebe/Zärtlichkeit* und *Überraschung* bewertet. Letzere - vielfach als Emotion mit neutraler Valenz beschrieben - wird den positiven Emotionen zugeordnet, da Überraschung m.E. als Offenheit gegenüber der Umwelt interpretiert und damit prinzipiell positiv bewertet werden kann. Als negative Emotionen gelten *Wut, Ekel, Verachtung, Scham, Schuld, Trauer, Angst, Leblosigkeit, Einsamkeit, Neid/Eifersucht, Reizbarkeit, Unbeherrschtheit, Hemmungslosigkeit, Impulsivität, diffuse Angst* und *Vernichtungsangst.*

Ein Vergleich der Mittelwertunterschiede zeigt, dass Hypothesen 1 und 2 in die richtige Richtung weisen: Je besser das Strukturniveau, desto häufiger werden positive Emotionen erlebt. Die Gruppe der gut strukturierten Frauen erreicht z.B. bei *Freude* einen Mittelwert von 3,23, während mäßig strukturierte Frauen einen Mittelwert von 2,59 und gering strukturierte Frauen einen Mittelwert von 2,0 erreichen. Beim Erleben negativer Emotionen verhält es sich genau umgekehrt: Je besser das Strukturniveau, desto seltener werden negative Emotionen erlebt. Gut strukturierte Frauen erreichen z.B. bei *Scham* einen Mittelwert von 1,31, während mäßig strukturierte Frauen einen Mittelwert von 2,59 und gering strukturierte Frauen einen Mittelwert von 2,98 erreichen (Tabelle 17).

---

[1] Hypothese 1: Besser strukturierte erleben häufiger positive Emotionen als schlechter strukturierte Personen.

[2] Hypothese 2: Besser strukturierte erleben seltener negative Emotionen als schlechter strukturierte Personen.

Tabelle 17: Gruppenunterschiede Emotionserleben (deskriptive Statistik)

Skalen Emotionserleben	*gutes Strukturniveau (n=33)*			*mäßiges Strukturniveau (n=60)*			*geringes Strukturniveau (n=16)*		
	MW	*SD*	*SF*	*MW*	*SD*	*SF*	*MW*	*SD*	*SF*
positive Emotionen									
Interesse	**3,62**	1,06	0,18	**3,32**	1,11	0,14	**2,31**	1,43	0,36
Freude	**3,23**	1,25	0,22	**2,59**	1,42	0,18	**2,00**	2,04	0,51
Überraschung	**2,07**	1,25	0,22	**2,32**	1,35	0,17	**2,17**	1,66	0,41
Liebe/Zärtlichkeit	**2,93**	1,45	0,25	**2,71**	1,33	0,17	**2,40**	1,37	0,34
negative Emotionen									
Wut	**1,98**	1,36	0,24	**2,71**	1,50	0,19	**3,50**	1,97	0,49
Ekel	**0,79**	1,16	0,20	**2,22**	1,53	0,20	**2,96**	1,70	0,44
Verachtung	**0,99**	1,02	0,18	**1,71**	1,20	0,15	**2,15**	1,41	0,35
Scham	**1,31**	1,01	0,18	**2,59**	1,25	0,16	**2,98**	1,61	0,40
Schuld	**1,28**	1,12	0,20	**2,32**	1,51	0,19	**2,76**	1,44	0,39
Trauer	**2,47**	1,25	0,22	**3,45**	1,55	0,20	**4,10**	1,94	0,49
Angst	**1,61**	1,05	0,18	**2,85**	1,61	0,21	**3,17**	1,92	0,48
Leblosigkeit	**1,01**	1,03	0,18	**2,34**	1,60	0,21	**3,54**	2,08	0,52
Einsamkeit	**1,58**	1,20	0,21	**2,68**	1,68	0,22	**3,44**	2,13	0,53
Neid/Eifersucht	**1,05**	1,26	0,22	**1,53**	1,48	0,19	**1,72**	1,73	0,43
Reizbarkeit	**1,70**	1,07	0,19	**2,33**	1,45	0,19	**2,52**	1,85	0,46
Unbeherrschtheit	**1,24**	1,31	0,23	**1,79**	1,39	0,18	**2,17**	1,87	0,47
Hemmungslosigkeit	**1,24**	1,27	0,22	**1,39**	1,02	0,13	**1,92**	1,43	0,36
Impulsivität	**1,66**	1,06	0,18	**2,36**	1,19	0,15	**2,65**	1,34	0,34
diffuse Angst	**2,10**	1,28	0,22	**3,43**	1,44	0,19	**3,94**	1,77	0,44
Vernichtungsangst	**1,33**	1,25	0,22	**2,92**	1,57	0,20	**3,67**	2,05	0,51

MW...Mittelwert, SD...Standardabweichung, SF...Standardfehler des Mittelwertes

Abbildung 5 und Abbildung 6 veranschaulichen den Zusammenhang zwischen Emotionserleben und Struktur. Während positive Emotionen (mit Ausnahme von Überraschung) bei geringerem Strukturniveau abnehmen, nimmt das Erleben aller als negativ eingestuften Emotionen zu:

Abbildung 5: Positive Emotionen in Abhängigkeit von Strukturniveau (*kategorial*)

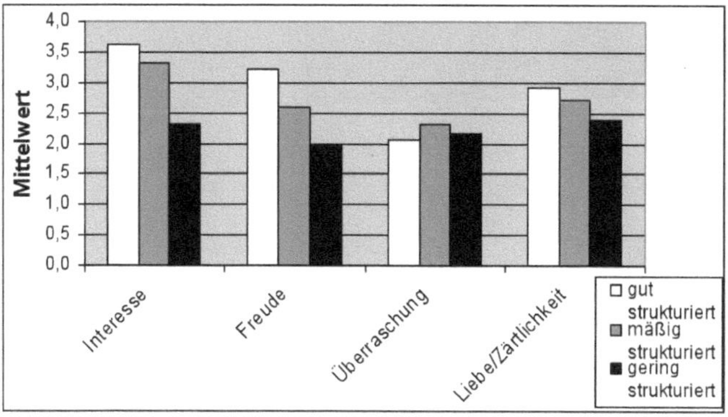

Abbildung 6: Negative Emotionen in Abhängigkeit von Strukturniveau (*kategorial*)

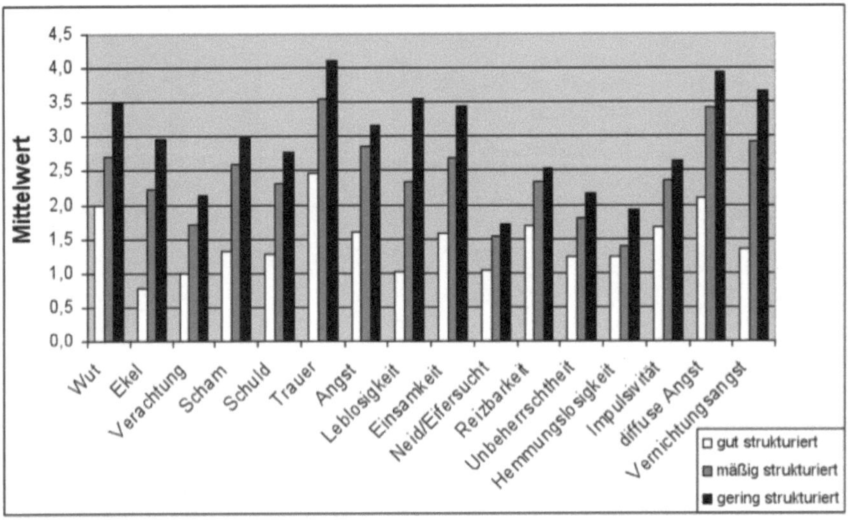

Die folgenden Darstellungen bilden emotionales Erleben in Bezug auf *feinkategoriales Strukturniveau* ab. Sie deuten einen linearen Zusammenhang zwischen emotionalem Erleben und Strukturniveau an (Abbildung 7 und Abbildung 8).

Abbildung 7: Positive Emotionen in Abhängigkeit von Strukturniveau (*feinkategorial*)

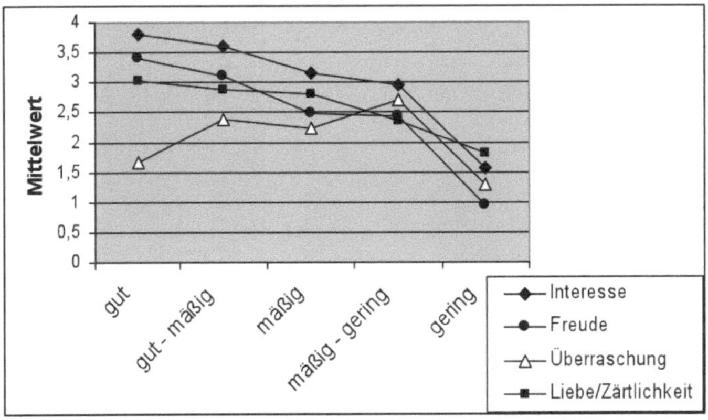

Abbildung 8: Negative Emotionen in Abhängigkeit von Strukturniveau (*feinkategorial*)

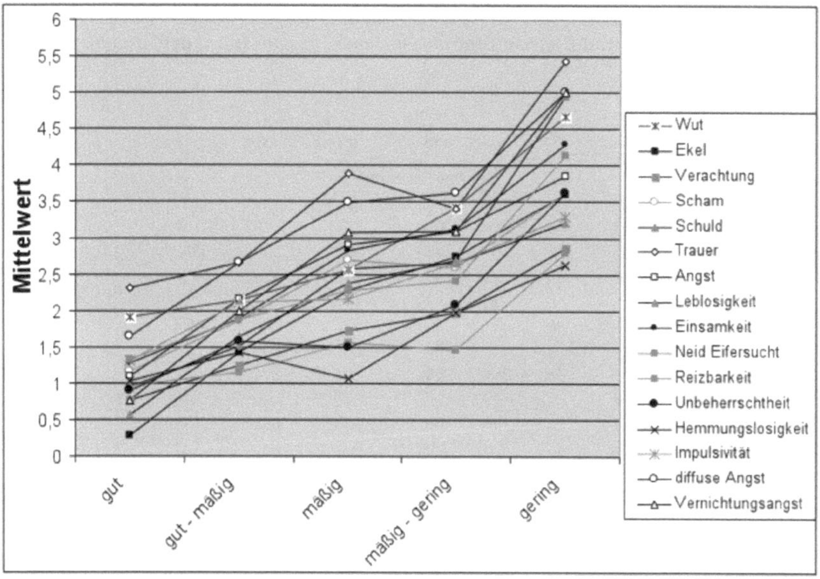

9.2.2 Signifikanz und Effektstärke

Entsprechend den Ausführungen in Kapitel 9.1 wird zur statistischen Absicherung der Gruppenunterschiede eine ANOVA berechnet. Die ANOVA setzt Intervallskalenniveau, Symmetrie und Varianzhomogenität voraus. Intervallskalenniveau wird angenommen, Symmetrie ist bei allen Skalen gegeben. Varianzhomogenität ist bei acht Skalen nicht gegeben, weswegen hier - anstelle des F-Tests der ANOVA - auf den Welch-Test zurückgegriffen wird. Der jeweils relevante Test wird in Tabelle 18 fett dargestellt. Zusätzlich wird der parameterfreie Kruskal-Wallis-H-Test berechnet, der weder Normalverteilung noch Intervallskalierung voraussetzt. Eta-Quadrat informiert über die praktische Relevanz der Gruppenunterschiede und über das Ausmaß an Varianzaufklärung. In der Tabelle sind die mittleren und großen Effekte fett dargestellt.

Im F-Test der ANOVA bzw. im Welch-Test weisen 14 von 20 Skalen signifikante Gruppenunterschiede (bei $p<0,05$) auf. Es sind dies von den positiven Emotionen *Interesse* und *Freude* (nicht aber *Liebe/Zärtlichkeit* und *Überraschung*) und von den negativen Emotionen *Wut, Ekel, Verachtung, Scham, Schuld, Trauer, Angst, Leblosigkeit, Einsamkeit, Impulsivität, diffuse Angst* und *Vernichtungsangst.* Eine Tendenz zeigt sich bei der Skala *Reizbarkeit;* nicht signifikant werden *Neid/Eifersucht, Unbeherrschtheit* und *Hemmungslosigkeit.* Bei parameterfreien Testung (Kruskal-Wallis-H-Test), werden dieselben 14 Skalen signifikant; der einzige Unterschied zur ANOVA zeigt sich in den Tendenzen: Während in der ANOVA *Reizbarkeit* eine Tendenz aufweist, ist es beim H-Test *Unbeherrschtheit*.

Tabelle 18: Gruppenunterschiede Emotionserleben (Signifikanzprüfung u. Effektstärke)

Skalen Emotionserleben	*NV (Sig.)*	*Sym.*	*VH (Sig.)*	*F-Test (Sig.)*	*W-Test (Sig.)*	*H-Test (Sig.)*	*Eta-Quadrat*	*Bonferroni-Holm-Korrektur*
				positive Emotionen				
Interesse	,106	ja	,117	**,001****	,011*	,008**	**,135**	#
Freude	,211	ja	,013*	,020*	**,033***	,017*	**,100**	n.s.
Überraschung	,446	ja	,290	**,688**	,669	,594	,010	n.s.
Liebe/Zärtlichkeit	,423	ja	,724	**,439**	,463	,479	,021	n.s.
				negative Emotionen				
Wut	,038*	ja	,036*	,005**	**,012***	,006**	**,124**	n.s.
Ekel	,012*	ja	,022*	,000***	**,000*****	,000***	**,248**	#
Verachtung	,080+	ja	,256	**,003****	,004**	,004**	**,123**	#
Scham	,449	ja	,159	**,000*****	,000***	,000***	**,246**	#
Schuld	,071+	ja	,105	**,001****	,000***	,001**	**,155**	#
Trauer	,360	ja	,086+	**,001****	,001**	,000***	**,160**	#
Angst	,227	ja	,012*	,000***	**,000*****	,001***	**,168**	#
Leblosigkeit	,022**	ja	,001*	,000***	**,000*****	,000***	**,265**	#
Einsamkeit	,260	ja	,042*	,000***	**,000*****	,002**	**,158**	#
Neid/Eifersucht	,003**	ja	,454	**,206**	,187	,209	,037	n.s.
Reizbarkeit	,425	ja	,052	**,071+**	,045*	,115	,059	n.s.
Unbeherrschtheit	,060	ja	,025*	,082+	**,104**	,086+	,057	n.s.
Hemmungslosigkeit	,011*	ja	,091	**,160**	,290	,210	,039	n.s.
Impulsivität	,410	ja	,527	**,007****	,008**	,006**	**,088**	#
diffuse Angst	,488	ja	,533	**,000*****	,000***	,000***	**,217**	#
Vernichtungsangst	,287	ja	,047*	,000***	**,000*****	,000***	**,256**	#

+… p<0,10, *…p<0,05, **p<0,01, ***p<0,001
NV...Normalverteilung nach Kolmogoroff-Smirnov, Sym…Symmetrische Verteilung der Daten (Verhältnis SD/Schiefe), VH…Varianzhomogenität (Levene-Statistik), F-Test…ANOVA-F-Test, W-T...Welch-Test, H-Test….Kruskal-Wallis-H-Test, # signifikant nach sequentieller Bonferroni-Holm-Korrektur (adjustierter α-Fehler für 4 bzw. 16 Tests).

Nach erfolgter Bonferroni-Holm-Korrektur[1] wird von den positiven Emotionen nur noch *Interesse* signifikant; *Freude* liegt knapp oberhalb der Signifikanzgrenze. Von den negativen Emotionen verliert lediglich *Wut* den Signifikanzstatus. Alle anderen negativen Emotionen, die auf p < .05 signifikant sind, bleiben dies auch nach Absenkung des Signifikanzniveaus.
Die signifikanten Skalen weisen zusätzlich mittlere bis große Effektstärke auf, sodass neben der Signifikanz auch die praktische Bedeutsamkeit der Gruppenunterschiede als belegt gelten kann. Hypothesen 1 - *Besser*

[1] Siehe dazu die Ausführungen in Kapitel 9.1.

strukturierte erleben häufiger positive Emotionen als schlechter strukturierte Personen. - und 2 - *Besser strukturierte erleben seltener negative Emotionen als schlechter strukturierte Personen.* - können somit auf Skalen- bzw. Variablenebene beibehalten werden.
Hypothese 3 - *Sollten sich Hypothesen 1) und 2) bestätigen, gibt es Emotionen, welche von dieser allgemeinen Tendenz ausgenommen sind?* - kann dahingehend beantwortet werden, dass von den positiven Emotionen *Überraschung* der allgemeinen Tendenz nicht folgt. Alle negativen Emotionen werden von schlechter Strukturierten häufiger erlebt als von besser Strukturierten, wobei die Unterschiede bei *Neid/Eifersucht* und *Hemmungslosigkeit* nicht signifikant werden. Für *Unbeherrschtheit* bzw. für *Reizbarkeit* zeigen sich je nach verwendetem Signifikanztest tendenzielle Unterschiede.
Fragestellung 4 - *In der vorliegenden Studie werden verschiedene Formen von Angst (Angst, diffuse Angst und Vernichtungsangst) untersucht. Unterscheiden sich besser strukturierte von schlechter strukturierten Personen hinsichtlich des Erlebens dieser spezifischen Angstformen?* - kann wie folgt beantwortet werden: Alle drei Angstformen nehmen mit zunehmend schlechterem Strukturniveau zu. Gut Strukturierte leiden generell am wenigsten unter ihren Ängsten. Die Mittelwerte liegen zwischen 1,33 bei *Vernichtungsangst,* 1,61 bei *Angst* und 2,10 bei *diffuser Angst.* Am zweitstärksten sind die Ängste der mäßig Strukturierten ausgeprägt. Ihre Mittelwerte liegen zwischen 2,85 bei *Angst,* 2,92 bei *Vernichtungsangst* und 3,43 bei *diffuser Angst.* Am stärksten leiden die gering Strukturierten unter ihren Ängsten: Ihre Mittelwerte liegen zwischen 3,17 bei *Angst,* 3,67 bei *Vernichtungsangst* und 3,94 bei *diffuser Angst* (Abbildung 9).

Abbildung 9: Formen der Angst in Abhängigkeit von Strukturniveau (*kategorial*)

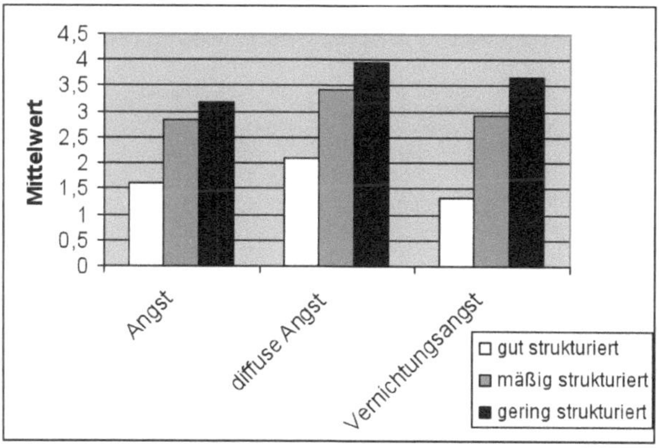

Alle drei Angstformen werden im Gruppenvergleich auf p < .000 signifikant. *Angst* und *diffuse Angst* weisen mittlere Effektstärken (Eta-Quadrat .168 bzw. .217), *Vernichtungsangst* weist große Effektstärke auf (Eta-Quadrat .256). Mit Ausnahme der unterschiedlichen Effektstärken sprechen diese Ergebnisse gegen eine Strukturspezifität der verschiedenen Angstformen. Eine Rangreihung der Mittelwertsunterschiede (Tabelle 17) der drei untersuchten Angstformen zeigt, dass gut Strukturierte am zweithäufigsten *Angst* und am seltensten *Vernichtungsangst* erleben, während mäßig und gering Strukturierte am zweithäufigsten *Vernichtungsangst* und am seltensten *Angst* erleben (Abbildung 9). Dies spricht für eine Strukturspezifität der Ängste in dem Sinn, dass ab mäßigem Strukturniveau *Vernichtungsangst* von größerer und *Angst* von kleinerer Bedeutung sind, als auf gutem Strukturniveau.

9.2.2.1 Post-Hoc-Mehrfachvergleich

Mittels Post-Hoc-Mehrfachvergleich wird festgestellt, welche der möglichen Gruppenvergleiche für die signifikanten Unterschiede verantwortlich sind. Für Skalen in welchen der F-Test der ANOVA gerechnet wird, kommt die Scheffé-Prozedur, für Skalen in welchen der Welch-Test gerechnet wird, kommt der Games-Howell-Test zum Einsatz (Tabelle 19).

Tabelle 19: Gruppenunterschiede Emotionserleben (Post-Hoc-Mehrfachvergleich)

Skalen Emotionserleben	*Post-Hoc-Test*	*gut vs. mäßig strukturiert*	*gut vs. gering strukturiert*	*mäßig vs. gering strukturiert*
		positive Emotionen		
Interesse	S	,487	,001**	,010*
Freude	G-H	,072+	,090*	,527
		negative Emotionen		
Wut	G-H	,050+	,028*	,315
Ekel	G-H	,000***	,001**	,302
Verachtung	S	,022*	,007**	,429
Scham	S	,000***	,000***	,547
Schuld	S	,004**	,005**	,556
Trauer	S	,007**	,003**	,431
Angst	G-H	,000***	,018**	,820
Leblosigkeit	G-H	,000***	,001**	,107
Einsamkeit	G-H	,009**	,001**	,257
Reizbarkeit	S	,125	,165	,889
	G-H	,049*	,249	,921
Unbeherrschtheit	G-H	,159	,202	,732
Impulsivität	S	,026*	,025*	,681
diffuse Angst	S	,000***	,000***	,461
Vernichtungsangst	S	,000***	,001**	,381
Σ sign. Skalen		**12 (+2 Tend.)**	**14**	**1**

+... p<0,10, *...p<0,05, **...p<0,01, ***...p<0,001, n.s....nicht signifikant
S...Scheffé-Prozedur, G-H...Games-Howell-Test

Wie ersichtlich, werden im Post-Hoc-Mehrfachvergleich von gut vs. mäßig Strukturierten und gut vs. gering Strukturierten 12 (+2 Tendenzen) bzw. 14 Emotionsskalen signifikant, während beim Vergleich mäßig vs. gering Strukturierten lediglich *Interesse* signifikant wird. Dies belegt, dass die signifikanten Gruppenunterschiede zum überwiegenden Teil auf das unterschiedliche emotionale Erleben der gut vs. mäßig Strukturierten und der gut vs. gering Strukturierten zurückzuführen sind. Von Bedeutung ist auch, dass *Interesse* die einzige Emotion ist, welche zwischen mäßig und gering Strukturierten signifikant zu unterscheiden vermag.

9.2.3 Faktorenanalyse Emotionserleben

Das Kaiser-Meyer-Olkin-Maß (mit .903) sowie Bartlett's Test auf Signifikanz der Sphärizität (mit .000) sprechen eindeutig dafür, dass die vorliegenden Daten für eine Faktorenanalyse geeignet sind. Es wird die Standardmethode, eine Hauptkomponentenanalyse mit varimax Rotation, berechnet (Rost, 2005). Drei Faktoren weisen einen Eigenwert > 1 auf und auch der Screeplot legt eine Beschränkung auf drei Faktoren nahe. Diese drei Faktoren haben eine Varianzaufklärung von 67,69% (Tabelle 20). Für die vollständige Auflistung siehe Tabelle 93 im Anhang.

Tabelle 20: Faktorenanalyse Emotionserleben; rotierte Komponentenmatrix

Skalen Emotionserleben	*Faktoren*			h^2
	negativ-depressiv	*negativ-impulsiv*	*positiv*	
Scham	,836			,72
Leblosigkeit	,813			,84
Vernichtungsangst	,811			,80
diffuse Angst	,801			,77
Trauer	,773			,76
Angst	,769			,65
Schuld	,748			,65
Ekel	,700			,68
Einsamkeit	,673			,67
Unbeherrschtheit		,862		,78
Reizbarkeit		,753		,77
Hemmungslosigkeit		,745		,65
Impulsivität		,730		,58
Wut	,466	,692		,70
Neid / Eifersucht		,597		,43
Verachtung	,541	,578		,63
Liebe / Zärtlichkeit			,780	,63
Freude	-,451		,749	,78
Überraschung			,718	,52
Interesse	-,448		,584	,54
Eigenwert	9,5	2,6	1,4	
Varianzaufklärung	47,62%	13,08%	6,99%	
Gesamtvarianzaufklärung	67,69%			

Ladungen <.40 sind nicht dargestellt; h^2 = Kommunalität.

Wie ersichtlich, laden die negativen Emotionen auf Faktoren 1 und 2. Diese differenzieren dahin gehend, dass auf den ersten Faktor am stärksten *Scham, Leblosigkeit, Vernichtungsangst* und *diffuse Angst* (alle mit einer Faktorenladung über .8) laden. Der erste Faktor wird daher als *negativ-depressiv* bezeichnet. Auf den zweiten Faktor laden am stärksten *Unbeherrschtheit, Reizbarkeit, Hemmungslosigkeit* und *Impulsivität* (alle mit einer Faktorenladung über .7); er wird daher als *negativ-impulsiv* bezeichnet. Die positiven Emotionen laden ausnahmslos auf den dritten Faktor: *Liebe/Zärtlichkeit, Freude* und *Überraschung* weisen eine Faktorladung von je über .7 auf. Die Faktorenladungen der negativen Emotionen auf den dritten Faktor sind entweder negativ oder sehr schwach positiv. Letzteres betrifft die Emotionen *Angst, Hemmungslosigkeit* und *Impulsivität.*
Mit den so gewonnen Faktoren werden Gruppenvergleiche durchgeführt und auf Signifikanz überprüft. Die deskriptiven Daten zeigen, dass mit zunehmend schlechterem Strukturniveau beide negativen Faktoren, besonders der Faktor *negativ-depressive Emotionen*, zunehmen. Der *positive* Faktor nimmt von gutem auf mäßiges Strukturniveau leicht zu, zum geringen Strukturniveau wieder ab (Tabelle 21).

Tabelle 21: Mittelwerte der Faktoren Emotionserleben

	gutes Strukturniveau	*mäßiges Strukturniveau*	*geringes Strukturniveau*
negativ-depressive Emotionen	-0,72	0,27	0,57
negativ-impulsive Emotionen	-0,15	0,05	0,13
positive Emotionen	-0,04	0,07	-0,19

Der *negativ-depressive* Faktor wird im Gruppenvergleich signifikant, die *negativ-impulsiven* und *positive* Faktoren werden nicht signifikant (Tabelle 22). Zur Beantwortung der Hypothesen 1 und 2 auf Faktorenebene lässt sich festhalten, dass lediglich der *negativ-depressive* Faktor signifikant zwischen den Struktugruppen zu unterscheiden vermag.

Tabelle 22: Gruppenunterschiede Faktoren Emotionserleben (Signifikanzprüfung)

Faktoren Emotionserleben	*NV (Sig.)*	*Sym.*	*VH (Sig.)*	*F-Test (Sig.)*	*H-Test (Sig.)*
negativ-depressiv	,594	ja	,053+	,000***	,000***
negativ-impulsiv	,267	ja	,780	,577	,458
positiv	,322	ja	,222	,681	,735

+… p<0,10, *…p<0,05, **p<0,01, ***p<0,001
NV...Normalverteilung nach Kolmogoroff-Smirnov, Sym...Symmetrische Verteilung der Daten (Verhältnis SD/Schiefe), VH...Varianzhomogenität (Levene-Statistik), F-Test...ANOVA-F-Test, H-Test....Kruskal-Wallis-H-Test

Der Scheffé-Test belegt, dass der Unterschied im Erleben *negativ-depressiver Emotionen* auf dem Gruppenvergleich gut vs. mäßig strukturiert und gut versus gering strukturiert beruht (jeweils mit p < .000), nicht aber auf der Differenz mäßig vs. gering strukturiert (p < .514). Dies deckt sich mit den Ergebnissen der Post-Hoc-Testung auf Variablenebene.

9.2.4 Validierung der OPD-Struktur-Checkliste

9.2.4.1 Vorgehen

Es soll hier die Frage beantwortet werden, inwiefern sich die Angaben der OPD-Struktur-Checkliste zur Strukturspezifität emotionalen Erlebens bestätigen lassen. Die Checkliste bildet das emotionale Erleben auf das Item *Affektdifferenzierung* (Dimension *Selbstwahrnehmung)* ab. Die Aussagen der Checkliste zur Affektivität werden unten formuliert und sind im Anhang (Kapitel 11.2, Tabelle 90) angeführt. Als Kriterium für die Gruppeneinteilung wird das Rating des Items *Affektdifferenzierung* der Dimension *Selbstwahrnehmung* herangezogen, da sich die Angaben der Checkliste auf dieses beziehen. Es werden die Mittelwerte jeder Emotionsskala berechnet, und anhand ihrer die Intensität der erlebten Emotionen in eine Rangreihung gebracht. Weiters wird der Kruskal-Wallis-H-Test zur Prüfung der Signifikanz der Gruppenunterschiede, sowie der Mann-Whitney-U-Test zur paarweisen Prüfung der Gruppenunterschiede berechnet[1].

9.2.4.2 Ergebnisse

Tabelle 23 zeigt die Mittelwerte und Rangreihung der Mittelwerte in Abhängigkeit der strukturellen Fähigkeit *Affektdifferenzierung* - die ersten und die letzten vier Ränge werden fett dargestellt. Die Signifikanzprüfungen der Gruppenunterschiede sind in Tabelle 24 abgebildet.

Tabelle 23: Emotionserleben in Abhängigkeit der strukturellen Fähigkeit *Affektdifferenzierung* (Mittelwerte und deren Rangreihung)

Skalen Emotionserleben	*gute Fähigkeit* (n = 35)		*mäßige Fähigkeit* (n = 53)		*geringe Fähigkeit* (n = 20)	
	MW	Rang	MW	Rang	MW	Rang
positive Emotionen						
Interesse	3,53	**1**	3,36	**2**	2,55	13
Freude	3,04	**3**	2,70	5	2,22	16
Überraschung	1,98	8	2,33	11	2,42	15
Liebe/Zärtlichkeit	3,08	**2**	2,59	7	2,48	14
negative Emotionen						
Wut	2,33	6	2,45	9	3,50	**3**
Ekel	1,16	**20**	2,00	16	2,83	9
Verachtung	1,19	**19**	1,56	**18**	2,12	**17**
Scham	1,63	13	2,42	10	2,92	8

[1] Aufgrund der Datenbeschaffenheit könnte eine ANOVA gerechnet werden, es müßte jedoch bei 8 Emotionsskalen auf den Welch-Test zurückgegriffen werden. Dieser kann jedoch von SPSS aufgrund geringer Fallgewichtungen nicht nicht durchgeführt werden. Aus diesem Grund wird parameterfrei getestet.

Schuld	1,63	13	2,11	14	2,68	10
Trauer	2,85	**4**	3,40	**1**	3,78	**1**
Angst	2,09	7	2,60	6	2,95	7
Leblosigkeit	1,47	15	2,07	15	3,23	6
Einsamkeit	1,98	8	2,47	8	3,15	5
Neid/Eifersucht	1,23	**18**	1,43	**19**	1,68	**20**
Reizbarkeit	1,82	10	2,24	13	2,53	12
Unbeherrschtheit	1,35	16	1,69	**17**	2,08	**18**
Hemmungslosigkeit	1,31	**17**	1,28	**20**	1,87	**19**
Impulsivität	1,76	11	2,26	12	2,63	11
diffuse Angst	2,39	5	3,30	**3**	3,75	**2**
Vernichtungsangst	1,67	12	2,80	**4**	3,25	**4**

Tabelle 24: Emotionserleben in Abhängigkeit der strukturellen Fähigkeit *Affektdifferenzierung* (Signifikanzprüfung)

Skalen Emotionserleben	***H-Test (Sig.)***	***U-Test (Sig.)***		
		gute vs. mäßige Fähigkeiten	***gute vs. geringe Fähigkeiten***	***mäßige vs. geringe Fähigkeiten***
		positive Emotionen		
Interesse	,044*	,501	,015*	,039*
Freude	,160	,205	,091+	,241
Überraschung	,395	,201	,317	,901
Liebe/Zärtlichkeit	,168	,073+	,176	,926
negative Emotionen				
Wut	,034*	,742	,014	,021*
Ekel	,000***	,002**	,001	,044*
Verachtung	,035*	,087+	,019	,136
Scham	,001**	,004**	,002**	,105
Schuld	,044*	,166	,013*	,131
Trauer	,063+	,075+	,049*	,217
Angst	,113	,100	,072+	,385
Leblosigkeit	,004**	,065+	,004**	,011*
Einsamkeit	,083+	,196	,032*	,174
Neid/Eifersucht	,431	,280	,271	,668
Reizbarkeit	,319	,232	,165	,651
Unbeherrschtheit	,278	,222	,162	,476
Hemmungslosigkeit	,187	,790	,117	,082+
Impulsivität	,017*	,046*	,010	,145
diffuse Angst	,002**	,004**	,004**	,176
Vernichtungsangst	,001**	,001**	,003**	,283
Σ sign. Skalen	**10 +1 Tendenz**	**5 + 4 Tendenzen**	**8 + 2 Tendenzen**	**4 + 1 Tendenz**

+… p<0,10, *…p<0,05, **p<0,01, ***p<0,001

H-Test….Kruskal-Wallis-H-Test, U-Test….Mann-Whithney-U-Test

Emotionales Erleben bei guter struktureller Fähigkeit Affektdifferenzierung

Das emotionale Erleben bei guter struktureller Fähigkeit *Affektdifferenzierung* ist geprägt durch das Erleben positiver Emotionen: *Interesse* (MW 3,53), *Liebe/Zärtlichkeit* (MW 3,08) und *Freude* (MW 3,04) nehmen die Ränge 1 bis 3 ein. Erst an vierter Stelle ist mit *Trauer* (MW 2,85) der erste negative Affekt auszumachen; gefolgt von *diffuser Angst* (MW 2,39; Rang

5) und *Wut* (MW 2,33; Rang 6). Am wenigsten intensiv werden *Hemmungslosigkeit* (MW = 1,31; Rang 17), *Neid/Eifersucht* (MW 1,23; Rang 18), *Verachtung* (MW 1,19; Rang 19) und *Ekel* (MW 1,16; Rang 20) und erlebt (Tabelle 23 und Abbildung 10).

Abbildung 10: Emotionserleben bei guter struktureller Fähigkeit *Affektdifferenzierung*

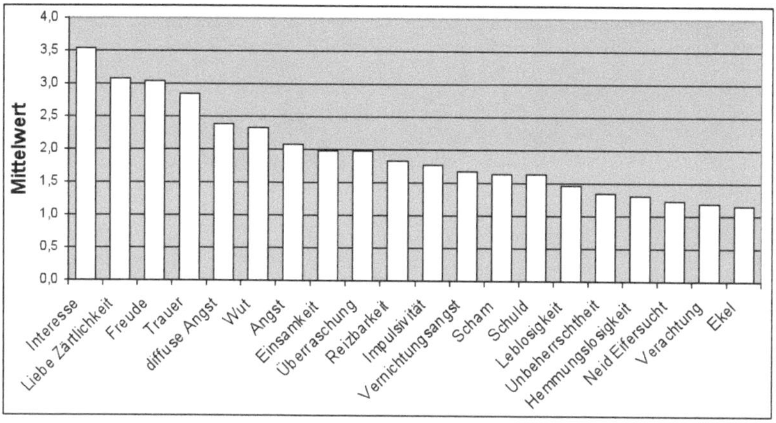

Der Vergleich zwischen subjektivem emotionalen Erleben und den Angaben der Checkliste zeigt folgendes: Wie in der Checkliste beschrieben, bestimmen positive Emotionen das emotionale Erleben gut Strukturierter. Die laut Checkliste ebenfalls bedeutsamen negativen[1] Emotionen sind in der vorliegenden Studie mäßig bis wenig bedeutsam: *Trauer* liegt auf Platz 4, Ärger (hier benannt als *Wut)* auf Platz 6, *Schuld* und *Scham* liegen gemeinsam auf Rang 13, *Verachtung* auf Platz 19 und *Ekel* auf Platz 20.

Emotionales Erleben bei mäßiger struktureller Fähigkeit Affektdifferenzierung

Bei mäßiger struktureller Fähigkeit *Affektdifferenzierung* dominiert das Erleben negativer Emotionen: Am häufigsten wird *Trauer* erlebt (MW 3,40; Rang 1) *Diffuse Angst* (MW 3,30) und *Vernichtungsangst* (MW 2,80) nehmen die Ränge 3 und 4 ein. *Interesse* (MW 3,36) wird am zweithäufigsten erlebt. Die positiven Emotionen nehmen Rang 5 (*Freude;* MW 2,70), 7 (*Liebe/Zärtlichkeit;* MW 2,59) und 11 (*Überraschung;* MW 2,33) ein. Am seltensten werden *Unbeherrschtheit* (MW 1,69; Rang 17), *Verachtung* (MW 1,56; Rang 18), *Neid/Eifersucht* (MW 1,43; Rang 19) und *Hemmungslosigkeit* (MW 1,28; Rang 20) erlebt (Tabelle 23 und Abbildung 11).

[1] Diese werden in der Checkliste als „anhedonisch" bezeichnet.

Abbildung 11: Emotionserleben bei mäßiger struktureller Fähigkeit *Affektdifferenzierung*

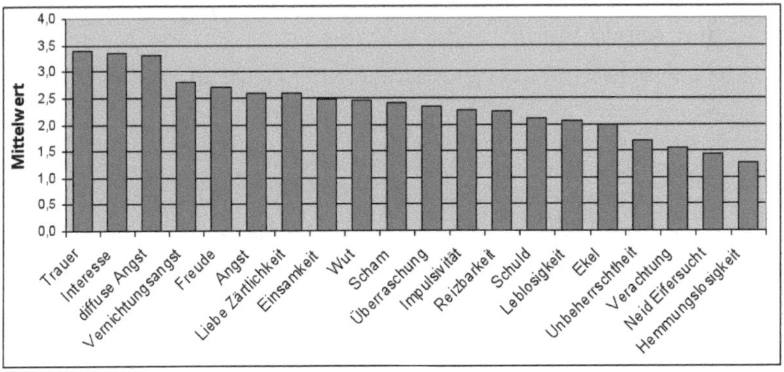

Laut Checkliste werden auf mäßigem Strukturniveau (1) Affekte generell einschränkt wahrgenommen; ihr Erleben, vor allem das zärtlicher und aggressiver Affekte ist neurotisch eingeengt, und es stehen (2) negative Affekte wie Wut, Angst, Enttäuschung, Selbstentwertung und Depression im Vordergrund. Der Vergleich des subjektiven emotionalen Erlebens mit den Angaben der OPD-Struktur-Checkliste zeigt folgendes:
Wie obige Abbildungen zeigen, unterscheiden sich mäßig Strukturierte hinsichtlich der quantitativen Ausprägung ihres emotionalen Erlebens (unabhängig von der Emotionsqualität) nicht von den gut Strukturierten. Bezüglich der zärtlichen Affekte (operationalisiert als *Liebe/Zärtlichkeit*) ist zwischen gutem und mäßigem Strukturniveau eine Abnahme der Mittelwerte von 3,08 auf 2,59 und eine Abnahme des Ranges von 2 auf 7 festzustellen. Im Mann-Whithney-U-Test zeigt sich hierfür eine Tendenz ($p < .073$). Aggressive Affekte (operationalisiert als *Wut*) nehmen von gut auf mäßig strukturiert von 2,33 auf 2,45 leicht zu, verlieren aber 3 Ränge (von 6 auf 9). Der Unterschied wird nicht signifikant.
Angst - erfasst als d*iffuse Angst* und *Vernichtungsangst* (Ränge 3 und 4) bzw. *Angst* (Rang 6) - nimmt vordere Ränge ein. Die der Enttäuschung, Selbstentwertung und Depression verwandten Emotionen *Scham* (Rang 10), *Schuld* (Rang 14) und *Leblosigkeit* (Rang 15) sind von nachgeordneter Bedeutung. Zusammenfassend kann festgehalten werden, dass im emotionalen Erleben mäßig Strukturierter *Trauer* aber auch *Interesse, diffuse Angst* und *Vernichtungsangst* dominant sind. *Trauer* und *Interesse* werden in der Checkliste nicht erwähnt.

Emotionales Erleben bei geringer struktureller Fähigkeit Affektdifferenzierung

Das emotionale Erleben bei geringer struktureller Fähigkeit *Affektdifferenzierung* ist gekennzeichnet durch negative Affekte. Am stärksten ausgeprägt ist das Erleben von *Trauer* (MW 3,78; Rang 1), gefolgt von *diffuser Angst* (MW 3,75; Rang 2), *Wut* (MW 3,50; Rang 3) und *Vernichtungsangst* (MW 3,25; Rang 4). Am wenigsten intensiv erlebt werden *Verachtung* (MW 2,12; Rang 17), *Unbeherrschtheit* (MW 2,08; Rang 18), *Hemmungslosigkeit* (MW 1,87; Rang 19) und *Neid/Eifersucht* (MW 1,68; Rang 20) (Tabelle 23 und Abbildung 12).

Abbildung 12: Emotionserleben bei geringer struktureller Fähigkeit *Affektdifferenzierung*

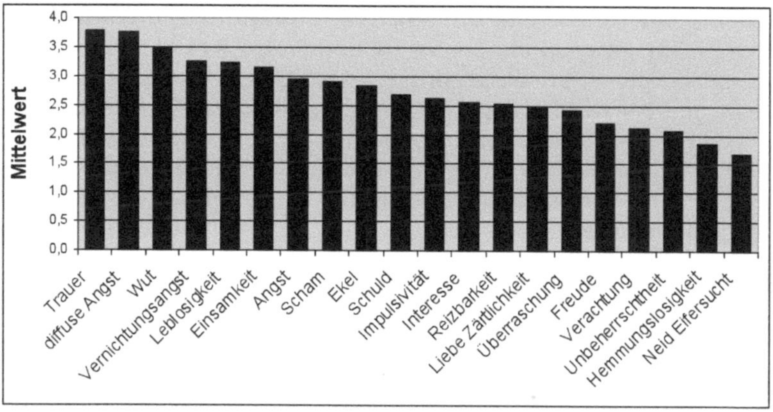

Die OPD-Struktur-Checkliste sieht das geringe Strukturniveau dadurch gekennzeichnet, dass Affekte erstens nicht differenziert wahrgenommen und über sie berichtet werden kann, und dass zweitens das Erleben von chronischer Verachtung, Ekel und Wut gekennzeichnet ist. An die Stelle affektiven Erlebens kann Entfremdung, Affektleere und Depression treten (Rudolf, Oberbracht, & Grande, 1998).

Die ersteren Aussagen können nicht bestätigt werden, vielmehr sprechen die vorliegenden Daten dafür, dass spezifische Affekte differenziert wahrgenommen werden (siehe Tabelle 17 sowie Abbildung 12). Inwiefern die Aussagen der Checkliste jedoch durch eine Fragebogenuntersuchung widerlegt werden können, sei Gegenstand methodenkritischer Betrachtung. Wie in der Checkliste zweitens angenommen, ist das emotionale Erleben gering Strukturierter durch negative Emotionen gekennzeichnet. Bezüglich der Qualität der Emotionen zeigen sich jedoch Differenzen zwischen den Angaben der Checkliste und den gefunden Daten: Wie erwähnt, ist das Erleben von *Wut* (Rang 3) stark ausgeprägt, nicht jedoch gilt dies für *Ekel* (Rang 9) und *Verachtung* (Rang 17). Die der Entfremdung, Affektleere und Depression verwandte *Leblosigkeit* nimmt Rang 5 ein. Auf geringem Strukturniveau am stärksten ausgeprägt sind jedoch das Erleben von *Trauer* (Rang 1) und *diffuser Angst* (Rang 2).

Emotionales Erleben in Abhängigkeit der strukturellen Fähigkeit Affektdifferenzierung: Gemeinsamkeiten und Unterschiede
Auffällig - und in der OPD-Struktur-Checkliste nicht erwähnt - ist die strukturniveauübergreifende Bedeutsamkeit der *Trauer*. Sie nimmt bei gut Strukturierten Rang 4, bei mäßig und gering Strukturierten Rang 1 ein. Ebenfalls strukturübergreifend bedeutsam ist *diffuse Angst* (Rang 5 - 3 - 2). Analog zu den Beschreibungen in der Checkliste nehmen hedonische Affekte mit zunehmend schlechterem Strukturniveau ab. *Interesse* (Rang 1 - 2 - 13), *Freude* (Rang 3 - 5 - 16) und *Liebe/Zärtlichkeit* (2 - 7 - 14) werden umso seltener erlebt, je geringer das Strukturniveau ausgeprägt ist. Demgegenüber werden negative Emotionen mit zunehmend schlechterem Strukturniveau zunehmend bedeutsamer: *Ekel* rutscht von Rang 20, über Rang 16 auf den 9. Rang vor; ebenso werden *Leblosigkeit* (Rang 15 - 15 - 5) oder *Vernichtungsangst* (Rang 12 - 4 - 4) von schlechter Strukturierten häufiger erlebt.

9.2.4.3 Emotionserlebenstypen und Strukturniveau
Zur Beantwortung der Fragestellung 5 wird weiters eine Clusteranalyse gerechnet. Dieses Prozedere soll klären, ob es bestimmte Emotionserlebenstypen gibt und wie sich deren Verteilung auf die Strukturgruppen gestaltet. Entsprechend der relativ großen Fallzahl (n > 100) fällt die Wahl auf die Variante Clusterzentrenanalyse (10-fach iteriert, klassifiziert). Aufgrund theoretischer Überlegungen und einer vorab durchgeführten hierarchischen Clusteranalyse wird eine 3-Clusterlösung gerechnet. Die Protokolle sind im Anhang angeführt (Tabelle 95 und Tabelle 96).
Wie Abbildung 13 zeigt, ist Cluster I geprägt von *Interesse, Freude, Liebe/Zärtlichkeit* und *Überraschung*, während *Ekel, Verachtung, diffuse Angst* und *Unbeherrschtheit* am wenigsten stark ausgeprägt sind. In Cluster II werden neben positiven Emotionen auch negative wie *diffuse Angst, Trauer, Angst* und *Wut* erlebt. In Cluster III dominieren negative Affekte, allen voran *Trauer, diffuse Angst, Vernichtungsangst* und *Einsamkeit*, am seltensten werden positive Emotionen *Freude, Impulsivität, Überraschung* und *Liebe/Zärtlichkeit* erlebt.

Abbildung 13: Clusterzentrenanalyse Emotionserleben

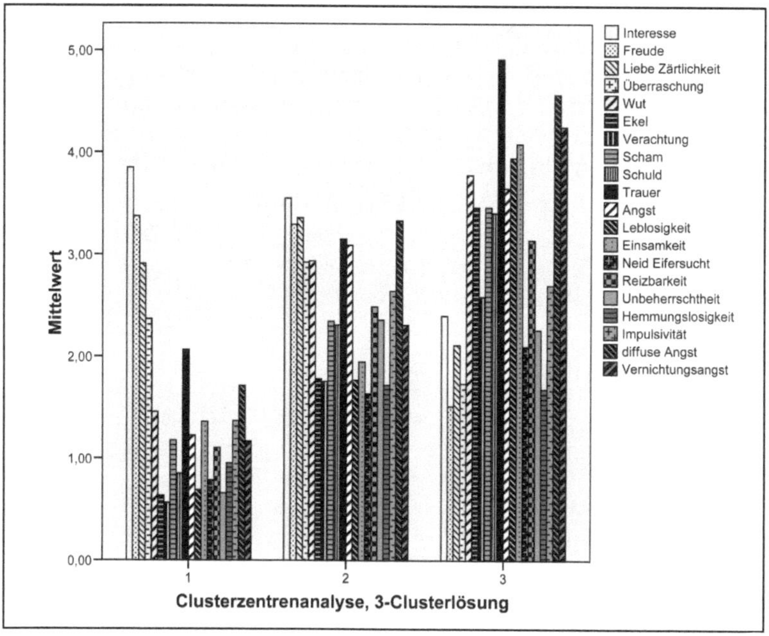

Die Kreuztabelle zeigt die Verteilung der drei Cluster auf die verschiedenen Strukturgruppen. Als Signifikanzmaße zur Überprüfung der Unabhängigkeit der Merkmale Emotion und Struktur werden berechnet (Bortz, 1985; RRZN, 2006): (1) die korrigierten und standardisierten Residuen: Korrigierte Residuen zeigen die Abweichung der beobachteten von der erwarteten Häufigkeit an. Korrigierte Residuen > 1,96 zeigen eine signifikant erhöhte, korrigierte Residuen < 1,96 eine signifikant verringerte Häufigkeit an. (2) Der Chi-Quadrat-Test nach Pearson: Ein p-Wert im Chi-Quadrat-Test nach Pearson von < .05 wird als signifikant, ein Wert von < 0.01 als hochsignifikant bezeichnet. (3) Als Maße für die Stärke des Zusammenhangs bei ordinalskalierten Daten wird Kendalls Tau-b verwendet. Dieses kann Werte von -1 bis +1 annehmen.

Zu (1): Die Unterschiede zwischen beobachteter und erwarteter Häufigkeiten der Emotionserlebenscluster und struktureller Fähigkeit *Affekterleben* zeigen:

(a) Gut Strukturierte sind überzufällig häufig in Cluster I (stand. u. korr. Res.: 3,2) und überzufällig selten in Cluster III (stand. u. korr. Res.: -3,1) vertreten.

(b) Mäßig Strukturierte sind tendenziell seltener als erwartet in Cluster I (stand. u. korr. Res.: -1,7; n.s.), häufiger als zu erwarten in Cluster II (stand. u. korr. Res.: 1,4; n.s.), und fast genauso oft wie zu erwarten in Cluster III zu finden (stand. u. korr. Res.: 0,5; n.s.).
(c) Gering Strukturierte sind tendenziell seltener als zu erwarten in Cluster I (stand. u. korr. Res.-1,8; n.s.) und Cluster II (stand. u. korr. Res.: -1,5; n.s.) aber überzufällig häufig in Cluster III (stand. u. korr. Res.: 3,2) zu finden (Tabelle 25; signifikante Residuen sind fett dargestellt).

Tabelle 25: Kreuztabelle Cluster Emotionserleben und Struktur

		strukturelle Fähigkeit *Affektdifferenzierung*			Gesamt
		gut	mäßig	gering	
Cluster I *positive Emotionalität*	Anzahl	22	17	3	43
	Erwartete Anzahl	14,3	21,3	7,4	43,0
	Korrigierte Residuen	**3,2**	-1,7	-1,8	
Cluster II *gemischte Emotionalität*	Anzahl	8	16	2	26
	Erwartete Anzahl	8,7	12,9	4,5	26,0
	Korrigierte Residuen	-,3	1,4	-1,5	
Cluster III *negative Emotionalität*	Anzahl	5	19	12	36
	Erwartete Anzahl	12,0	17,8	6,2	36,0
	Korrigierte Residuen	**-3,1**	,5	**3,2**	
Gesamt	Anzahl	35	52	18	105
	Erwartete Anzahl	35,0	52,0	18,0	105,0

Aus Clusterperspektive betrachtet bedeutet diese Verteilung, dass in sich Cluster I, der durch positive Emotionalität gekennzeichnet ist, überzufällig viele gut Strukturierte, jedoch tendenziell zu wenig mäßig und gering Strukturierte aufhalten. In Cluster II, gekennzeichnet durch gemischte Emotionalität sind gut Strukturierte zufallsverteilt, während von den mäßig Strukturierten zu viel (n.s.) und von den gering Strukturierten tendenziell zu wenig vorhanden sind. In Cluster III, gekennzeichnet durch negative Emotionalität sind signifikant zu wenig gut aber signifikant zu viel gering Strukturierte, während die mäßig Strukturierten zufallsverteilt sind.
Zu (2): Der Chi-Quadrat-Test nach Pearson erreicht einen Wert von 18,338 und entspricht p .001. Da der kritische Wert - er liegt bei 4 Freiheitsgraden und einem 5%-Signifikanzniveau bei 9,49 (Bortz, 1985) - mit 18,338 überschritten wird, kann das Ergebnis als signifikant bewertet werden (Tabelle 26). Zu (3): Die Stärke des Zusammenhanges (Kendalls-Tau-b) erreicht einen Wert von +0,348 (Tabelle 26).

Tabelle 26: Signifikanz- und Zusammenhangsmaße Cluster Emotionserleben und Struktur

	Wert	*df*	*Signifikanz*
Chi-Quadrat nach Pearson	18,338(a)	4	,001 (b)
Kendalls-Tau-b	,348	-	,000 (c)

a...1 Zellen (11,1%) haben eine erwartete Häufigkeit kleiner 5. Die minimale erwartete Häufigkeit ist 4,25.
b...Asymptotische Signifikanz (2-seitig)
c...Näherungsweise Signifikanz

9.3 Ergebnisse Fragenkomplex Emotionsregulation

Die Strategien zur Emotionsregulation werden mittels *Emotionserlebens- und Regulationsfragebogen* (EER; Teil 2) erfasst. Der EER erfasst die Anwendungshäufigkeit spezifischer Strategien auf einer 7-stufigen Skala von 0 (trifft überhaupt nicht zu) bis 6 (trifft vollständig zu). Der EER wird in Kapitel 7.3 beschrieben; Skalen und Items zum EER finden sich in Tabelle 92 im Anhang. Der EER Teil 2 liegt von 109 Frauen vor. Es entfallen 33 auf gutes, 61 auf mäßiges und 15 auf geringes Strukturniveau.

9.3.1 Deskriptive Statistik

Um Hypothesen 6[1], 7[2] und 8[3] zu testen, wird eine Unterscheidung in adaptive und maladaptive Emotionsregulationsstrategien vorgenommen. Als adaptive Strategien wurden *Körper-Nutzen, Reflexion, soziale Unterstützung, Musterreflexion* und *Perspektivenübernahme* bewertet. Als maladaptiv eingeschätzt werden *Verwirrung, Überforderung, Rückzug, Dissoziation, Black-out* und *sich verlieren.* Die Strategien *Körper-Ausdruck, Externalisierung, Ablenkung* und *Spontanität* sind m.E. nicht eindeutig zuordenbar. Wahrscheinlich muss ihre Adaptivität situationsspezifisch betrachtet werden. Nach Ansicht der einzelnen Fragebogenitems und der Überlegung, dass sie nicht eindeutig als maladaptiv zu bewerten sind, werden sie den adaptiven Strategien zugeordnet, welche nunmehr jedoch als nicht-maladaptive Regulationsstrategien bezeichnet werden.
Ein Vergleich der Mittelwertunterschiede zeigt, dass Hypothese 6 teilweise, Hypothese 7 vollinhaltlich in die richtige Richtung weisen: Je besser das Strukturniveau, desto häufiger werden die nicht-maladaptiven Regulationsstrategien *Reflexion* und *soziale Unterstützung* und *Externalisierung* angewandt. Die Gruppe der gut strukturierten Frauen erreicht

[1] Hypothese 6: Besser strukturierte wenden häufiger adaptive Affektregulierungsstrategien (z.B. kognitive Strategien) an, als schlechter strukturierte Personen.
[2] Hypothese 7: Besser strukturierte wenden seltener maladaptive Affektregulierungsstrategien (z.B. Rückzug) an, als schlechter strukturierte Personen.
[3] Fragestellung 8: Sollten sich Hypothesen 6) und 7) bestätigen, gibt es Emotionsregulationsstrategien, welche von dieser allgemeinen Tendenz ausgeschlossen sind?

z.B. bei *sozialer Unterstützung* einen Mittelwert von 3,86, während mäßig strukturierte Frauen einen Mittelwert von 3,15 und gering strukturierte Frauen einen Mittelwert von 2,82 erreichen. Zur Gruppe der maladaptiven Regulationsstrategien kann hingegen eindeutig vermerkt werden, dass diese ausnahmslos umso häufiger angewandt werden, je schlechter das Strukturniveau ist. Die Gruppe der gut strukturierten Frauen erreicht z.B. bei *Dissoziation* einen Mittelwert von 2,55, während mäßig strukturierte Frauen einen Mittelwert von 3,06 und gering strukturierte Frauen einen Mittelwert von 4,36 erreichen (Tabelle 27).

Tabelle 27: Gruppenunterschiede Emotionsregulation (deskriptive Statistik)

Skalen Emotionsregulation	*gutes Strukturniveau (n=33)*			*mäßiges Strukturniveau (n=61)*			*geringes Strukturniveau (n=15)*		
	MW	*SD*	*SF*	*MW*	*SD*	*SF*	*MW*	*SD*	*SF*
nicht-maladaptive Emotionsregulationsstrategien									
Körper Ausdruck	**2,93**	1,65	,29	**2,89**	1,44	,18	**2,89**	1,47	,38
Körper Nutzen	**2,72**	1,39	,24	**2,75**	1,26	,16	**2,27**	1,41	,36
Reflexion	**3,87**	1,33	,23	**3,49**	1,35	,17	**3,40**	1,70	,44
soziale Unterstützung	**3,86**	1,75	,30	**3,15**	1,62	,21	**2,82**	2,00	,52
Perspektivenübernahme	**3,39**	1,43	,25	**3,03**	1,40	,18	**3,36**	1,39	,36
Externalisierung	**2,92**	1,75	,30	**2,45**	1,74	,22	**2,36**	1,53	,40
Musterreflexion	**3,98**	1,20	,21	**4,21**	1,41	,18	**4,00**	1,80	,46
Ablenkung	**2,84**	1,45	,25	**2,66**	1,28	,16	**2,80**	1,81	,47
Spontanität	**2,56**	1,24	,22	**3,09**	1,12	,14	**3,13**	1,08	,28
maladaptive Emotionsregulationsstrategien									
Verwirrung	**3,37**	1,41	,25	**3,78**	1,30	1,67	**4,31**	1,17	,30
Überforderung	**3,57**	1,53	,27	**4,16**	1,53	,20	**4,58**	1,52	,40
Rückzug	**3,71**	1,66	,29	**4,01**	1,78	,23	**4,38**	1,86	,48
Dissoziation	**2,55**	1,85	,32	**3,06**	1,80	,23	**4,36**	1,71	,44
Black-out	**1,09**	1,02	,18	**1,94**	1,44	,18	**2,80**	1,59	,41
sich verlieren	**2,87**	1,47	,26	**3,25**	1,31	,17	**3,98**	1,21	,31

MW...Mittelwert, SD...Standardabweichung, SF...Standardfehler des Mittelwertes

Die folgenden Abbildungen zeigen die Häufigkeiten der einzelnen nicht-maladaptiven und maladaptiven Regulationsstrategien in Abhängigkeit von Strukturniveau, *kategoriales Rating* (Abbildung 14 und Abbildung 15).

Abbildung 14: Nicht-maladaptive Regulationsstrategien in Abhängigkeit von Strukturniveau (*kategorial*)

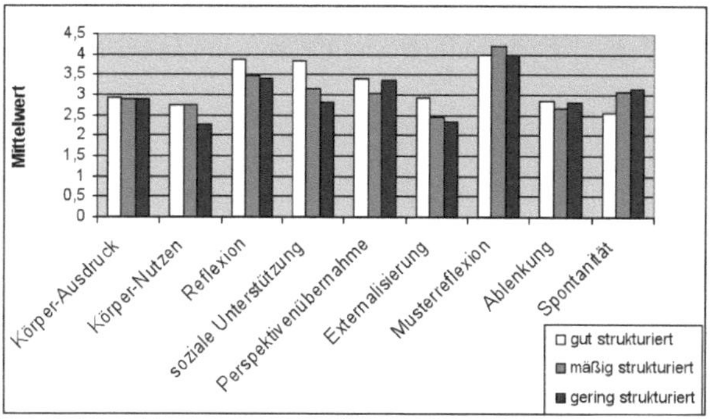

Abbildung 15: Maladaptive Regulationsstrategien in Abhängigkeit von Strukturniveau (*kategorial*)

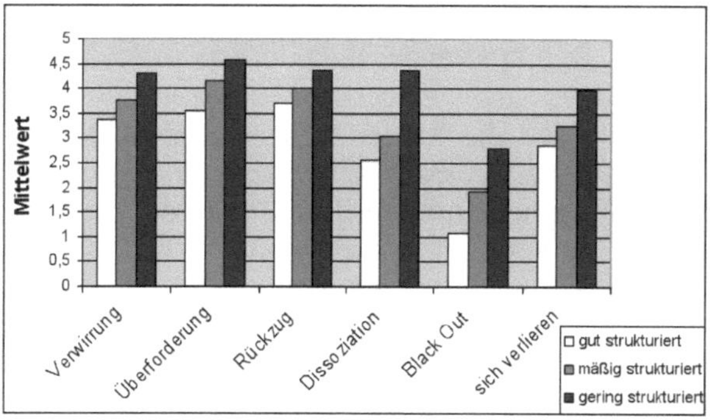

Die Daten weisen weiters darauf hin, dass mit zunehmend schlechterem Strukturniveau vermehrt regulierend in das emotionale Erleben eingegriffen werden muss: Während gut Strukturierte über alle Regulationsstrategien einen Mittelwert von 3,08 aufweisen, weisen mäßig Strukturierte einen MW von 3,19 und gering Strukturierte einen MW von 3,43 auf. Werden die Regulationsstrategien in nicht-maladaptive und maladaptive eingeteilt, und eine neuerliche Mittelwertbildung vorgenommen, so zeigt sich, dass die nicht-maladaptiven Regulationsstrategien am häufigsten von den gut Strukturierten (MW 3,23), gefolgt von den mäßig Strukturierten (MW 3,08) und am seltensten von den gering Strukturierten (MW 3,0) angewandt werden. Das gegenteilige und zudem stärker ausgeprägte Bild zeigt sich bei den maladaptiven Strategien: Diese werden am seltensten von den gut Strukturierten (MW

2,86), gefolgt von den mäßig Strukturierten (MW 3,37) und am häufigsten von den schlecht Strukturierten (MW 4,07) ver-wendet (Abbildung 16).

Abbildung 16: Mittelwerte aller, nicht-maladaptiver und maladaptiver Regulationsstrategien

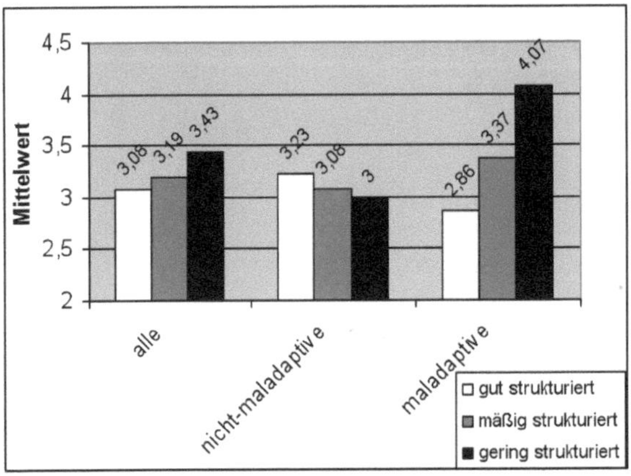

Die folgenden Abbildungen zeigen die Anwendungshäufigkeit der Regulationsstrategien in Abhängigkeit vom *feinkategorialen Strukturrating.* Abbildung 17 verdeutlicht, dass eine kontinuierliche Abnahme der nicht-maladaptiven Strategien bei zunehmend schlechterem Strukturniveau aufgrund der deskriptiven Daten nicht angenommen werden kann. Abbildung 18 spricht dafür, dass zwischen Anwendung maladaptiver Strategien und Strukturniveau ein linearer Zusammenhang besteht.

Abbildung 17: Nicht-maladaptive Regulationsstrategien in Abhängigkeit von Strukturniveau *(feinkategorial)*

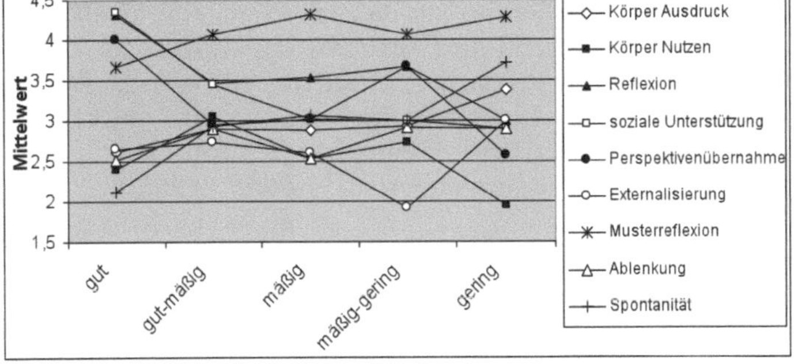

Abbildung 18: Maladaptive Regulationsstrategien in Abhängigkeit von Strukturniveau (*feinkategorial*)

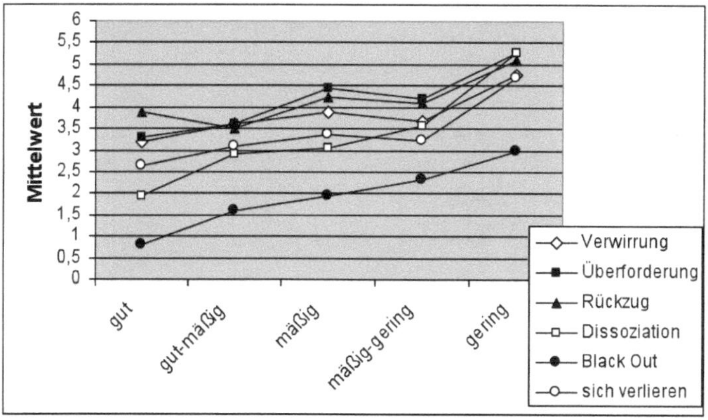

9.3.2 Signifikanz und Effektstärke

Zur statistischen Absicherung der Gruppenunterschiede werden - analog zur Auswertung des Emotionserlebens und wie in Kapitel 9.1 dargestellt - mehrere Verfahren eingesetzt: Der F-Test der ANOVA, Intervallskalenniveau vorausgesetzt, kann aufgrund der Symmetrie der Daten gerechnet werden. Lediglich die Varianzhomogenität ist bei zwei Skalen fraglich, weswegen auf den Welch-Test zurückgegriffen wird. Zusätzlich wird der parameterfreie Kruskal-Wallis-H-Test berechnet, der weder Normalverteilung noch Intervallskalierung voraussetzt. Der Wert des relevanten Tests ist in Tabelle 28 fett dargestellt. Eta-Quadrat informiert über die Relevanz der Gruppenunterschiede und über das Ausmaß an Varianzaufklärung. In Tabelle 28 sind die mittleren und großen Effekte fett dargestellt. Weiters enthält die Tabelle die Angaben zur Bonferroni-Holm-Korrektur.

Tabelle 28: Gruppenunterschiede Emotionsregulation (Signifikanzprüfung u. Effektstärke)

Skalen Emotions-Regulation	*NV (Sig.)*	*Sym*	*VH (Sig.)*	*F-Test (Sig.)*	*W-Test (Sig.)*	*H-Test (Sig.)*	*Eta-Quadrat*	*Bonferroni-Holm-Korrektur*
nicht-maladaptive Emotionsregulationsstrategien								
Körper Ausdruck	,614	ja	,776	**,991**	,992	,992	,000	n.s.
Körper Nutzen	,584	ja	,843	**,430**	,478	,283	,017	n.s.
Reflexion	,757	ja	,400	**,392**	,396	,499	,017	n.s.
soziale Unterstützung	,435	ja	,236	**,083+**	,114	,087+	,050	n.s.
Perspektivenübernahme	,310	ja	,938	**,439**	,453	,345	,019	n.s.
Externalisierung	,466	ja	,756	**,390**	,400	,454	,018	n.s.
Musterreflexion	,128	ja	,164	**,716**	,699	,641	,007	n.s.
Ablenkung	,419	ja	,060+	**,819**	**,822**	,904	,004	n.s.
Spontanität	,009**	ja	,965	**,080+**	,109	,053+	,047	n.s.
maladaptive Emotionsregulationsstrategien								
Verwirrung	,684	ja	,537	**,073+**	,071+	,097+	,048	n.s.
Überforderung	,126	ja	,851	**,072+**	,083+	,033*	,047	n.s.
Rückzug	,015*	ja	,669	**,467**	,479	,310	,014	n.s.
Dissoziation	,120	ja	,553	**,007****	,009**	,008**	**,090**	#
Black-out	,044*	ja	,054+	**,000*****	**,000*****	,001**	**,145**	#
sich verlieren	,307	ja	,781	**,034***	,033*	,045*	**,062**	n.s.

+… p<0,10, *…p<0,05, **p<0,01, ***p<0,001
NV...Normalverteilung nach Kolmogoroff-Smirnov, Sym…Symmetrische Verteilung der Daten (Verhältnis SD/Schiefe), VH…Varianzhomogenität (Levene-Statistik), F-Test…ANOVA-F-Test, W-T...Welch-Test, H-Test….Kruskal-Wallis-H-Test, ,# signifikant nach sequentieller Bonferroni-Holm-Korrektur (adjustierter α-Fehler für 9 bzw. 6 Tests).

Im F-Test der ANOVA werden *Dissoziation, Black-out* und *sich verlieren* signifikant bei mittlerer bis großer Effektstärke. Tendenzen bei kleiner Effektstärke weisen *Verwirrung, Überforderung, soziale Unterstützung* und *Spontanität* auf. Nicht signifikant werden *Rückzug, Körper Ausdruck, Körper Nutzen, Reflexion, Perspektivenübernahme, Externalisierung, Musterreflexion* und *Ablenkung*. Im Vergleich zum Emotionserleben finden sich bei den Regulationsstrategien weniger signifikante Gruppenunterschiede bei zugleich geringerer Effektstärke. Wird das Signifikanzniveau mittels Bonferroni-Holm-Adjustierung angepasst, werden nur mehr *Dissoziation* und *Black-out* signifikant.

Von 9 untersuchten nicht-maladaptiven Regulationsstrategien zeigt lediglich *soziale Unterstützung* im Gruppenvergleich eine Tendenz in die richtige Richtung. Hypothese 6 - *Besser strukturierte wenden häufiger adaptive Affektregulierungsstrategien (z.B. kognitive Strategien) an, als schlechter strukturierte Personen.* – muss demnach auf Variablenebene verworfen werden. Anderes verhält es sich bei den maladaptiven Regulationsstrategien. Von 6 untersuchten weisen alle Mittelwertsunterschiede in die richtige Richtung, 3 davon werden statistisch signifikant, für zwei weitere zeigen sich Tendenzen. Somit kann Hypothese 7 - *Besser strukturierte wenden seltener maladaptive Affektregulierungsstrategien (z.B. Rückzug) an, als schlechter strukturierte Personen.* - auf Variablenebene beibehalten werden.

9.3.2.1 Post-Hoc-Mehrfachvergleich

Mittels Scheffé-Prozedur wird getestet, auf welche Gruppenunterschiede die Signifikanzen zurückzuführen sind. In Tabelle 29 sind diese angeführt; es werden dabei nur mehr jene Skalen angegeben, welche in der ANOVA zumindest eine Tendenz aufweisen.

Tabelle 29: Gruppenunterschiede Emotionsregulation (Post-Hoc/Mehrfachvergleich)

Skalen Emotionsregulation	*gut vs. mäßig strukturiert*	*gut vs. gering strukturiert*	*mäßig vs. gering strukturiert*
soziale Unterstützung	,168	,157	,800
Spontanität	,103	,278	,993
Verwirrung	,374	,079+	,376
Überforderung	,201	,111	,646
Dissoziation	,429	,007**	,048*
Black-out	,017*	,000***	,092+
sich verlieren	,425	,034*	,179
Σ sign. Skalen	**1**	**3 +1 Tendenz**	**1 +1 Tendenz**

+... p<0,10, *...p<0,05, **...p<0,01, ***...p<0,001, n.s....nicht signifikant

Wie aus obiger Tabelle ersichtlich, wird im Mehrfachvergleich von gut vs. mäßig strukturiert *Black-out* signifikant. Beim Vergleich gut vs. gering strukturiert werden *Dissoziation*, *Black-out* und *sich verlieren* signifikant und es zeigt sich eine Tendenz für *Verwirrung*. Beim Vergleich mäßig vs. gering strukturiert wird *Dissoziation* signifikant und es zeigt sich eine Tendenz für *Black-out*. Diese Ergebnisse belegen, dass die signifikanten Gruppenunterschiede großteils auf die Differenzen zwischen den gut und gering Strukturierten zurückzuführen sind. Während beim emotionalen Erleben, ein quantitativer Sprung zwischen den gut und mäßig Strukturierten festgestellt werden kann, kann im Fall der Emotionsregulation ein solcher beim Vergleich von gut vs. gering Strukturierten festgestellt werden.

9.3.3 Faktorenanalyse Emotionsregulation

Das Kaiser-Meyer-Olkin-Maß (mit .790) bzw. sowie Bartlett's Test auf Signifikanz der Sphärizität (mit .000) sprechen eindeutig dafür, dass die vorliegenden Daten für eine Faktorenanalyse geeignet sind. Es wird die Standardmethode, eine Hauptkomponentenanalyse mit varimax Rotation, berechnet (Rost, 2005). Hinsichtlich der Anzahl der Faktoren ergibt sich kein eindeutiges Bild: 4 Faktoren weisen einen Eigenwert > 1 auf, jedoch lässt der Screeplot eine Beschränkung auf 3 oder 4 Faktoren offen. Dies liegt daran, dass auf den 4. Faktor ausschließlich die Skala *Ablenkung* hoch lädt (mit einem Eigenwert von .864); der nächst höchste Wert des 4. Faktors liegt bei nur .350 (*Körper Nutzen*). Aufgrund des Kriteriums Eigenwertes > 1 und inhaltlicher Überlegungen fällt die Entscheidung zu Gunsten von 4 Faktoren. Diese besitzen eine gemeinsame Varianzaufklärung von 63,054% (eine vollständige Auflistung der Varianzaufklärung enthält Tabelle 94 im Anhang). Auf den ersten Faktor laden maladaptive Strategien wie *Rückzug*, *Überforderung* und *Dissoziation*. Bemerkenswert ist, dass die als adaptiv erachtete *Musterreflexion* ebenfalls am höchsten auf diesen Faktor lädt. Der zweite Faktor ist gekennzeichnet durch adaptive Reaktionen wie *Reflexion*, *Perspektivenübernahme* und *soziale Unterstützung*. Auf den dritten Faktor laden die Reaktionsmuster *Externalisierung* und *Spontanität* sowie *Körper Nutzen* und *Körper Ausdruck*, wobei die beiden letzteren auch auf den zweiten Faktor hoch laden. Auf den vierten Faktor lädt wie erwähnt ausschließlich *Ablenkung*. Die Benennung der vier Faktoren lautet wie folgt: *Zusammenbruch* (Faktor 1), *kognitive Regulation* (Faktor 2), *handlungsorientierte Regulation* (Faktor 3) und *Ablenkung* (Faktor 4) (Tabelle 30).

Tabelle 30: Faktorenanalyse Emotionsregulation, rotierte Komponentenmatrix

Skalen Emotionsregulation	*Faktor*				*h²*
	Zusammenbruch	*kognitive Regulation*	*handlungsorientierte Regulation*	*Ablenkung*	
Rückzug	,862				,78
Dissoziation	,858				,77
Überforderung	,857				,75
sich verlieren	,771				,69
Verwirrung	,767				,66
Black-out	,588				,48
Musterreflexion	,539				,49
Reflexion		,813			,69
Perspektivenübernahme		,700			,51
soziale Unterstützung		,664			,48
Körper Nutzen		,442	,416		,50
Spontanität			,746		,72
Externalisierung			,689		,58
Körper Ausdruck			,522		,58
Ablenkung				,864	,79
Eigenwert	4,5	2,4	1,4	1,2	
Varianzaufklärung	30,06%	15,90%	9,28%	7,81%	
Gesamtvarianzaufklärung			63,05%		

Ladungen <.40 sind nicht dargestellt; h² = Kommunalität.

Bei Betrachtung der den Faktoren zugeordneten Skalen (siehe dazu auch die Überlegungen zu Beginn Kapitel 9.3.1), kann der Faktor *Zusammenbruch* als maladaptiv, der Faktor *kognitive Regulation* als adaptiv und die Faktoren *handlungsorientierte Regulation* und *Ablenkung* als nicht eindeutig zuordenbar bezeichnet werden.
Die Mittelwerte der Faktoren zeigen, dass *Zusammenbruch* auf schlechterem Strukturniveau häufiger und *kognitive Regulation* auf besserem Strukturniveau häufiger angewandt wird. *Handlungsgeleitete Regulation* und *Ablenkung* zeigen im Gruppenvergleich keine nennenswerten Unterschiede (Tabelle 31).

Tabelle 31: Mittelwerte Faktoren Emotionsregulation

	gutes Strukturniveau	*mäßiges Strukturniveau*	*geringes Strukturniveau*
Zusammenbruch	-0,33	0,04	0,56
kognitive Regulation	0,35	-0,11	-0,32
handlungsgeleitete Regulation	-0,04	0,06	-0,13
Ablenkung	0,06	-0,02	-0,03

Die Signifikanztests untermauern diese Daten, indem *Zusammenbruch* und *kognitive Regulation* signifikant werden, nicht jedoch *handlungsorientierte Regulation* und *Ablenkung* (Tabelle 32).

Tabelle 32: Gruppenunterschiede Faktoren Emotionsregulation (Signifikanzprüfung)

Faktoren Emotionsregulation	*NV (Sig.)*	*Sym.*	*VH (Sig.)*	*F-Test (Sig.)*	*W-Test (Sig.)*
Zusammenbruch	,493	ja	,709	**,013***	,018
kognitive Regulation	,697	ja	,768	**,038***	,058
handlungsgeleitete Regulation	,397	ja	,861	**,784**	,772
Ablenkung	,613	ja	,046*	,928	**,939**

+... p<0,10, *...p<0,05, **p<0,01, ***p<0,001
NV...Normalverteilung nach Kolmogoroff-Smirnov, Sym...Symmetrische Verteilung der Daten (Verhältnis SD/Schiefe), VH...Varianzhomogenität (Levene-Statistik), W-T...Welch-Test,

Anders als auf Variablenebene können Hypothese 6 - *Besser strukturierte wenden häufiger adaptive Affektregulierungsstrategien (z.B. kognitive Strategien) an, als schlechter strukturierte Personen.* - und Hypothese 7 - *Besser strukturierte wenden seltener maladaptive Affektregulierungsstrategien (z.B. Rückzug) an, als schlechter strukturierte Personen.* - auf Faktorenebene beibehalten werden, da der eindeutig adaptive Faktor *kognitive Regulation* und der eindeutig maladaptive Faktor *Zusammenbruch* statistisch signifikant werden.
Der Mehrfachvergleich zeigt, dass die Signifikanzen primär auf dem Vergleich der gut vs. gering Strukturierten beruhen. Der Unterschied bei *Zusammenbruch* beruht auf dem Vergleich der gut vs. gering Strukturier-

ten; der Unterschied bei *kognitiver Regulation* auf dem Vergleich der gut vs. mäßig und gut vs. gering Strukturierten (jeweils Tendenz). Im Gruppenvergleich der mäßig vs. gering Strukturierter finden sich keine signifikanten Unterschiede (Tabelle 33).

Tabelle 33: Emotionsregulation Faktoren (Post-Hoc-Mehrfachvergleich)

Faktoren Emotionsregulation	*gut vs. mäßig strukturiert*	*gut vs. gering strukturiert*	*mäßig vs. gering strukturiert*
Zusammenbruch	,204	,015*	,279
kognitive Regulation	,091+	,093+	,772

+... p<0,10, *...p<0,05, **p<0,01, ***p<0,001

9.3.4 Validierung OPD-Struktur-Checkliste

Es wird hier die Fragestellung beantwortet, inwiefern sich die Angaben der OPD-Struktur-Checkliste (Rudolf, Oberbracht, & Grande, 1998) zur Emotionsregulation in der vorliegenden Studie bestätigen lassen. Die Checkliste bildet Reaktionen auf das emotionale Erleben auf die Items *Affekttoleranz* und *Selbstwertregulation*[1] ab. Beide Items sind der Dimension *Selbststeuerung* zugeordnet. Die Angaben der Strukturcheckliste werden weiter unten angeführt und sind im Anhang (Kapitel 11.2, Tabelle 90) abgebildet.

9.3.4.1 Vorgehen

Als Kriterium für die Gruppeneinteilung wird aus den *feinstkategorialen Ratings*[2] zu *Affekttoleranz* und *Selbstwertregulation* der Mittelwert gebildet und in ein *kategoriales Rating* überführt. Von allen gut strukturierten Frauen liegt der EER vor, bei den mäßig Strukturierten fehlen drei, bei den gering Strukturierten fehlen 6 Fragebögen (Tabelle 34).

Tabelle 34: Gruppenbildung bezüglich struktureller Fähigkeiten *Affekttoleranz* und *Selbstwertregulation*

	Häufigkeit	*Prozent*	*davon ausgefüllte EER-Fragebögen*
gute strukturelle Fähigkeiten	31	26,3	31
mäßige strukturelle Fähigkeiten	53	44,9	50
geringe strukturelle Fähigkeiten	34	28,8	28
Insgesamt	118	100,0	109

9.3.4.2 Ergebnisse

Es werden die Anwendungshäufigkeiten der Regulationsstrategien (Mittelwert) für jedes Strukturniveau berechnet, in eine Rangreihung gebracht und mittels Kruskal-Wallis-H-Test auf Signifikanz überprüft.

---

[1] Zum Zusammenhang zwischen Affektregulation und Selbst(wert) siehe Kapitel 1.3.2.1.

[2] Das feinstkategoriale Rating erfolgt auf eine Dezimalstelle genau; siehe dazu Kapitel 8.2, Abschnitt OPD-Rating.

Tabelle 35 enthält eine Auflistung dieser Berechnungen, wobei die beiden ersten und die beiden letzten Ränge fett dargestellt sind. Tabelle 36 zeigt, inwiefern die Gruppenunterschiede signifikant werden.

Tabelle 35: Emotionsregulation in Abhängigkeit der strukturellen Fähigkeiten *Affekttoleranz* und *Selbstwertregulation*: Mittelwerte und deren Rangreihung

Skalen Emotionsregulation	*gute Fähigkeiten (n = 31)*		*mäßige Fähigkeiten (n = 50)*		*geringe Fähigkeiten (n = 28)*	
	MW	*Rang*	*MW*	*Rang*	*MW*	*Rang*
nicht-maladaptive Regulationsstrategien						
Körper Ausdruck	2,86	10	2,86	11	2,98	10
Körper Nutzen	2,80	11	2,61	12	2,65	13
Reflexion	3,94	**2**	3,48	5	3,41	7
soziale Unterstützung	3,94	**2**	3,18	8	2,84	11
Perspektivenübernahme	3,26	7	3,20	7	3,09	9
Externalisierung	2,71	12	2,50	**14**	2,56	**14**
Musterreflexion	3,96	**1**	4,14	**1**	4,24	3
Ablenkung	3,00	8	2,59	13	2,73	12
Spontanität	2,58	13	2,96	10	3,29	8
maladaptive Regulationsstrategien						
Verwirrung	3,42	6	3,75	4	4,04	4
Überforderung	3,48	5	4,01	**2**	4,68	**1**
Rückzug	3,59	4	3,93	3	4,47	**2**
Dissoziation	2,42	**14**	3,09	9	3,86	5
Black out	1,06	**15**	2,03	**15**	2,23	**15**
sich verlieren	2,87	9	3,23	6	3,63	6

MW…Mittelwert

Tabelle 36: Emotionsregulation in Abhängigkeit der strukturellen Fähigkeiten *Affekttoleranz* und *Selbstwertregulation* (Signifikanzprüfung)

Skalen Emotionsregulation	*H-Test (Sig.)*	*U-Test (Sig.)*		
		gute vs. mäßige Fähigkeiten	*gute vs. geringe Fähigkeiten*	*mäßige vs. geringe Fähigkeiten*
nicht-maladaptive Regulationsstrategien				
Körper Ausdruck	,814	,876	,719	,607
Körper Nutzen	,728	,450	,531	,966
Reflexion	,338	,153	,276	,898
soziale Unterstützung	**,059+**	,059+	,024*	,372
Perspektivenübern.	,817	,781	,516	,728
Externalisierung	,842	,599	,956	,712
Musterreflexion	,571	,407	,297	,793
Ablenkung	,477	,232	,496	,653
Spontanität	**,033***	,077+	,011*	,273
maladaptive Regulationsstrategien				
Verwirrung	,244	,309	,102	,341
Überforderung	**,004****	,107	,000***	,118
Rückzug	,122	,288	,023*	,390
Dissoziation	**,022***	,126	,005**	,077+
Black out	**,004****	,003**	,005**	,728
sich verlieren	**,089+**	,246	,027*	,274
Σ sign. Skalen	**4 + 2 Tend.**	**1 + 2 Tendenzen**	**7**	**0 + 1 Tendenz**

+… p<0,10, *…p<0,05, **p<0,01, ***p<0,001

H-Test….Kruskal-Wallis-H-Test, U-Test….Mann-Whithney-U-Test

Emotionsregulation bei guten strukturellen Fähigkeiten Affekttoleranz und Selbstwertregulation

Die Aussagen der OPD-Struktur-Checkliste zum Umgang mit Emotionen lesen sich etwas kryptisch: Personen mit gutem Strukturniveau gelingt es, ein positives Selbstwertgefühl aufrecht zu erhalten, bzw. hat diejenige „Möglichkeiten" es wiederzugewinnen; bei Differenzen mit Anderen entsteht keine Gekränktheit (Rudolf, Oberbracht, & Grande, 1998). Durch welche Mechanismen dies den gut Strukturierten gelingt, wird in der Checkliste nicht ausgeführt. Die vorliegenden Daten zeigen, dass gut Strukturierte schwierige Emotionen vorzugsweise durch *Musterreflexion* (MW 3,96; Rang 1) *Reflexion* (MW 3,94; Rang 2), und *soziale Unterstützung* (MW 3,94; Rang 2) regulieren. Am seltensten werden auf gutem Strukturniveau die maladaptiven Strategien *Dissoziation* (MW 2,42; Rang 14) und *Black-out* (MW 1,06; Rang 15) eingesetzt (Tabelle 35 und Abbildung 19).

Abbildung 19: Emotionsregulation bei guten strukturellen Fähigkeiten *Affekttoleranz* und *Selbstwertregulation*

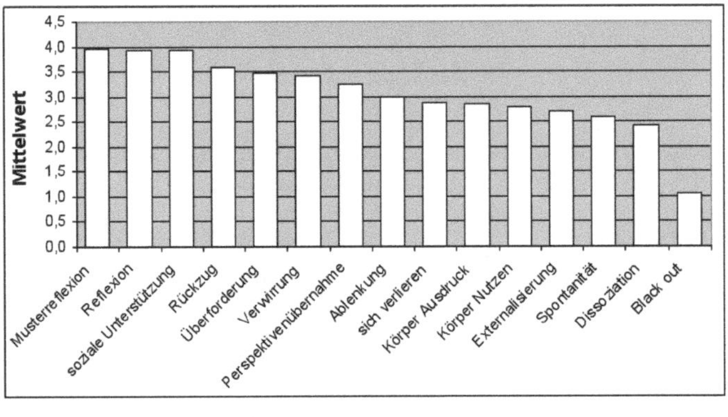

Emotionsregulation bei mäßigen strukturellen Fähigkeiten Affekttoleranz und Selbstwertregulation

Die OPD-Struktur-Checkliste nimmt an, dass auf mäßigem Strukturniveau das Selbstwertgefühl störbar ist, es zur Wiedergewinnung auf die Hilfe anderer angewiesen ist, und dass es bei Differenzen zu Gekränktheit und Rückzug kommt (Rudolf, Oberbracht, & Grande, 1998). Die vorliegenden Daten können diese Annahmen prinzipiell bestätigen: Mäßig Strukturierte reagieren häufig mit *Überforderung* (MW 4,01; Rang 2) und *Rückzug* (MW 3,93; Rang 3). Als häufigste Regulationsstrategie wird jedoch *Musterreflexion* genannt (MW 4,14). Die lt. Checkliste wichtige *soziale Unterstützung* nimmt mit einem Mittelwert von 3,18 Rang 8 ein. Am seltensten wird mit *Ablenkung* (MW 2,59; Rang 13), *Externalisierung* (MW

2,5; Rang 14) und *Black out* (MW 2,03; Rang 15) reagiert (Tabelle 35 und Abbildung 20).

Abbildung 20: Emotionsregulation bei mäßigen strukturellen Fähigkeiten *Affekttoleranz* und *Selbstwertregulation*

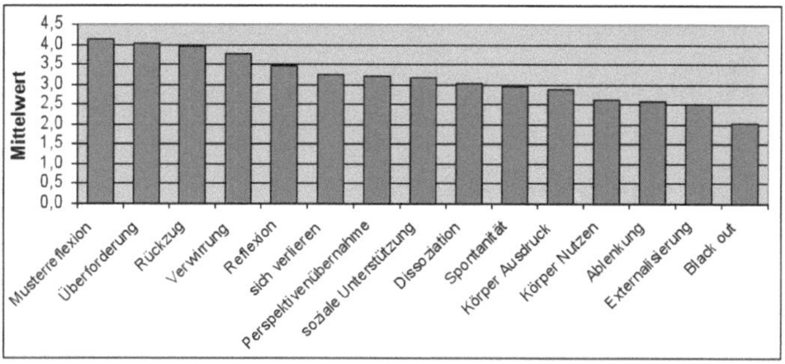

Emotionsregulation bei geringen strukturellen Fähigkeiten Affekttoleranz und Selbstwertregulation

Bezüglich der Regulationsstrategien auf geringem Strukturniveau sind in der OPD-Struktur-Checkliste nur ungenaue Angaben zu finden: Rasche Stimmungsumschwünge und eine Verletzung des Selbstwertgefühls, das zu anhaltendem Ekel und Scham vor sich selbst führt (Rudolf, Oberbracht, & Grande, 1998). Die vorliegenden Daten zeigen, dass gering Strukturierte vor allem mit maladaptiven Strategien reagieren: *Überforderung* (MW 4,68; Rang 1), *Rückzug* (MW 4,47; Rang 2), *Verwirrung* (MW 4,04; Rang 4), *Dissoziation* (MW 3,86; Rang 5) und *sich verlieren* (MW 3,63; Rang 6) werden häufig genannt. Auffällig ist die als nicht-maladaptiv eingeschätzte *Musterreflexion* (MW 4,24) auf Rang 3; es könnte sein, dass sich hier ein Therapieeffekt zeigt. Die weiteren nicht-maladaptiven Strategien nehmen nachgeordnete Ränge ein: *Reflexion* (MW 3,41; Rang 7), *Spontanität* (MW 3,29; Rang 8) und *Perspektivenübernahme* (MW 3,09; Rang 9) (Tabelle 35 und Abbildung 21).

Abbildung 21: Emotionsregulation bei geringen strukturellen Fähigkeiten *Affekttoleranz* und *Selbstwertregulation*

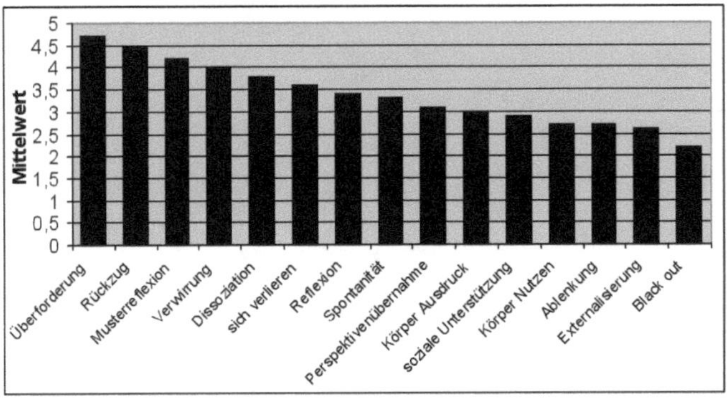

Emotionsregulation in Abhängigkeit von struktureller Fähigkeit Affekttoleranz und Selbstwertregulation: Gemeinsamkeiten und Unterschiede

Auffällig ist die strukturniveauübergreifende Bedeutsamkeit von *Musterreflexion*. Diese nimmt bei gut und mäßig Strukturierten den ersten Rang und bei den gering Strukturierten den dritten Rang ein. Auf gutem Strukturniveau weiters von Bedeutung sind die adaptiven Strategien *Reflexion* und *soziale Unterstützung*. Auf mäßigem Strukturniveau folgen der *Musterreflexion* die maladaptiven Regulationsstrategien *Überforderung* und *Rückzug*. Auf geringem Strukturniveau ist *Überforderung* und *Rückzug* auf den beiden vordersten Rängen zu finden. Folgende Regulationsstrategien unterscheiden sich signifikant im Gruppenvergleich: Je geringer die strukturellen Fähigkeiten, desto häufiger wird mit *Spontanität, Überforderung, Dissoziation, Black-out, sich verlieren* (Tendenz) reagiert und desto seltener wird *soziale Unterstützung* (Tendenz) erlebt bzw. aufgesucht. Der Großteil der Signifikanzen beruht auf dem Vergleich der gut vs. gering Strukturierten. Hier werden 7 Regulationsstrategien signifikant (*soziale Unterstützung, Spontanität, Überforderung, Dissoziation, Black-out* und *sich verlieren*). Demhingegen werden beim Vergleich der gut vs. mäßig Strukturierten lediglich *Black-out* signifikant; *soziale Unterstützung* und *Spontanität* weisen Tendenzen auf. Beim Vergleich der mäßig vs. gering Strukturierten zeigt sich eine Tendenz für *Dissoziation* (Tabelle 36).

9.3.4.3 Emotionsregulationstypen und Strukturniveau

Zur weiteren Beantwortung der Validierungsfragestellung wird eine Clusteranalyse gerechnet. Dieses Prozedere soll klären, ob es bestimmte Regulationstypen gibt und wie sich deren Verteilung auf das Strukturniveau gestaltet. Entsprechend der relativ großen Fallzahl (n > 100) wird eine Clusterzentrenanalyse (10-fach iteriert, klassifiziert) durchgeführt; aufgrund theoretischer Überlegungen und einer vorab durchgeführten hierarchischen Clusteranalyse eine 4-Clusterlösung gerechnet. Die Protokolle sind im Anhang angeführt (Tabelle 97 und Tabelle 98).

Wie Abbildung 22 verdeutlicht, ist Cluster I gekennzeichnet durch *Musterreflexion, Reflexion, Perspektivenübernahme, soziale Unterstützung* bei wenig *Black-out* und *Dissoziation*. Cluster II zeichnet sich durch *Überforderung, Rückzug, Musterreflexion* und *soziale Unterstützung* aus. Cluster III ist charakterisierbar durch *Überforderung, Rückzug, Dissoziation, sich verlieren* bei wenig *Körper Nutzen, soziale Unterstützung* und *Reflexion*. Cluster IV ist generell durch den seltenen Einsatz von Regulationsmechanismen gekennzeichnet. Am häufigsten wird hier mit *Impulsivität, Reflexion* und *sozialer Unterstützung*, am seltensten mit *Externalisierung, Black-out* und *Dissoziation* reagiert.

Abbildung 22: Clusterzentrenanalyse Emotionsregulation

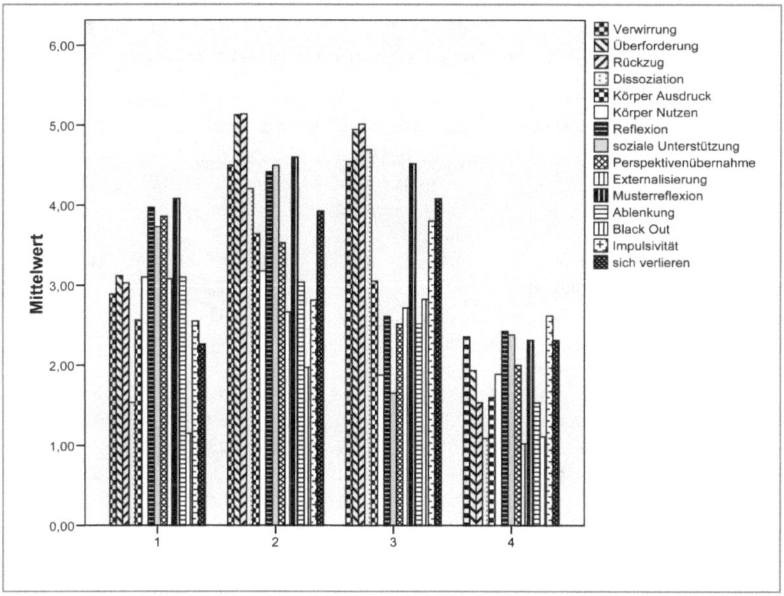

Die Kreuztabelle zeigt inwiefern die Verteilung der vier Cluster auf die verschiedenen Strukturniveaugruppen einer Zufallsverteilung entspricht. Als Signifikanzmaße zur Überprüfung der Unabhängigkeit der Merkmale Emotion und Struktur werden herangezogen (Bortz, 1985; RRZN, 2006): (1) Die korrigierten und standardisierten Residuen: Korrigierte Residuen zeigen die Abweichung der beobachteten von der erwarteten Häufigkeit an. Residuen > 1,96 zeigen eine signifikant erhöhte, Residuen < 1,96 eine signifikant verringerte Häufigkeit an. (2) Der Chi-Quadrat-Test nach Pearson: Ein p-Wert im Chi-Quadrat-Test nach Pearson von < .05 wird als signifikant, ein Wert von < 0.01 als hochsignifikant bezeichnet. (3) Kendall-Tau-b gibt die Stärke des Zusammenhangs zweier ordinalskalierter Variablen an. Es kann Werte von -1 bis +1 annehmen. Zu (1): Die Verteilung der Regulationscluster und Strukturgruppen zeigt:

(a) Gut Strukturierte sind überzufällig häufig in Cluster I (stand. u. korr. Res.: 2,1) und tendenziell zu selten in Cluster III (stand. u. korr. Res.: -1,6; n.s.) vertreten.

(b) Mäßig Strukturierte sind seltener als zu erwarten in Cluster III (stand. u. korr. Res.: -1,1; n.s.) und tendenziell häufiger als zu erwarten in Cluster IV (stand. u. korr. Res.: 1,7; n.s.). Die Verteilung in Cluster I und Cluster II ist zufallsverteilt.

(c) Gering Strukturierte sind überzufällig selten in Cluster I (stand. u. korr. Res.: -2,1), tendenziell zu selten in Cluster IV (stand. u. korr. Res.: -1,8; n.s.) und überzufällig häufig in Cluster III (stand. u. korr. Res.: 2,9) zu finden (Tabelle 37).

Tabelle 37: Kreuztabelle Cluster Emotionsregulation und Struktur

		strukturelle Fähigkeiten *Affekttoleranz* und *Selbstwertregulation*			Gesamt
		gut	mäßig	gering	
Cluster I *positive Regulation*	Anzahl	14	15	4	33
	Erwartete Anzahl	9,4	15,1	8,5	33,0
	Korrigierte Residuen	**2,1**	-,1	**-2,1**	
Cluster II *gemischte Regulation*	Anzahl	9	16	11	36
	Erwartete Anzahl	10,2	16,5	9,2	36,0
	Korrigierte Residuen	-,6	-,2	,8	
Cluster III *negative Regulation*	Anzahl	4	9	12	25
	Erwartete Anzahl	7,1	11,5	6,4	25,0
	Korrigierte Residuen	-1,6	-1,1	**2,9**	
Cluster IV *wenig Regulation*	Anzahl	4	10	1	15
	Erwartete Anzahl	4,3	6,9	3,9	15,0
	Korrigierte Residuen	-,2	1,7	-1,8	
Gesamt	Anzahl	31	50	28	109
	Erwartete Anzahl	31,0	50,0	28,0	109,0

Aus Perspektive der Cluster bedeutet dies, dass in Cluster I, gekennzeichnet durch positive Regulationsmechanismen, sich überzufällig viel gut und überzufällig zu wenig gering Strukturierte befinden. In Cluster II, der durch gemischte Regulationsstrategien gekennzeichnet ist, entspricht die Verteilung aller drei Strukturgruppen der Zufallsverteilung. In Cluster III, der sich durch negative Regulationsstrategien kennzeichnen lässt, sind tendenziell zu wenig gut und zu wenig mäßig (n.s.) aber

überzufällig viel gering Strukturierte enthalten. Cluster IV, der sich durch das Merkmal einer allgemein herabgesetzten Regulation beschreiben lässt, enthält tendenziell zu viel mäßig und tendenziell zu wenig gering Strukturierte.
Zu (2): Der Chi-Quadrat-Test nach Pearson erreicht einen Wert von 15,412 bei 6 Freiheitsgraden und entspricht p .017. Da der kritische Wert (er liegt bei 6 Freiheitsgraden und einem 5%-Signifikanzniveau bei 12,59 (Bortz, 1985)) mit 15,412 überschritten wird, ist das Ergebnis als signifikant zu bewerten (Tabelle 38). Zu (3): Die Stärke des Zusammenhanges (Kendalls-Tau-b) erreicht einen Wert von +,161 (Tabelle 38) und ist als schwach zu bezeichnen.

Tabelle 38: Signifikanz- und Zusammenhangsmaße Emotionsregulationscluster und Struktur

	Wert	*df*	*Signifikanz*
Chi-Quadrat nach Pearson	15,412(a)	6	,017 (b)
Kendalls-Tau-b	,161	-	,037 (c)

a...2 Zellen (16,7%) haben eine erwartete Häufigkeit kleiner 5. Die minimale erwartete Häufigkeit ist 3,85.
b...Asymptotische Signifikanz (2-seitig)
c...Näherungsweise Signifikanz

9.4 *Ergebnisse Fragenkomplex mimisch-affektiver Ausdruck*

Der mimisch-affektive Ausdruck wird mittels FACS kodiert und mittels der Software EmFACS Kategorien zugeteilt (siehe Kapitel 7.2). In der Gesamtstudie wird das dyadische Interaktionsverhalten von Studienteilnehmerin und Interviewer kodiert; die vorliegende Studie fokussiert auf das Ausdrucksverhalten der Studienteilnehmerinnen zu bestimmten Themenbereichen des Interviews: Aktuell stärkste Belastung, Beziehungen, Sexualität, Kindheit/Mutter, Kindheit/Vater und Selbstbeschreibung. Kodiert werden dabei jeweils die ersten fünf Minuten ab Fragestellung. Der Interviewleitfaden ist im Anhang (11.1) abgebildet. Da nicht immer die volle Zeitspanne über ein bestimmtes Thema interagiert wird, unterscheiden sich die Kodiersequenzen in ihrer zeitlichen Länge. Deswegen wird mit an der Zeit relativierten Daten gerechnet.
Aufgrund des enormen zeitlichen Aufwandes der FACS-Kodierung liegen zum Zeitpunkt der Fertigstellung dieser Arbeit erst Daten von 76 Versuchsteilnehmerinnen vor. Diese verteilen sich wie folgt auf die verschiedenen Strukturniveaus: 19 Frauen werden als gut, 44 als mäßig und 13 als gering strukturiert eingeschätzt. Da in die Mimik-Teilstichprobe deutlich weniger Frauen aufgenommen werden, als in die gesamte Stichprobe, wird für diese Teilstichprobe die Altersverteilung erneut kontrolliert. Wie in der gesamten Stichprobe (Tabelle 14), liegt auch hier bei schlechterem Strukturniveau ein höheres Durchschnittsalter vor als bei besserem Strukturniveau. Die Unterschiede werden statistisch nicht signifikant (Tabelle 39).

Tabelle 39: Altersverteilung der Mimik-Stichprobe hinsichtlich Strukturniveau

	n	*MD*	*MW*	*SD*	*H-Test (Sig.)*	*F-Test (Sig.)*
gutes Strukturniveau	19	37	37,47	12,83	,184	,119
mäßiges Strukturniveau	44	28,5	32,93	12,33		
geringes Strukturniveau	13	23	28,46	9,91		
Gesamt	76	31	33,30	12,28		

n…Anzahl der Fälle, MD…Median, MW…Mittelwert, SD…Standardabweichung
H-Test…Kruskal-Wallis-H-Test; F-Test…F-Test deer ANOVA

In Bezug auf die Einteilung nach Altersgruppen ergibt sich, dass sich die mäßig Strukturierten relativ gleichmäßig verteilen. 36,4 % fallen in die Gruppe der 18-25-Jährigen, 34,1% in die Gruppe der 26-40-Jährigen und 29,5% in die Gruppe der über 41-Jährigen. Die gut Strukturierten sind hauptsächlich in der Gruppe der über 41-Jährigen (47,4%) vertreten, während die gering Strukturierten großteils (53,5%) der jüngsten Gruppe zuzuordnen sind (Abbildung 23).

Abbildung 23: Altersverteilung der Mimik-Teilstichprobe

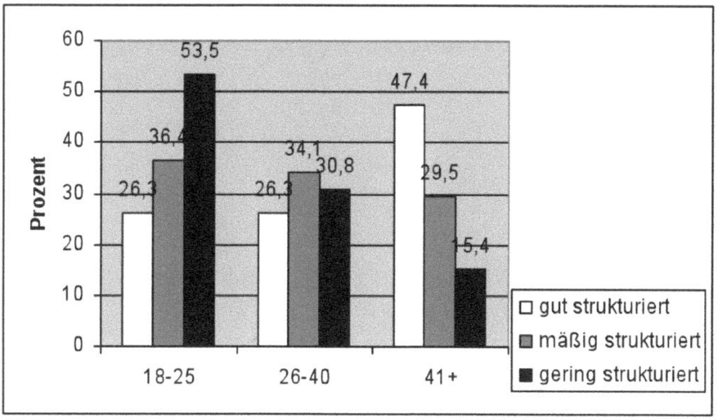

9.4.1 Beschreibung Datengrundlage

Die Mimikdaten aller Frauen werden in Tabelle 40 dargestellt. Bei jenen Daten, welche direkt der Beantwortung einer Fragestellung dienen, ist die entsprechende Nummer der Fragestellung in Klammer angeführt. Da aus früheren Studien die individuell verschiedene Expressivität des mimisch-affektiven Ausdrucks bekannt ist, wird zusätzlich die minimale und maximale Ausprägung angegeben. Wie oben begründet, sind die Daten an der Kodierzeit relativiert. Strukturunabhängig werden z.B. im Durchschnitt 506,83 mimische Ereignisse gezeigt. Das Minimum liegt bei 161,76, das Maximum bei 1069,52. Von den Primäraffekten wird *disgust* mit 85,79mal am häufigsten gezeigt, das Minimum liegt bei 3,41, das Maximum bei 431,45. Am Ende der Tabelle sind die *mimischen Ereignisse* aufgeschlüsselt nach deren Komplexität (Summe Action Units pro *mimischem Ereignis*) wiedergegeben.

Tabelle 40: Übersicht mimisch-affektive Daten

	MW	*SD*	*SF*	*Min*	*Max*
mimische Ereignisse (10)	**506,83**	202,61	23,24	161,76	1069,52
Primäraffekte (11)	**137,50**	86,92	9,97	12,80	450,77
Anteil Primäraffekte an mimische Ereignisse (12)	**0,27**	0,12	0,01	0,05	0,53
happy felt no control (14), (18)	**15,82**	31,49	3,61	0,00	201,02
social smile (15)	**59,51**	47,44	5,44	1,13	313,55
anger (18)	**5,27**	8,51	0,98	0,00	40,00
contempt (18)	**25,23**	40,39	4,63	0,00	226,16
disgust (18)	**85,79**	72,04	8,26	3,41	431,45
fear (18)	**1,71**	5,60	0,64	0,00	39,18
sadness (18)	**3,34**	7,59	0,87	0,00	49,69
surprise (18)	**0,33**	0,95	0,11	0,00	5,31
Distanz vergrößernde Affekte anger, con-	**116,30**	84,31	9,67	5,97	443,03

tempt+disgust (17)					
negative Affekte fear+sadness (16)	**5,05**	11,25	1,29	0,00	60,55
Blenden (20)	**29,56**	31,73	3,64	0,00	193,78
Illustratoren (19)	**14,63**	18,16	2,08	0,00	85,49
mimische Ereignisse 1 AU (13)	**41,25**	38,18	4,38	0,00	226,40
mimische Ereignisse 2 AUs (13)	**129,78**	86,25	9,89	6,88	444,58
mimische Ereignisse 3 AUs (13)	**152,23**	65,99	7,57	41,73	329,77
mimische Ereignisse 4 AUs (13)	**100,81**	68,23	7,83	8,53	311,71
mimische Ereignisse 5 AUs (13)	**53,10**	55,43	6,36	0,00	250,28
mimische Ereignisse 6 AUs (13)	**20,13**	33,82	3,88	0,00	202,00
mimische Ereignisse 7 AUs (13)	**9,49**	28,36	3,25	0,00	222,00

MW...Mittelwert, SD...Standardabweichung, SF...Standardfehler des Mittelwertes, Min...Minimum, Max... Maximum

9.4.2 Prozedere zur Überprüfung der Hypothesen

(1) Der Kolmogoroff-Smirnov-Test ergibt, dass der Großteil der Daten das Kriterium einer annähernden Normalverteilung nicht erreicht[1]. Aus diesem Grund wird im Fragenkomplex mimisch-affektiver Ausdruck generell parameterfrei getestet.
(2) Zur Überprüfung der Fragestellungen dienen die gezeigten Ausdrucksmuster. Da die mimische Expressivität (operationalisiert durch die Summe *mimischer Ereignisse*) jedoch individuell stark verschieden ist, werden die spezifischen Ausdrucksmuster auch an der Summe der *mimischen Ereignisse* relativiert. Somit können die Fragestellungen anhand eines absoluten (AW) und eines relativen (RW) Wertes beantwortet werden.
(3) In diesem Fragenkomplex werden 13 Hypothesen und Fragestellungen überprüft. Aus Gründen der Übersichtlichkeit erfolgt dies blockweise:

Tabelle 41: Einteilung Fragenkomplex mimisch-affektiver Ausdruck

Block	*Inhalt*	*Hypothesen*
Block I	Quantität und Komplexität mimisch-affektiven Ausdrucks	10 bis 13
Block II	Qualität Affektausdruck, Leitaffekt	14 bis 18
Block III	Illustratoren und Blenden	19 bis 20
Block IV	Validierungshypothese OPD Struktur-Checkliste	21

9.4.3 Block I: Fragestellungen zu Quantität und Komplexität mimisch-affektiven Ausdrucks

9.4.3.1 Deskriptive Statistik

Wie in Hypothesen 10 und 11 postuliert, weisen besser Strukturierte im Durchschnitt eine höhere mimische und affektive Aktivität auf als

[1] Von den in der obigen Tabelle dargestellten Daten sind lediglich Summe mimische Aktivität und Summe Primäraffekte, nicht aber die einzelnen Affekte (mit Ausnahme von disgust) normalverteilt.

schlechter Strukturierte. Gut Strukturierte zeigen durchschnittlich 559,92 *mimische Ereignisse*, mäßig Strukturierte 504,92 und gering Strukturierte 435,68 *mimische Ereignisse*. Der prozentuelle Unterschied zwischen gut und gering Strukturierten beträgt 21,63%. Die Anzahl an gezeigten *Primäraffekten* sinkt von 148,75 (gut strukturiert) auf 142,25 (mäßig strukturiert) auf 104,98 (gering strukturiert) ab. Demnach zeigen gering Strukturierte um 29,43% weniger Affekte als gut Strukturierte. Der Anteil der *Primäraffekte* an der gesamten mimischen Aktivität (*mimische Ereignisse*) liegt bei gut Strukturierten bei 27%, bei mäßig Strukturierten bei 28% und bei gering Strukturierten bei 21%. Dies spricht gegen Hypothese 12, wonach der Anteil der *Primäraffekte* bei besser Strukturierten höher liegen sollte. Auch Hypothese 13 - *Besser strukturierte weisen sich durch komplexere mimische Ereignisse aus, als schlechter strukturierte Personen.* - wird nicht beibehalten werden können. Über alle Strukturgruppen sind *mimische Ereignisse* mit 3 AUs die am stärksten vertretene Gruppe (30 bzw. 31%). Die Tatsache, dass gering Strukturierte am zweithäufigsten *mimische Ereignisse* mit 4 AUs zeigen (28%) während gut und mäßig Strukturierte am zweithäufigsten *mimische Ereignisse* mit 2 AUs zeigen (28 bzw. 27%), spricht gegen Hypothese 13 (Tabelle 42).

Tabelle 42: Gruppenunterschiede bez. Quantität und Komplexität mimisch-affektiven Ausdrucks (deskriptive Statistik)

Datengrundlage und Hypothese	*gutes Strukturniveau (n=19)*			*mäßiges Strukturniveau (n=44)*			*geringes Strukturniveau (n=13)*		
	MW	*SD*	*SF*	*MW*	*SD*	*SF*	*MW*	*SD*	*SF*
mimische Ereignisse (10)	**559,92**	174,27	39,98	**504,92**	219,85	33,14	**435,68**	166,90	46,2
Primäraffekte (11)	**148,75**	61,94	14,21	**142,25**	97,03	14,63	**104,98**	79,33	22,0
	prozentualer Anteil an mimischen Ereignissen								
Primäraffekte, rel. (12)	27			28			21		
mim.Er. 1 AU, rel. (13)	09			10			5		
mim.Er. 2 AU, rel. (13)	28			27			20		
mim.Er. 3 AU, rel. (13)	30			31			31		
mim.Er. 4 AU rel. (13)	17			18			28		
mim.Er. 5 AU, rel. (13)	9			9			12		
mim.Er. 6 AU, rel. (13)	4			3			3		
mim.Er. 7 AU, rel.(13)	3			3			1		

MW...Mittelwert, SD...Standardabweichung, SF...Standardfehler des Mittelwertes mim.Er....mimisches Ereignis, rel...Daten relativiert an der Summe der mimischen Ereignisse

9.4.3.2 Signifikanzprüfung

Die Signifikanzprüfung ergibt, dass weder die *mimischen Ereignisse*, noch die *Primäraffekte* noch der Anteil der *Primäraffekte* an den *mimischen Ereignissen* statistisch signifikant werden. Somit müssen Hypothesen 10, 11 und 12 verworfen werden.

Ebenso muss Hypothese 13 - *Besser strukturierte weisen sich durch komplexere mimische Ereignisse aus, als schlechter strukturierte Personen.* - verworfen werden. Statistisch signifikant werden *mimische Ereignisse* mit vier AUs; Tendenzen zeigen sich für *mimische Ereignisse* mit einem und mit zwei AUs (Tabelle 43). Wie aus Tabelle 42 ersichtlich, sind es die gering Strukturierten, welche den höchsten Anteil an hochkomplexen *mimischen Ereignissen* - nämlich jenen mit vier AUs - und den geringsten Anteil an niedrigkomplexen *Ereignissen* - nämlich mit einem oder zwei AUs - zeigen. Dies widerspricht Hypothese 13 derart deutlich, dass sie nicht nur verworfen werden muss, sondern festgehalten werden kann, dass schlechter Strukturierte signifikant komplexere *mimische Ereignisse* aufweisen als besser Strukturierte.

Tabelle 43: Gruppenunterschiede bez. Quantität und Komplexität mimisch-affektiven Ausdrucks, Signifikanzprüfung

Datengrundlage und Hypothese	*H-Test (Sig.)*	*U-Test (Sig.)*		
		gut vs. mäßig strukturiert	*gut vs. gering strukturiert*	*mäßig vs. gering strukturiert*
mimische Ereignisse (10)	,237	,188	,130	,436
Primäraffekte (11)	,267	,330	,161	,238
Primäraffekte, anteilig (12)	,277	,881	,140	,143
mim.Er. 1 AU, anteilig (13)	,075+	,881	,044*	,033*
mim.Er. 2 AU, anteilig (13)	,072+	,642	,048*	,033*
mim.Er. 3 AU, anteilig (13)	,946	,834	,803	,790
mim.Er. 4 AU, anteilig (13)	,016*	,482	,012*	,009**
mim.Er. 5 AU, anteilig (13)	,428	,952	,179	,262
mim.Er. 6 AU, anteilig (13)	,850	,610	,643	,879
mim.Er. 7 AU, anteilig (13)	,792	,543	,844	,659

+… p<0,10, *…p<0,05, **p<0,01, ***p<0,001 (2-seitig)

H-Test….Kruskal-Wallis-H-Test, U-Test….Mann-Whithney-U-Test

Zusammenfassend lässt sich zu den hier geprüften Fragestellungen festhalten:

(1) Die Gruppenunterschiede (Mittelwerte) der *mimischen Ereignisse* und der Primäraffekte weisen zwar in die richtige Richtung, jedoch werden sie statistisch nicht signifikant. Hypothesen 10 und 11 werden daher verworfen.

(2) Hypothese 12, wonach der Anteil der Affekte an den *mimischen Ereignissen* bei besser Strukturierten höher sein sollte als bei schlechter Strukturierten, wird verworfen.

(3) Hypothese 13, wonach *mimische Ereignisse* bei besser Strukturierten komplexer sein sollten, als bei schlechter Strukturierten, muss ebenfalls verworfen werden. Es bleibt zudem festzuhalten, dass schlechter Strukturierte signifikant komplexere *mimische Ereignisse* aufweisen.

9.4.4 Block II: Fragestellungen zur Qualität des Affektausdrucks

9.4.4.1 Deskriptive Statistik

Hypothesen 14 und 15 beziehen sich auf das Zeigen von echtem und sozialem Lächeln. Echtes Lächeln (*happy felt no control*) nimmt mit zunehmend schlechterem Strukturniveau stark ab (von 19,82 auf 15,77 auf 10,14). Der Ausdruck von *social smile* ist auf allen Strukturniveaus etwa gleich (64,22 auf 55,13 auf 67,45). Auffallend ist, dass viel öfter *social smile* als *happy felt no control* gezeigt wird. Hypothesen 16 und 17 betreffen negativen Affektausdruck. Diese werden unterteilt in Distanz vergrößernde Affekte (*disgust, contempt* und *anger*) und in passiv-negative Affekte (*sadness* und *fear*). Gut Strukturierte zeigen 3,18mal passiv-negative Affektausdruck. Auf mäßigem Strukturniveau ist der Wert fast doppelt so hoch (6,05), auf geringem Strukturniveau sinkt er wieder ab (4,42). Die Distanz vergrößernden Affekte nehmen - entgegen der Hypothese - mit zunehmend schlechterem Strukturniveau konstant ab (von 125,49 auf 120,04 auf 90,21). Hypothese 18 postuliert, dass sich ein strukturspezifischer *Leitaffekt* zeigen sollte. Als solcher gilt der am häufigsten gezeigte Affekt. Dieser sollte auf gutem Strukturniveau hedonischer und auf mäßigem und geringem Strukturniveau negativer Tönung sein. Wie sich herausstellt, zeigen alle drei Strukturgruppen am weitaus häufigsten *disgust*. Während die gut und mäßig Strukturierten am zweithäufigsten *contempt* und am dritthäufigsten *happy felt no control* zeigen, zeigen gering Strukturierte *happy felt no control* am zweit- , *anger* am dritt- und *contempt* am vierthäufigsten. Dies widerspricht Hypothese 18 (Tabelle 44). Zu beachten sind die hohen Streuungswerte - z.B. im Fall von *happy felt no control, anger* und *contempt.*

Tabelle 44: Gruppenunterschiede bez. Qualität mimisch-affektiven Ausdrucks (Absolutwerte; deskriptive Statistik)

Datengrundlage und Hypothese	*gutes Strukturniveau (n=19)*			*mäßiges Strukturniveau (n=44)*			*geringes Strukturniveau (n=13)*		
	MW	*SD*	*SF*	*MW*	*SD*	*SF*	*MW*	*SD*	*SF*
hfnc (14 + 18)	**19,82**	35,46	8,13	**15,77**	33,95	5,12	**10,14**	11,09	3,08
social smile (15)	**64,22**	29,45	6,76	**55,13**	40,87	6,16	**67,45**	81,29	22,55
anger (18)	**5,85**	10,52	2,41	**4,20**	7,22	1,09	**8,06**	9,30	2,58
contempt (18)	**23,84**	27,59	6,33	**31,35**	48,67	7,34	**6,52**	6,81	1,89
disgust (18)	**95,79**	69,14	15,86	**84,48**	74,90	11,29	**75,63**	69,90	19,39
fear (18)	**0,30**	0,98	0,23	**1,99**	6,39	0,96	**2,84**	6,62	1,83
sadness (18)	**2,87**	5,18	1,19	**4,06**	9,21	1,39	**1,58**	3,21	0,89
surprise (18)	**0,27**	0,64	0,15	**0,40**	1,14	0,17	**0,21**	0,52	0,14
distanzvergr. A. (17)	**125,49**	63,95	14,67	**120,04**	93,42	14,08	**90,21**	78,09	21,66
passiv-negat. A. (16)	**3,18**	5,47	1,25	**6,05**	13,53	2,04	**4,42**	9,03	2,50

MW…Mittelwert, SD…Standardabweichung, SF…Standardfehler des Mittelwertes
hfnc…happy felt no control

Wie oben dargelegt, werden die *Primäraffekte* nicht nur absolut sondern auch in Relation an den *mimischen Ereignissen* betrachtet. Zudem scheint es sinnvoll die einzelnen *Primäraffekte* an Summe der *Primäraffekte* zu relativieren. Tabelle 45 übernimmt die Absolutwerte (AW) aus Tabelle 44, zusätzlich zeigt sie den prozentualen Anteil der Ausdrucksmuster an den *mimischen Ereignissen* (RWmi) und den prozentualen Anteil eines *Primäraffekts* an der Summe der *Primäraffekte* (RWaf).

Tabelle 45: Gruppenunterschiede bez. Qualität mimisch-affektiven Ausdrucks (Absolut- und Relativwerte; deskriptive Statistik)

Datengrundlage und Hypothese	*gutes Strukturniveau (n=19)*			*mäßiges Strukturniveau (n=44)*			*geringes Strukturniveau (n=13)*		
	AW	*RWmi %*	*RWaf %*	*AW*	*RWmi %*	*RWaf %*	*AW*	*RWmi %*	*RWaf %*
hfnc (14 + 18)	**19,82**	3,64	13,33	**15,77**	3,03	11,09	**10,14**	2,11	9,66
social smile (15)	**64,22**	12,50	--	**55,13**	12,45	--	**67,45**	14,75	--
anger (18)	**5,85**	0,97	3,93	**4,20**	0,76	2,95	**8,06**	1,92	7,68
contempt (18)	**23,84**	4,46	16,03	**31,35**	6,21	22,04	**6,52**	1,32	6,21
disgust (18)	**95,79**	17,61	64,40	**84,48**	16,88	59,39	**75,63**	14,94	72,04
fear (18)	**0,30**	0,04	0,20	**1,99**	0,34	1,40	**2,84**	0,60	2,71
sadness (18)	**2,87**	0,68	1,93	**4,06**	0,65	2,85	**1,58**	0,40	1,51
surprise (18)	**0,27**	0,04	0,18	**0,40**	0,08	0,28	**0,21**	0,04	0,20
distanzvergr. A. (17)	**125,49**	23,03	--	**120,04**	23,85	--	**90,21**	18,17	--
passiv-negat. A. (16)	**3,18**	0,72	--	**6,05**	1,00	--	**4,42**	1,00	--

MW…Mittelwert, SD…Standardabweichung, SF…Standardfehler des Mittelwertes
Hfnc…happy felt no control; AW…absolute Häufigkeit, RWmi…Relativwerte in Bezug auf Summe mimischer Ereignisse, RWaf…Relativwerte der Affekte in Bezug auf Summe Primäraffekte

Wie obige Tabelle zeigt, sinkt der Ausdruck von *happy felt no control* mit zunehmend schlechterem Strukturniveau sowohl in seinem Absolutwert als auch seinen beiden Relativwerten. *Social smile* wird - absolut und relativ - von den mäßig Strukturierten am seltensten und von den gering Strukturierten am häufigsten gezeigt. Die gut Strukturierten liegen in der Mitte. Der Absolutwert der Distanz vergrößernden Affekte nimmt mit zunehmend schlechterem Strukturniveau kontinuierlich ab; der Relativwert nimmt zwischen gut und gering Strukturierten ab. Der Unterschied ist dabei vor allem auf den Ausdruck von *contempt* zurückzuführen, der von gering Strukturierten im Vergleich zu besser Strukturierten selten innerviert wird (6,52 zu 23,84 bzw. 31,35). Passiv-negative Affekte werden absolut am häufigsten von mäßig Strukturierten, gefolgt von gering und gut Strukturierten gezeigt. Ihr relativer Wert liegt bei mäßig und gering Strukturierten bei 1%, bei gut Strukturierten bei 0,72%.

9.4.4.2 Signifikanzprüfung

Keine den Fragestellungen 14 bis 17 zugeordneten Ausdrucksmuster werden statistisch signifikant. Auf einer tieferen Analyseebene, für welche jedoch keine Hypothese formuliert ist, werden *anger* und *contempt* signifikant. Im absoluten Ausdruck weist *contempt* eine Signifikanz, *anger* eine Tendenz auf. In ihren an den *mimischen Ereignissen* relativierten Werten werden *contempt* und *anger* signifikant (Tabelle 46). Wie obige Tabelle zeigt, wird *anger* - sowohl im Absolutwert als auch in beiden Relativwerten - von den gering Strukturierten am häufigsten und von den mäßig Strukturierten am seltensten gezeigt. *Contempt* hingegen wird - ebenfalls sowohl im Absolutwert als auch in den Relativwerten - am häufigsten von den mäßig Strukturierten, gefolgt von gut und am seltensten von den gering Strukturierten gezeigt. Sowohl für *anger* als auch für *contempt* beruhen die Signifikanzen auf dem Vergleich der gut vs. gering und der mäßig vs. gering Strukturierten. Zwischen den gut und den mäßig Strukturierten besteht kein statistisch signifikanter Unterschied.

Tabelle 46: Gruppenunterschiede bez. Qualität mimisch-affektiven Ausdrucks (Signifikanzprüfung)

Datengrundlage und Hypothese	*H-Test (Sig.)*		*U-Test (Sig.)*					
			gut vs. mäßig strukturiert		*gut vs. gering strukturiert*		*mäßig vs. gering str.*	
	AW	*RWmi*	*AW*	*RWmi*	*AW*	*RWmi*	*AW*	*RWmi*
hfnc (14 + 18)	,903	,930	,713	,724	,644	,847	,947	,848
social smile (15)	,256	,792	,123	,491	,186	,774	,985	,827
anger (18)	,090+	,033*	,659	,447	,078+	,026*	,035*	,018*
contempt (18)	,020*	,030*	,730	,510	,027*	,095+	,006**	,007**
disgust (18)	,631	,834	,510	,964	,388	,578	,568	,581
fear (18)	,395	,359	,179	,159	,288	,261	,980	,920
sadness (18)	,705	,697	,796	,698	,620	,714	,399	,399
surprise (18)	,997	,989	,981	,925	,879	,952	,988	,893
distanzvergr. A. (17)	,261	,374	,369	,940	,120	,258	,254	,171
passiv-negative A. (16)	,701	,694	,602	,515	,914	,914	,426	,488

+... p<0,10, *...p<0,05, **p<0,01, ***p<0,001 (2-seitig)
AW...absolute Häufigkeit, RWmi...Relativwerte in Bezug auf Summe mimischer Ereignisse, H-Test....Kruskal-Wallis-H-Test, U-Test....Mann-Whithney-U-Test

Wie bereits oben erwähnt, muss Hypothese 18 - *Es lässt sich ein strukturspezifischer Leitaffekt ausmachen. Auf gutem Strukturniveau sollte der Leitaffekt Freude sein, auf mäßigem und geringem Strukturniveau sollte sich ein negativer Leitaffekt zeigen.* –verworfen werden. Unabhängig von Strukturniveau zeigen alle Frauen am häufigsten *disgust.* Die Rangreihungen der gut und mäßig Strukturierten sind identisch: Sie zeigen am zweithäufigsten *contempt,* gefolgt von *happy felt, anger, sadness, fear* und *surprise.* Gering Strukturierte zeigen hingegen am zweithäufigsten *happy felt,* gefolgt von *anger, contempt, fear, sadness* und *surprise.* Diese Ergebnisse gelten sowohl für die absoluten, als auch für die an den *Primäraffekten* relativierten Werten (Tabelle 47).

Tabelle 47: Rangreihung *Primäraffekte – Leitaffekt;* absoluter u. relativer Wert

	gutes Strukturniveau		*mäßiges Strukturniveau*		*geringes Strukturniveau*	
	AW	*RWaf*	*AW*	*RWaf*	*AW*	*RWaf*
disgust	1	1	1	1	1	1
contempt	2	2	2	2	4	4
hfnc	3	3	3	3	2	2
anger	4	4	4	4	3	3
sadness	5	5	5	5	6	6
fear	6	6	6	6	5	5
surprise	7	7	7	7	7	7

AW...absolute Häufigkeit, RWaf...Relativwerte in Bezug auf Summe Primäraffekte

Die folgenden Abbildungen verdeutlichen die Verteilung der *Primäraffekte.* Abbildung 24 zeigt die Absolutwerte der *Primäraffekte,* Abbildung 25 zeigt die an der Summe der *Primäraffekte* relativierten Werte.

Abbildung 24: Absolutwert *Primäraffekte* in Abhängigkeit von Strukturniveau

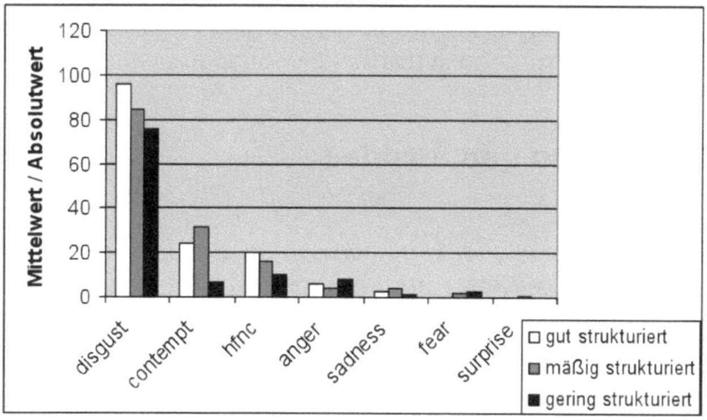

Abbildung 25: Prozentualer Anteil *Primäraffekte* an Summe der *Primäraffekte*

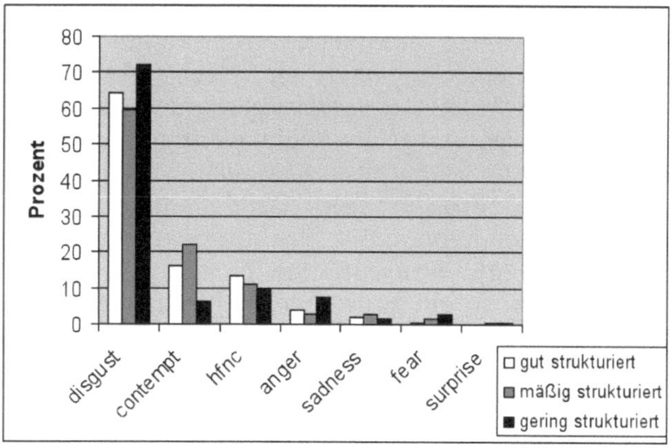

Zusammenfassend lassen sich die in diesem Block geprüften Hypothesen wie folgt beantworten:

(1) Besser Strukturierte zeigen mehr *happy felt* als schlechter Strukturierte. Gut Strukturierte etwa zeigen fast doppelt so viel *happy felt* als gering Strukturierte. Der Unterschied wird allerdings statistisch nicht signifikant. Hypothese 14 wird daher verworfen.

(2) Zu Fragestellung 15 (*social smile*) bleibt festzuhalten, dass sich keine nennenswerten Gruppenunterschiede zeigen. *Social smile* wird daher als strukturunspezifisch bezeichnet.

(3) Verworfen werden müssen Hypothesen 16 und 17, welche postulieren, dass sich der Anteil der negativen Affekte mit zunehmend schlechterem Strukturniveau erhöht.
(4) Auch Hypothese 18, welche davon ausgeht, dass sich auf gutem Strukturniveau ein hedonischer *Leitaffekt*, auf mäßigem und geringem Strukturniveau ein negativer *Leitaffekt* finden lässt, muss verworfen werden. Unabhängig von Strukturniveau wird mit Abstand am meisten *disgust* gezeigt.

9.4.5 Block III: Illustratoren und Blenden

9.4.5.1 Deskriptive Statistik

Illustratoren werden als Zeichen von Engagement in die Unterhaltung gewertet und über das Anheben der Augenbrauen (AU 1 + 2) operationalisiert. *Illustratoren* werden von mäßig Strukturierten am häufigsten gezeigt, gefolgt von gut Strukturierten und gering Strukturierten (Tabelle 48).
Unter *Blenden* bzw. *Maskierungen* wird das sich zeitlich überlappende Zeigen zweier Affekte verstanden. Diese werden am häufigsten von mäßig, gefolgt von gering und von gut Strukturierten gezeigt. Wie in Kapitel 7.2 ausgeführt, umfasst die Kategorie *Blenden* Kombinationen *negativ-negativer* und *positiv-negativer* Affekte. Zusätzlich werden *positiv-neutrale-* und *negativ-neutrale-Blenden* miteinbezogen; als neutraler Affekt gilt *surprise*. Tabelle 48 zeigt, dass der Anteil der *negativ-negativ* und der Anteil der *negativ-neutralen-Blenden* insgesamt relativ klein, während der Anteil der *positiv-negativ* und der *positiv-neutralen Blenden* relativ hoch ist. Die strukturspezifische Verteilung der *positiv-negativ-Blenden* entspricht jener der *Blenden* insgesamt; sie werden von mäßig Strukturierten am häufigsten, gefolgt von gering und gut Strukturierten gezeigt. Die *positiv-neutralen Blenden* hingegen werden mit zunehmend schlechterem Strukturniveau häufiger gezeigt (Tabelle 48). Zu beachten sind die hohen Streuungswerte.

Tabelle 48: Gruppenunterschiede *Illustratoren* und *Blenden* (deskriptive Statistik)

	gutes Strukturniveau (n=19)			*mäßiges Strukturniveau (n=44)*			*geringes Strukturniveau (n=13)*		
	MW	*SD*	*SF*	*MW*	*SD*	*SF*	*MW*	*SD*	*SF*
Illustratoren (19)	**13,48**	13,84	3,18	**15,82**	19,25	2,90	**12,27**	20,77	5,76
Blenden gesamt (20)	**26,15**	25,75	5,91	**31,58**	34,90	5,26	**27,72**	29,92	8,30
davon negativ-negativ	**0,94**	3,28	0,75	**0,48**	1,41	0,21	**0,10**	0,37	0,10
davon positiv-negativ	**25,22**	25,12	5,76	**31,10**	34,99	5,27	**27,62**	29,97	8,31
davon negativ-neutral	**0,63**	1,67	0,38	**0,19**	0,84	0,13	**0,14**	0,35	0,10
davon positiv-neutral	**9,02**	9,46	2,17	**12,71**	16,72	2,52	**19,25**	25,60	7,10

MW...Mittelwert, SD...Standardabweichung, SF...Standardfehler des Mittelwertes

Tabelle 49 verdeutlicht den geringen prozentualen Anteil der *Illustratoren* und *Blenden* an den *mimischen Ereignissen*. Der Anteil der *negativ-negativ-Blenden* und *negativ-neutral-Blenden* ist verschwindend gering und wird nicht mehr erfasst.

Tabelle 49: Prozentualer Anteil *Illustratoren* und *Blenden* an *mimischen Ereignissen*

	gutes Strukturniveau (n=19)	*mäßiges Strukturniveau (n=44)*	*geringes Struktur-niveau (n=13)*
Illustratoren	3	3	3
Blenden gesamt	5	6	6
Blenden positiv-negativ	5	6	6
Blenden positiv-neutral	2	3	4

9.4.5.2 Signifikanzprüfung

Auf Grund des seltenen Vorkommens der *negativ-negativ* und der *negativ-neutral-Blenden* werden diese nicht auf signifikante Gruppenunterschiede hin untersucht. Wie zu vermuten, werden *Illustratoren* und *Blenden* (*gesamt*, *positiv-negativ* und *positiv-neutral*) statistisch nicht signifikant (Tabelle 50).

Tabelle 50: Gruppenunterschiede *Illustratoren* und *Blenden* (Signifikanzprüfung)

Datengrundlage und Hypothese	*H-Test (Sig.)*		*U-Test (Sig.)*					
			gut vs. mäßig strukturiert		*gut vs. gering strukturiert*		*mäßig vs. gering strukturiert*	
	AW	*RWmi*	*AW*	*RWmi*	*AW*	*RWmi*	*AW*	*RWmi*
Illustratoren (19)	,556	,714	1,00	,846	,309	,604	,322	,402
Blenden gesamt (20)	,760	,650	,500	,323	,954	,924	,634	,746
positiv-negativ	,799	,698	,539	,369	,924	,863	,676	,790
positiv-neutral	,571	,464	1,00	,810	,291	,161	,350	,341

+… p<0,10, *…p<0,05, **p<0,01, ***p<0,001 (2-seitig)

AW…absolute Häufigkeit, RWmi…Relativwerte in Bezug auf Summe mimischer Ereignisse, H-Test….Kruskal-Wallis-H-Test, U-Test….Mann-Whithney-U-Test

Zusammenfassend können die Fragestellungen, Block III in der Form beantwortet werden, dass sich weder Illustratoren noch Blenden strukturspezifisch beschreiben lassen:

(1) Hypothese 19, wonach besser Strukturierte mehr *Illustratoren* zeigen, als schlechter Strukturierte muss verworfen werden, da die meisten *Illustratoren* von den mäßig, gefolgt von den gut und den gering Strukturierten gezeigt werden (n.s.).

(2) Fragestellung 20 zur möglichen Strukturspezifität der *Blenden* zeigt, dass diese insgesamt von den mäßig Strukturierten am häufigsten, gefolgt von gering und gut Strukturierten gezeigt werden (n.s.). Lediglich der Anteil an *positiv-neutral-Blenden*, also das zeitgleiche Zeigen von *happy felt* und *surprise* scheint einen linearen Zusammenhang zum Strukturniveau aufzuweisen; es wird von schlechter Strukturierten häufiger gezeigt, als von besser Strukturierten (n.s.).

Die Tatsachen der hohen Streuung und des geringen Anteils der *Illustratoren* (3%) und *Blenden* (0-4%) an den *mimischen Ereignissen* sprechen dafür, dass eine strukturspezifische Interpretation der Daten nur geringe Aussagekraft hat.

9.4.6 Block IV: Validierungsfragestellung OPD-Struktur-Checkliste

9.4.6.1 Vorgehen

Es wird hier die Frage beantwortet, inwiefern sich die Angaben der OPD-Struktur-Checkliste (Rudolf, Oberbracht, & Grande, 1998) zum affektiven Ausdruck in der vorliegenden Studie bestätigen lassen. Die Checkliste bildet Affektausdruck auf die Items *Affektdifferenzierung* (Dimension *Selbstwahrnehmung*) und *Mitteilen eigener Affekte* (Dimension *Kommunikation*) ab. Die Angaben der Strukturcheckliste werden weiter unten ausgeführt und sind im Anhang (Kapitel 11.2, Tabelle 90) abgebildet. Als Kriterium für die Gruppeneinteilung wird aus den *feinstkategorialen Ratings*[1] zu *Affektdifferenzierung* und *Mitteilen eigener Affekte* der Mittelwert gebildet und in ein *kategoriales Rating* übergeführt (Tabelle 51).

Tabelle 51: Gruppenbildung bezüglich struktureller Fähigkeiten *Affektdiffernzierung* und *Mitteilen eigener Affekte*

	Häufigkeit	*Prozent*
gute strukturelle Fähigkeiten	19	25,0
mäßige strukturelle Fähigkeiten	42	55,3
geringe strukturelle Fähigkeiten	15	19,7
Insgesamt	76	100,0

Zusammengefasst beschreibt die Checkliste den affektiven Ausdruck gut Strukturierter als geprägt von Freude, bei einer größeren Variabilität der negativen Affekte; auf mäßigem Strukturniveau werden ambitendente Affekt durch *Blenden* sichtbar. Auf geringem Strukturniveau zeigt sich ein negativer *Leitaffekt*, z.B. Verachtung oder Ekel, welcher das Ausdrucksgeschehen dominiert. Diese Aussagen werden anhand der erhobenen Daten überprüft.

9.4.6.2 Ergebnisse

Bereits die deskriptiven Daten zeigen, dass die Angaben der Checkliste bezüglich des *Leitaffektes* nicht bestätigt werden können. Unabhängig vom Strukturniveau wird *disgust* am häufigsten gezeigt. Die Werte von

---

[1] Das feinstkategoriale Rating erfolgt auf eine Dezimalstelle genau; siehe dazu Kapitel 8.2, Abschnitt OPD-Rating.

disgust liegen zwischen 73,60 auf geringem und 101,48 auf gutem Strukturniveau. Der Ausdruck von *happy felt* wird zwar von den gut Strukturierten häufiger gezeigt, als von schlechter Strukturierten, jedoch nimmt er in der Rangreihung nur den 3. Platz hinter *disgust* und *contempt* ein.
In Bezug auf *Blenden* zeigt sich, dass diese am stärksten von den gering, gefolgt von mäßig und gut Strukturierten gezeigt werden. Dies gilt sowohl für *Blenden* insgesamt, als auch für *positiv-negativ-Blenden*, auf welche sich die Checkliste bezieht. Der Vollständigkeit halber sind in Tabelle 52 auch *mimische Ereignisse*, die Summe der *Primäraffekte* und *social smile* angeführt.

Tabelle 52: Mimisch-affektive Daten zur Validierung OPD-Struktur-Checkliste (deskriptiv)

	gute Fähigkeiten (n=19)			*mäßige Fähigkeiten (n=42)*			*geringe Fähigkeiten (n=15)*		
	MW	*SD*	*SF*	*MW*	*SD*	*SF*	*MW*	*SD*	*SF*
mim.Er.	**566**	175	40	**511**	220	34	**420**	164	42
Primäraffekte	**155**	65	15	**143**	97	15	**101**	75	19
happy felt	**20,31**	35,31	8,10	**15,82**	34,71	5,36	**10,13**	10,94	2,83
social smile	**66,16**	28,53	6,54	**53,63**	41,77	6,44	**67,55**	75,29	19,44
anger	**5,85**	10,52	2,41	**4,37**	7,35	1,13	**7,06**	9,01	2,33
contempt	**20,88**	23,66	5,43	**33,88**	50,11	7,73	**6,49**	6,31	1,63
disgust	**101,48**	68,34	15,68	**83,05**	75,87	11,71	**73,60**	66,51	17,17
fear	**0,59**	1,54	0,35	**1,95**	6,51	1,01	**2,46**	6,21	1,60
sadness	**5,49**	11,87	2,72	**3,07**	6,07	0,94	**1,37**	3,02	0,78
surprise	**0,18**	0,54	0,12	**0,43**	1,18	0,18	**0,26**	0,55	0,14
Blenden, gesamt	**25,73**	26,03	5,97	**30,74**	34,36	5,30	**31,12**	32,18	8,31
Blenden, pos.-neg.	**24,79**	25,39	5,83	**30,23**	34,45	5,32	**31,03**	32,23	8,32

MW...Mittelwert, SD...Standardabweichung, SF...Standardfehler des Mittelwertes

Die nachfolgende Abbildung verdeutlicht, dass sich weder ein *Leitaffekt* noch eine gleichmäßigere Verteilung der negativen Affekte bei gut Strukturierten bestätigen lassen.

Abbildung 26: **Verteilung Primäraffekt in Abhängigkeit der strukturellen Fähigkeiten** ***Affektdifferenzierung*** **und** ***Mitteilen eigener Affekte***

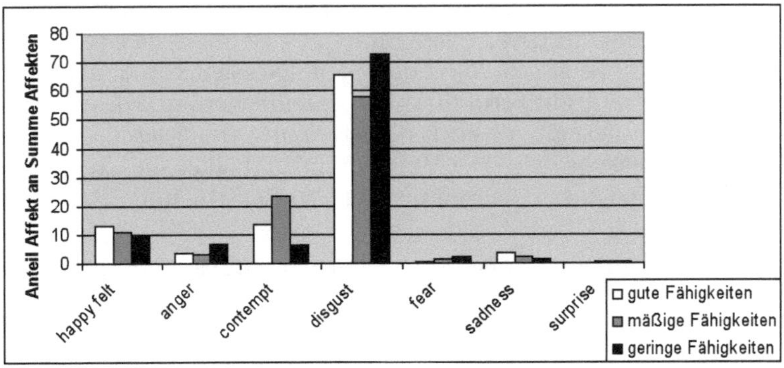

9.4.6.3 Affektausdruckstypen und Strukturniveau

Zur weiteren Beantwortung der Validierungsfragestellung wird eine Clusteranalyse gerechnet. Dieses Prozedere klärt, ob sich bestimmte Ausdruckstypen finden lassen und wie sich deren strukturspezifische Verteilung gestaltet. Anhand obiger Daten werden als Kriterien für eine Clusterung die Summe der *mimischen Ereignisse* und die Summe der *Primäraffekte* herangezogen. Es wird für beide Fälle eine Clusterzentrenanalyse (10-fach iteriert, klassifiziert) gerechnet; wobei sich beide Male eine 2-Clusterlösung als die beste Wahl herausstellt. Ab der 3-Clusterlösung nähern sich die Mittelwerte der Cluster einander wieder an.

Clusterlösung mimische Expressivität

Cluster I ist geprägt durch niedrige Expressivität; die Anzahl der gezeigten *mimischen Ereignisse* liegt bei 419,53. Cluster I wird als niedrigexpressiv bezeichnet. In Cluster II liegt der Mittelwert bei 788,10; er wird als hochexpressiv bezeichnet (Tabelle 53).

Tabelle 53: Clusterzentrenanalyse mimische Expressivität

	Cluster	
	I	*II*
Anzahl mimischer Ereignisse	419,53	788,10

Der Vergleich von Cluster und Strukturgruppen zeigt, dass in Cluster I (niedrigexpressiv) überzufällig wenig gut Strukturierte (stand. u. korr. Residuen: -2,2) und tendenziell zu viel gering Strukturierte (stand. u. korr. Residuen: 1,7) sind. In Cluster II (hochexpressiv) zeigt sich das gegenteilige Bild: Er enthält überzufällig viel gut (stand. u. korr. Residuen: 2,2), aber tendenziell zu wenig gering Strukturierte (stand. u. korr. Residuen: -1,7). Die mäßig Strukturierten sind in beiden Clustern annähernd zufallsverteilt (Tabelle 54; signifikante Residuen sind fett dargestellt).

Tabelle 54: Kreuztabelle Cluster mimische Expressivität und Struktur

		strukturelle Fähigkeiten *Affektdifferenzierung* und *Mitteilen eigener Affekte*			Gesamt
		gut	mäßig	gering	
Cluster I *niedrig-expressiv*	Anzahl	11	33	14	58
	Erwartete Anzahl	14,5	32,1	11,4	58,0
	Korrigierte Residuen	**-2,2**	,5	1,7	
Cluster II *hoch-expressiv*	Anzahl	8	9	1	18
	Erwartete Anzahl	4,5	9,9	3,6	18,0
	Korrigierte Residuen	**2,2**	-,5	-1,7	
Gesamt	Anzahl	19	42	15	76
	Erwartete Anzahl	19,0	42,0	15,0	76,0

Der Chi-Quadrat-Test nach Pearson erreicht einen Wert von 6,089 bei 2 Freiheitsgraden und entspricht p< 0.048. Da der kritische Wert (er liegt bei 2 Freiheitsgraden und einem 5%-Signifikanzniveau bei 5,99 (Bortz, 1985)) mit 6,089 überschritten wird, ist das Ergebnis als signifikant zu bewerten. Die Stärke des Zusammenhanges (Kendalls-Tau-b) erreicht einen Wert von -,268 (Tabelle 55).

Tabelle 55: Signifikanz- und Zusammenhangsmaße Cluster mimische Expressivität und Struktur

	Wert	*df*	*Signifikanz*
Chi-Quadrat nach Pearson	6,089 (a)	2	,048 (b)
Kendalls-Tau-b	-,268	-	,010 (c)

a...2 Zellen (33,3%) haben eine erwartete Häufigkeit kleiner 5. Die minimale erwartete Häufigkeit ist 3,55.
b...Asymptotische Signifikanz (2-seitig)
c...Näherungsweise Signifikanz

Clusterlösung Affektausdruck

Die Clusterlösung anhand des Kriteriums der gezeigten Primäraffekte zeigt ein vergleichbares Bild. Auch hier sind in Cluster I mit einem Mittelwert von 95,22 die Niedrigexpressiven, und in Cluster II mit einem Mittelwert von 248,24 die Hochexpressiven zusammengefasst (Tabelle 56).

Tabelle 56: Clusterzentrenanalyse Affektausdruck

	Cluster	
	I	*II*
Mittelwerte Primäraffekte	95,22	248,24

Der Vergleich Cluster und Strukturgruppe zeigt, dass in Cluster I (niedrigexpressiv) überzufällig wenig gut Strukturierte (stand. u. korr. Residuen: -2,2) und tendenziell zu viel gering Strukturierte (stand. u. korr. Residuen: 1,4) sind. In Cluster II (hochexpressiv) sind hingegen überzufällig viel gut (stand. u. korr. Residuen: 2,2) und tendenziell zu wenig gering Strukturierte (stand. u. korr. Residuen: -1,4). Die mäßig Strukturierten sind in beiden Clustern annähernd zufallsverteilt (Tabelle 57; signifikante Residuen sind fett dargestellt).

Tabelle 57: Kreuztabelle Cluster Affektausdruck und Struktur

		strukturelle Fähigkeiten *Affektdifferenzierung* und *Mitteilen eigener Affekte*			Gesamt
		gut	mäßig	gering	
Cluster I *niedrig-expressiv*	Anzahl	10	32	13	55
	Erwartete Anzahl	13,8	30,4	10,9	55,0
	Korrigierte Residuen	**-2,2**	,8	1,4	
Cluster II *hoch-expressiv*	Anzahl	9	10	2	21
	Erwartete Anzahl	5,3	11,6	4,1	21,0
	Korrigierte Residuen	**2,2**	-,8	-1,4	
Gesamt	Anzahl	19	42	15	76
	Erwartete Anzahl	19,0	42,0	15,0	76,0

Der Chi-Quadrat-Test nach Pearson erreicht einen Wert von 5,521 bei 2 Freiheitsgraden und entspricht p< 0.063. Da der kritische Wert - er liegt bei 2 Freiheitsgraden und einem 5%-Signifikanzniveau bei 5,99 (Bortz, 1985) - nicht überschritten wird, ist das Ergebnis als nicht signifikant zu bewerten. Die Stärke des Zusammenhanges (Kendalls-Tau-b) erreicht einen Wert von -,250 (Tabelle 58).

Tabelle 58: Signifikanz- und Zusammenhangsmaße Cluster Affektausdruck und Struktur

	Wert	*df*	*Signifikanz*
Chi-Quadrat nach Pearson	5,542 (a)	2	,063 (b)
Kendalls-Tau-b	-,250	-	,021 (c)

a...1 Zellen (16,7%) haben eine erwartete Häufigkeit kleiner 5. Die minimale erwartete Häufigkeit ist 4,14
b...Asymptotische Signifikanz (2-seitig)
c...Näherungsweise Signifikanz

Zusammenfassend lässt sich die Validierungsfragestellung wie folgt beantworten: Keines der in der OPD-Struktur-Checkliste angegebenen Merkmale bezüglich des Affektausdrucks kann bestätigt werden: Nicht bestätigt werden kann ein hedonischer *Leitaffekt* auf gutem und ein negativer *Leitaffekt* auf mäßigem und geringem Strukturniveau. Auf allen drei Strukturniveaus ist *disgust* der bei weitem am häufigste gezeigte Affekt. Gut Strukturierte zeichnen sich nicht durch eine breitere Palette an negativen Affekten aus. Auch *Blenden* können nicht strukturspezifisch beschrieben werden. Zudem ist ihr Anteil am mimischen Geschehen derart gering, dass selbst wenn sich signifikante Gruppenunterschiede ergeben würden, dies wenig praktische Bedeutung hätte.

Die Clusteranalysen zeigen, dass sich sowohl im Fall des mimischen, als auch des affektiven Ausdrucks zwei Cluster bilden lassen: Ein niedrigexpressiver und ein hochexpressiver. In beiden Fällen sind die gut Strukturierten überzufällig häufig in den hochexpressiven Clustern und überzufällig selten in den niedrig expressiven Clustern zu finden. Die Verteilung der mäßig Strukturierte entspricht der Zufallsverteilung. Gering Strukturierte sind tendenziell zu häufig im niedrig expressiven und tendenziell zu selten im hochexpressiven Cluster anzutreffen.

9.5 Ergebnisse Fragenkomplex Emotionserkennung

Die Fähigkeit zur Emotionserkennung wird mittels FEEL-Test erfasst (siehe Kapitel 7.4). Der FEEL-Test präsentiert für jede der sechs Basisemotionen 7 Bilder. Der Maximalscore und somit die maximale Fehleranzahl beträgt 42 Punkte. Der Test liegt von 111 Frauen vor. Ein Test wird nach Ansicht des Fehlerstreudiagramms von der weiteren Analyse ausgeschlossen. Dieser weicht mit einer Gesamtfehleranzahl von 36 deutlich von den übrigen Testergebnissen - die mittlere Fehleranzahl liegt bei 8,17 - ab. Die in die Analyse eingehenden 110 Testergebnisse stammen von 32 gut, 60 mäßig und 18 gering strukturierten Frauen. Entsprechend den Fragestellungen wird die Analyse im Bereich Emotionserkennung in Subbereiche unterteilt: Es werden die nicht erkannten Emotionen (*falsch-negativ-Fehler*) (Kapitel 9.5.1 und 9.5.2), die fälschlicherweise attribuierten Emotionen (*falsch-positiv-Fehler*) (Kapitel 9.5.3 und 9.5.4) sowie systematische Verwechslungen und positive und negative Dekodiertendenzen (Kapitel 9.5.5) analysiert. Den Abschluss bildet die Validierungsfragestellung zur OPD-Struktur-Checkliste (Kapitel 9.5.6).

9.5.1 *Falsch-negativ-Fehler:* Deskriptive Statistik

Unabhängig vom Strukturniveau werden *Freude* (durchschnittlich 0,28 Fehler) und *Ärger* (0,65 Fehler) am besten, *Angst* (2,31 Fehler) und *Trauer* (2,06 Fehler) am schlechtesten erkannt. Die durchschnittliche Fehleranzahl über alle Basisemotionen liegt bei 1,36 pro Emotion - bei einer maximal möglichen Fehleranzahl von 7. Im Durchschnitt werden pro Test 8,17 Emotionsausdrücke nicht erkannt - bei 42 maximal möglichen Fehlern (Tabelle 59).

Tabelle 59: Emotionserkennung - Überblick *Falsch-negativ-Fehler*

FEEL-Test	*Fehler*	*Rangreihung*
Angst	2,31	6
Freude	0,28	1
Überraschung	1,14	3
Ekel	1,73	4
Trauer	2,06	5
Ärger	0,65	2
Gesamtfehler	8,17	
durchschnittlicher Fehler pro Emotion	1,36	

Bezüglich der Strukturspezifität der *Falsch-negativ-Fehler* zeigt sich, dass gut Strukturierte im Durchschnitt 8,81, mäßig Strukturierte 7,73 und gering Strukturierte 8,5 Fehler aufweisen. Bei Betrachtung der einzelnen Basisemotionen zeigt sich, dass *Überraschung* und *Ekel* mit zunehmend schlechterem Strukturniveau schlechter erkannt werden. Die durchschnittliche Fehleranzahl steigt bei *Überraschung* von 0,94 (gut strukturiert) auf 1,15 (mäßig strukturiert) auf 1,44 (gering strukturiert) an; bei *Ekel* von 1,56 auf 1,63 auf 2,33. *Angst* und *Trauer* hingegen werden mit zunehmend schlechterem Strukturniveau besser erkannt. Die Mittelwerte für *Angst* liegen bei 2,97 (gut strukturiert), 2,10 (mäßig strukturiert) und bei 1,83 (gering strukturiert); für *Trauer* liegen die Mittelwerte bei 2,34 (gut strukturiert), 1,97 (mäßig strukturiert) und bei 1,89 (gering strukturiert). Bei *Freude* und *Ärger* zeigen sich keine strukturspezifischen Entwicklungen (Tabelle 60 und Abbildung27).

Tabelle 60: Emotionserkennung *Falsch-negativ-Fehler*, Gruppenvergleich (deskriptive Statistik)

FEEL-Test	*gutes Strukturniveau (n=32)*			*mäßiges Strukturniveau (n=60)*			*geringes Strukturniveau (n=18)*		
	MW	*SD*	*SF*	*MW*	*SD*	*SF*	*MW*	*SD*	*SF*
Angst	**2,97**	2,10	0,37	**2,10**	1,91	0,25	**1,83**	1,34	0,32
Freude	**0,31**	0,59	0,11	**0,25**	0,63	0,08	**0,33**	0,69	0,16
Überraschung	**0,94**	1,11	0,20	**1,15**	1,36	0,18	**1,44**	1,72	0,41
Ekel	**1,56**	1,66	0,29	**1,63**	1,81	0,23	**2,33**	2,09	0,49
Trauer	**2,34**	1,73	0,31	**1,97**	1,79	0,23	**1,89**	1,75	0,41
Ärger	**0,69**	1,20	0,21	**0,63**	0,99	0,13	**0,67**	0,77	0,18
Gesamtfehler	**8,81**	4,44	0,79	**7,73**	4,82	0,62	**8,50**	3,43	0,81

MW...Mittelwert, SD...Standardabweichung, SF...Standardfehler des Mittelwertes

Abbildung 27: *Falsch-negativ-Fehler* in Abhängigkeit von Strukturniveau (*kategorial*)

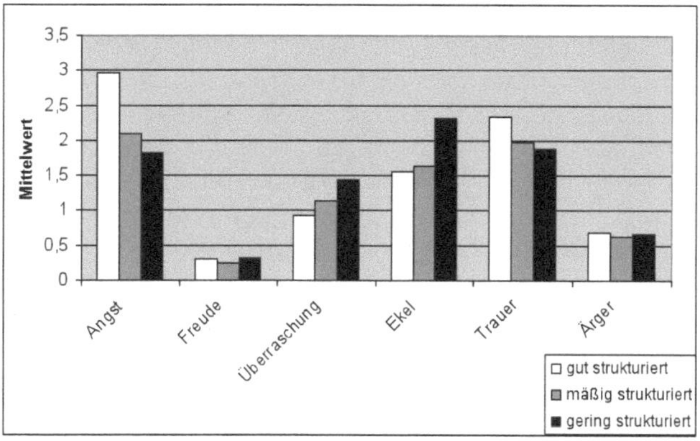

Abbildung 28 zeigt *Falsch-negativ-Fehler* in Abhängigkeit von *feinkategorialem Strukturniveau*. *Freude* wird von allen gleich gut erkannt. Ebenso zeigt *Ärger* nur minimale Abweichungen. Dies entspricht den für das *kategoriale Strukturrating* gefundenen Daten. *Überraschung* wird ab geringem Strukturniveau schlecht, *Trauer* hingegen besser erkannt, als auf besseren Strukturniveaus. *Angst* wird mit zunehmend schlechterem Strukturniveau besser erkannt, wobei die Gruppe der mäßig-gering Strukturierten eine Ausnahme vom allgemeinen Trend darstellt.

Abbildung 28: *Falsch-negativ-Fehler* in Abhängigkeit vom Strukturniveau (*feinkategorial*)

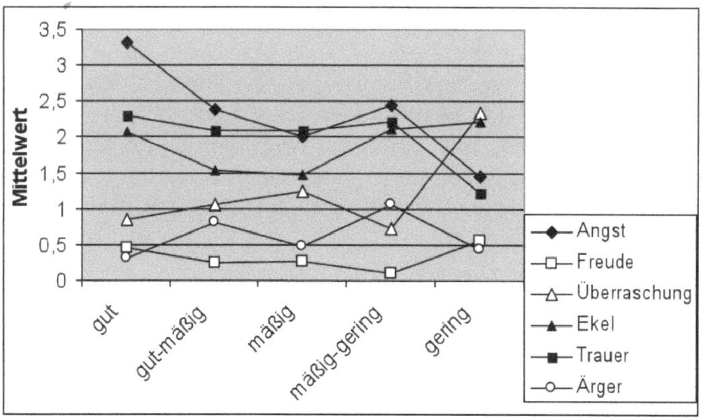

9.5.2 *Falsch-negativ-Fehler*: Signifikanz und Effektstärke

Geprüft wird an dieser Stelle Fragestellung 22 - *Es ist zu zeigen, inwiefern sich Dekodierfähigkeit strukturspezifisch beschreiben lässt. Es ist zu klären, ob der Anteil an nicht erkannten Emotionen („falsch-negativ-Fehler") bei schlechterem Strukturniveau zunimmt. Dies ist sowohl für die generelle Dekodierfähigkeit als auch für die emotionsspezifische Dekodierfähigkeit zu untersuchen.*

Die Mittelwertsunterschiede (Tabelle 60) zeigen, dass die generelle Dekodierfähigkeit (*Falsch-negativ-Fehler*) keine Strukturspezifität aufweist. Die Signifikanzprüfung ergibt, dass diese Gruppenunterschiede mit Ausnahme einer Tendenz für *Angst* nicht signifikant werden. Für *Angst* zeigt sich eine Tendenz bei kleiner Effektstärke (Eta-Quadrat .051). Tabelle 61 enthält die statistischen Berechnungen, der Wert des jeweils relevanten Signifikanztest ist fett unterlegt (zur Erläuterung der zu verwendenden Tests siehe Kapitel 9.1).

Tabelle 61: Gruppenunterschiede *Falsch-negativ Fehler* (Signifikanzprüfung und Effektstärke)

FEEL-Test	*NV (Sig.)*	*Sym.*	*VH (Sig.)*	*F-Test (Sig.)*	*W-Test (Sig.)*	*H-Test (Sig.)*	*Eta-Quadrat*
Angst	,010*	nein	,059+	,060+	,067+	**,097+**	,051
Freude	,000***	ja	,647	**,839**	,846	,663	,003
Überraschung	,000***	ja	,242	**,449**	,487	,632	,015
Ekel	,001**	ja	,478	**,302**	,390	,362	,022
Trauer	,003**	nein	,995	,560	,560	**,477**	,011
Ärger	,000***	ja	,427	**,970**	,973	,752	,001
Gesamtfehler	,196	nein	,382	,523	,531	**,255**	,012

+... p<0,10, *...p<0,05, **p<0,01, ***p<0,001
NV...Normalverteilung nach Kolmogoroff-Smirnov, Sym...Symmetrische Verteilung der Daten (Verhältnis SD/Schiefe), VH...Varianzhomogenität (Levene-Statistik), F-Test...ANOVA-F-Test, W-T...Welch-Test, H-Test....Kruskal-Wallis-H-Test

Fragestellung 22 kann für die generelle Dekodierfähigkeit dahingehend beantwortet werden, dass sich in der vorliegenden Studie keine Strukturspezifität der Dekodierfähigkeit feststellen lässt. Lediglich bei der Erkennung von *Angst* zeigt sich eine Tendenz; *Angst* wird von schlechter Strukturierten besser erkannt, als von besser Strukturierten. Der Unterschied beruht auf den Vergleichen der gut vs. mäßig und der gut vs. gering Strukturierten (Tabelle 62).

Tabelle 62: Gruppenunterschiede *Falsch-negativ-Fehler Angst* (U-Test)

FEEL-Test	*U-Test (Sig.)*		
	gut vs. mäßig strukturiert	*gut vs. gering strukturiert*	*mäßig vs. gering strukturiert*
Angst	,053+	,070+	,843

+... p<0,10, *...p<0,05, **p<0,01, ***p<0,001
U-Test...Mann-Whithney-U-Test

9.5.3 *Falsch-positiv-Fehler*: Deskriptive Statistik

Strukturunabhängig werden *Freude* (0,15 Fehler) und *Trauer* (0,36 Fehler) am seltensten, *Ärger* (2,46 Fehler) und *Angst* (1,93) am häufigsten fälschlicherweise attribuiert (*falsch-positiv-Fehler*) (Tabelle 63). Die Summe der *Falsch-positiv-Fehler* liegt bei 8,17 und ist logischerweise identisch mit der Summe der *Falsch-negativ-Fehler*.

Tabelle 63: Emotionserkennung - Überblick *Falsch-positiv-Fehler*

FEEL-Test	*Fehler*	*Rangreihung*
Angst	1,93	5
Freude	0,15	1
Überraschung	1,58	3
Ekel	1,69	4
Trauer	0,36	2
Ärger	2,46	6
Gesamtfehler	8,17	
durchschnittlicher Fehler pro Emotion	1,36	

Ein Vergleich mit *Falsch-negativ-Fehlern* (Tabelle 59) zeigt, dass *Freude* am besten erkannt, und am seltensten fälschlicherweise attribuiert wird. *Ärger* wird am zweitbesten erkannt, und am häufigsten fälschlicherweise attribuiert. *Angst* wird am häufigsten nicht erkannt und am zweithäufigsten fälschlicherweise attribuiert. *Trauer* wird am zweithäufigsten nicht erkannt und am zweitseltensten fälschlicherweise attribuiert. *Überraschung* und *Ekel* nehmen bei beiden Fehlerarten den 3. bzw. 4. Rang ein.
Aufgeschlüsselt nach Strukturgruppen zeigt sich, dass *Angst* mit zunehmend schlechterem Strukturniveau häufiger falsch attribuiert wird. Der Fehlerdurchschnitt bei *Angst* reicht von 1,66 bei gut Strukturierten, über 1,95 bei mäßig Strukturierten zu 2,33 bei gering Strukturierten. *Ekel* wird hingegen mit zunehmend schlechterem Strukturniveau seltener falsch attribuiert. Der Fehlerdurchschnitt bei *Ekel* reicht von 2,56 bei gut Strukturierten, über 1,37 bei mäßig Strukturierten bis zu 1,22 bei gering Strukturierten. Für *Freude, Überraschung, Trauer, Ärger* und für die Gesamtfehleranzahl lassen sich nur unbedeutende Unterschiede feststellen (Tabelle 64 und Abbildung 29).

Tabelle 64: Emotionserkennung, *Falsch-positiv-Fehler*, Gruppenvergleich (deskriptive Statistik)

FEEL-Test	*gutes Strukturniveau (n=32)*			*mäßiges Strukturniveau (n=60)*			*geringes Strukturniveau (n=18)*		
	MW	*SD*	*SF*	*MW*	*SD*	*SF*	*MW*	*SD*	*SF*
Angst	**1,66**	1,43	0,25	**1,95**	1,61	0,21	**2,33**	2,09	0,49
Freude	**0,03**	0,18	0,03	**0,23**	0,72	0,09	**0,06**	0,24	0,06
Überraschung	**1,94**	1,96	0,31	**1,35**	1,62	0,21	**1,72**	1,74	0,41
Ekel	**2,56**	2,16	0,38	**1,37**	1,33	0,17	**1,22**	1,35	0,32
Trauer	**0,19**	0,47	0,08	**0,48**	1,38	0,18	**0,28**	0,57	0,14
Ärger	**2,44**	2,20	0,39	**2,35**	2,38	0,31	**2,89**	2,40	0,57
Gesamtfehler	**8,81**	4,44	0,78	**7,73**	4,82	0,62	**8,50**	3,43	0,81

MW…Mittelwert, SD…Standardabweichung, SF…Standardfehler des Mittelwertes

Abbildung 29: *Falsch-positiv Fehler* in Abhängigkeit von Strukturniveau (*kategorial*)

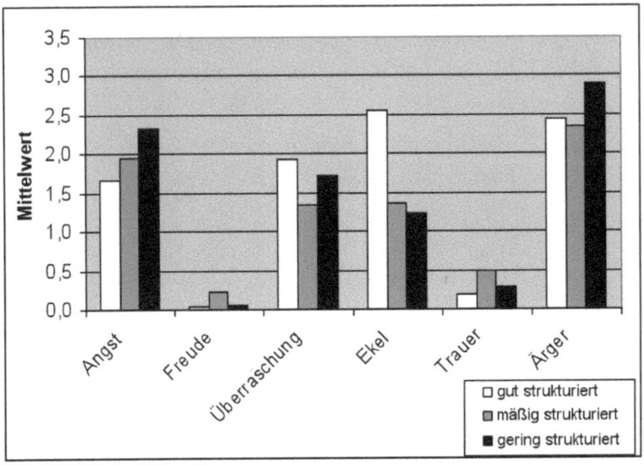

Die kombinierte Betrachtung von *Falsch-positiv-* und *Falsch-negativ-Fehlern* zeigt, dass *Angst* mit zunehmend schlechterem Strukturniveau besser erkannt, aber auch häufiger fälschlicherweise attribuiert wird. *Ekel* wird im Gegenteil dazu von schlechter Strukturierten schlechter erkannt, aber auch seltener fälschlicherweise attribuiert.

Abbildung 30 zeigt *Falsch-positiv-Fehler* in Abhängigkeit von *feinkategorialem Strukturniveau*. *Freude* und *Trauer* werden unabhängig vom Strukturniveau selten fälschlicherweise attribuiert. Der *Falsch-positiv-Fehler* von *Ekel* nimmt mit zunehmend schlechterem Strukturniveau konstant ab. Bei *Überraschung* und *Ärger* ist kein linearer Zusammenhang ersichtlich. *Angst* wird von gutem bis mäßig-geringem Strukturniveau in etwa gleich gut erkannt; auf geringem Strukturniveau nimmt die Falschattribuierung merklich zu.

Abbildung 30: *Falsch-positiv-Fehler* in Abhängigkeit von Strukturniveau (*fein-kategorial*)

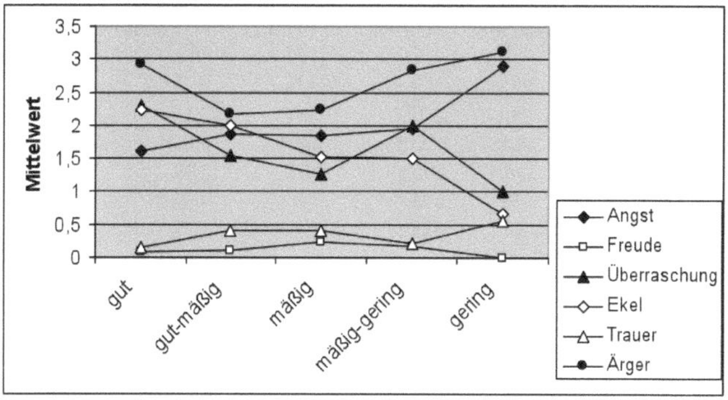

9.5.4 *Falsch-positiv-Fehler*: Signifikanz und Effektstärke

Geprüft wird an dieser Stelle Fragestellung 23 - *Es ist zu zeigen, ob spezifische Emotionen häufiger als andere fälschlicherweise genannt werden („falsch-positiv Fehler") und inwiefern sich diese Fehler strukturspezifisch beschreiben lassen.*

Fragestellung 23 kann dahingehend beantwortet werden, dass es im FEEL-Test zu häufigeren und selteneren Attribuierfehlern kommt: Wie erwähnt, werden *Freude* (0,15 Fehler) und *Trauer* (0,36 Fehler) selten falschattribuiert. Häufig falschattribuiert werden *Ärger* (2,46 Fehler) und *Angst* (1,93 Fehler). In Hinblick auf eine mögliche Strukturspezifität der Dekodierfähigkeit kann gezeigt werden, dass die generelle Dekodierfähigkeit (*Falsch-positiv-Fehler*) keine Strukturspezifität aufweist (Tabelle 64). Bezüglich der emotionsspezifischen Dekodierleistung kann gezeigt werden, dass *Angst* von besser Strukturierten seltener fälschlicherweise attribuiert wird, als von schlechter Strukturierten (n.s.). *Ekel* wird hingegen von besser Strukturierten häufiger fälschlicherweise attribuiert als von schlechter Strukturierten. Signifikante Gruppenunterschiede zeigen sich für *Ekel* bei mittlerer Effektstärke. Tabelle 65 enthält die Auflistung der Signifikanztests; der Wert des jeweils relevanten Tests ist fett unterlegt, ebenso wie mittlere und große Effekte.

Tabelle 65: Gruppenunterschiede *Falsch-positiv Fehler* (Signifikanzprüfung und Effektstärke)

FEEL-Test	*NV (Sig.)*	*Sym.*	*VH (Sig.)*	*F-Test (Sig.)*	*W-Test (Sig.)*	*H-Test (Sig.)*	*Eta-Quadrat*
Angst	,008**	nein	,300	,376	,430	**,603**	,018
Freude	,000***	ja	,003**	,191	**,134**	,102	,030
Überraschung	,000***	ja	,887	**,265**	,284	,146	,025
Ekel	,000***	ja	,021*	,002**	**,017***	,007**	**,110**
Trauer	,000***	nein	,062+	,432	,327	**,735**	,016
Ärger	,002**	ja	,655	**,690**	,708	,660	,007
Gesamtfehler	,196	nein	,382	,523	,531	**,255**	,012

+… p<0,10, *…p<0,05, **p<0,01, ***p<0,001
NV...Normalverteilung nach Kolmogoroff-Smirnov, Sym…Symmetrische Verteilung der Daten (Verhältnis SD/Schiefe), VH…Varianzhomogenität (Levene-Statistik), F-Test…ANOVA-F-Test, W-T...Welch-Test, H-Test….Kruskal-Wallis-H-Test

Wie der Post-Hoc-Mehrfachvergleich zeigt, beruht die Signifikanz im Fall von *Ekel* auf dem Vergleich der gut vs. mäßig und der gut vs. gering Strukturierten (Tabelle 66).

Tabelle 66: Gruppenunterschiede *Falsch-positiv-Fehler Ekel* (Post-Hoc-Mehrfachvergleich)

FEEL-Test	*G-H-Test (Sig.)*		
	gut vs. mäßig strukturiert	*gut vs. gering strukturiert*	*mäßig vs. gering strukturiert*
Ekel	,017*	,026*	,916

+… p<0,10, *…p<0,05, **p<0,01, ***p<0,001
G-H-Test…Games-Howell-Test

9.5.5 Spezifische Verwechslungen und Dekodiertendenzen

Fragestellung 24 untersucht, inwiefern sich spezifische Verwechslungen finden lassen und ob sich diese strukturspezifisch beschreiben lassen. Sehr selten wird Freude mit anderen Emotionen oder - umgekehrt – werden andere Emotionen mit Freude verwechselt. Beispielsweise wird in keinem der 110 Tests Freude mit Angst verwechselt, die höchste Verwechslung von Angst passiert mit Überraschung (0,9mal); Angst, Ekel und Ärger werden nur 0,01mal mit Freude verwechselt. Auch Ärger wird sehr sicher erkannt; jedoch umgekehrt sind Verwechslungen von Ekel (1,41mal) und Trauer (0,75mal) mit Ärger häufig zu finden. In der Gruppe der häufigen Verwechslungen ist Angst prominent vertreten: Überraschung wird mit Angst 0,91mal, Trauer mit Angst 0,72mal verwechselt; umgekehrt wird Angst mit Überraschung 0,90mal und Angst mit Ekel 1,1mal verwechselt. Die häufigste Verwechselung ist jene von Ekel mit Ärger (1,41mal) (Tabelle 67; häufige Verwechslungen sind fett dargestellt; Abweichungen in den Summenwerten zu Tabelle 59 und Tabelle 63 sind durch Rundungsdifferenzen bedingt).

Tabelle 67: Spezifische Verwechslungen in der Emotionsdekodierung; Häufigkeiten

	Angst	*Freude*	*Überraschung*	*Ekel*	*Trauer*	*Ärger*
Angst	-	0,01	**0,90**	**1,10**	0,07	0,23
Freude	0	-	0,19	0,05	0,01	0,04
Überraschung	**0,91**	0,07	-	0,05	0,06	0,05
Ekel	0,09	0,01	0,12	-	0,10	**1,41**
Trauer	**0,72**	0,05	0,24	0,32	-	**0,75**
Ärger	0,21	0,01	0,14	0,18	0,12	-

Die Verwechslungen werden auf Gruppenunterschiede hin untersucht. Aufgrund der Beschaffenheit der zugrunde liegenden Daten wird parameterfrei getestet. Es zeigt sich ein signifikanter Gruppen-unterschied für die Verwechslung *Angst* mit *Ekel* und eine Tendenz für die Verwechslung *Freude* mit *Trauer* (Tabelle 68).

Tabelle 68: Spezifische Verwechslungen in der Emotionsdekodierungen; signifikante Unterschiede

	Angst	*Freude*	*Überraschung*	*Ekel*	*Trauer*	*Ärger*
Angst	-	,659	,294	**,023***	,978	,791
Freude	1,00	-	,855	,796	**,078+**	,893
Überraschung	,539	,142	-	,252	,247	,346
Ekel	,236	,659	,563	-	,456	,668
Trauer	,618	,428	,762	,125	-	,393
Ärger	,464	,659	,756	,258	,735	-

+… p<0,10, *…p<0,05, **p<0,01, ***p<0,001
Kruskal-Wallis-H-Test

Die Signifikanz im Fall der Verwechslung von *Freude* mit *Angst* ist darauf zurückzuführen, dass diese bei gut und mäßig Strukturierten nie passiert, während sie bei gering Strukturierten 0,06mal passiert. Das Ergebnis hat daher geringe Aussagekraft. Der signifikante Gruppenunterschied bei der Verwechslung von *Angst* mit *Ekel* liegt darin begründet, dass dieser Fehler den besser Strukturierten häufiger passiert als den schlechter Strukturierten: Gut Strukturierte weisen eine mittlere Fehlerzahl von 1,53, mäßig Strukturierte von 1,02 und gering Strukturierte von 0,61 auf (Tabelle 69).

Tabelle 69: Gruppenvergleich spezifischer Verwechslungen (deskriptive Statistik)

FEEL-Test	*gutes Strukturniveau (n=32)*			*mäßiges Strukturniveau (n=60)*			*geringes Strukturniveau (n=18)*		
	MW	*SD*	*SF*	*MW*	*SD*	*SF*	*MW*	*SD*	*SF*
Freude - Trauer	**0,00**	0,00	0,00	**0,00**	0,00	0,00	**0,06**	0,24	,06
Angst - Ekel	**1,53**	1,30	0,23	**1,02**	1,10	0,14	**0,61**	0,85	0,20

MW…Mittelwert, SD…Standardabweichung, SF…Standardfehler des Mittelwertes

Zwischen dem schlechten Erkennen von *Angst* (Abbildung 27) und der häufigen fälschlicherweise Attribuierung von *Ekel* (Abbildung 29) bei gut Strukturierten besteht also eine Verbindung. Der paarweise durchgeführte Mann-Whithney-U-Test liefert den Beweis, dass die Signifikanz auf dem Gruppenvergleich gut vs. mäßig (Tendenz) sowie der gut vs. gering Strukturierten (Signifikanz) beruht (Tabelle 70).

Tabelle 70: Gruppenvergleich zu Verwechslung *Angst-Ekel* (Signifikanzprüfung)

	U-Test (Sig.)		
	gut vs. mäßig strukturiert	*gut vs. gering strukturiert*	*mäßig vs. gering strukturiert*
Angst - Ekel	,055+	,010*	,163

+… p<0,10, *…p<0,05, **…p<0,01, ***…p<0,001
U-Test…Mann-Whithney-U-Test

Fragestellung 24 - *Lassen sich spezifische Dekodierfehler finden und wenn ja, sind diese strukturspezifisch?* – kann also dahingehend beantwortet werden, dass im FEEL-Test seltenere und häufigere Verwechslungen passieren. Zur ersteren Gruppe zählen Verwechslungen von *Freude* mit anderen Emotionen, Verwechslungen anderer Emotionen mit *Freude* sowie Verwechslungen von *Ärger* mit anderen Emotionen. In der Gruppe der häufigen Verwechslungen sticht *Angst* hervor: Zum einen werden *Überraschung* und *Trauer* häufig als *Angst* dekodiert, zum anderen wird *Angst* häufig als *Überraschung* oder *Ekel* dekodiert. Die absolut häufigste Verwechslung ist jedoch jene von *Ekel* mit *Ärger*. Ein Zusammenhang zwischen spezifischen Dekodierfehlern und Strukturniveau kann für die Verwechslung von *Angst* mit *Ekel* nachgewiesen werden. Diese Verwechslung wird von besser Strukturierten signifikant häufiger begangen als von schlechter Strukturierten.

Zur Beantwortung der Fragestellung 25 - *Lassen sich strukturspezifische Tendenzen zu positiver oder negativer Dekodierung finden?* – wird analysiert, ob sich Gruppenunterschiede insofern zeigen, als Emotionen negativer Valenz (*Angst, Ekel, Trauer* und *Ärger*) als Emotion positiver oder neutraler Valenz (*Freude, Überraschung*) dekodiert werden und umgekehrt, ob Emotionen positiver oder neutraler Valenz als Emotionen negativer Valenz dekodiert werden.

Es zeigt sich, dass mit zunehmend schlechterem Strukturniveau positive und neutrale Emotionen vermehrt als negative Emotionen dekodiert werden: Während *Freude* und *Überraschung* von gut Strukturierten im Mittel nur 1mal als negative Emotion dekodiert werden, passiert diese Verwechslung auf mäßigem Strukturniveau 1,1mal und auf geringem Strukturniveau 1,61mal. Auch *Überraschung* alleine (neutrale Valenz), wird von gut Strukturierten nur 0,91mal, von mäßig Strukturierten 1,03mal aber von schlecht Strukturierten 1,44mal als negative Emotion dekodiert. Bezüglich der Dekodierung negativer Emotionen als Emotionen positiver/neutraler Valenz macht die Gruppe der mäßig Strukturierten am wenigsten Fehler (1,40 bzw. 1,17mal), gefolgt von gering (1,61 bzw. 1,56mal) und gut Strukturierten (1,75 bzw. 1,72mal). Bei gemeinsamer Betrachtung beider Tendenzen zeigt sich ein interessantes Bild: Schlechter Strukturierte weisen im Vergleich zu besser Strukturierten eine Tendenz zu negativer Dekodierung auf. Gut Strukturierte weisen die stärkste Tendenz zu positiver Dekodierung auf (Tabelle 71).

Tabelle 71: Tendenzen positiver/negativer Dekodierung (deskriptive Statistik)

FEEL-Test	*gutes Strukturniveau (n=32)*			*mäßiges Strukturniveau (n=60)*			*geringes Strukturniveau (n=18)*		
	MW	*SD*	*SF*	*MW*	*SD*	*SF*	*MW*	*SD*	*SF*
positiv+neutral => negativ	**1,00**	1,11	0,20	**1,10**	1,42	0,18	**1,61**	2,00	0,47
neutral => negativ	**0,91**	1,09	0,19	**1,03**	1,33	0,17	**1,44**	1,72	0,41
negativ => positiv+neutral	**1,75**	1,83	0,32	**1,40**	1,83	0,24	**1,61**	1,91	0,45
negativ => neutral	**1,72**	1,84	0,32	**1,17**	1,59	0,20	**1,56**	1,72	0,41

MW...Mittelwert, SD...Standardabweichung, SF...Standardfehler des Mittelwertes

Die Gruppenunterschiede werden jedoch statistisch nicht signifikant (Tabelle 72).

Tabelle 72: Tendenzen positiver/negativer Dekodierung (Signifikanzprüfung)

FEEL-Test	*H-Test (Sig.)*
positiv+neutral => negativ	,556
neutral => negativ	,531
negativ => positiv/neutral	,454
negativ => neutral	,175

+... p<0,10, *...p<0,05, **p<0,01, ***p<0,001
H-Test...Kruskal-Wallis-H-Test

Durch Analyse der Dekodiertendenzen mittels *feinkategorialem Strukturniveau* stellt sich heraus, dass die Gruppe der mäßig bis gering Strukturierten von der allgemeinen Tendenz abweicht (Abbildung 31).

Abbildung 31: Tendenzen zu positiver u. negativer Dekodierung (*feinkategoriales Strukturrating*)

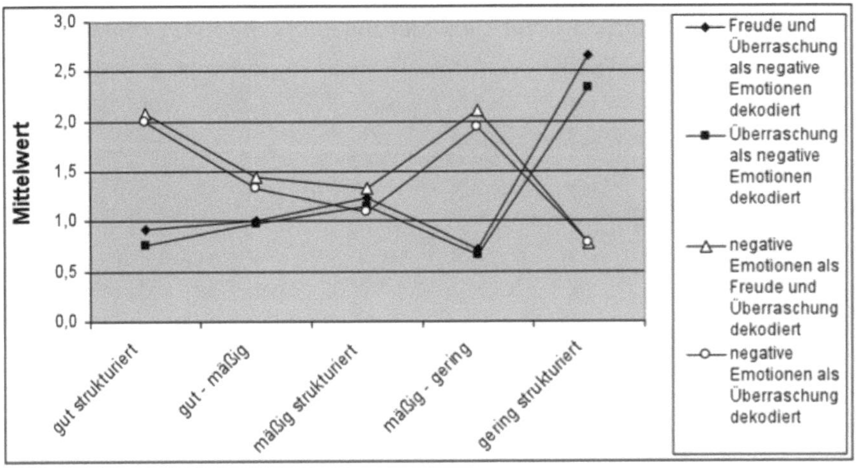

Es wird deshalb eine neuerliche Analyse berechnet, diesmal jedoch werden Tests jener Frauen nicht berücksichtigt, deren Strukturniveau bei *feinkategorialem Rating* auf einer Zwischenstufe (also gut-mäßig und mäßig-gering) eingeschätzt werden. In die Berechnung gehen 56 Tests ein, wovon 13 Tests von gut, 34 Tests von mäßig strukturierten und 9 Tests von gering strukturierten Frauen stammen. Der Vergleich der Mittelwerte bestätigt: Mit zunehmend schlechterem Strukturniveau werden positive u./o. neutrale Emotionen vermehrt negativ dekodiert und umgekehrt findet sich auf gutem Strukturniveau die Tendenz, negative Emotionen positiv zu dekodieren (Tabelle 73).

Tabelle 73: Tendenzen positiver/negativer Dekodierung für zwischenstufenbereinigtes Strukturniveau (deskriptive Statistik)

FEEL-Test	*gutes Strukturniveau (n=13)*			*mäßiges Strukturniveau (n=34)*			*geringes Strukturniveau (n=9)*		
	MW	*SD*	*SF*	*MW*	*SD*	*SF*	*MW*	*SD*	*SF*
positiv/neutral => negativ	**0,92**	1,26	0,35	**1,24**	1,52	0,26	**2,67**	2,35	0,78
neutral => negativ	**0,77**	1,30	0,36	**1,15**	1,42	0,24	**2,33**	2,00	0,67
negativ => positiv/neutral	**2,08**	1,75	0,49	**1,32**	1,75	0,30	**0,78**	0,83	0,28
negativ => neutral	**2,00**	1,78	0,49	**1,09**	1,46	0,25	**0,78**	0,83	0,28

MW...Mittelwert, SD...Standardabweichung, SF...Standardfehler des Mittelwertes

Der paarweise durchgeführte Mann-Whithney-U-Test zur Signifikanzprüfung dieser Gruppenunterschiede zeigt:

(1) Gut Strukturierte dekodieren im Vergleich zu mäßig Strukturierten tendenziell häufiger negative Ausdrücke als neutrale bzw. positive Ausdrücke.
(2) Gut Strukturierte dekodieren im Vergleich zu gering Strukturierten tendenziell häufiger negative Ausdrücke als neutrale bzw. positive Ausdrücke und signifikant seltener positive bzw. neutrale Ausdrücke als negativ.
(3) Mäßig Strukturierte unterscheiden sich von gering Strukturierten darin, dass gering Strukturierte signifikant häufiger positive und neutrale Emotionen als negative dekodieren und tendenziell häufiger neutrale Emotionen als negative dekodieren (Tabelle 74).

Tabelle 74: Gruppenunterschiede positive/negative Dekodierung (Signifikanzprüfung) für zwischenstufenbereinigtes Strukturniveau

FEEL-Test	*U-Test (Sig.)*		
	gut vs. mäßig strukturiert	*gut vs. gering strukturiert*	*mäßig vs. gering strukturiert*
positiv+neutral => negativ	,685	,031*	,047*
neutral => negativ	,360	,019*	,055+
negativ => positiv/neutral	,092+	,059+	,582
negativ => neutral	,061+	,085+	,823

p<0,10, *...p<0,05, **...p<0,01, ***...p<0,001
U-Test...Mann-Whithney-U-Test

Fragestellung 25 - *Lassen sich strukturspezifische Tendenzen zu positiver oder negativer Dekodierung finden?* - kann dahin gehend beantwortet werden, dass schlechter Strukturierte im Vergleich zu besser Strukturierten eine Tendenz zu negativer Dekodierung positiver Emotionen aufweisen. Gut Strukturierte weisen die stärkste Tendenz zur positiven Dekodierung auf. Die Unterschiede werden bei zwischenstufenbereinigtem Strukturniveaurating signifikant.

9.5.6 Validierung OPD-Struktur-Checkliste

9.5.6.1 Vorgehen

Die OPD-Struktur-Checkliste (Rudolf, Oberbracht, & Grande, 1998) bildet die Fähigkeit zur Emotionsdekodierung auf das Item *Verstehen fremder Affekte* (Dimension *Kommunikation*) ab. Die diesbezüglichen Angaben lauten, dass gut Strukturierte fremde Affekte zutreffend dekodieren können. Auf mäßigem Strukturniveau ist diese Fähigkeit konflikthaft eingeschränkt und auf geringem Strukturniveau werden fremde Affekte falsch interpretiert (siehe dazu ausführlicher im Anhang Tabelle 90). Mittels der in dieser Studie eingesetzten Methode, dem FEEL-Test, können die Aussagen zu gutem vs. geringem Strukturniveau überprüft werden. Offen bleiben muss eine Überprüfung der Aussagen zu mäßigem Strukturniveau, da eine konflikthafte Einschränkung der Dekodierfähigkeit, in einem experimentellen Untersuchungsdesign nicht untersucht werden kann. Einteilungskriterium für die Strukturgruppenzugehörigkeit ist die Einstufung gemäß Item *Verstehen fremder Affekte*, da sich die Aussagen der Checkliste auf dieses beziehen.

9.5.6.2 Ergebnisse

Die Angaben der Checkliste können in der vorliegenden Studie nicht bestätigt werden. Die als gering strukturiert eingestuften Frauen machen in Relation zu den gut Strukturierten weniger Fehler beim Erkennen von *Angst*, etwa gleich viel Fehler beim Erkennen von *Freude*, *Trauer* und *Ärger*, etwas mehr Fehler beim Erkennen von *Überraschung* und *Ekel*. Die gesamte Dekodierleistung fällt auf geringem Strukturniveau etwas schlechter aus (MW 9,13) als auf gutem Strukturniveau (MW 8,13). Am wenigsten Fehler begeht die Gruppe der mäßig Strukturierten (MW 7,92) (Tabelle 75).

Tabelle 75: Emotionsdekodierfähigkeit in Abhängigkeit der strukturellen Fähigkeit *Verstehen fremder Affekte* (deskriptive Statistik)

FEEL-Test	*gute Fähigkeit (n= 47)*			*mäßige Fähigkeit (n=48)*			*geringe Fähigkeit (n=15)*		
	MW	*SD*	*SF*	*MW*	*SD*	*SF*	*MW*	*SD*	*SF*
Angst	**2,47**	2,06	0,30	**2,31**	1,99	0,29	**1,80**	1,08	0,28
Freude	**0,34**	0,67	0,10	**0,21**	0,54	0,08	**0,33**	0,72	0,19
Überraschung	**0,96**	1,25	0,18	**1,17**	1,29	0,19	**1,60**	1,80	0,47
Ekel	**1,68**	1,77	0,26	**1,52**	1,79	0,26	**2,53**	2,00	0,52
Trauer	**2,02**	1,66	0,24	**2,13**	1,78	0,26	**2,00**	2,07	0,53
Ärger	**0,66**	1,05	0,15	**0,58**	0,96	0,14	**0,87**	1,13	0,29
Gesamtfehler	**8,13**	4,37	0,64	**7,92**	4,87	0,70	**9,13**	3,78	0,98

MW...Mittelwert, SD...Standardabweichung, SF...Standardfehler des Mittelwertes,

Weder die Gruppenunterschiede bezüglich der *falsch-negativ-Fehler*, noch jene der *falsch-positiv-Fehler* werden statistisch signifikant. Ebenso wenig werden die Tendenzen zu positiver oder negativer Dekodierung signifikant (Tabelle 76).

Tabelle 76: *Falsch-negativ-Fehler, Falsch-positiv-Fehler* und Dekodiertendenzen in Abhängigkeit der strukturellen Fähigkeit *Verstehen fremder Affekte* (Signifikanzprüfung)

FEEL-Test	*H-Test (Sig)*		*U-Test*
	falsch-negativ-Fehler	*falsch-positiv-Fehler*	
Angst	,719	.503	n.s.
Freude	,457	.530	n.s.
Überraschung	,318	.516	n.s.
Ekel	,139	.158	n.s.
Trauer	,915	.348	n.s.
Ärger	,484	.319	n.s.
Gesamtfehler	,410	.410	n.s.
positiv+neutral => negativ	,561		n.s.
neutral => negativ	,504		n.s.
negativ => positiv+neutral	,856		n.s.
negativ => neutral	,699		n.s.

+... p<0,10, *...p<0,05, **p<0,01, ***p<0,001
H-Test....Kruskal-Wallis-H-Test, U-Test...Mann-Whithney-U-Test (paarweise durchgeführt)

Auch wenn die auf den Strukturzwischenstufen eingestuften Frauen von der Analyse ausgeschlossen werden (analog den Analysen in Kapitel 9.5.5) werden die Gruppenunterschiede nicht signifikant. Auf eine weiterführende Darstellung dieser Analysen wird verzichtet.

9.5.6.3 Dekodiertypen und Strukturniveau

Zur Identifikation von Dekodiertypen werden Clusteranalysen anhand der Kriterien (1) Gesamtfehler und (2) Dekodiertendenzen durchgeführt. (1) In der Clusterzentrenanalyse (iteriert und klassifiziert) zum Kriterium Gesamtfehler wird aufgrund der Befunde der in Kapitel 4.4 dargelegten Studien und anhand theoretischer Überlegung eine 3-Clusterlösung angestrebt. Der Grundgedanke ist, dass es Menschen gibt, welche fremde Emotionen überdurchschnittlich gut, durchschnittlich gut und unterdurchschnittlich gut erkennen. Zur Absicherung werden zusätzlich 2- und 4-Clusterlösungen berechnet. Diese ergeben jedoch keine sinnvoll zu interpretierenden Cluster (2-Clusterlösung) oder nähern sich in ihren Werten der 3-Clusterlösung an (4-Clusterlösung), sodass die 3-Clusterlösung weiter verfolgt wird. Cluster I umfasst jene Fälle, welche relativ viele Fehler aufweisen; die Fehleranzahl beträgt 16. Cluster II umfasst jene, welche relativ wenig Fehler begehen (Fehleranzahl 4). In Cluster III liegt der Fehlerwert mit 10 in der Mitte (Tabelle 77).

Tabelle 77: Clusterzentrenanalyse Dekodierleistung (Gesamtfehler)

	Cluster		
	I	*II*	*III*
FEEL Gesamtfehler	16	4	10

Der Vergleich der Cluster mit den Strukturgruppen (eingeteilt nach Item *Verstehen fremder Affekte*) zeigt, dass das Vorkommen der gut Strukturierten in allen drei Clustern der Zufallsverteilung entspricht. Die standardisierten und korrigierten Residuen[1] liegen zwischen 0,3 und 0,5 (n.s). Mäßig Strukturierte sind tendenziell häufiger als zu erwarten in Cluster II (stand.u.korr. Resiuduum: 1,5) und tendenziell seltener als zu erwarten in Cluster III (stand.u.korr. Resiuduum: -1,6) anzutreffen. Demgegenüber sind gering Strukturierte tendenziell seltener als zu erwarten in Cluster II (stand.u.korr. Resiuduum: -1,7) und tendenziell häufiger als zu erwarten in Cluster III anzutreffen (stand.u.korr. Resiuduum: 1,5). Die standardisierten und korrigierten Resiuden der Verteilung der mäßig und gering Strukturierten in Cluster II und III ist als tendenzielles Ergebnis zu bewerten. Der Chi-Quadrat Test nach Pearson wird nicht signifikant (Tabelle 78).

Tabelle 78: Kreuztabelle Cluster Dekodierleistung und Struktur

		strukturelle Fähigkeiten *Verstehen fremder Affekte*			**Gesamt**
		gut	**mäßig**	**gering**	
Cluster I *viele Fehler*	Anzahl	5	6	2	13
	Erwartete Anzahl	5,6	5,7	1,8	13,0
	Korrigierte Residuen	-,3	,2	,2	
Cluster II *wenige Fehler*	Anzahl	18	23	3	44
	Erwartete Anzahl	18,8	19,2	6,0	44,0
	Korrigierte Residuen	-,3	1,5	-1,7	
Cluster III *mäßig viele Fehler*	Anzahl	24	19	10	53
	Erwartete Anzahl	22,6	23,1	7,2	53,0
	Korrigierte Residuen	,5	-1,6	1,5	
Gesamt	Anzahl	47	48	15	110
	Erwartete Anzahl	47,0	48,0	15,0	110,0

Chi-Quadrat nach Pearson...0,371 (zweiseitig)

Aus Perspektive der Cluster kann die Verteilung in der Form interpretiert werden, dass im Cluster I (viele Fehler) alle Strukturgruppen zufallsverteilt sind. In Cluster II (wenige Fehler) sind tendenziell zu viel mäßig und tendenziell zu wenig gering Strukturierte. In Cluster II (mäßig viele Fehler) sind hingegen tendenziell zu wenig mäßig und tendenziell zu viel gering Strukturierte.

[1] Werte > +1,96 und <- 1,96 gelten als signifikant. Siehe dazu sowie zu den weiteren Berechnungen die Ausführungen in Kapitel 9.1.

(2) Eine durchgeführte Clusteranalyse anhand positiver und negativer Dekodiertendenzen ergibt keine interpretierbaren Clusterlösungen. Aufgrund der übermäßigen Besetzung weniger Felder und der schwachen Besetzung vieler Felder in der Kreuztabelle und aufgrund des Chi-Quadrattests, der keine Signifikanz ergibt, wird die Idee einer Clusterlösung der Dekodiertendenzen verworfen. Auf eine umfassende Darstellung wird verzichtet.

Validierungsfragestellung 26 kann in der Form beantwortet werden, dass sich die Angaben der OPD-Strukturcheckliste in der vorliegenden Untersuchung nicht bestätigen lassen. Die nach der Checkliste, Item *Verstehen fremder Affekte*, den verschiedenen Strukturgruppen zugeordneten Frauen unterscheiden sich nicht signifikant im Erkennen fremder Emotionen. Die Frage nach von den Beschreibungen der Checkliste abweichenden Typen ergibt anhand einer Clusteranalyse (Kriterium Gesamtfehlerzahl) drei Cluster: Gute, schlechte und durchschnittliche Dekodierleistung. Die Verteilung der gut Strukturierten in den Clustern entspricht einer Zufallsverteilung. Dieses Ergebnis steht in Einklang mit den in 9.5.1 bis 9.5.4 beschriebenen Befunden, wonach besser Strukturierte keine bessere Dekodierleistung aufweisen, als schlechter Strukturierte. Die Angaben der Checkliste, wonach besser Strukturierte Emotionen besser erkennen als schlechter Strukturierte, kann in der vorliegenden Studie nicht bestätigt werden.

Die Clusteranalyse zeigt zudem, dass mäßig Strukturierte im Erkennen fremder Emotionen besser sind als gut Strukturierte. Sie erklärt auch, warum sich die Strukturgruppen im Mittelwertvergleich nicht signifikant unterscheiden. Die gering Strukturierten sind in Cluster II (wenige Fehler) selten, in Cluster III (mäßig viele Fehler) häufig anzutreffen – dies steht in Einklang mit den Ausführungen der Checkliste. Kritisch anzumerken ist, dass der Chi-Quadrat-Test nicht signifikant wird und dass eine höhere Zellbesetzung wünschenswert wäre.

9.6 *Ergebnisse Fragenkomplex Empathie*

Zur Erfassung von Empathie werden Items aus dem *Intrexfragebogen* (Tress, 1993), dem *Inventory of Personality Organisation* (IPO) (Dammann, Hepp, Smole, & Buchheim, 2000; Lenzenweger, Clarkin, Kernberg, & Foelsch, 2001) und dem *Inventory of Interpersonal Problems* (IIP) (Horowitz, Strauß, & Kordy, 2000) ausgewählt. Zur Itemauswahl siehe die Ausführungen in Tabelle 9. Der Intrexfragebogen liegt von 106 Frauen vor, wovon 32 gut, 60 mäßig und 14 gering strukturiert sind. Das IPO liegt von 101 Frauen vor (31 gut, 58 mäßig und 12 gering strukturiert). Das IIP liegt von 107 Frauen vor (33 gut, 59 mäßig und 15 gering strukturiert). Da die Fragebögen verschiedene Skalenniveaus aufweisen, wird der Empathiewert für jeden Fragebogen gesondert behandelt.

9.6.1 Deskriptive Statistik

Alle drei errechneten Empathiewerte sinken mit zunehmend schlechterem Strukturniveau ab. Während gut Strukturierte einen Intrex-Empathiewert von 4,33 aufweisen, liegt er bei mäßig Strukturierten bei 3,86 und bei gering Strukturierten bei 3,61. Der IPO-Empathiewert liegt bei gutem Strukturniveau bei 4,21, bei mäßigem Strukturniveau bei 3,99 und bei geringem Strukturniveau bei 3,72. Auch der IIP-Empathiewert sinkt von 3,36 auf 3,14 auf 2,88 ab (Tabelle 79 und Abbildung32).

Tabelle 79: Empathie in Abhängigkeit von Strukturniveau (deskriptive Statistik)

Empathie	*gutes Strukturniveau*			*mäßiges Strukturniveau*			*geringes Strukturniveau*		
	MW	*SD*	*SF*	*MW*	*SD*	*SF*	*MW*	*SD*	*SF*
Empathiewert Intrex	**4,33**	0,93	0,16	**3,86**	1,23	0,16	**3,61**	1,44	0,38
Empathiewert IPO	**4,21**	0,56	0,10	**3,99**	0,48	0,06	**3,72**	0,85	0,25
Empathiewert IIP	**3,36**	0,54	0,09	**3,14**	0,67	0,09	**2,88**	0,83	0,22

MW…Mittelwert, SD…Standardabweichung, SF…Standardfehler des Mittelwertes

Abbildung 32: Empathie in Abhängigkeit von Strukturniveau (*kategorial*)

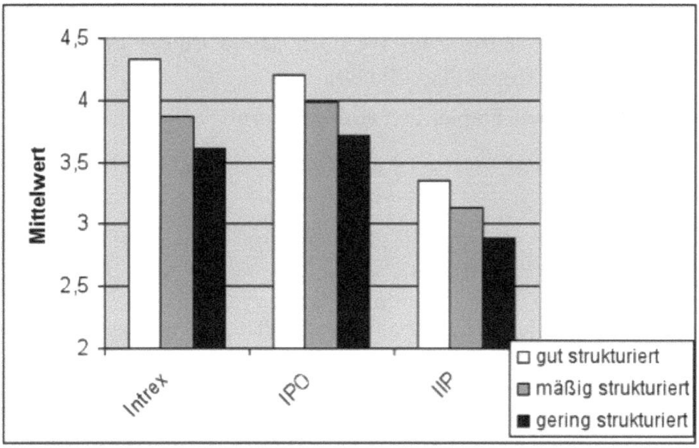

Abbildung 33 verdeutlicht, dass die Empathiewerte mit zunehmend schlechterem Strukturniveau relativ konstant absinken.

Abbildung 33: Empathie in Abhängigkeit von Strukturniveau (*feinkategorial*)

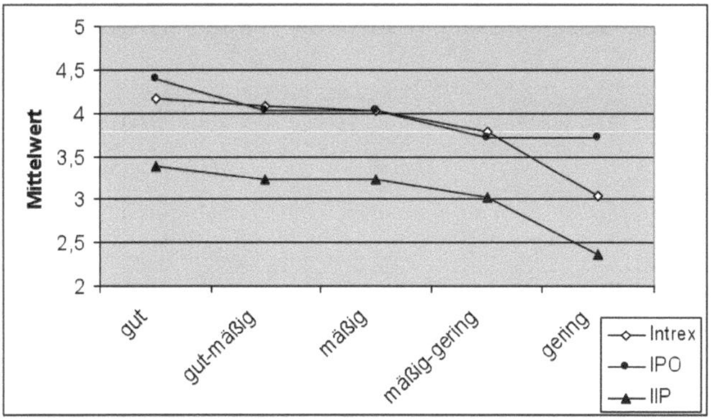

Diese deskriptiven Ergebnisse zeigen, dass die postulierte Richtung von Hypothese 27 - *Besser strukturierte beschreiben ihr Erleben und Verhalten als empathischer und prosozialer als dies schlechter strukturierte Personen tun.* - stimmt.

9.6.2 Signifikanz und Effektstärke

Nach Maßgabe der Datenbeschaffenheit kann für alle drei Empathiewerte der F-Test der ANOVA berechnet werden. Der Kruskal-Wallis-H-Test wird zusätzlich angegeben. Der F-Test der ANOVA weist eine Signifikanz für den Empathiewert IPO und Tendenzen für die Empathiewerte des Intrex und des IIP aus. Der Wert des Eta-Quadrat informiert über die Stärke des Effekts: Der Empathiewert IPO gilt als mittlerer Effekt, die beiden anderen als kleine Effekte (Tabelle 80).

Tabelle 80: Gruppenunterschiede Empathie (Signifikanzprüfung)

Empathie	*NV (Sig.)*	*Sym.*	*VH (Sig.)*	*F-Test (Sig.)*	*H-Test (Sig.)*	*Eta-Quadrat*
Empathiewert Intrex	,293	ja	,146	**,097+**	,187	,044
Empathiewert IPO	,312	ja	,085	**,032***	,069+	**,068**
Empathiewert IIP	,001*	ja	,077	**,065+**	,129	,051

+... p<0,10, *...p<0,05, **p<0,01, ***p<0,001
NV...Normalverteilung nach Kolmogoroff-Smirnov, Sym...Symmetrische Verteilung der Daten (Verhältnis SD/Schiefe), VH...Varianzhomogenität (Levene-Statistik), F-Test...ANOVA-F-Test, H-Test....Kruskal-Wallis-H-Test

Hypothese 27 - *Besser strukturierte beschreiben ihr Erleben und Verhalten als empathischer und prosozialer als dies schlechter strukturierte Personen tun.* - kann beibehalten werden. Die Scheffé-Prozedur informiert, dass die Signifikanzen auf dem Vergleich der gut vs. gering Strukturierten beruhen. Hier wird der Empathiewert des IPO signifikant (p .041) und für den Empathiewert des IIP zeigt sich eine Tendenz (p .076) (Tabelle 81).

Tabelle 81: Gruppenunterschiede Empathie (Post-Hoc-Mehrfachvergleich; Scheffé-Prozedur)

Empathie	*gut vs. mäßig strukturiert*	*gut vs. gering strukturiert*	*mäßig vs. gering strukturiert*
Empathiewert Intrex	,202	,168	,767
Empathiewert IPO	,225	,041*	,311
Empathiewert IIP	,311	,076+	,420

+... p<0,10, *...p<0,05

9.6.3 Validierung OPD-Struktur-Checkliste

9.6.3.1 Vorgehen

Es wird die Frage beantwortet, inwiefern sich die Angaben der OPD-Struktur-Checkliste (Rudolf, Oberbracht, & Grande, 1998) zu Empathie bestätigen lassen. Die Checkliste bildet Empathie auf das gleichnamige Item *Empathie* (Dimension *Objektwahrnehmung)* ab. Auf gutem Niveau geht die Checkliste von „guter Empathie“ aus: Die Erlebniswelt anderer kann als eigenständige Perspektive eingefühlt werden. Auf mäßigem Niveau wird „eingeschränkte Empathie“ erwartet: Unter Belastung oder dem Druck wird die Empathie eingeschränkt. Geringes Strukturniveau ist durch geringe Empathie ausgezeichnet: Die Erlebniswelt anderer kann schlecht nachempfunden werden; wenig Mitgefühl. Die Aussagen der Checkliste zu Empathie sind im Anhang unter Tabelle 90 angeführt. Als Kriterium für die Gruppeneinteilung wird das Item *Empathie* der Dimension *Objektwahrnehmung* herangezogen, da sich die Angaben der Checkliste auf dieses beziehen.

9.6.3.2 Ergebnisse

Mit Abnahme der strukturellen Fähigkeit *Empathie* sinken auch die Empathiewerte: Der Empathiewert Intrex sinkt von 4,03 bei guten und 4,04 bei mäßigen auf 3,46 bei geringen Fähigkeiten. Der Empathiewert IPO sinkt von 4,14 (gute Fähigkeiten) auf 3,95 bzw. 3,96 (mäßige und geringe Fähigkeiten). Für den Empathiewert IIP lässt sich eine Abnahme von 3,24 auf 3,22 auf 2,73 verzeichnen (Tabelle 82).

Tabelle 82: Empathie in Abhängigkeit der strukturellen Fähigkeit *Empathie* (deskriptive Statistik)

Empathie	*gute Fähigkeiten*			*mäßige Fähigkeiten*			*geringe Fähigkeiten*		
	MW	*SD*	*SF*	*MW*	*SD*	*SF*	*MW*	*SD*	*SF*
Empathiewert Intrex	**4,03**	1,11	0,18	**4,04**	1,16	0,16	**3,46**	1,56	0,45
Empathiewert IPO	**4,14**	0,55	0,09	**3,95**	0,59	0,08	**3,96**	0,58	0,18
Empathiewert IIP	**3,24**	0,61	0,10	**3,22**	0,61	0,08	**2,73**	0,95	0,26

MW…Mittelwert, SD…Standardabweichung, SF…Standardfehler des Mittelwertes

Signifikant wird der Empathiewert des IIP. Diese Signifikanz beruht auf dem Vergleich der Gruppen gute vs. geringe strukturelle Fähigkeiten *Empathie* (Tabelle 83).

Tabelle 83: Empathie in Abhängigkeit der strukturellen Fähigkeit *Empathie* (Signifikanzprüfung)

Empathie	*F-Test (Sig.)*	*Post-Hoc-Mehrfachvergleich (Scheffé)*		
		gute vs. mäßige Fähigkeiten	*gute vs. geringe Fähigkeiten*	*mäßige vs. geringe Fähigkeiten*
Empathiewert Intrex	,293	1,00	,350	,319
Empathiewert IPO	,284	,304	,681	,999
Empathiewert IIP	,041*	,994	,058+	,058

+… p<0,10, *…p<0,05

F-Test…F-Test der ANOVA

9.6.3.3 Empathietypen und Strukturniveau

Aufgrund obiger Berechnung wird die Clusteranalyse (Clusterzentrenanalyse, iteriert und klassifiziert) auf Grundlage des Empathiewertes IIP berechnet; aufgrund inhaltlicher Überlegungen wird eine 3-Clusterlösung angestrebt. Die Idee ist, dass es Menschen gibt, welche hochempathisch, durchschnittlich empathisch und niedrigempathisch sind. Zur Absicherung werden zusätzlich 2- und 4-Clusterlösungen berechnet. Diese ergeben jedoch keine sinnvoll zu interpretierenden Cluster bzw. ist die Besetzung der Cluster durch die Anzahl der Fälle ungünstig, so dass die 3-Clusterlösung weiter verfolgt wird.

Cluster I ist gekennzeichnet durch einen mittleren Empathiewert (2,87), während Cluster II durch eine hohen (3,74) und Cluster III durch einen niedrigen Empathiewert (2,00) gekennzeichnet ist (Tabelle 84).

Tabelle 84: Clusterzentrenanalyse Empathie

	Cluster		
	I	*II*	*III*
Empathiewert IIP	2,87	3,74	2,00

Die Verteilung der Strukturgruppen auf die drei Clustern zeigt, dass gut Strukturierte häufiger als zu erwarten in Cluster I (stand.u.korr. Residuum: 1,2; n.s.)[1] und tendenziell seltener als zu erwarten in Cluster III (stand.u.korr. Residuum: -1,7) zu finden sind. Die Verteilung der mäßig Strukturierten auf die Cluster entspricht annähernd der Zufallsverteilung (stand.u.korr. Residuen zwischen -0,6 und 0,5; n.s.). Die gering Strukturierten sind tendenziell seltener als zu erwarten in Cluster I (stand.u.korr. Residuum: -1,6) aber signifikant häufiger als zu erwarten in Cluster III (stand.u.korr. Residuum: 3,4). (Tabelle 85).

Tabelle 85: Kreuztabelle Cluster Empathie und Struktur

		strukturelle Fähigkeiten *Empathie*			**Gesamt**
		gut	**mäßig**	**gering**	
Cluster I *mäßig empathisch*	Anzahl	17	19	2	38
	Erwartete Anzahl	14,2	19,2	4,6	38,0
	Korrigierte Residuen	1,2	-,1	-1,6	
Cluster II *hochempathisch*	Anzahl	20	28	5	53
	Erwartete Anzahl	19,8	26,7	6,4	53,0
	Korrigierte Residuen	,1	,5	-,9	
Cluster III *niedrig-empathisch*	Anzahl	3	7	6	16
	Erwartete Anzahl	6,0	8,1	1,9	16,0
	Korrigierte Residuen	-1,7	-,6	**3,4**	
Gesamt	Anzahl	40	54	13	107
	Erwartete Anzahl	40,0	54,0	13,0	107,0

Der Chi-Quadrat-Test nach Pearson erreicht einen Wert von 12,509 bei 4 Freiheitsgraden und entspricht einem p von .014. Da der kritische Wert - er liegt bei 4 Freiheitsgraden und einem 5%-Signifikanzniveau bei 9,49 (Bortz, 1985) - überschritten wird, kann das Ergebnis als signifikant bewertet werden (Tabelle 86). Die Stärke des Zusammenhanges (Kendalls-Tau-b) liegt bei +0,214 (Tabelle 86).

---

[1] Werte >+1,96 und <-1,96 gelten als signifikant. Siehe dazu sowie zu den weiteren Berechnungen die Ausführungen in Kapitel 9.1.

Tabelle 86: Signifikanz- und Zusammenhangsmaße Cluster Empathie und Struktur

	Wert	*df*	*Signifikanz*
Chi-Quadrat nach Pearson	12,509(a)	4	,014 (b)
Kendalls-Tau-b	,214	-	,018 (c)

a. 2 Zellen (16,7%) haben eine erwartete Häufigkeit kleiner 5. Die minimale erwartete Häufigkeit ist 3,85.
b. Asymptotische Signifikanz (2-seitig)
c. Näherungsweise Signifikanz

Die Validierungsfragestellung 28 kann in der Form beantwortet werden, dass sich die Angaben der OPD-Strukturcheckliste zur Strukturspezifität der Empathie teilweise bestätigen lassen. Die Empathiewerte sinken von gutem auf geringes Strukturniveau deutlich ab. Unklar bleibt allerdings die Stellung der mäßig Strukturierten, da ihre Werte, je nach verwendetem Empathiemaß sich denen der gut oder der gering Strukturierten angleichen.
Die Clusteranalyse zur Identifizierung von Empathietypen anhand des Kriteriums Empathiewert IIP ergibt eine 3-Clusterlösung: Durchschnittlich empathisch (Cluster I), hochempathisch (Cluster II) und niedrigempathisch (Cluster III). Es zeigt sich, dass die Gruppe der gut Strukturierten häufiger als zu erwarten in Cluster I aber seltener als zu erwarten in Cluster III zu finden sind. Die Verteilung der mäßig Strukturierten auf die Cluster entspricht annähernd der Zufallsverteilung. Erwähnenswert ist, dass sie häufiger als zu erwarten in Cluster II, dem hochempathischen Cluster anzutreffen sind. Die subjektiven Angaben der Frauen bezüglich ihres empathischen Erlebens und Verhaltens widersprechen somit den Angaben der Checkliste. Und es erklärt teilweise, warum sich die Mittelwerte (des Empathiewertes IIP) zwischen gut und mäßig Strukturierten kaum unterscheiden. Die gering Strukturierten sind sehr stark in Cluster III (niedrigempathisch) konzentriert. Dies steht in Einklang mit den Angaben der Checkliste.

9.7 *Übersicht der Ergebnisse aller Fragenkomplexe*

Dieses Kapitel beschränkt sich auf eine tabellarische Übersicht der wichtigsten Ergebnisse aller Fragenkomplexe. Ausgeklammert sind die Validierungsfragestellungen zur OPD-Struktur-Checkliste. Sofern keine einschränkenden Angaben vorhanden sind, verweist ein <- bzw. >-Zeichen in der Tabelle auf einen signifikanten Gruppenunterschied; ein =-Zeichen bedeutet, dass sich die Strukturgruppen nicht bedeutsam unterscheiden. Die Interpretation und Zusammenfassung dieser Fragestellungen sowie die Beantwortung der OPD-Validierungsfragestellung erfolgt im nächsten Kapitel.

Tabelle 87: Zusammenstellung der wichtigsten Ergebnisse aller Fragenkomplexe

Hyp Nr.	*Inhalt Hypothese*	*postulierte Richtung besser - schlechter strukturiert*	*Ergebnis*
1	positive Emotionen	>	> (VE); = (FE)
2	negative Emotionen	<	< (VE); < (FE)
4	maladaptive Formen der Angst	<	<
6	adaptive Regulierungsstrategien	>	= (VE); > (FE)
7	maladaptive R.-Strategien	<	< (VE); < (FE)
10	mimische Aktivität	>	> (n.s.)
11	affektive Aktivität	>	> (n.s.)
12	Anteil Affekte an mim. Aktivität	>	mäßig > gut > gering (n.s.)
13	Komplexität mim. Ereignisse	>	<
14	felt smile	>	> (n.s.)
15	social smile	keine	gering > gut > mäßig (n.s.)
16	passiv-negative Affekte	<	mäßig > gering > gut (n.s.)
17	Distanz vergrößernde Affekte	<	> (n.s.)
18	Leitaffekt	positiv vs. negativ	nein; Leitaffekt aller ist disgust
19	Illustratoren	>	mäßig > gut > gering (n.s.)
20	Blenden	keine	mäßig > gering > gut (n.s.)
22	falsch-negativ Dekodierfehler	keine	nur Angst: > (Tendenz)
23	falsch-positiv Dekodierfehler	keine	nur Ekel: >
24	spezifische Dekodierfehler	keine	Angst mit Ekel: >
25	negative/positive Dekodiertendenz	keine	negative: <(n.s.) positive: >(n.s.)
27	Empathie	>	>

VE...Variablen- bzw. Skalenebene, FE...Faktorenebene

10 Diskussion und Conclusio

Dieser Arbeit liegt das moderne psychodynamische Verständnis von Struktur und Affektivität zu Grunde. Demgemäß werden sowohl die Ausdifferenzierung psychischer Struktur als auch das Erreichen einer reifen Affektivität als zentrale Entwicklungsaufgabe angesehen. Weiters wird davon ausgegangen, dass sich psychische Struktur und Affektivität gemeinsam entwickeln. Eine gestörte Affektivität gilt als zentrales Merkmal der strukturellen Störung. Dieser Zusammenhang ist klinisch beobachtet und theoretisch konzeptualisiert (Fonagy, Gergely, Jurist, & Target, 2006; Krause, 1988; Krause, 2002; Krause & Fabregat-Ocampo, 2002; Krause, Steimer-Krause, & Ullrich, 1992; Rudolf, 1995b, 2004) und wird in Kapitel 1.3.2 und folgenden dargestellt. Ausständig ist jedoch eine umfassende empirische Überprüfung. Auf der einen Seite werden strukturelle Einschränkungen traditionell über Abwehrmechanismen, Ich-Schwäche, Form des Über-Ichs etc. definiert (Kapitel 3.1). Als solche sind sie schwer beobachtbar. Auf der anderen Seite werden affektive Einschränkungen bislang hauptsächlich störungsspezifisch, nicht aber strukturspezifisch untersucht. Diese Studien sind dargestellt in Kapitel 4 und zusammengefasst in Tabelle 5. Die vorliegende Arbeit versteht sich als Beitrag dazu, diese Lücke zu schließen, indem sie affektive Einschränkung in Abhängigkeit von psychischer Struktur untersucht.

In der vorliegenden Arbeit wird psychische Struktur verstanden als das Selbst in den Beziehungen zu den Objekten. Struktur wird anhand der Verfügbarkeit bestimmter, verhaltensnah beobachtbarer Fähigkeiten des Selbst erfasst und hierarchisiert. Psychische Struktur kann folgende Integrationsstufen erreichen: Gut, mäßig, gering oder desintegriert (Rudolf, 1995a, 2002, 2004). Die Methodik zur Erfassung derselben, die *Operationalisierte Psychodynamische Diagnostik* (Arbeitskreis-OPD, 2004), wird in Kapitel 7.1 dargestellt. Emotionalität wird entsprechend dem eher akademisch-psychologischen Verständnis anhand ihrer Komponenten erhoben (siehe dazu Kapitel 2.2.1): Emotionserleben, Emotionsregulation, Ausdruck, Erkennen fremder Emotionen und Empathie. Die Methoden zu deren Erfassung sind in Kapitel 7.2 bis 7.5 dargestellt und werden weiter unten kurz erörtert.

Es sei angemerkt, dass sich die vorliegende Studie auf eine weibliche Stichprobe unter Ausschluss des desintegrierten Strukturniveaus konzentriert. Ersteres beruht auf einer Entscheidung zu Gunsten der Stichprobenhomogenität, zweiteres auf der Tatsache, dass sich nur zwei Studienteilnehmerinnen auf desintegriertem Niveau finden ließen. Unter Umständen fehlen desintegrierten Personen auf Grund der Beschaffenheit ihrer Struktur jene Kapazitäten, welche für die Teilnahme an einer umfangreichen Studie notwendig sind.

Die vorliegende Studie umfasst 118 Frauen, von welchen 33 (28%) als gut, 65 (55%) als mäßig und 20 (17%) als gering strukturiert eingestuft werden. Den unten angeführten Ergebnissen liegt diese Gesamtstrukturdiagnose als Gruppeneinteilungskriterium zu Grunde. Eine Ausnahme bilden die OPD-Validierungsfragestellungen. Hier bildet die Bewertung des jeweiligen Items, auf welches sich die Aussage der OPD-Struktur-Checkliste bezieht - und welches validiert wird - das Gruppeneinteilungskriterium.

10.1 Emotionserleben und psychische Struktur

In Bezug auf das emotionale Erleben wird strukturelle Störung mit undifferenziertem Affekterleben (Rudolf, Oberbracht, & Grande, 1998) oder Affektausfall (Rudolf, 2004, 2005) in Verbindung gebracht. In der strukturellen Störung wird die subjektive Bedeutung der affektiven Zustände nicht erkannt, da eine reife, mentalisierte Affektivität nicht aufgebaut werden konnte (Fonagy, Gergely, Jurist, & Target, 2006). Weiters wird vermutet, dass es im Trauma bzw. in der strukturellen Störung zu einer Resomatisierung kommt, der Affekt zum Symptom gerät und von daher unverstanden bleibt (Krystal, 2001; Schur, 1955; Wurmser, 2002) (siehe Kapitel 1.4 und 1.5).

Maladaptives emotionales Erleben findet in Form spezifischer, psychischer Störungen - wie die affektive Störung Depression oder die Angststörung - Aufnahme in die Diagnosesysteme DSM und ICD (Saß, Wittchen, Zaudig, & Houben, 2003; Weltgesundheitsorganisation, 1993). Dies mag Hintergrund dafür sein, dass emotionales Erleben bislang hauptsächlich störungsspezifisch untersucht wird. Diese Studien - beschrieben in Kapitel 4.1 und zusammengefasst in Tabelle 5 - zeigen, dass eine Vielzahl psychischer Störungen mit einem negativ getönten Emotionserleben einhergehen. Während positive Emotionen eingeschränkt erlebt werden, werden negative Emotionen vermehrt erlebt. Von einem störungs*spezifischen*, negativen emotionalen Erleben kann daher nicht ausgegangen werden. Mit der vorliegenden Studie können diese Befunde um den Aspekt der strukturellen Einschränkung erweitert werden.

Das emotionale Erleben wird mittels *Emotionserlebens- und Regulationsfragebogen* (EER), Teil 1 erfasst (Benecke, Vogt, Bock, Koschier, & Peham, 2008). Mit dem EER liegt erstmals ein umfassender Fragebogen zur Erfassung positiver wie negativer Emotionen vor, der speziell für den klinischen Einsatz konzipiert ist. Er wird in Kapitel 7.3 vorgestellt. Seine Skalen und Beispiele für Items sind in Tabelle 91 im Anhang abgebildet. Zu den Fragestellungen bezüglich Strukturspezifität emotionalen Erlebens siehe Kapitel 6.1. Einen raschen Überblick zu den Ergebnissen bietet Tabelle 87 am Ende des vorigen Kapitels.

10.1.1 Diskussion der Ergebnisse

Ergebnisse Emotionserleben auf Skalen- bzw. Variablenebene

Obwohl postuliert, dass schlechter Strukturierte im Vergleich zu besser Strukturierten positive Emotionen seltener und negative Emotionen häufiger erleben, überrascht doch das Ausmaß in welchem sich dies bestätigen lässt: Die diesbezüglichen Hypothesen können für 16 von 20 erfassten Emotionen beibehalten werden: Je schlechter das Struktur-niveau, desto signifikant weniger *Interesse* und *Freude* und desto signifikant mehr *Wut, Ekel, Verachtung, Scham, Schuld, Trauer, Angst, Leblosigkeit, Einsamkeit, Impulsivität, diffuse Angst und Vernichtungsangst* werden erlebt. Für *Reizbarkeit* und *Unbeherrschtheit* zeigen sich Tendenzen. Auch *Liebe/Zärtlichkeit* werden von schlechter Strukturierten seltener, *Neid/Eifersucht* und *Hemmungslosigkeit* häufiger erlebt, allerdings weder signifikant noch tendenziell. Einzig *Überraschung* lässt sich nicht strukturspezifisch beschreiben; sie kann allerdings auch als Emotion mit neutraler Valenz betrachtet werden. Die Post-Hoc-Tests belegen zudem, dass die signifikanten Gruppenunterschiede auf überragende Weise auf den Vergleich der gut vs. mäßig bzw. gut vs. gering Strukturierten zurückzuführen sind, wohingegen zwischen den mäßig und gering Strukturierten sich lediglich eine Emotion, nämlich Interesse signifikant unterscheidet.

Dieses Ergebnis ist kongruent mit einer weiteren Studie in welcher der EER eingesetzt wird: In dieser Studie vermögen - mit Ausnahme von *Überraschung, Neid/Eifersucht* und *Hemmungslosigkeit* - alle untersuchten Emotionen zwischen einer gemischten klinischen Störungsgruppe und einer gesunden Kontrollgruppe zu unterscheiden (Benecke, Vogt, Bock, Koschier, & Peham, 2008).

Ergebnisse Emotionserleben auf Faktorebene

In der Faktorenanalyse schließen sich die erfassten Emotionen zu drei Faktoren zusammen: Der *positive* Faktor, der Faktor der *negativ-depressiven* und jener der *negativ-impulsiven* Emotionen. Auf dieser höheren Datenebene lässt sich der *positive* Faktor nicht strukturspezifisch beschreiben. Dies kann daran liegen, dass *Überraschung* und *Liebe/Zärtlichkeit* auf diesen Faktor laden, welche sich auf Variablenebene nicht strukturspezifisch beschreiben lassen bzw. nicht signifikant werden. Beide *negativen* Faktoren nehmen hingegen mit zunehmend schlechterem Strukturniveau zu, wobei die Unterschiede beim *negativ-depressiven* Faktor deutlicher und auch statistisch signifikant sind. Auf dieser höheren Datenebene lässt sich zusammenfassend festhalten, dass es vor allem das Erleben negativ-depressiver Emotionen ist, anhand derer sich unterschiedlich strukturierte Personen beschreiben lassen.

Strukturspezifität verschiedener Angstformen
In Bezug auf die untersuchten Angstformen lässt sich feststellen, dass ab mäßigem Strukturniveau *Vernichtungsangst* eine größere und *Angst* eine kleinere Rolle spielt. Bei Beantwortung dieser Fragestellung ist aufgefallen, dass die Bezeichnung *Angst* vielleicht besser durch die Bezeichnung *konkrete Angst* oder *Furcht* ersetzt werden sollte, um besser zwischen ihr und den beiden anderen Angstformen zu unterscheiden.

Validierungsfragestellung OPD-Struktur-Checkliste
Die Validierung der Checkliste zeigt, dass deren Angaben und die in dieser Studie erhobenen subjektiven Angaben nur teilweise überein stimmen: Wie in der Checkliste beschrieben, bestimmen hedonische Emotionen das emotionale Erleben gut Strukturierter. Negative Affekte werden seltener erlebt, als in der Checkliste angegeben. Mäßiges Strukturniveau lässt sich - abweichend zu den Angaben der Checkliste - als geprägt durch *Trauer, diffuse Angst* aber auch *Interesse* beschreiben. Das häufige Erleben von *Interesse* ist möglicherweise auf einen Therapieeffekt zurückzuführen. Wie angenommen, ist das emotionale Erleben gering Strukturierter durch negative Emotionen gekennzeichnet. Bezüglich der Qualität der Emotionen zeigen sich jedoch Differenzen zwischen Checkliste und der Studie. Die vorliegenden Daten legen nahe, das emotionale Erleben gering Strukturierter als charakterisiert durch das häufige Erleben von *Trauer* und *diffuser Angst* zu beschreiben.

Clusteranalyse im Rahmen der Validierungsfragestellung
Die Checkliste nennt folgende Emotionserlebenstypen: Positive und negative Emotionen auf gutem Strukturniveau, negative Affekte auf mäßigem und chronisch negative Affekte auf geringem Strukturniveau. Die im Rahmen der vorliegenden Studie durchgeführte Clusteranalyse beschreibt 3 Typen: Cluster positive Emotionen, Cluster gemischte Emotionen und Cluster negative Emotionen. Die Verteilung der Strukturgruppen in diesen Clustern entspricht nicht der Zufallsverteilung. In Cluster I (positive Emotionen) befinden sich signifikant zu viel gut, aber tendenziell zu wenig mäßig und gering Strukturierte. In Cluster II (gemischte Emotionen) sind gut Strukturierte wie erwartet vertreten, mäßig Strukturierte sind zu häufig (n.s.) und gering Strukturierte tendenziell zu selten anzutreffen. In Cluster III (negative Emotionen) sind die gut Strukturierten signifikant zu selten, die mäßig Strukturierten wie erwartet und die gering Strukturierten signifikant zu häufig anzutreffen.

10.1.2 Conclusio

Die hier vorliegenden Ergebnisse zur Strukturspezifität emotionalen Erlebens stehen in Einklang zu bisherigen Befunden negativer Emotionalität verschiedener klinischer Störungsbilder (Albani, Geyer, Kächele, &

Pokorny, 2003; Benecke, Vogt, Bock, Koschier, & Peham, 2008; Myin-Germeys, Delespaul, & deVries, 2000; Myin-Germeys et al., 2003; Westen, 1998; Westen, Muderrisoglu, Fowler, Shedler, & Koren, 1997). Als Fazit dieses Fragenkomplexes soll gelten, dass je geringer das Strukturniveau ist, desto häufiger werden negative und desto seltener werden positive Emotionen erlebt. Ein Sprung ist dabei vom guten zum mäßigen Strukturniveau hin zu beobachten.
Die Validierungsfragestellung zur OPD-Checkliste ergibt eine detaillierte, differenziertere wie auch leicht abweichende Sichtweise des emotionalen Erlebens. Insbesondere scheint Trauer eine wichtige Emotion zu sein, welche bislang in der Checkliste nicht erwähnt wird. Auch Benecke kann die Wichtigkeit der Trauer feststellen: Von allen Emotionen wird Trauer von Panikpatientinnen am intensivsten erlebt (Benecke, 2006). Eine Alternative zu den bisher in der Checkliste beschriebenen Emotionserlebenstypen bietet die hier durchgeführte Clusteranalyse. Sie beschreibt gutes Strukturniveau als charakterisierbar durch das Erleben positiver Emotionen, während auf mäßigem Strukturniveau positive wie negative Emotionen und auf geringem Strukturniveau vorwiegend negative Emotionen erlebt werden.
Die theoretischen Konzeptionen, wonach strukturelle Störung mit undifferenziertem Emotionserleben oder Affektausfall einhergehen, können durch die vorliegende Studie weder bestätigt noch widerlegt werden. Es lassen sich keine Hinweise dafür erkennen, dass Emotionen - obwohl negativ getönt - nicht differenziert wahrgenommen werden. Die Konzeptionen können allerdings mit dem vorliegenden Untersuchungsdesign auch nicht entkräftet werden. Die Frage ist, inwiefern Personen, selbst wenn sie dies nach bestem Wissen und Gewissen tun, über ihre unbewussten, verdrängten Affekte Auskunft geben können? Diese Problematik wird in Kapitel 2.5.1.2 erörtert und ist nicht auf die vorliegende Studie beschränkt, sondern vielmehr allgemein gültig. Es wäre sicherlich spannend, einerseits die bewusste Selbstauskunft zum emotionalen Erleben mit spontanen Äußerungen, wie z.B. der Textanalyse emotionaler Äußerungen im OPD-Interview, zu vergleichen und andererseits diese subjektiven Äußerungen einem Fremdrating gegenüber zu stellen.

10.2 Emotionsregulation und psychische Struktur

Eine umfassende Ausarbeitung des kausalen Zusammenhangs zwischen Affektregulierung in der frühen Kindheit und Entwicklung psychischer Struktur legt die Arbeitsgruppe um Fonagy vor. Sie beschreiben den affektiven Austausch zwischen Kind und Bezugsperson, welche der aktuellen Emotionsregulation des Säuglings dienen. Ontogenetisch betrachtet, bildet sich anhand dieser Interaktionen aus den primären Affekten eine mentalisierte Affektivität, welche Bestandteil der psychischen Struk-

tur wird. Die Affektregulierungsstrategien der Bezugsperson werden Teil der Affektregulierungsstrategien des Säuglings. Ein wichtiger Punkt ist die Feststellung, dass Affektregulierung kein isolierter Vorgang ist, sondern dass dadurch auch das Selbst reguliert wird. Störungen in der Affektspiegelung führen neben anderen Traumata zur Ausbildung eines fremden, kolonialisierten Selbst. Diese führen zum Erleben maladaptiver Formen von z.B. Scham, welche wiederum kaum ausgehalten und abgewehrt bzw. reguliert werden müssen (Fonagy, Gergely, Jurist, & Target, 2006). Strukturelle Störung wird als eine geringe Toleranz für schwierige Affekte beschrieben, welche zur Anwendung rigider Abwehrmechanismen und einer Störung der Emotionsregulationsfähigkeit führt (Rudolf, 2004, 2005). So ausführlich die Anwendung spezifischer Abwehrmechanismen beschrieben ist, so lückenhaft sind die Ausführungen bezüglich tatsächlich zur Anwendung kommender Regulationsstrategien; vgl. (Rudolf, Oberbracht, & Grande, 1998).
Mängel in der Affektregulierung sind in den Diagnosesystemen DSM-IV und ICD-10 abgebildet. So z.B. das impulsive Verhalten in der Borderline und der antisozialen Persönlichkeitsstörung oder die fortdauernde Sorge in der Angststörung (Saß, Wittchen, Zaudig, & Houben, 2003; Weltgesundheitsorganisation, 1993). Bisher durchgeführte Studien beschreiben das Phänomen Emotionsregulation störungsspezifisch. Es liegen m.W. keine empirischen Studien über den Zusammenhang zwischen struktureller Störung und Emotionsregulation vor. Studien, welche sich auf bestimmte klinische Störungsbilder beziehen - diese werden in Kapitel 4.2 beschrieben und in Tabelle 5 zusammengefasst - beschreiben psychische Störung als eine herabgesetzte Fähigkeit zur adäquaten Regulation von Emotionen. Es kann davon ausgegangen werden, dass sich spezifische Störungen durch die Art und Weise der maladaptiven Emotionsregulationsstrategien charakterisieren und differenzieren lassen.
Die hier vorliegenden Ergebnisse können diese störungstypischen Ergebnisse nun um die Dimension der Strukturspezifität erweitern und sie geben Auskunft über die tatsächlich angewandten Regulationsstrategien. Der letztgenannte Aspekt ist bislang auch im Bereich der störungsspezifischen Studien zu wenig erforscht. In der vorliegenden Studie werden Strategien zur Emotionsregulation mittels *Emotionserlebens- und Regulationsfragebogen*, Teil 2 (EER) erfasst (Benecke, Vogt, Bock, Koschier, & Peham, 2008). Der EER wird in Kapitel 7.3 vorstellt. Seine Skalen und Beispiele für Items sind in Tabele 92 im Anhang abgebildet. Zu den Fragestellungen bezüglich Strukturspezifität des emotionalen Erlebens siehe Kapitel 6.2. Einen raschen Überblick zu den Ergebnissen bietet Tabelle 87 am Ende des vorigen Kapitels.

10.2.1 Diskussion der Ergebnisse

Ergebnisse Regulationsstrategien auf Skalen- bzw. Variablenebene
Es wird postuliert, dass besser Strukturierte mehr adaptive und weniger maladaptive Regulationsstrategien anwenden, als schlechter Strukturierte. Diese Vermutung lässt sich für maladaptive Regulationsstrategien in überragender Weise bestätigen: Auf subjektiv als schwierig erachtete Emotionen wird umso häufiger mit *Dissoziation, Black-out* und *sich verlieren* (signifikant) sowie *Verwirrung* und *Überforderung* (tendenziell) reagiert, je geringer die Person strukturiert ist. Lediglich die Strategie *Rückzug* weist keine signifikanten bzw. tendenziellen Unterschiede auf, obwohl auch sie im Mittel ansteigt.
Nicht bestätigt werden kann die Vermutung, dass adaptive Regulationsstrategien ein Merkmal strukturell Gesunder ist. Lediglich *soziale Unterstützung* wird von besser Strukturierten tendenziell häufiger angewandt bzw. eingefordert als von schlechter Strukturierten. Auch *Körper Nutzen, Reflexion* und *Externalisierung* nehmen mit zunehmend schlechterem Strukturniveau ab; die Unterschiede werden aber statistisch nicht signifikant. Nur unbedeutsam unterscheiden sich die Strategien *Körper Ausdruck, Perspektivenübernahme, Musterreflexion* und *Ablenkung. Spontanität* steigt entgegen der Vermutung mit zunehmend schlechterem Strukturniveau tendenziell an. Die Post-Hoc-Testungen zeigen an, dass die Signikanzen hauptsächlich auf den Vergleich der gut vs. gering Strukturierten zurückzuführen sind. Anders als im Bereich des Emotionserlebens, wo bereits zum mäßigen Strukturniveau hin ein deutlicher Unterschied zu beobachten ist, kann im Bereich der Emotionsregulation ein solcher Sprung erst zum geringen Strukturniveau hin konstatiert werden.
Warum die Hypothese zum Bereich der adaptiven Regulationsstrategien nicht bestätigt werden kann, könnte folgenden Grund haben: Zur Beantwortung der Hypothesen war es notwendig, eine Unterscheidung zwischen adaptiven und maladaptiven Regulationsstrategien zu treffen. Diese Unterscheidung wurde gefällt anhand der Items welche den Skalen zugeordnet sind. Im Fall der adaptiven Strategien war diese Zuteilung nicht eindeutig, wie am Beispiel der *Spontanität* ersichtlich: Ist es adaptiv oder maladaptiv spontan seinen Gefühlen zu folgen? Aus diesem Grund wird in der vorliegenden Studie auch zwischen maladaptiven und nicht-maladaptiven Regulationsstrategien unterschieden. Wahrscheinlich ist, dass die Adaptivität einer Strategie nicht generell, sondern nur situationsspezifisch und unter Berücksichtigung der Flexibilität beantwortet werden kann. Dies mag ein Grund dafür sein, dass die als nicht-maladaptiv erachteten Strategien sich großteils im Gruppenvergleich nicht signifikant unterscheiden.

Auch in einer anderen Studie, in der der EER angewandt wird, sind es die maladaptiven Strategien *Dissoziation, Überforderung, Rückzug, Verwirrung, sich verlieren* und *Black-out*, welche zwischen einer gemischtklinischen und gesunden Gruppe zu differenzieren vermögen und die mit psychischer Symptomatik, Köperbeschwerden und interpersonellen Problemen korrelieren (Benecke, Vogt, Bock, Koschier, & Peham, 2008).

Ergebnisse Regulationsstrategien auf Faktorebene
In der Faktorenanalyse schließen sich Regulationsstrategien zu vier Faktoren zusammen: *Zusammenbruch, kognitive Regulation, handlungsorientierte Regulation* und *Ablenkung*. Aufgrund der den Faktoren zugeordneten Skalen wird *kognitive Regulation* als eindeutig adaptiv und *Zusammenbruch* als eindeutig maladaptiv erachtet. *Handlungsorientierte Regulation* und *Ablenkung* sind nicht eindeutig zuordenbar. Mit *Zusammenbruch* und *kognitive Regulation* weisen die als eindeutig maladaptiv bzw. als eindeutig adaptiv erachteten Regulationsstrategien signifikante Gruppenunterschiede auf. Anders als auf Variablenebene können die Hypothesen auf höherer Betrachtungsebene beibehalten werden.
Die Ergebnisse betreffend der adaptiven Regulationsstrategien unterscheiden sich also je nach betrachtetem Datenniveau. Dies liegt daran, dass auf Faktorebene nur mehr vier Strategien in den als eindeutig adaptiv erachteten Faktor *kognitive Regulation* eingehen - nämlich *Reflexion, Perspektivenübernahme, soziale Unterstützung* und *Körper Nutzen*. Mit Ausnahme von *Perspektivenübernahme* sind damit jene Strategien erfasst, welche auch auf Variablenebene der postulierten Richtung der Hypothese folgen.

Validierungsfragestellung OPD-Struktur-Checkliste
Betreffend Validierung der OPD-Struktur-Checkliste sei angemerkt, dass die Checkliste sich lediglich zum Erfolg, nicht aber zur Form der Regulation äußert. Eine Validierung im eigentlichen Sinn kann daher nicht vorgenommen werden. Folgende Ergebnisse wären jedoch für eine Spezifizierung der Checkliste dienlich: Die als strukturell gut eingestuften Frauen geben an, belastende Affekte vorzugsweise mittels adaptiver Strategien *Musterreflexion, Reflexion* und *sozialer Unterstützung* zu regulieren. Am seltensten reagieren sie mit *Dissoziation* und *Black-out*. Auch die als mäßig eingestuften Frauen geben *Musterreflexion* als häufigste Regulationsstrategie an. Wie vorne besprochen, könnte sich hier ein Therapieeffekt zeigen. Der *Musterreflexion* folgen auf mäßigem Niveau maladaptive Strategien wie *Überforderung* und *Rückzug*. Am seltensten kommt es zu *Externalisierung* und *Black-out*. Die als gering eingestuften Frauen geben an, am häufigsten mit *Überforderung* und *Rückzug*, am seltensten mit *Externalisierung* und *Black-out* zu reagieren. Signifikant im Gruppenvergleich werden *Spontanität, Überforderung, Dissoziation* und *Black-out*. Für

soziale Unterstützung und *sich verlieren* zeigen sich Tendenzen. Während *soziale Unterstützung* bei zunehmend schlechterem Strukturniveau abnehmen, nehmen die anderen Regulationsstrategien zu.

Clusteranalyse im Rahmen der Validierungsfragestellung
Die Clusteranalyse beschreibt 4 verschiedene Typen der Emotionsregulation, welche sich strukturspezifisch beschreiben lassen: Cluster I ist gekennzeichnet durch adaptive Regulationsstrategien wie z.B. *kognitive Regulation*. Die Anzahl der gut strukturierten Frauen ist signifikant erhöht, während die Anzahl der gering strukturierten Frauen signifikant verringert ist. Cluster II lässt sich durch adaptive und maladaptive Strategien, beschreiben. Die Verteilung der Strukturgruppen entspricht der Zufallsverteilung. Cluster III ist durch maladaptive Strategien wie *Überforderung* und wenig *soziale Unterstützung*, gekennzeichnet. In ihm finden sich tendenziell zu wenig gut Strukturierte, aber signifikant zu viel gering Strukturierte. Merkmal des Cluster IV ist eine generell herabgesetzte Regulationstätigkeit. In Cluster IV sind mäßig Strukturierte tendenziell zu häufig, gering Strukturierte tendenziell zu selten vertreten.

10.2.2 Conclusio

Wie erwähnt, untersuchen bisherige Studien Affektregulation in Zusammenhang mit psychischen Störungen. In diesen Studien kann anhand der Affektregulation zwischen psychisch Gesunden und psychisch Kranken differenziert werden und es kann gezeigt werden, dass das Ausmaß an maladaptiven Regulationsstrategien in Zusammenhang mit der Schwere der Erkrankung steht (Benecke, Vogt, Bock, Koschier, & Peham, 2008; Endtner, 2006; Herpertz, Gretzer, Mühlbauer, Steinmeyer, & Saß, 1998; S. Herpertz et al., 2000; S. C. Herpertz et al., 2000; Levine, Marziali, & Hood, 1997; Rottenberg, Kasch, Gross, & Gotlib, 2002; v. Ceumern-Lindenstjerna, 2004; v. Ceumern-Lindenstjerna, Brunner, Parzer, Fiedler, & Resch, 2002; Westen, 1998; Westen, Muderrisoglu, Fowler, Shedler, & Koren, 1997; Yen, Zlotnick, & Costello, 2002). Die vorliegende Studie indiziert, Schwierigkeiten in der Affektregulation auch unter dem Aspekt strukturellen Funktionierens zu betrachten.
Als Fazit dieses Fragenkomplexes soll gelten, dass besser Strukturierte seltener maladaptive Affektregulationsstrategien anwenden als schlechter Strukturierte. Der Bereich der adaptiven Strategien muss differenziert betrachtet werden, da Schwierigkeiten bestehen, Regulationsstrategien generell als adaptiv zu bezeichnen (siehe oben).
Die Validierungsfragestellung erstellt ein differenziertes Profil der strukturniveauspezifischen Regulationsstrategien, welche bislang in der OPD-Struktur-Checkliste fehlt. Die Clusteranalyse bietet typisierende Beschreibungen, welche sich strukturspezifisch wie folgt beschreiben lassen: Gutes Strukturniveau zeichnet sich durch die Anwendung adapti-

ver, kognitiver Regulationsstrategien aus. Mäßiges Strukturniveau ist am ehesten dadurch charakterisierbar, dass es Regulationsstrategien, unabhängig von ihrer Form, eher selten einsetzt. Die Frage ist, ob dies ein Zeichen dafür ist, dass wenig Regulationsbedarf besteht, oder ob sich mäßig Strukturierte durch Untersteuerung auszeichnen. Auf geringem Strukturniveau finden sich vorwiegend maladaptive Regulationsstrategien, wie z.B. *Überforderung* bei wenig *sozialer Unterstützung*.
Weiters fügen sich die Ergebnisse in jene theoretischen Konzeptionen ein, welche strukturelle Störung als eine Störung der Affektregulation beschreiben. Wie oben beschrieben, machen diese Konzeptionen entsprechend der psychodynamischen Tradition eher Angaben über bestimmte Abwehrmechanismen, denn über Regulationsstrategien. Letztere haben aber den praktischen Vorteil, dass ihre verhaltensnahe Beobachtung besonders dem psychoanalytisch Ungeschulten leichter fällt. Unter diesem Aspekt betrachtet, können die vorliegenden Daten als ein Beitrag zur schulenübergreifenden Konzeptionalisierung betrachtet werden.
Methodenkritisch sei erneut angemerkt, dass jeder Fragebogen auf die dem Bewusstsein zugänglichen Gedächtnisanteile beschränkt ist. Wie schon beim Emotionserleben festgehalten, wäre es erstrebenswert, diese intentionalen und subjektiven Angaben, mit Fremdbeobachtung und weniger intentionalen (Sprachanalyse) zu kombinieren und damit die Ergebnisse dieser Studie zu validieren.
Im Speziellen ist aufgefallen, dass die - zumindest meinerseits - als adaptiv erachtete *Musterreflexion* nicht nur von schlecht Strukturierten häufig angewandt wird, was als Therapieeffekt interpretiert werden könnte, sondern dass sie sich in der Faktorenanalyse dem negativen Faktor Zusammenbruch anschliesst. Die Skala *Musterreflexion*, insbesondere seine Namensgebung sollten daher erneut einer kritischen Beobachtung unterzogen werden.

10.3 Mimisch-affektiver Ausdruck und psychische Struktur

Psychoanalytische Literatur beschäftigt sich traditionell mit innerpsychischen Aspekten menschlichen Erlebens und Verhaltens, wohingegen Mimikforschung als Steckenpferd der akademisch-experimentellen Psychologie angesehen werden kann. Erst in jüngerer Zeit beschäftigen sich psychoanalytisch orientierte Autoren mit Affektausdruck. Rudolf geht bspw. davon aus, dass strukturelle Störung mit einem eingeschränkten und uneindeutigen Affektausdruck einhergeht. Mangelnde Expressivität bis hin zu Affektausfall sind ebenso denkbar wie heftige und unmittelbar in der Interaktion ausagierte Affekte (Rudolf, 2004, 2005).

Der klinische Eindruck und empirische Interaktionsstudien sprechen dafür, ein bestimmtes mimisches Ausdrucksverhalten als charakteristisch für bestimmte klinische Störungsbilder zu erachten (siehe Kapitel 4.3 und zur Übersicht Tabelle 5). Nach Krause sind bei schweren psychischen Störungen das Erleben und der Ausdruck der Emotion generell entkoppelt. Die Patienten erleben weder das Gefühl noch ist ihnen der Ausdruck desselben bewusst (Krause, 1990). Aus der Beobachtung bestimmter klinischer Störungsbilder, welche er den Gruppen „strukturell gestört" oder „konflikthaft eingeschränkt" zuordnet, zieht er den Schluss, dass sich strukturelle Störung anhand eines allgemein eingeschränkten mimisch-affektiven Ausdrucks bei Erhalt eines dominanten, negativen *Leitaffekts* charakterisieren lässt (Krause, 2003; Krause & Merten, 1999; Krause, Steimer-Krause, Merten, & Ullrich, 1998). Von Schulz (Schulz, 2000) erstmals empirisch überprüft, können die Vermutungen m.E. nicht als bestätigt gelten. Ich werde unten ausführen, welche Aspekte mich zu dieser Interpretation ihrer Studie veranlassen.
Die Fragestellungen für die hier vorliegende Arbeit leiten sich aus den in Kapitel 4.3 vorgestellten Studien ab (zu den Hypothesen siehe Kapitel 6.1). In der vorliegenden Arbeit wird das mimisch-affektive Verhalten mittels FACS (Ekman & Friesen, 1978; Ekman, Friesen, & Hager, 2002) kodiert und mittels der Software EmFACS emotionsrelevanten Kategorien zugeordnet. Die Methodik wird in Kapitel 7.4 vorgestellt. Zum raschen Überblick der Ergebnisse der vorliegenden Studie siehe Tabelle 87 am Ende des vorigen Kapitels.

10.3.1 Diskussion der Ergebnisse

Anders als in anderen Bereichen der Affektivität müssen die Hypothesen zum Affektausdruck großteils verworfen werden. Somit müssen jene Postulate, aus welchen die Fragestellungen abgeleitet wurden, als nicht bestätigt angesehen werden:
(1) Das Postulat eines eingeschränkten mimisch-affektiven Ausdrucks bei struktureller Störung, wie von Krause et al. mehrfach formuliert (Krause, 2003; Krause & Merten, 1999; Krause, Steimer-Krause, Merten, & Ullrich, 1998), kann nicht bestätigt werden: Besser Strukturierte weisen zwar mehr mimisch-affektiven Ausdruck (operationalisiert als *mimische Ereignisse, Primäraffekte* und *echtes Lächeln*) auf als geringer Strukturierte, jedoch werden die Unterschiede statistisch nicht signifikant. Weiters wird angenommen, dass sich strukturell Gesunde durch einen hohen Anteil vollständig ausgedrückter Affekte an der gesamten mimischen Aktivität und durch komplexere mimische Aktivität auszeichnen. Dies kann nicht bestätigt werden. Vielmehr sind es die schlechter Strukturierten, welche signifikant komplexere *mimische Ereignisse* aufweisen.

Es gibt allerdings eine Problematik bei der Untersuchung der Zweiteilung von konflikthaft vs. strukturell gestört mittels Strukturdiagnostik nach OPD. Wie oben beschrieben, bezeichnet die Saarbrücker Forschungsgruppe den mimisch-affektiven Ausdruck von konflikthaft Gestörten als erhöht und jenen der strukturell Gestörten als eingeschränkt im Vergleich zu Gesunden (vgl. Kapitel 4.3.3). Die Problematik besteht darin, dass jene von Krause als konflikthaft beschriebenen Störungsbilder auf der Strukturachse abgebildet werden. Nun ist es so, dass laut OPD-Struktur-Checkliste konflikthafte Einschränkung selten bei gutem, vor allem aber auf mäßigem Strukturniveau anzutreffen ist. Also müsste auf mäßigem Strukturniveau der mimisch-affektive Ausdruck ansteigen, während er ab geringem Strukturniveau wieder absinkt. Auf diesen Gedankengang bezieht sich auch meine oben erwähnte Interpretation der Studie von Schulz (Schulz, 2000), in welcher mäßig und gering Strukturierte als eine Strukturgruppe, bezeichnet als „gering strukturiert", untersucht wird.

(2) Das Postulat (Krause, 2003; Krause & Merten, 1999; Krause, Steimer-Krause, Merten, & Ullrich, 1998) eines Distanz vergrößernden, an der Fortsetzung der Interaktion desinteressierten Interaktionsstils bei struktureller Störung kann nicht bestätigt werden. Als Indikator dieses Interaktionsstils gelten viel Distanz vergrößernde Affekte *(Ekel, Verachtung* und *Ärger)* und wenig *soziales Lächeln* und *Illustratoren*[1]. Es kann für keinen dieser Indikatoren ein signifikanter Unterschied in den Strukturgruppen festgestellt werden. Dies gilt sowohl für die absolut gezeigten Ausdrucksmuster als auch für die an der Summe der *mimischen Ereignisse* oder für die an der Summe der *Primäraffekte* relativierten Ausdrücke.

(3) Auch die von Rudolf (Rudolf, Oberbracht, & Grande, 1998) geäußerte Vermutung, dass sich das konflikthafte Erleben mäßig Strukturierter im raschen Wechsel von Affektausdrücken zeigt (sog. *Blenden*) kann nicht bestätigt werden. Lediglich das gleichzeitige Zeigen von *Freude* und *Überraschung* kommt bei schlechter Strukturierten häufiger vor als bei besser Strukturierten, doch ist dieses Ergebnis erstens nicht signifikant und scheint zweitens inhaltlich kaum interpretierbar.

(4) Nicht bestätigt werden kann das Postulat (Krause, 2003; Krause & Merten, 1999; Krause, Steimer-Krause, Merten, & Ullrich, 1998) eines von der allgemeinen mimisch-affektiven Reduktion ausgenommenen, negativen *Leitaffekts* bei strukturellen Störungen. Erstens kann keine signifikante Verringerung des mimisch-affektiven Ausdrucks bestätigt werden und zweitens ist *Ekel* unabhängig vom Strukturniveau der mit Abstand am häufigsten gezeigte Affekt.

---

[1] Operationalisiert als Anheben der inneren u. äußeren Augenbrauen.

Zum Vergleich der hier vorliegenden Studie mit jener von Schulz
Die Ergebnisse dieses Fragenkomplexes können mit der eingangs erwähnten Studie von Schulz (Schulz, 2000), welche in Kapitel 4.3.5 ausführlicher beschrieben wird, verglichen werden. Schulz fasst mäßig und gering Strukturierte als eine homogene Gruppe auf und untersucht diese im Vergleich zu gut Strukturierten. Weitere methodische Unterschiede sind Größe und Homogenität der Stichprobe (siehe Tabelle 88). Die Ergebnisse beider Studien decken sich nur zum Teil. Übereinstimmend nehmen in beiden Studien die mimisch-affektive Aktivität und der Anteil der *Primäraffekte* an der mimischen Aktivität mit zunehmend schlechterem Strukturniveau ab. Während bei Schulz die Ergebnisse signifikant werden, tun sie dies in der vorliegenden Studie nicht.
Zu gegensätzlichen Ergebnissen kommen beide Studien in Bezug auf die Komplexität *mimischer Ereignisse*. Während Schulz bei zunehmend schlechterem Strukturniveau eine signifikante Abnahme der Komplexität feststellt, nimmt sie in der vorliegenden Studie signifikant zu.
In Bezug auf die gezeigten Affekte stimmen beide Studien überein, dass besser Strukturierte mehr *echtes Lächeln* zeigen als schlechter Strukturierte - in der Studie von Schulz unterscheiden sich die Absolut- nicht aber die Relativwerte signifikant, hier werden sie generell nicht signifikant. Beide Studien kommen zu dem Schluss, dass sich *soziales Lächeln* nicht strukturspezifisch beschreiben lässt. Entgegen der postulierten Richtung der Hypothesen zeigen in beiden Studien besser Strukturierte mehr *Distanz vergrößernden*[1] Affektausdruck als schlechter Strukturierte (hier n.s., bei Schulz sig.). Während in der vorliegenden Studie *passiv-negative*[2] Affekte keine Strukturspezifität zeigen, kann Schulz diese tendenziell feststellen.
Die Frage des *Leitaffekts* ergibt hier wie dort eine unbefriedigende Lösung: Während hier strukturunabhängig am meisten *Ekel* gezeigt wird, wird dort - ebenso strukturunabhängig - am meisten *Freude* gezeigt. Bezüglich der *Illustratoren* und *Blenden* zeigt die Studie von Schulz ein in beiden Fällen den postulierten Richtungen der Hypothesen widersprechendes Ergebnis. Die vorliegende Arbeit kommt hier zu keinem strukturspezifischen Ergebnis. Die Ergebnisse beider Studien sind in Tabelle 88 gegenübergestellt. Methodische Unterschiede können zumindest teilweise als Begründung für unterschiedliche Ergebnisse in Betracht gezogen werden. Als die wichtigsten methodischen Unterschiede werden die Stichprobengröße, die Zusammensetzung der Strukturgruppen und vor allem die Ebene der FACS-Kodierung erachtet. Basis der vorliegenden

[1] Dazu zählen Verachtung, Ekel und Wut.
[2] Dazu zählen Trauer und Angst.

Studie sind *mimische Ereignisse*, bestehend aus AUs; Basis der Arbeit von Schulz sind Action Units (siehe Tabelle 88).

Tabelle 88: Gegenüberstellung der Ergebnisse der vorliegenden Studie und der Studie Schulz

	vorliegende Studie	*Studie Schulz*
	methodische Unterschiede	
n	67, weiblich	18, gemischtgeschlechtlich
Strukturgruppen	gut, mäßig und gering	gut vs. mäßig+gering
Ebene der FACS Kodierung	mimische Ereignisse	Action Units
	Vergleich Ergebnisse	
mimische Aktivität	besser > schlechter (n.s.)	besser > schlechter (sig.)
Summe Primäraffekte	besser > schlechter (n.s.)	besser > schlechter (sig.)
Anteil Primäraffekte an mimischer Aktivität	mäßig > gut > gering (n.s.)	besser > schlechter (sig.)
Komplexität mim. Ereignisse	besser < schlechter (sig.)	besser > schlechter (sig.)
felt smile	besser > schlechter (n.s.)	besser > schlechter (sig. bei Absolutwerten, n.s. bei Relativwerten)
social smile	gering > gut > mäßig (n.s.)	kein Unterschied
Distanz vergrößernde Affekte	besser > schlechter (n.s.)	besser > schlechter (sig.)
passiv negative Affekte	mäßig > gering > gut (n.s.)	besser < schlechter (Tendenz)
Leitaffekt	für alle: Ekel	für alle: echte Freude
Illustratoren	mäßig > gut > gering (n.s.)	besser < schlechter (sig.)
Blenden	mäßig > gering > gut (n.s.)	besser > schlechter (sig.)

Validierungsfragestellung OPD-Struktur-Checkliste

Die OPD-Checkliste benennt folgende Ausdruckstypen: Positiver Affektausdruck auf gutem, konfliktbedingte *Blenden* auf mäßigem und ein dominanter, negativer *Leitaffekt* auf geringem Niveau. In der vorliegenden Studie kann keines dieser Merkmale bestätigt werden: Nicht bestätigt werden kann ein hedonischer *Leitaffekt* auf gutem und ein negativer *Leitaffekt* auf mäßigem und geringem Strukturniveau. Auf allen drei Strukturniveaus ist *Ekel* der am häufigsten gezeigte Affekt. Gut Strukturierte zeichnen sich nicht durch eine breitere Palette an negativen Affekten aus. Auch *Blenden* können nicht strukturspezifisch beschrieben werden. Zudem ist ihr Anteil am mimischen Geschehen eher gering. Selbst wenn sich signifikante Gruppenunterschiede ergeben würden, würde dies eine Aufnahme in die Checkliste nicht rechtfertigen.

Clusteranalyse im Rahmen der Validierungsfragestellung

Wie erwähnt, können die von der Checkliste postulierten Ausdruckstypen nicht bestätigt werden. Besser lassen sich die untersuchten Frauen als hoch- oder niedrigexpressiv beschreiben. Im hochexpressiven Cluster befinden sich überzufällig viel gut und tendenziell zu wenig gering Strukturierte. Im niedrigexpressiven Cluster sind hingegen signifikant zu wenig gut, aber tendenziell zu viel gering Strukturierte. Die mäßig Strukturierten verteilen sich gleichmäßig auf die Cluster.

10.3.2 Conclusio

Wie bereits oben angedeutet, zeichnen sich Studien, welche das mimisch-affektive Verhalten mittels FACS kodieren und mittels EmFACS interpretieren durch methodische Unterschiede aus. Die wichtigsten methodischen Unterschiede seien hier kurz erwähnt: (1) Die Ebene der Kodierung (2) Unterschiedliche Ansichten bezüglich des Kodierens mimischer Ereignisse (siehe Kapitel 7.2). (3) Uneinheitliche Verwendung bzw. Abänderungen des Interpretationsprogramms EmFACS (z.B. werden Kategorien hinzugefügt oder zusammengefasst). EmFACS vermag nur den kleineren Teil der gezeigten mimischen Zeichen zu interpretieren. Inwiefern diese nicht klassifizier- oder interpretierbaren Ausdrucksmuster z.B. als Affektrudimente verstanden werden können (Schulz, 2000), sollte diskutiert werden.

Der von Krause (Krause, 1994, 1997, 1998b) erwartete strukturspezifische Affektausdruck kann in der vorliegenden Studie nicht bestätigen werden. Meines Wissens hat die Arbeitsgruppe um Krause ihre Postulate anhand der Beobachtung umschriebener klinischer Störungsbilder, wie Schizophrenie und Colitis Ulcerosa erstellt (siehe Kapitel 4.3, Zusammenfassung in Kapitel 4.3.3) und die störungsspezifischen Ergebnisse dann auf die strukturelle Dimension ausgeweitet. Wenn wir in der Logik von Krause einen Schritt zurückgehen, können wir folgendes festhalten: Wie er richtig festhält, haben affektive Zeichen drei Funktionen: Affektausdruck, Signal an den Interaktionspartner und Kommunikation über ein drittes, mentalisiertes Objekt. Wie er ebenfalls richtig festhält, ist Kommunikation über ein mentalisiertes Objekt eine Fähigkeit, welche auf gutes Strukturniveau schließen lässt. Er beschreibt strukturell Gesunde dadurch, dass ihr Affektausdruck in der Regel weder ihr inneres Erleben widerspiegelt noch ist er als Appell an den Interaktionspartner zu verstehen. Vielmehr ist er auf ein drittes, mentalisiertes Objekt gerichtet, über welches sich Sender und Empfänger gerade unterhalten.

Meine erste Schlussfolgerung lautet: Wenn dem so ist, sollten wir nicht mehr von Affekt*ausdruck* sprechen, da dieses Wort konnotiert, es handle sich um den Ausdruck des eigenen Affekts. Ich schlage daher die Verwendung des Begriffs ***mimisch-affektive Sprache*** vor.

Krause geht davon aus, dass bei strukturell Gesunden zwischen Affekterleben und mimisch-affektivem Ausdruck ein geringerer Zusammenhang besteht (weil sich ihr Affektausdruck auf ein mentales Objekt beziehen kann), als bei strukturell Beeinträchtigten, weil diese ihr inneres Erleben in der Interaktion direkt zum Ausdruck bringen müssen (Krause, 2002). Zugleich betont er, dass es einen strukturspezifischen *Leitaffekt* gibt, der bei strukturell Gesunden positiver und bei strukturell Gestörten negativer Natur sei. Diese Aussagen haben für sich genommen Sinn, bei gemeinsamer Betrachtung treten jedoch Schwierigkeiten auf: In

Konsequenz bedeutet dies nämlich, dass sich strukturell Gesunde hauptsächlich über positive Objekte unterhalten, sonst gibt es keinen positiven *Leitaffekt*. Strukturell Gestörte hingegen erleben lt. Krause vor allem negative Affekte, welche sie dem Interaktionspartner unmittelbar aufdrängen. Dies sollte sich neben dem negativen *Leitaffekt* auch durch vermehrtes Zeigen negativer Affekte zeigen, um zwischen sich und dem Interaktionspartner Distanz zu errichten. Er versteht Affekte als propositionale Strukturen (siehe Kapitel 2.2.3). Ekel bedeutet z.B. „Du geh hinaus aus mir" (Krause, 1990). Nun wissen wir aber aus Studien mit Panik- und Schizophreniepatienten, von denen anzunehmen ist, dass sie strukturell beeinträchtigt sind, dass diese sehr viel Freude respektive soziales Lächeln ausdrücken, gerade um sich Nähe vom und Sicherheit durch den Interaktionspartner zu sichern (Buchheim & Benecke, 2007; Schwab, 2001).
Aus den Ergebnissen der vorliegenden Studie und den Ergebnissen anderer Studien schließe ich entgegen den Ausführungen der Saarbrücker Arbeitsgruppe, dass zum aktuellen Zeitpunkt von einem strukturspezifischen mimisch-affektiven Ausdrucksverhalten nicht ausgegangen werden kann. Dies schließt die Beschreibung des Affektausdrucks in der OPD-Strukturcheckliste mit ein: Keines der in der Checkliste als strukturspezifisch definiertes Merkmale kann bestätigt werden. Die Ergebnisse der Clusteranalyse können dahingehend beschrieben werden, dass sich viele gut Strukturierte als hochexpressiv und viele gering Strukturierte als niedrigexpressiv beschreiben lassen.
Bei einer Interpretation der Mimikdaten darf nicht vergessen werden, dass FACS-erhobene Daten rein quantitativer Natur sind. Eine FACS-Kodierung enthält keine Information darüber, wie lange, zu welchem Zeitpunkt und in welchem Kontext Zeichen gezeigt werden. Ein über eine Minute langer Ekelausdruck bei der Selbstbeschreibung fällt weniger stark ins Gewicht, als drei kurze Anzeichen von Ekel während über eine bevorstehende Prüfung, vor welcher sich die Studienteilnehmerin „ekelt", gesprochen wird. Dies könnte auch jenes Phänomen erklären, dass die hier vorliegenden FACS-Kodierungen, insbesondere der häufig kodierte Ekelausdruck nicht mit dem persönlichen Eindruck bei Betrachten des Ausdrucksverhaltens im Video übereinstimmen.
Weiters darf nicht vergessen werden, dass mittels Gesichtausdruck lediglich Basisemotionen ein-eindeutig ausgedrückt werden; diese und keine anderen werden von FACS erfasst. Keine Informationen erhalten wir über das Erleben der aus struktureller Sicht besonders interessierenden Emotionen Scham, Stolz, Eifersucht, Gier etc. Nicht umsonst werden diese Emotionen als strukturelle oder selbstbezogene bezeichnet; siehe dazu Kapitel 2.7.2; zur Kritik am Konzept der Basisemotionen siehe Kapitel 2.6.2.1.

Nach aller Fremdkritik ist Kritik in eigener Sache angebracht: Meine abschließende Conclusio lautet, dass Mimikforschung eine zu komplexe Angelegenheit ist, um sie mittels einer rein quantitativen Analyse zu erfassen. Zielbringender erscheint es, die mimisch-affektive Sprache im Kontext der Situation zu erfassen. Ich vermute, dass diese Verknüpfung keiner einfachen Regel folgt, denn wahrscheinlich gilt, dass sich Mimik und Sprache zueinander gleichlaufend aber auch einander ersetzend verhalten können.

10.4 Emotionsdekodierung, Empathie und psychische Struktur

Da der Untersuchungsgegenstand Empathie in der vorliegenden Arbeit relativ wenig Raum einnimmt und Emotionserkennung als eine Voraussetzung bzw. ein Aspekt der Empathie angesehen werden kann, werden die Ergebnisse dieser beider Fragenkomplexe gemeinsam diskutiert.

Rudolf nimmt an, dass sich strukturelle Störung durch eingeschränkte Fähigkeit im Erkennen fremder Affekte und in einer eingeschränkten Empathiefähigkeit zeigt: Die affektiven Signale anderer, ausgedrückt in Mimik, Intonation und Körperhaltung, werden nicht verstanden. Es fällt strukturell Gestörten schwer, sich vom anderen emotional berühren zu lassen, kognitiv dessen Perspektive einzunehmen und sich mit seinen Interessen zu identifizieren. Dieser Problematik liegt eine unzureichende Selbst-Objekt-Differenzierung zu Grunde (Rudolf, 2004, 2005; Rudolf, Jakobsen, Micka, & Schumann, 2004a).

Da Emotionen vorzugsweise über das Gesicht ausgedrückt werden, kommt der Erforschung der Dekodierfähigkeit emotionalen Gesichtsausdrucks besonderer Stellenwert zu. Dekodierfähigkeit gilt zwar als universell, jedoch zeigen sich im klinischen Kontext Unterschiede zwischen psychisch Gesunden und psychisch Kranken. Diese Studien werden in Kapitel 4.4 vorgestellt und in Tabelle 5 zusammengefasst. Sie zeigen, dass von einer allgemeinen Einschränkung der Dekodierfähigkeit bei psychisch Kranken nicht ausgegangen werden kann (Mendlewicz, Linkowski, Bazelmans, & Philippot, 2005; Wagner & Linehan, 1999). Meines Wissens existiert keine empirische Studie, welche Dekodierfähigkeit auf Basis struktureller Einschränkung untersucht. Mit der vorliegenden Studie soll diese Lücke gefüllt werden. Die Dekodierfähigkeit wird mittels FEEL-Test (Facially Expressed Emotion Labeling Test) untersucht (siehe Kapitel 7.4).

Empathie wird als bestehend aus verschiedenen Fähigkeit definiert: Gefühlsansteckung, Perspektivenübernahme, verstehen des sozialen Kontextes und ausführen prosozialer Handlung (Körner, 1998; Krause, 2001). Empathie umfasst demnach kognitive, emotionale, erlebens- wie verhaltensnahe Aspekte. Empathie wird in klinischen Studien bislang störungsspezifisch untersucht. Die meisten Studien haben Empathiefähigkeit und Asperger Syndrom bzw. Autismus zum Inhalt. Beide Störungsbilder werden auch als „disorders of empathy" bezeichnet (Rogers, Dziobek, Hassenstab, Wolf, & Convint, 2007). Der Forschungsstand zu Empathie bei klinischen Störungen - siehe Kapitel 4.4 und Tabelle 5 - kann als lückenhaft bezeichnet werden. Es liegen keine Studien vor, aus welchen sich Implikationen für eine strukturbezogene Untersuchung der Empathie ableiten lassen.

In der vorliegenden Studie wird Empathie dadurch erfasst, dass aus Fragebögen zum Beziehungsverhalten Empathie relevante Items ausgewählt werden. Zum Vorgehen siehe Kapitel 7.5; die Items sind in Tabelle 9 dargestellt. Die Methodik zur Empathieerfassung ist nicht vergleichbar mit den anderen angewandten Methoden dieser Arbeit. Empathie kann daher nicht in dem Ausmaß beschrieben werden, wie die anderen Fragenkomplexe. Dennoch soll sie mit den zur Verfügung stehenden Mitteln untersucht werden, um ein möglichst vollständiges Bild der Affektivität zu erhalten.

10.4.1 Diskussion der Ergebnisse

Emotionsdekodierung

Die vorliegende Studie kann eine allgemein herabgesetzte Dekodierfähigkeit bei struktureller Störung nicht bestätigen. In Bezug auf spezifische Emotionen zeigt sich, dass *Angst* mit zunehmend schlechterem Strukturniveau besser erkannt, aber auch häufiger fälschlicherweise attribuiert wird. Dieses Ergebnis ergänzt den Befund von Wagner & Linehan, welche konstatieren, dass Borderlinepatienten im Vergleich zu Gesunden Angst besser dekodieren, aber auch häufiger fälschlicherweise attribuieren (Wagner & Linehan, 1999). Anscheinend reagieren strukturell Gestörte hochsensibel auf Angst.

Im Gegenteil zu *Angst* wird *Ekel* in der vorliegenden Studie von schlechter Strukturierten schlechter erkannt, aber auch seltener fälschlicherweise attribuiert. Möglicherweise wird Ekel von strukturell Gestörten fern gehalten bzw. abgewehrt.

Weiters kann gezeigt werden, dass die Verwechslung von *Angst* mit *Ekel* bei besser Strukturierten signifikant häufiger vorkommt als bei schlechter Strukturierten. Denkbar ist, dass sich besser Strukturierte vom Angstausdruck anderer dadurch distanzieren, dass sie diesen als Ekel dekodieren. Diese Interpretationen sind Spekulation, solange nicht validiert. Ebenso gut könnte es sein, dass bei einigen Angstbildern des FEEL-Tests ein Anflug von Ekel vorhanden ist, und besser Strukturierte die Fähigkeit besitzen, dies zu erkennen.

Auch in anderen Studien tritt zu Tage, dass es vor allem die Dekodierleistung von Angst und Ekel ist, welche zwischen bestimmten Störungsbildern und Gesunden zu unterscheiden vermag (Levine, Marziali, & Hood, 1997; Roth, 2001; Sprengelmeyer, 2005; Wagner & Linehan, 1999). Ein interessantes Ergebnis bringt der Versuch, positive oder negative Dekodiertendenzen zu beleuchten. Darunter wird verstanden, inwiefern positive Emotionen als negative dekodiert werden und vice versa. Die Ergebnisse zeigen, dass schlechter Strukturierte eine Tendenz zu negativer Dekodierung positiver Emotionen haben, sowie dass strukturell Gesunde die stärkste Tendenz zur positiven Dekodierung negativer Emotionen aufweisen. Die Ergebnisse werden allerdings nur dann signifikant, wenn die auf den Strukturzwischenstufen befindlichen Frauen von der Analyse ausgeschlossen werden.
Auch andere Studien können bei Borderlinepatienten und Schizophrenen eine Tendenz zu negativer Dekodierung feststellen (Hufnagel, Steimer-Krause, & Krause, 1991; v. Ceumern-Lindenstjerna, 2004; v. Ceumern-Lindenstjerna, Brunner, Parzer, Fiedler, & Resch, 2002; Wagner & Linehan, 1999). Ich interpretierte diese Ergebnisse dahin gehend, dass strukturell Gesunde die Welt freundlicher erleben, als diese tatsächlich ist und dass strukturell Gestörte die Welt negativer erleben, als diese tatsächlich ist.
Dass in der vorliegenden Studie keine generelle Dekodierschwäche bei strukturellen Einschränkungen festgestellt werden kann, liegt entweder daran, dass diese nicht existiert oder an methodischer Einschränkung. Der FEEL-Test greift bekanntlich auf Bilder aus der Ekman-Serie zurück. Diese sind dazu bestimmt, die Universalität des Gesichtsausdrucks zu belegen und sind vielleicht zu eindeutig, um Nuancen in der Dekodierfähigkeit festzustellen. Die Ergebnisse der vorliegenden Studie lassen vermuten, dass die Verwendung weniger intensiver oder gemischter Emotionsgesichter in der klinischen Forschung erfolgsversprechender sein könnte.

Empathie

In Bezug auf Empathie zeigt sich, dass die errechneten Empathiewerte wie erwartet mit zunehmend schlechterem Strukturniveau signifikant bzw. tendenziell abnehmen. Dieses Ergebnis ist auch deswegen interessant, weil schlechter Strukturierte offenbar wahrnehmen, dass sie wenig empathisch fühlen und handeln. Es fügt sich in den Befund von Donges et al., welche bei Depressiven im Vergleich zu Gesunden verringerte Empathie feststellen (Donges et al., 2005).

Validierungsfragestellungen OPD-Struktur-Checkliste
Die OPD-Struktur-Checkliste kennt folgende Typen der Emotionsdekodierung: Gute Dekodierfähigkeit auf gutem, konflikthaft (!)[1] eingeschränkte auf mäßigem und schlechte Dekodierfähigkeit auf geringem Strukturniveau. Diese Aussagen können in der vorliegenden Studie nicht bestätigt werden. Ähnlich lauten die Angaben bezüglich Empathie: Auf gutem Strukturniveau findet sich gute, auf mäßigem Strukturniveau findet sich mäßige und auf geringem Strukturniveau findet sich geringe Empathie. Diese Aussagen lassen sich teilweise bestätigen: Die Empathiewerte sinken von gutem auf geringes Strukturniveau deutlich ab. Unklar bleibt allerdings die Stellung der mäßig Strukturierten, da ihre Werte, je nach verwendetem Empathiemaß sich denen der gut oder der gering Strukturierten angleichen.

Clusteranalyse Emotionsdekodierung im Rahmen der Validierungsfragestellung
Die Suche nach von den Beschreibungen der Checkliste abweichenden Typen ergibt drei Emotionsdekodiertypen: Cluster I (viele Fehler), Cluster II (wenige Fehler) und Cluster III (mäßig viele Fehler). Die Verteilung der gut Strukturierten auf die drei Cluster entspricht der Zufallsverteilung, was erneut die Angaben der Checkliste - wonach gut Strukturierte fremde Affekte am besten erkennen können - nicht bestätigen kann. Mäßig Strukturierte sind tendenziell zu häufig (!) in Cluster II (wenige Fehler) und tendenziell zu selten in Cluster III (mäßig viele Fehler) anzutreffen. Die Angaben der Checkliste - wonach die Dekodierleistung mäßig Strukturierter konflikthaft eingeschränkt ist – kann mit dem vorliegenden Untersuchungsdesign zwar nicht beantwortet werden, jedoch verdient die Tatsache, dass mäßig Strukturierte häufig in Cluster II (wenige Fehler) anzutreffen sind Beachtung. Gering Strukturierte sind tendenziell zu selten in Cluster II (wenige Fehler) und tendenziell zu häufig in Cluster III (mäßig viele Fehler) anzutreffen. Einschränkend sei angemerkt, dass die Verteilung im Chi-Quadrat-Test nicht signifikant wird und dass Cluster I (viele Fehler) insgesamt nur 13 Fälle umfasst.

Clusteranalyse Empathie im Rahmen der Validierungsfragestellung
Die Clusteranalyse beschreibt 3 Empathietypen: Durchschnittlich empathisch (Cluster I), hochempathisch (Cluster II) und niedrigempathisch (Cluster III). Es zeigt sich, dass gut Strukturierte selten in Cluster III zu finden sind. Die Verteilung der mäßig Strukturierten auf die Cluster entspricht annähernd der Zufallsverteilung. Erwähnenswert ist, dass sie etwas häufiger als zu erwarten in Cluster II, dem hochempathischen Cluster, anzutreffen sind. Die subjektiven Angaben der Frauen bezüglich ih-

[1] Vgl. dazu die Kritik in Kapitel 10.3.

res empathischen Erlebens und Verhaltens widersprechen somit den Angaben der Checkliste, wonach mäßig Strukturierte sich durch eingeschränkte Empathie auszeichnen. Die gering Strukturierten sind signifikant zu häufig in Cluster III, dem niedrigempathischen anzutreffen. Dies steht in Einklang mit den Angaben der Checkliste.

10.4.2 Conclusio

Emotionsdekodierung
Die vorliegenden Daten des Bereiches Emotionserkennen stehen in Einklang mit den bisherigen klinischen Studien, welche an bestimmten Störungsbildern durchgeführt werden. Auch sie konstatieren großteils keine generellen Einbussen in der Dekodierfähigkeit bei psychischen Störungen (Hufnagel, Steimer-Krause, & Krause, 1991; v. Ceumern-Lindenstjerna, 2004; v. Ceumern-Lindenstjerna, Brunner, Parzer, Fiedler, & Resch, 2002; Wagner & Linehan, 1999). Viel versprechender, und das bestätigt auch die vorliegende Studie, scheint daher die Suche nach spezifischen Verwechslungen, positiven und negativen Dekodiertendenzen. Hier kann die vorliegende Studie zeigen, dass zwischen den Strukturgruppen Unterschiede bestehen. Inwiefern diese Ergebnisse psychodynamisch interpretiert werden können oder ein Methodenartefakt darstellen, bleibt zu untersuchen. Nach Möglichkeit sollten diesbezügliche Untersuchungen mittels Verfahren, welche Intensität und Eindeutigkeit des Gesichtausdrucks variieren, durchgeführt werden. Nicht zu vergessen ist, dass die Testsituation nicht mit der Alltagssituation gleichgesetzt werden darf: Wird hier die kognitive Dekodierleistung in einer Alleinsituation testmäßig erfasst, kommt es dort auf ein ganzheitlicheres Erfassen an, in welchem eine Vielzahl emotionaler Signale aus verschiedenen Kanälen im Kontext der Situation zu interpretieren sind. Zur Validierungsfragestellung der OPD-Struktur-Checkliste sei abschließend angemerkt, dass die Aussagen der Checkliste nicht bestätigt werden können. Aber auch die durchgeführte Clusteranalyse bietet nur begrenzt Hilfe bei der Erstellung neuer Kriterien.

Empathie
Die vorliegenden Daten zum Bereich der Empathie indizieren, dass diese mit zunehmend schlechterem Strukturniveau abnimmt. Die Angaben der OPD-Struktur-Checkliste zum empathischen Erleben und Verhalten können teilweise bestätigt werden: Empathie ist umso schwächer ausgeprägt, je schlechter das Strukturniveau ist. Das zeigt sowohl der Vergleich der Mittelwerte als auch die Clusteranalyse. Die Stellung der mäßig Strukturierten bleibt jedoch in beiden Untersuchungsmethoden unklar. Sie sollte daher überdacht werden. Möglicherweise befinden sich auf mäßigem Strukturniveau einerseits Menschen, welche eingeschränk-

te empathische und prosoziale Fähigkeiten besitzen und andererseits Menschen, welche aufgrund traumatischer Erfahrungen oder aufgrund starker Objektabhängigkeit sehr geschult im Erkennen des Zustandes anderer sind.
Wie mehrfach erwähnt, dient die Untersuchung der Empathie in der vorliegenden Studie dazu, Affektivität umfassend zu beschreiben. Der Mangelhaftigkeit der Methodik bin ich mir bewusst und messe daher den Daten keine übermäßige Bedeutung zu. Doch scheint es allgemein schwierig, Empathie einheitlich zu definieren und ein geeignetes Forschungsinstrument zu entwickeln: Problematisch in der Empathieforschung ist, dass je nach Hintergrund etwas anderes unter Empathie verstanden wird. Wie vielfältig Empathie definiert wird, zeigt Kapitel 2.5.4. Die Forschergruppe um Baron-Cohen (Baron-Cohen, Wheelwright, Hill, Raste, & Plumb, 2001) etwa setzt Empathie in die Nähe der - in diesem Fall eher kognitiven - Theory of Mind. Ebenso vielfältig sind die Methoden zur Erfassung derselben (siehe Kapitel 3.2.4). Die eben erwähnte Forschergruppe etwa erfasst Empathie über Zustandsbeschreibungen anhand Bilder der Augenpartie, während andere Fremdrating favorisieren (Lane, Quinlan, Schwart , Walker, & Zeilin, 1990).

10.5 Abschließendes Fazit

Als Essenz der vorliegenden Studie soll gelten, dass strukturelle Störung sich als verringertes Erleben positiver, vor allem aber vermehrtes Erleben negativer Emotionen beschreiben lässt. Bei strukturell Gestörten führen schwierige Emotionen zu erhöhtem Regulationsbedarf. Sie wenden zur Bewältigung dieser Schwierigkeiten hauptsächlich maladaptive Regulationsstrategien an und erhalten wenig soziale Unterstützung. Die gemeinsame Betrachtung von Emotionserleben und Emotionsregulation zeigt, dass im Bereich des Emotionserlebens bereits zwischen gut und mäßig Strukturierten ein Sprung stattfindet, während im Bereich der Emotionsregulation dieser Sprung erst zum geringen Strukturniveau hin beobachtbar ist. Mit anderen Worten: Mäßig und gering Strukturierte erleben negative Emotionen in ähnlichem Ausmaß. Während mäßig Strukturierten die Regulation dieser negativen Emotionen noch relativ gut gelingt, scheitern gering Strukturierte vermehrt an derselben.
Strukturell Gestörte neigen dazu, im positiven Emotionsausdruck anderer negative Emotionen zu sehen. Weiters sind strukturell Gestörte sensibilisiert auf den Ausdruck von Angst und wehren möglicherweise Ekel ab. Diese Ergebnisse können die klinische Beobachtung der schwierigen Beziehungsgestaltung bei struktureller Störung teilweise erklären.
Im Allgemeinen kann davon ausgegangen werden, dass strukturell Gestörte Schwierigkeiten haben, sich in andere empathisch einzufühlen. Die Ergebnisse zeigen weiters die Wichtigkeit einer exakten Definition

von Empathie, insbesonders die Abgrenzung zur (vermeintlich) prosozialen Handlung, welche bislang in der Literatur ausständig ist.
Strukturelle Störung läßt sich nicht anhand des mimisch-affektiven Ausdrucksverhaltens von struktureller Gesundheit abgrenzen. Die Bedeutung und Funktion der mimisch-affektiven Sprache, wie bislang in der Literatur, insbesonders in der OPD-Strukturcheckliste diskutiert, sollte überdacht werden. Die Ergebnisse zeigen, dass ein rein quantitativer Forschungsansatz im Bereich der Mimikforschung wenig zielführend ist. Vielmehr sollte die Erforschung der Interaktion umfassend und kontextuell erfolgen. Umfassend bedeutet, mehrere Kommunikationskanäle simultan zu untersuchen; kontextuell bedeutet, die Funktion eines Affektausdrucks aus dem Kontext der speziellen Situation heraus zu verstehen.

11 Anhang

11.1 Interviewleitfaden Projekt Affektivität, Beziehung und psychische Störung

(1) Eröffnungsphase
„Wir haben für dieses Gespräch ca. eine Stunde Zeit"
„Ziel des Gespräches ist es, mit Ihnen ein Verständnis Ihrer Lebenssituation zu finden"
Eröffnungsfrage: „Was belastet Sie zur Zeit am meisten (Beschwerden)?
(Schwellensituation als Auslöser? Szenische Darstellung beachten)
„Wie gehen Sie damit um, wie ist das für Sie?"
(2) Ermittlung von Beziehungsepisoden, Objekterleben und erlebte u. faktische Lebensgestaltung
Ermittlung von Beziehungsepisoden (mit aktuellen u. biografischen signifikanten Anderen; Übertragung-Gegenübertragung beachten), Muster, Differenziertheit der Objekte. In verschiedenen Lebensbereichen: Arbeit, Freizeit, Familie/Partnerschaft. Singuläre Interaktionen, Beispiele, beschreiben lassen. Wünsche/Erwartungen u. Befürchtungen; Gefühle auch der Anderen.
(3) Konkrete Beziehungsschilderungen
„Wer ist momentan der wichtigste Mensch in Ihrem Leben?"
„Was ist das für ein Mensch? Was unterscheidet ihn/sie von anderen? Wie würden Sie ihn/sie beschreiben?"
„Können Sie mir die Beziehung zu dieser Person schildern?"
„Ich kann mir die Beziehung zu X noch nicht recht vorstellen, können Sie mir ein konkretes Erlebnis schildern, welches in typischer Weise Ihre Beziehung widerspiegelt? Welches Erlebnis fällt Ihnen spontan ein?"
„Können Sie mir sagen, was Sie bzw. Ihr Gegenüber in jenem Moment sagten oder taten?"
„Können Sie mir bitte sagen, was Sie in diesem Moment von X erwartet haben?"
„Wie fühlte sich Ihrer Meinung nach Ihr Gegenüber wohl in jenem Moment?"
„Warum machte er / sie das?"
„Denken Sie, es könnte noch eine andere Erklärung für sein/ihr Verhalten geben?"
„Wie geht diese Person mit Ihren Problemen, Ihrem Kranksein (NUR bei Patientinnen) um?"
(4) Sexualität
„Für viele Menschen ist die Sexualität ein wichtiger und manchmal nicht ganz unproblematischer Bereich. Können Sie mir etwas über Ihre Sexualität erzählen?"
„Ist für Sie persönlich Sexualität ein wichtiger Bereich in ihrem Leben?"
„Würden Sie sagen, dass sie eine erfüllte Sexualität haben oder ist das eher ein problematischer Bereich?" (Konflikte!)
„Denken Sie, dass Ihr Partner das genauso erlebt?"
„Tauchen im Bereich der Sexualität für Sie schwierige Gefühle auf?
(5) Körpererleben
(6) Traum
(7) Frühere Bindungserfahrungen
Wir haben bis jetzt hauptsächlich über Ihre aktuelle Lebenssituation gesprochen. In den nächsten Fragen wird es um Ihre Kindheit gehen.
„Wer war die wichtigste Person in Ihrer Kindheit?"
(8) Mutter
„Können Sie mir die Beziehung zu dieser Person in 3 Adjektiven beschreiben?" (Notieren!)
„Können Sie mir diese Person und Ihre Beziehung zu dieser Person noch ein wenig näher beschreiben?"
„Können Sie mir ein typisches Ereignis schildern, welche diese Person vielleicht am besten beschreibt?" (konkrete Situation)
(9) Vater
„Sie haben mir jetzt Ihre Beziehung zu A (z.B. Mutter) geschildert. Können Sie mir noch einen Eindruck von Ihrer Beziehung zu B (z.B. Vater, Geschwister) schildern?"
„Können Sie mir die Beziehung zu dieser Person in 3 Adjektiven beschreiben?" (Notieren!) Warum haben sich Ihre Eltern so verhalten?
Hat sich die Beziehung zu Ihren Eltern seit Ihrer Kindheit verändert?
Glauben Sie, dass die Erinnerungen an Ihre Kindheit Einfluss darauf haben, wie Sie heute sind?

Was haben Sie als Kind getan, wenn Sie sich .... gefühlt haben?
Haben Sich Ihre Gefühle dazu im Laufe der Zeit verändert?
(10) Frühe Separationserfahrungen
„Können Sie sich an die erste Trennung von Ihrer wichtigsten Bindungsperson erinnern, wann war das, wie kam es dazu?"
„Wie haben Sie sich dabei gefühlt, was haben Sie dabei gedacht und wie haben Sie sich verhalten?"
„Wie hat Ihre Bindungsperson reagiert?"
(11) Verlust
„Haben Sie als Kind (später bzw. in letzter Zeit) den Verlust einer wichtigen Bezugsperson erlebt?"
„Welcher Verlust von den gerade aufgezählten war für Sie subjektiv am folgenreichsten?"
„Können Sie mir etwas über die näheren Umstände sagen?"
„Handelte es sich um einen überraschenden Verlust/Tod oder war der Verlust/Tod eher erwartet?"
„Wie alt waren Sie zu diesem Zeitpunkt?"
„Wie reagierten Sie damals darauf?"
„Waren Sie auf der Beerdigung und wie war das ggf. für Sie?"
„Haben sich ihrer Empfindungen und Gefühle bezüglich dieses Verlustes/Todes mit der Zeit (deutlich) verändert?"
„Würden Sie sagen, dass dieser Verlust/Tod ihre Persönlichkeit als Erwachsener beeinträchtigt hat?"
(12) Missbrauch/Trauma
„Haben Sie sich als Kind oder auch später von einer wichtigen Bindungsperson bedroht gefühlt durch z. B. Schläge, Misshandlung, Missbrauch?"
„Welche Bedrohung von den gerade aufgezählten war für Sie subjektiv am folgenreichsten?"
„Wie waren die Umstände (Art der Bedrohung, Ausmaß schildern lassen, Folgen, z. B. blaue Flecken)?"
„Wie alt waren Sie?"
„Wie haben Sie reagiert?"
„Machen Ihnen diese Erlebnisse heute noch zu schaffen?"
Falls Tod oder Trauma noch nicht angesprochen:
„Gibt oder gab es in Ihrem Leben etwas, das so schlimm war, dass Sie es auf keinen Fall noch mal erleben möchten?"
(13) Selbstbeschreibung
„Nachdem wir über Ihre Kindheit gesprochen haben, kommen wir nun wieder zu der Person, die Sie heute sind"
„Was für ein Mensch sind Sie? Wie würden Sie sich selbst beschreiben?"
„Wie sehen Sie sich, was ist typisch für Sie, was unterscheidet Sie von anderen?"
(Vertiefende Fragen siehe Achse Struktur, Modul Objektivieren, Selbstwahrnehmung; Tool S. 5)
(14) Emotionen und -regulation
„Sie haben mir jetzt ein Bild von sich selbst beschrieben. Ich möchte nun noch näher auf Ihre Gefühle eingehen"
„Sie haben (öfters) erwähnt, Gefühle von .... zu erleben.
„Ist das ein häufiges / schwieriges Gefühl für Sie?"
„Wie würden Sie das selbst beschreiben?"
„In welcher Situation tritt dieses Gefühl auf?"
„Was geht dem voraus?"
„Was ist dann mit Ihnen, wenn.....?" (dissoziative Neigungen)
„Was machen Sie dann? Wie (und wie oft) kommen Sie da raus?" (Regulation; internal-external)
„Gibt es noch andere, belastende Gefühle, die Sie häufig erleben?"
Achtung: Werden positive Gefühle berichtet?, wenn nein, nachfragen:
„Erleben Sie positive Gefühle?"
„In welcher Situation erleben Sie positive Gefühle?"
(15) Schluss: Versuch einer Probedeutung
Z.B. „Sie haben es in Ihrem Leben schwer gehabt / sich jahrelang um X gekümmert / Sie würden gerne x tun, fühlen sich aber von Y gebunden / Sie erwarten von mir, dass ich ..... / Im Gespräch hat sich herausgestellt, dass ..."
Hinweis auf weiteres Vorgehen

11.2 Angaben zur OPD

Tabelle 89: Strukturdimensionen und -niveau nach OPD

	gut strukturiert	mäßig strukturiert	gering strukturiert	desintegriert
Selbstwahrnehmung Fähigkeit zur Selbstreflexion, zur Gewinnung von Selbstbild und Identität, zur Introspektion und Differenzierung eigener Affekte	Selbstreflexive Fähigkeiten und Identitätsgefühl grundsätzlich vorhanden, u.U. durch neurotische Konflikte eingeschränkt. Leitaffekte: Freude, Angst, Schuld, Scham, Trauer	Schwierigkeit, Selbstbild zu gewinnen; Affekte zu differenzieren; Identität unsicher. Leitaffekte: Angst, Wut, Enttäuschung, Selbstentwertung; Ambivalenz	Selbstreflexive Funktionen fehlen weitgehend, Identitätsdiffusion; Leitaffekte: Chronische Angst, Wut, Depression. Leere, Entfremdung	Selbstreflexive Fähigkeiten fehlend; weitgehend fehlende soziale und sexuelle Identität (Schizophrenie) oder Überidentifizierung mit sozialen Rollen (manisch-depressive Psychose)
Selbststeuerung Fähigkeit, mit eigenen Bedürfnissen, Affekten und Selbstwertgefühl steuernd umzugehen; Toleranz für Ambivalenzen und negative Affekte	Steuerungsfähigkeit für Impulse, Affekte und Selbstwert grundsätzlich vorhanden, u.U. neurotisch eingeschränkt	Übersteuerung oder Impulsdurchbrüche; emotionale Flexibilität eingeschränkt; selbstentwertende, autoaggressive Tendenzen; Selbstwertregulierung schwierig; Kränkbarkeit	Impulsives Verhalten, selbstbestrafende Tendenzen, Intoleranz für negative Affekte; fragile Selbstwertregulation (große Kränkbarkeit, Größenvorstellungen)	Unzureichende Vorstellung von der Urheberschaft eigenen Handelns, u.U. massive Störungen der Selbststeuerung (Triebdurchbrüche bis zur psychotischen Erregung)
Abwehr Fähigkeit, seelisches Gleichgewicht in inneren und äußeren Konflikten durch bestimmte Abwehrmechanismen zu erhalten oder wiederherzustellen	Abwehr stabil, effektiv; gegen Triebwünsche und Affekte gerichtet; Verdrängung, Rationalisierung, Verschiebung	Abwehr eingeschränkt flexibel, überschießend oder versagend; Verleugnung, Wendung gegen die eigene Person, Reaktionsbildung, Isolierung, Projektion	Abwehr erfolgt durch Veränderung der Selbst- und Objektrepräsentanzen; Spaltung, projektive Identifizierung, Objektidealisierung, Objektentwertung	Abwehr instabil, unflexibel; Objektbesetzung wird entzogen; psychotische Verleugnung, psychotische Projektion
Objektwahrnehmg Fähigkeit, zwischen innerer und äußerer Realität sicher zu unterscheiden, äußere Objekte ganzheitlich, kohärent, mit eigenen Rechten und Absichten wahrzunehmen; Empathiefähigkeit	Das Bild des Gegenübers wird differenziert wahrgenommen; kann jedoch neurotisch konflikthaft gefärbt sein; Empathiefähigkeit vorhanden; objektbezogene Affekte sind möglich (Sorge, Anteilnahme, Schuld, Trauer, Scham)	Wenig Empathiefähigkeit; konfliktgefärbte Wahrnehmung des Anderen; in Konflikten wirkt der Andere ängstigend oder droht verlorenzugehen	Fehlende Empathiefähigkeit; dem Anderen keine eigenen Rechte und Absichten zugestehen; der Andere als bedürfnisbefriedigendes Objekt oder verfolgendes Objekt; Teilobjektbeziehungen	Psychotische Konfusion von Selbst- und Objektbildern; selektive Wahrnehmung; einzelne Eigenschaften des Objektes stehen für das ganze Objekt

Kommunikation Fähigkeit, sich auf andere auszurichten und sich ihnen mitzuteilen, affektive Signale des anderen zu verstehen	Kommunikationsbereitschaft grundsätzlich vorhanden; Kommunikationsbedürfnis u.U. konflikthaft eingeschränkt oder gesteigert	Kommunikationsfähigkeit störbar; Kommunikationsbereitschaft durch gekränkte, aggressive, bedürftige etc. Haltungen beeinträchtigt	Kommuniktionsfähigkeit beeinträchtigt; Schwierigkeiten im Verstehen affektiver Signale des Anderen; Kommunikationsabrisse; Verwirrung, Missverständnisse	Fehlinterpretation affektiver Signale; Alles kann kommunikative Bedeutung gewinnen
Bindung Fähigkeit, innere Repräsentanzen des Anderen zu errichten und längerfristig affektiv zu besetzen (Objektinternalisierung, Objektkonstanz); variable Bindungen; Wechsel von Bindung und Lösung; Interaktionsregeln zum Schutz der Bindung entwickeln	„Gute innere Objekte" vorhanden; unterschiedliche innere Objekte erlauben grundsätzlich triadische Beziehungen; u.U. Schwierigkeit, Bindung zu verschiedenen Personen zu integrieren; Zentrale Angst: Zuneigung des Objekts verlieren	Wenig „gute innere Objekte", Objektbilder auf wenige Muster eingeschränkt; wunschgeleitete und dyadische Beziehungen vorherrschend Zentrale Angst: Das wichtige Objekt verlieren	Wenig „gute Objekte" internalisiert; innere Objekte strafend, entwertend; Abhängigkeit von äußeren Objekten Zentrale Angst: das „böse" Objekt bzw. der Verlust des „guten" Objekts zerstört das Selbst	Zum Schutz vor gefürchteten Verschmelzungen werden Bindungen u.U. bis zur autistischen Isolation vermieden; auf regressivem Niveau können stabile Bindungen aufrechterhalten werden
Globale Einschätzung Struktur des Selbst in Beziehung zum Anderen; Verfügbarkeit über intrapsychische und interpersonell regulierende Funktionen zur Erhaltung von Autonomie und Beziehungsfähigkeit	Weitgehend autonomes Selbst; regulierende Funktionen verfügbar; psychischer Binnenraum strukturiert (intrapsychische Konflikte möglich), Über-Ich streng, aber integriert	Verfügbarkeit über regulierende Funktionen herabgesetzt; intrapsychische Konflikte sind destruktiver, archaischer; Über-Ich streng, evtl. externalisiert; Ich-Ideal überzogen	Seelischer Binnenraum und psychische Substrukturen wenig entwickelt; regulierende Funktionen deutlich reduziert; Konflikte sind interpersonell statt intrapsychisch	Kein kohäsives Selbst ausgebildet; bei Belastung Gefahr von Desintegration, Fragmentierung; psychotischen Zusammenbruch oder psychotische Restituierung

Tabelle 90: Aussagen der OPD-Struktur-Checkliste zur Affektivität

Affektbez. Aussagen	*Gutes Strukturniveau*	*Mäßiges Strukturniveau*	*Geringes Strukturniveau*
Emotionserleben abgebildet auf Item *Affektdifferenzierung* (Dimension *Selbstwahrnehmung*)	* Innerseelische Vorgänge können unter Berücksichtigung der zugehörigen Affekte differenziert wahrgenommen werden. * Konflikthafte Einschränkung bei der Wahrnehmung eigener Affekte ist möglich, die Fähigkeit wird aber nicht grundsätzlich außer Kraft gesetzt. * Affekte werden als Signal wahrgenommen und sind handlungssteuernd, die Funktion kann konflikthaft eingeschränkt sein. * Im affektiven Erleben sind Freude, Neugier, Stolz einerseits und Angst, Verachtung, Ärger, Ekel, Trauer, Schuld und Scham andererseits vorhanden und bedeutsam.	*Introspektion bezüglich eigener Affekte, vor allem zärtliche und aggressive, ist neurotisch eingeengt. * Patient versucht, sich in schwierigen Situationen durch Affektvermeidung stabil zu halten. * Affekte werden generell eingeschränkt wahrgenommen und sind daher nur begrenzt handlungssteuernd. * Im affektiven Erleben sind anhedonische Affekte im Vordergrund; es sind dies vor allem Wut, Angst, Enttäuschung, Selbstentwertung und Depression.	* Eigene Affekte können nicht differenziert wahrgenommen werden. * Patient kann nicht nachvollziehbar schildern, was in ihm an Affekten, Vorstellungen, Phantasien lebendig ist. * Affekte werden nicht wahrgenommen oder gezielt zur Verhaltenssteuerung eingesetzt, sie äußern sich in Erregung. * Affektives Erleben ist von chronischer Verachtung, Ekel und Wut gekennzeichnet; an die Stelle affektiven Erlebens können Entfremdung, Affektleere und Depression treten.
Emotionsregulation abgebildet auf Items *Affekttoleranz* und *Selbstwertregulation* (beide Dimension *Selbststeuerung*)	* Ambivalenzen und unangenehme Affekte können erlebt und ausgedrückt werden. * Positives Selbstwertgefühl kann mit konfliktbedingten Einschränkungen aufrechterhalten werden. * Bei Misserfolg findet der Betroffene Möglichkeiten, es wiederzugewinnen. * Differenzen zwischen eigenen und fremden Wünschen und Wertsetzungen können ohne Gekränktheit wahrgenommen werden.	* Erleben unangenehmer Affekte als Teil des Selbst kann wenig oder nicht toleriert werden; Ambivalenzen können nicht gut ertragen werden und trotzdem sehr ausgeprägt sein. * Selbstwertgefühl ist störbar: Empfindlichkeit, Selbstüberhöhung, -entwertung, -bestrafung. * Selbstwertgefühl kann nur mit Hilfe von der Bestätigung durch Andere wiedergewonnen werden. * Differenzen zwischen eigenen und fremden Wünschen führen zu Gekränktheit und Rückzug.	* Unangenehme Affekte können nicht ausgehalten werden und lösen impulsives Verhalten aus; rasche Stimmungsumschwünge; keine Ambivalenzfähigkeit. * Schon bei leichter Verletzung des Selbstwertgefühls resultieren anhaltend Scham und Ekel vor sich selbst. * Differenzierung zwischen eigenen und fremden Affekten ist nur beschränkt möglich.
Ausdruck von Affekten abgebildet auf Items *Affektdifferenzierung* (Dimension	* Im Ausdruck sind ein Übergewicht der hedonischen Affekte und eine größere Variabilität der	* Im Ausdruck sind Blenden zwischen ambitendenten Affekten sichtbar; z.B.	* Im Ausdruck tauchen vor allem Verachtung und Ekel auf. * Erhebliche Schwierigkeiten

Selbstwahrnehmung) und *Mitteilen eigener Affekte* (Dimension *Kommunikation*)	negativen zu konstatieren. * Affektive Beteiligung ist belebend und interessant; das Spektrum der Primäraffekte wird eingebracht.	Freude, Verachtung. * Reduzierte Fähigkeit, eigene Affekte differenziert wahrzunehmen, macht es dem Patienten schwer, sich selbst zu verstehen und sich Anderen verständlich zu machen; * Vorherrschen von Enttäuschung, Selbstentwertung und depressiver Affektlage oder Affektvermeidung macht Affektmitteilung schwer.	im Verstehen eigener Affekte sowie in deren Mitteilung eigener Affekte; ein Leitaffekt, vor allem Verachtung und Ekel, dominiert das ganze Ausdrucksgeschehen.
Emotionsdekodierung abgebildet auf Item *Verstehen fremder Affekte* (Dimension *Kommunikation*)	* Fremde Affekte können zutreffend dekodiert werden und sorgen für den Erhalt des weiteren Kontakts.	* Konfliktbezogen werden fremde Affekte nur unzureichend verstanden und führen zu Irritationen im Kontakt	* Fremde Affekte werden falsch interpretiert, wodurch Missverständnisse zustande kommen.
Empathie abgebildet auf Item *Empathie* (Dimension *Objektwahrnehmung*)	*Gute Empathie: Erlebniswelt Anderer kann als eigenständige Perspektive eingefühlt werden.	* Eingeschränkte Empathie: Unter Belastung oder dem Druck eigener Wünsche an das Gegenüber oder unter dem Druck von dessen Wünschen wird die Empathie für das Gegenüber eingeschränkt.	* Geringe Empathie: Die Erlebniswelt Anderer kann schlecht nachempfunden werden; wenig Mitgefühl.

Abbildung 34: Exemplarische Darstellung eines OPD-Ratingbogens

OPD-I-Struktur-Rating Code 201

		1	1,5	2	2,5	3	3,5	4	Kat.
Selbstwahrnehmung	1,8			X					2
1.1 Selbstreflexion	1,6		X						2
1.2 Selbstbild	2,0			X					2
1.3 Identität	1,7		X						2
1.4 Affektdifferenzierung	2,0			X					2
Selbststeuerung	2,2			X					2
2.1 Affekttoleranz	2,2			X					2
2.2 Selbstwertregulierung	2,4				X				2
2.3 Impulssteuerung	2,0			X					2
2.4 Antizipation	2,0			X					2
Abwehr	2,2			X					2
3.1 Gegenstand	2,7				X				3
3.2 Erfolg	2,1			X					2
3.3 Stabilität	2,0			X					2
3.4 Flexibilität	2,0			X					2
3.5 Form	2,3				X				2
Objektwahrnehmung	2,5				X				3
4.1 S-O-Differenzierung	2.2			X					2
4.2 Empathie	2.6				X				3
4.3 ganzheitliche Objektwahrnehmung	2,7				X				3
4.4 objektbezogene Affekte	2.5			X					2
Kommunikation	2,6				X				3
5.1 Kontakt	2.7				X				3
5.2 Verstehen fremder Affekte	2,7				X				3
5.3 Mitteilen eigener Affekte	2,1			X					2
5.4 Reziprozität	2,7				X				3
Bindung	2,7				X				3
6.1 Internalisierung	2.8					X			3
6.2 Loslösung	2.8					X			3
6.3 Variabilität	2.5				X				2
Struktur gesamt	2,3				X				2

11.3 Angaben zum EER Fragebogen

Tabelle 91: EER, Teil 1, Skalen zum Emotionserleben

	Skala	*Items*
1	Interesse	aufmerksam, konzentriert, wach
2	Freude	vergnügt, erfreut, fröhlich
3	Überraschung	überrascht, erstaunt, verblüfft
4	Wut	wütend, ärgerlich, zornig
5	Ekel	angewidert, angeekelt, abgestoßen
6	Verachtung	verachtend, spöttisch, gering schätzend
7	Scham	verlegen, verschämt, gehemmt
8	Schuld	schuldig, reumütig, tadelswert
9	Trauer	niedergeschlagen, traurig, entmutigt
10	Angst	ängstlich, furchtsam, erschreckt
11	Leblosigkeit	leblos, erstarrt, leer
12	Einsamkeit	einsam, verlassen, isoliert
13	Liebe/Zärtlichkeit	zärtlich, liebevoll, geborgen
14	Neid/Eifersucht	neidisch, eifersüchtig
15	Reizbarkeit	reizbar, mürrisch, (übellaunig)
16	Unbeherrschtheit	aufbrausend, unbeherrscht, (auffahrend)
17	Hemmungslosigkeit	hemmungslos, stürmisch, (ungestüm)
18	Impulsivität	sprunghaft, impulsiv, (unstetig)
19	diffuse Angst	unsicher, diffus angespannt, in ängstlicher Erwartung
20	Vernichtungsangst	schutzlos, hilflos, ausgeliefert

Tabelle 92: EER, Teil 2, Skalen zur Emotionsregulierung

Skala	*Beschreibung*	*Beispiel-Item*
		Wenn dieses Gefühl (gewählte Emotion) da ist…
Dissoziation	Kontrollverlust über Gedanken; nichts mehr denken können, nicht mehr man selbst sein	verliere ich die Kontrolle über meine Gedanken
Überforderung	Erleben von psychischer und körperlicher Belastung und Überforderung	meine ich, mit diesem Gefühl nicht fertig werden zu können
Rückzug	Gefühl der Blockierung; sich abschotten, sich zurückziehen	ziehe ich mich zurück
Verwirrung	Schwierigkeiten, Gedanken zu ordnen und Situationen einzuschätzen	bin ich hin- und hergerissen zwischen widersprüchlichen Gedanken
Sich verlieren	sich in dem Gefühl verlieren, alles andere als unwichtig empfinden	verliere ich mich in dem Gefühl
Black-out	Körper nicht mehr wahrnehmen; sich später nicht mehr erinnern können, was sich ereignet hat	kann ich mich später nicht mehr daran erinnern, was passiert ist
Musterreflexion	wiederkehrende Reaktionen in bestimmten Situationen entdecken	nehme ich wahr, dass ich in bestimmten Situationen immer auf diese Weise reagiere
Reflexion	nachdenken über Ursachen von Emotionen und eigene Reaktionen bezüglich dieser Emotionen	denke ich darüber nach, warum dieses Gefühl aufgetaucht ist
Perspektivenübernahme	zu verstehen versuchen, wie andere Personen denken und fühlen	kann ich verstehen, dass andere Personen möglicherweise anders denken
Körper-Nutzen	wahrgenommene Körpersignale nutzen, um eigene Gefühle, Wünsche und Bedürfnisse zu verstehen	kann ich meine Körperempfindung als Hinweis auf meine Wünsche und Bedürfnisse nutzen
soziale Unterstützung	suchen nach Nähe und Unterstützung einer vertrauten Person	tut es mir gut, wenn ich mit einer vertrauten Person über mein Gefühl reden kann
Körper-Ausdruck	Emotionen körperlich zum Ausdruck bringen	zeige ich körperliche Hinweise auf mein Gefühl offen
Externalisierung	Ursache für das eigene Fühlen einer anderen Person zuschreiben	sehe ich eine andere Person als Verursacher für das Gefühl
Spontanität	spontan reagieren ohne langes Nachdenken	reagiere ich spontan, wie es meinem Gefühl entspricht
Ablenkung	sich mit anderen Aktivitäten beschäftigen, um von Gefühl abzulenken	muss ich mich durch eine Aktivität (z.B. joggen, boxen, bügeln, ...) abreagieren

11.4 Statistische Analysen

11.4.1 Varianzaufklärung der Faktorenanalyse Emotionserleben und Emotionsregulation

Tabelle 93: Varianzaufklärung der Faktorenanalyse des Emotionserlebens (EER-Fragebogen)

Komponente	Anfängliche Eigenwerte			Summen von quadrierten Faktorladungen für Extraktion			Rotierte Summe der quadrierten Ladungen		
	Gesamt	% der Varianz	Kumulierte %	Gesamt	% der Varianz	Kumulierte %	Gesamt	% d. Varianz	Kum.%
1	9,524	47,620	47,620	9,524	47,620	47,620	6,567	32,836	32,836
2	2,616	13,078	60,698	2,616	13,078	60,698	4,292	21,462	54,298
3	1,399	6,994	67,692	1,399	6,994	67,692	2,679	13,395	67,692
4	,968	4,840	72,532						
5	,736	3,682	76,214						
6	,657	3,285	79,498						
7	,613	3,064	82,562						
8	,466	2,330	84,892						
9	,439	2,194	87,086						
10	,421	2,105	89,190						
11	,363	1,816	91,007						
12	,351	1,753	92,759						
13	,302	1,509	94,269						
14	,241	1,204	95,473						
15	,214	1,072	96,544						
16	,177	,887	97,432						
17	,159	,795	98,226						
18	,143	,715	98,941						
19	,109	,546	99,487						
20	,103	,513	100,000						

Extraktionsmethode: Hauptkomponentenanalyse.

Tabelle 94: Varianzaufklärung der Faktorenanalyse der Emotionsregulation (EER-Fragebogen)

Komponente	Anfängliche Eigenwerte			Summen von quadrierten Faktorladungen für Extraktion			Rotierte Summe der quadrierten Ladungen		
	Gesamt	% der Varianz	Kumulierte %	Gesamt	% der Varianz	Kumulierte %	Gesamt	% der Varianz	Kumulierte %
1	4,509	30,062	30,062	4,509	30,062	30,062	4,263	28,421	28,421
2	2,385	15,902	45,964	2,385	15,902	45,964	2,246	14,974	43,395
3	1,393	9,283	55,247	1,393	9,283	55,247	1,701	11,342	54,737
4	1,171	7,807	63,054	1,171	7,807	63,054	1,248	8,317	63,054
5	,974	6,492	69,546						
6	,882	5,883	75,429						
7	,697	4,648	80,076						
8	,601	4,009	84,085						
9	,524	3,496	87,581						
10	,423	2,822	90,403						

11	,400	2,666	93,069						
12	,353	2,353	95,422						
13	,294	1,960	97,381						
14	,215	1,431	98,813						
15	,178	1,187	100,000						

Extraktionsmethode: Hauptkomponentenanalyse

11.4.2 Clusterzentrenanalyse Emotionserleben und Emotionsregulation

Tabelle 95: Iterationsprotokoll Clusterzentrenanalyse, Emotionserleben

	Änderung in Clusterzentren		
Iteration	1	2	3
1	5,600	6,850	6,353
2	1,330	,937	1,434
3	,888	1,211	,490
4	,649	,821	,157
5	,108	,166	,000
6	,000	,000	,000

a Konvergenz wurde aufgrund geringer oder keiner Änderungen der Clusterzentren erreicht. Die maximale Änderung der absoluten Koordinaten für jedes Zentrum ist ,000. Die aktuelle Iteration lautet 6. Der Mindestabstand zwischen den anfänglichen Zentren beträgt 14,721.

Tabelle 96: Clusterzentren der endgültigen Lösung, Emotionserleben

	Cluster		
	1	2	3
Interesse	3,85	3,55	2,40
Freude	3,43	3,29	1,51
Überraschung	2,31	2,92	1,73
Liebe Zärtlichkeit	2,93	3,36	2,11
Wut	1,42	2,94	3,78
Ekel	,62	1,78	3,46
Verachtung	,55	1,76	2,58
Scham	1,15	2,35	3,46
Schuld	,83	2,31	3,41
Trauer	2,02	3,15	4,92
Angst	1,19	3,09	3,65
Leblosigkeit	,67	1,77	3,94
Einsamkeit	1,33	1,95	4,08
Neid Eifersucht	,77	1,63	2,10
Reizbarkeit	1,08	2,49	3,14
Unbeherrschtheit	,64	2,36	2,26
Hemmungslosigkeit	,95	1,72	1,68
Impulsivität	1,40	2,64	2,69
diffuse Angst	1,67	3,33	4,56
Vernichtungsangst	1,14	2,31	4,25

Tabelle 97: Iterationsprotokoll Clusterzentrenanalyse, Emotionsregulation

Iteration	Änderung in Clusterzentren			
	1	2	3	4
1	6,780	5,506	5,324	5,993
2	,861	,744	,582	,337
3	,362	,483	,280	,317
4	,469	,342	,290	,278
5	,418	,389	,346	,270
6	,596	,380	,365	,480
7	,274	,219	,190	,317
8	,118	,118	,169	,253
9	,124	,114	,000	,000
10	,000	,000	,000	,000

a Konvergenz wurde aufgrund geringer oder keiner Änderungen der Clusterzentren erreicht. Die maximale Änderung der absoluten Koordinaten für jedes Zentrum ist ,000. Die aktuelle Iteration lautet 10. Der Mindestabstand zwischen den anfänglichen Zentren beträgt 9,961.

Tabelle 98: Clusterzentren der endgültigen Lösung, Emotionsregulation

	Cluster			
	1	2	3	4
Verwirrung	2,89	4,50	4,55	2,36
Überforderung	3,12	5,13	4,95	1,93
Rückzug	3,03	5,14	5,01	1,53
Dissoziation	1,54	4,20	4,69	1,09
Körper Ausdruck	2,57	3,64	3,05	1,60
Körper Nutzen	3,10	3,18	1,88	1,89
Reflexion	3,97	4,42	2,61	2,42
soziale Unterstützung	3,73	4,50	1,65	2,38
Perspektivenübernahme	3,86	3,53	2,52	2,00
Externalisierung	3,08	2,67	2,72	1,02
Musterreflexion	4,08	4,60	4,52	2,31
Ablenkung	3,10	3,04	2,52	1,53
Black Out	1,15	1,97	2,83	1,11
Impulsivität	2,56	2,81	3,80	2,62
sich verlieren	2,26	3,93	4,08	2,31

12 Literaturverzeichnis

Abraham, K. (1969). *Psychoanalytische Studien zur Charakterbildung und andere Schriften*. Frankfurt am Main.

Albani, C., Geyer, M., Kächele, H., & Pokorny, D. (2003). Beziehungsmuster und Beziehungskonflikte. *Psychotherapeut, 48*, 388-402.

Albani, C., Geyer, M., Pokorny, D., & Kächele, H. (Eds.). (2003). *Beziehungsstrukturen in der Psychotherapieforschung. Eine innerdeutsche Beziehungsgeschichte*. Frankfurt: Verlag für Akademische Schriften.

Arbeitskreis-OPD. (2004). *OPD: Operationalisierte Psychodynamische Diagnostik. Grundlagen und Manual* (Vol. 4. und korrigierte Auflage). Bern: Hans Huber.

Arbeitskreis-OPD. (2006). *Operationalisierte Psychodynamische Diagnostik OPD-2. Das Manual für Diagnostik und Therapieplanung*. Bern: Huber.

Arnold, M. B. (1960). *Emotion and personality*. New York: Columbia University Press.

Asendorpf, J. (1983). Soziale Interaktion und Emotion. In H. A. Euler & Mandl (Eds.), *Emotionspsychologie. Ein Handbuch in Schlüsselbegriffen*. München: Urban & Schwarzenberg.

Averill, J. R. (1980). A Social Constructivist View of Emotion. In R. Plutchik & H. Kellermann (Eds.), *Emotion: Theory Research and Experience, vol. 1*. New York: Academic Press.

Averill, J. R., & Nunley, E. P. (1992). *Die Entdeckung der Gefühle. Ursprung und Entwicklung unserer Emotionen*. Hamburg: Kabel.

Badura, B. (1993). Freud vs. Seyle. *Zeitschrift für Gesundheitswissenschaften, 1*(1), 47-60.

Bänninger-Huber, E. (1996). *Mimik - Übertragung - Interaktion: Die Untersuchung affektiver Prozesse in der Psychotherapie*. Bern: Huber.

Bänninger-Huber, E., Moser, U., & Steiner, F. (1990). Mikroanalytische Untersuchungen affektiver Regulierungsprozesse in Paar- Interaktionen. *Zeitschrift für Klinische Psychologie, 2*, 123 -143.

Bänninger-Huber, E., & von Salisch, M. (1994). Die Untersuchung des mimischen Affektausdrucks in face-to-face-Interaktionen. *Psychologische Rundschau, 45*, 79-98.

Bänninger-Huber, E., & Widmer, C. (1996). A new model of the elicitation, phenomenology and function of emotions in psychotherapy. In N. H. Frijda (Ed.), *Proceedings of the IXth Conference of the International Society for Research on Emotions*. Toronto.

Baron-Cohen, S., Wheelwright, S., Hill, J., Raste, Y., & Plumb, I. (2001). The "Reading the Mind in the Eyes" Test Revised Version: A Study with Normal Adults and Adults with Asperger Syndrome or High-functioning Autism. *Journal of Child Psychology and Psychiatry, 42*(2), 241-251.

Bartlett, M. S., Hager, J. C., Ekman, P., & Sejnowski, T. J. (1999). Measuring Facial Expressions by Computer Image Analysis. *Psychophysiology, 36*, 253-263.

Basler, H. D., & Rehfisch, H. (1999). *Psychologische Schmerztherapie: Grundlagen, Diagnostik, Krankheitsbilder, Behandlung* (4 ed.). Berlin: Springer Verlag.

Bassler, M. (2002). *Tiefenpsychologisch fundierte Psychotherapie von Angststörungen.* Paper presented at the Lindauer Psychotherapiewochen 2002.

Beebe, B., & Lachmann, F. M. (2004). *Säuglingsforschung und die Psychotherapie Erwachsener. Wie interaktive Prozesse entstehen und zu Veränderung führen.* Stuttgart: Klett-Cotta.

Bekker, M. H. J., van de Meerendonk, C., & Mollerus, J. (2004). Effects of negative mood induction and impulsivity on self-perceived emotional eating. *International Journal of Eating Disorders, 36*, 461-469.

Bellak, L. (1975). Ich-Funktionen und Psychotherapie. *Dynamische Psychiatrie, 8*(1), 1-7.

Benecke, C. (2002). *Mimischer Affektausdruck und Sprachinhalt: Interaktive und objektbezogene Affekte im psychotherapeutischen Prozeß* (Vol. 12). Bern: Peter Lang.

Benecke, C. (2006). *Affekt, Repräsentanz, Interaktion und Symptombelastung bei Panikstörungen.* Marbrug: Tectum

Benecke, C., & Dammann, G. (2003). Unbewußte Emotionen. In S. A. & W. H. (Eds.), *Natur und Theorie der Emotionen* (pp. 139-163). Paderborn: Mentis.

Benecke, C., & Dammann, G. (2004). Nonverbales Verhalten von Patientinnen mit Borderline-Persoenlichkeitsstoerung. In M. Hermer & H. G. Klinzing (Eds.), *Nonverbale Prozesse in der Psychotherapie* (pp. 261-272). Tübingen: DGVT.

Benecke, C., Koschier, A., Peham, D., Bock, A., Dahlbender, R. W., Biebl, W., et al. (eingereicht). Erste Ergebnisse zu Reliabilität und Validität der OPD-2 Strukturachse. *Zeitschrift für Psychosomatische Medizin und Psychotherapie.*

Benecke, C., & Krause, R. (2007). Dyadic facial affective indicators of severity of symptomatic burden in patients with panic disorder. *Psychopathology, 40*(5), 290-295.

Benecke, C., Krause, R., & Dammann, G. (2003). Affektdynamiken bei Panikerkrankungen und Borderline-Persönlichkeitsstörungen. *Persönlichkeitsstörungen, 7*, 235-244.

Benecke, C., Krause, R., & Merten, J. (2001). Über die Bedeutung des intersubjektiven Feldes in der Psychotherapie. *Psychotherapie, 61*, 73-80.

Benecke, C., & Peham, D. (2007). Scham und Schuld bei Persönlichkeitsstörungen. *Persönlichkeitsstörungen, 11*, 21-30.

Benecke, C., Vogt, T., Bock, A., Koschier, A., & Peham, D. (2008). Emotionserleben und Emotionsregulation und ihr Zusammenhang mit psychischer Symptomatik. A Self Report Questionnaire for the Assessment of Emotional Experience and Emotion Regulation. *PPmP*.

Berenbaum, H. (1992). Posed facial expression of emotion in schizophrenia and depression. *Psychol Med, 22*, 929-937.

Berenbaum, H., & Oltmanns, T. F. (1992). Emotional experience and expression in schizophrenia and depression. *J Abnorm Psychol, 101*, 37-44.

Bernardy, K., & Kirsch, A. (2004). Fibromyalgie und mimischer Ausdruck. *Der Schmerz, Online First*.

Berth, H. (2001). Die Messung von Angstaffekten mittels computergestützter Inhaltsanalyse. *PPmP, 51*, 10-16.

Bibring, G. L., Dwyer, T. F., Huntington, D. S., & Valenstein, A. F. (1961). A study of the psychological processes in pregnancy and of the earliest mother-child relationship. I: Some propositions and comments, II: Methodological considerations. Appendices, outlines of variables, glossary of defences. *Psychoanalytic Study of the Child, 16*(9), 9-72.

Biehl, M., Matsumoto, D., Ekman, P., Hearn, V., Heider, K., Kudoh, T., et al. (1997). Matsumoto and Ekman's Japanese and Caucasian Facial Expressions of Emotion (JACFEE): Reliability data and cross-national differences. *Journal of Nonverbal Behavior, 21*(1), 3-20.

Blanck, G., & Blanck, R. (1989). *Ich-Psychologie II*. Stuttgart: Klett-Cotta.

Blumenstock, S. (2004). *Dissoziation, Affekt und Abwehr. Mimisch-affektive Beziehungsregulation und Abwehrmechanismen von hoch- und niedrig-dissoziativen Personen.*, Dissertation an der Universität des Saarland.

Bohus, M., & Schmal, C. (2007). Psychopathologie und Therapie der Borderline-Persönlichkeitsstörung. *Der Nervenarzt, 78*(9), 1069-1081.

Bortz, J. (1985). *Lehrbuch der Statistik*. Berlin: Springer.

Bowlby, J. (1975). *Attachment and Loss. Loss*. Harmondsworth: Penguin Books.

Bowlby, J. (1976). *Trennung. Psychische Schäden als Folge der Trennung von Mutter und Kind*. München: Kindler Verlag.

Bowlby, J. (1979). *Das Glück und die Trauer. Herstellung und Lösung affektiver*

Bindungen. Stuttgart: Klett-Cotta.

Bowlby, J. (1980). *Verlust, Trauer und Depression.* Frankfurt: Fischer.

Bowlby, J. (1981). *Attachment and Loss. Loss: Sadness and Depression.* Harmondsworth: Penguin Books.

Bridges, J., & Grolnick, W. S. (1995). The development of emotional self-regulation in infancy and early childhood. In N. Eisenberg & D. B. Bugenthal (Eds.), *Social development* (pp. 185-211). Thousand Oaks: Sage Publications.

Buchheim, A., & Benecke, C. (2007). Affective facial behavior of patients with anxiety disorders during the adult attachment interview: A pilot study. *Psychotherapie Psychosomatik Medizinische Psychologie, 57*(8), 343-347.

Buck, R. (1976). A Test of nonverbal receiving ability: Preliminary studies. *Human Communication Reserch, 2,* 162-171.

Buck, R. (1993). *Interpersonal expectations. Theory, Research, and Applications.* Press Syndicate of the University of Cambridge.

Cabanc, M. (2002). What is emotion? *Behavioral Process, 60,* 69-83.

Cannon, W. B. (1927). The James-Lange theory of emotion; a critical examination and an alternative theory. *American Journal of Psychology, 39,* 106-124.

Catanzaro, S. J., & Mearns, J. (1990). Measuring generalized expectancies for Negative Mood Regulation: Initial scale development and implications. *J Pers Assess, 54,* 546-563.

Cierpka, M., Grande, T., Stasch, M., Oberbracht, C., Schneider, W., Schüssler, G., et al. (2001). Zur Validität der Operationalisierten Psychodynamischen Diagnostik (OPD). *Psychotherapeut, 46,* 122 - 133.

Cimbora, G. L., & McIntosh, D. N. (2003). Emotional responses to antisocial acts in adolescent males with conduct disorder: a link to affective morality. *J. Clin Child Adol Psychology, 32*(2), 296-301.

Ciompi, L. (1982). *Affektlogik. Über die Struktur und ihre Entwicklung. Ein Beitrag zur Schizophrenieforschung.* Stuttgart: Klett-Cotta.

Clark, L. A., & Watson, D. (1994). Distinguishing Functional from Dysfunctional Affective Responses. In R. J. Davidson & P. Ekman (Eds.), *The nature of emotion: Fundamental questions* (pp. 97-177). New York: Oxford University Press.

Dalgeish, T., & Power, M. (Eds.). (1999). *Handbook of Cognition and Emotion.* Chichester: Wiley.

Damasio, A. R. (2000). *Ich fühle, also bin ich. Die Entschlüsselung des Bewusstseins.* München: List Verlag.

Dammann, G., Hepp, J., Smole, S., & Buchheim, P. (2000). The Inventory of Personality Disorder. Deutsche Übersetzung. *Psychosomatik TU, München.*
Darwin, C. (1964). *Der Ausdruck der Gefühle bei Mensch und Tier.* Düsseldorf: Walter Rau Verlag.
Davis, M. (1983). Measuring individual differences in empathy: evidence for a multidimensional approach. *Journal of Personality and Social Psychology, 44*(1), 113-126.
Donges, U., Kersting, A., Dannilowski, U., Lalee-Mentzel, J., Arolt, V., & Suslow, T. (2005). Reduced Awareness of Others' Emotions in Unipolar Depressed Patients. *Journal of Nervous & Mental Disease, 193*(5), 331-337.
Dornes, M. (1993). *Der kompetente Säugling. Die präverbale Entwicklung des Menschen.* Frankfurt am Main: Fischer.
Dornes, M. (2004). Über Mentalisierung, Affektregulierung und die Entwicklung des Selbst. *Forum Psychoanalyse, 20,* 175 - 199.
Dougherty, F. E., Bartlett, E. S., & Izard, C. E. (1974). Responses of schizophrenics to expression of the fundamental emotions. *Journal of Clinical Psychology, 30,* 243-246.
Earnest, K. S., & Kring, A. M. (1999). Emotional responding in deficit and non-deficit schizophrenia. *Psychiatry Research, 88,* 191-207.
Ekman, P. (1982a). *Emotion in the human face* (2. ed.). Cambridge: Cambridge University Press.
Ekman, P. (1982b). Methods of measuring facial action. In K. R. Scherer & P. Ekman (Eds.), *Handbook of methods in nonverbal behavior research* (pp. 45 - 90). Cambridge: Cambridge University Press.
Ekman, P. (1984). Expression and the nature of emotion. In K. R. Scherer & P. Ekman (Eds.), *Approaches to emotion* (pp. 319 - 443). Hillsdale: Lawrence Erlbaum.
Ekman, P. (1988). *Gesichtsausdruck und Gefühl: 20 Jahre Forschung von Paul Ekman.* Paderborn: Jungfermann.
Ekman, P. (1989). *Weshalb Lügen kurze Beine haben. Über Täuschungen und deren Aufdeckung im privaten und öffentlichen Leben.* Berlin: de Gruyter.
Ekman, P. (1992). An argument for basic emotions. *Cognition and Emotion, 6,* 169 - 200.
Ekman, P. (1994a). Antecendent events and emotion metaphors. In P. Ekman & R. J. Davidson (Eds.), *The nature of emotion* (pp. 146 - 149). Oxford: Oxford University Press.

Ekman, P. (1994b). Strong evidence for universals in facial expressions: A reply to Russell´s mistaken critique. *Psychological Bulletin, 115*, 268 - 287.

Ekman, P. (1994c). Moods, emotions and traits. In P. Ekman & R. J. Davidson (Eds.), *The Nature of Emotions (pp. 56-58)*. New York: Oxford University Press.

Ekman, P. (1996). Why don't we catch Liars? *Social Research, 63*(3), 801-817.

Ekman, P. (1999a). Facial Expressions. In T. Dalgeish & M. Power (Eds.), *Handbook of Cognition and Emotion*. New York: John Winley & Sons Ltd.

Ekman, P., Davidson, R. J., & Friesen, V. W. (1990). The Duchenne Smile: Emotional Expression and Brain Physiology II. *Journal of Personality & Social Psychology, 58*(2), 342-353.

Ekman, P., & Friesen, V. W. (1974). Detecting deception from the body or the face. *Journal of Personality and Social Psychology, 29*(3), 288-298.

Ekman, P., & Friesen, V. W. (1975). *Unmasking the face*. Engelwood Cliffs: Prentice Hall.

Ekman, P., & Friesen, V. W. (1978). *The manual for the facial- action- coding-system*. Palo Alto: Consulting Psychologists PRess.

Ekman, P., & Friesen, V. W. (1982). Felt, false and miserable smile. *Journal of Nonverbal Behavior, 6*(4), 238-252.

Ekman, P., Friesen, V. W., & Ellworth, P. (1982). What emotion categories of dimensions can observes judge from facial behavior? In P. Ekman (Ed.), *Emotion in the human face* (2 ed., pp. 40 - 55). Cambridge: Cambridge University Press.

Ekman, P., Friesen, V. W., & Hager, J. C. (2002). USA Patent No.

Ekman, P., O'Sullivan, M., & Frank, M. G. (1999b). A few can catch a liar. *Psychological Sience, 10*(3), 263-266.

Ekman, P., & Rosenberg, E. (Eds.). (1997). *What the face reveals. Basic and Applied Studies of Spontaneaous Expression using the Facial Action Coding System (FACS)*. New York: Oxford University Press.

Ekman, P., Sorenson, E. R., & Friesen, W. V. (1969). Pan-cultural elements in facial display of emotions. *Science, 164*, 86-88.

Elfenbein, H. A., Marsh, A., & Ambady, N. (2002). Emotional intelligence and the recognition of emotion from facial expression. In L. Feldman Barret & P. Salovey (Eds.), *The Wisdom in Feeling: Psychological Processes in Emotional Intelligence* (pp. 37-59). New York: The Guilford Press.

Ellgring, H. (1989). *Nonverbal Communication in depression*. Cambridge: Cambridge University Press.

Ellgring, H., & Gaebel, W. (1994). Facial expression in schizophrenic patients. In A. Beigel, J. J. Lopesz Ibor, E. Costa & J. A. Silva (Eds.), *Past, present and future of psychiatry* (Vol. I, pp. 435-439). Singapore: World Scientific.

Emde, R. (1980). *Toward a psychoanalytic contributions toward understanding personality development* (Vol. 1: Infancy and early childhood). Maryland: Mental Health Study Center.

Emde, R. (1983). The prerepresentional self and its affective core. *Psychoanal. Study Child, 38,* 165 - 192.

Emde, R. (1988). Die endliche und unendliche Entwicklung II. Neuere psychoanalytische Theorie und therapeutische Überlegungen. *Psyche, 45,* 890 - 913.

Emde, R. (1988a). Die endliche und unendliche Entwicklung I. Angeborene und motivationale Faktoren aus der frühen Kindheit. *Psyche, 45,* 745 - 779.

Emde, R., Kligmann, D. H., Reich, J. H., & Wade, T. D. (1978). Emotional expression in infancy. I: Initial studies of social signaling and an emergent model. In M. Lewis & L. Rosenblum (Eds.), *The development of affect (pp. 125-148).* New York: Plenum Press.

Endtner, K. (2006). *Emotionsregulation von Frauen mit Borderlinestörung.* Dissertation, Universität Bern (im Selbstverlag).

Engel, K., Haas, E., Von Rad, M., Senf, W., & Becker, H. (1979). Zur Einschätzung von Behandlungen mit Hilfe psychoanalytischer Konzepte (Heidelberger Rating). *Medizinische Psychologie, 5,* 253-268.

Equit, M., & Kirsch, A. (2005). Mimischer und sprachlicher Affektausdruck. Ein Vergleich zwischen Fibromyalgiepatientinnen und gesunden Frauen *Psychotherapeut, 50*(3), 195-202.

Ermann, M. (1985). Ansatz und Technik der psychoanalytischen Borderline-Behandlung. *Praxis der Psychotherapie und Psychosomatik, 30*(5), 243-253.

Fairbairn, W. R. D. (1982). Objektbeziehungen und dynamische Struktur. In P. Kutter (Ed.), *Psychologie der zwischenmenschlichen Beziehungen.* Darmstadt: Wissenschaftliche Buchgesellschaft.

Field, T. M., Woodson, R., Greenberg, R., & Cohen, D. (1982). Discrimination and imitation of facial expressions by neonates. *Science, 218,* 179-181.

Flack, W. F. J., Cavallaro, L. A., Laird, J. D., & Miller, D. R. (1997). Accurate encoding and decoding of emotional facial expressions in schizophrenia. *Psychiatry, 60*(3), 197-210.

Foisy, M. L., Kornreich, C., Petiau, C., Parez, A., Hanak, C., Verbanck, P., et al. (2007). Impaired emotional facial expression recognition in al-

coholics: are these deficits specific to emotional cues? *Psychiatry Research, 150*(1), 33-41.
Fonagy, P., Gergely, G., Jurist, E. L., & Target, M. (2002). *Affect Regulation, Mentalization and the Development of the Self.* New York: Other Press.
Fonagy, P., Gergely, G., Jurist, E. L., & Target, M. (2006). *Affektregulierung, Mentalisierung und Entwicklung des Selbst* (2 ed.). Stuttgart: Klett-Cotta.
Fonagy, P., & Target, M. (2002). Neubewertung der Entwicklung der Affektregulation vor dem Hintergrund von Winnicotts Konzept des "falschen Selbst". *Psyche, 56*, 839-862.
Freud, A. (1936). *Das Ich und die Abwehrmechanismen.* München: Kindler.
Freud, S. (1894). *Studien über Hysterie.* GW I, 75-312.
Freud, S. (1905). *Drei Abhandlungen zur Sexualtheorie*: GW V.
Freud, S. (1914). *Zur Einführung des Narzißmus.* GW X, 137-170.
Freud, S. (1915a). *Das Unbewußte.* GW X, 263- 303
Freud, S. (1915b). *Die Verdrängung.* GW X, 247-261
Freud, S. (1915c). *Einige Charaktertypen aus der psychoanalytischen Arbeit.* GW X, 363-391.
Freud, S. (1915d). *Triebe und Triebschicksale.* GW X, 209-232.
Freud, S. (1917). Trauer und Melancholie. *Internationale Zeitschrift für ärztlichePsychoanalyse, 4*, 288-301.
Freud, S. (1923). *Das Ich und das Es.* GW XIII, 235-391.
Freud, S. (1924a). *Der Untergang des Ödipuskomplexes.* GW XIII, 393-402.
Freud, S. (1924b). *Neurose und Psychose.* GW XIII, 385-391.
Freud, S. (1926a). *Die Frage der Laienanalyse.* GW XIV, 207-296.
Freud, S. (1926b). *Hemmung, Symptom und Angst.* GW XIV, 111-205.
Fridlund, A. J. (1994). *Human facial expression.* New York: Academic Press.
Friesen, V. W., & Ekman, P. (1984). EMFACS. Unveröffentlichtes Manual.
Frijda, N. H. (1986). *The emotions.* Cambridge: University Press.
Frijda, N. H. (1994a). Emotions are functional, most of the time. In P. Ekman & R. J. Davidson (Eds.), *The Nature of Emotion (112-122).* New York: Oxford University Press.
Frijda, N. H. (1994b). Varieties of affect: emotions and episodes, moods an sentiments. In P. Ekman & R. J. Davidson (Eds.), *The Nature of Emotion (p. 59-67).* New York: Oxford University Press.
Frijda, N. H. (1996a). Die Gesetze der Emotionen. *Zsch. pschosom. Med. und Pschoanalyse, 42*, 205 - 221.
Frisch, I. (1997). *Eine Frage des Geschlechts? Mimischer Ausdruck und Affeckterleben in Gesprächen.* St. Ingbert: Röhrig- Verlag.

Frisch, I., Schwab, F., & Krause, R. (1995). Affektives Ausdrucksverhalten gesunder und an Colitis erkrankter männlicher und weiblicher Erwachsener. *Zeitschrift für Klinische Psychologie, 24*(3), 230-238.

Fydrich, T., Renneberg, B., Schmitz, B., & Wittchen, H.-U. (1997). *SKID-II: Strukturiertes Klinisches Interview für DSM-IV. Achse II: Persönlichkeitsstörungen. Interviewheft*. Göttingen: Hogrefe.

Garnefski, N., Kraaij, V., & Spinhoven, P. (2001). Negative life events, cognitive emotion regulation and emotional problems. *Pers Individ Dif, 30*(1311-1327).

Geble, T. (2002). *Emotion und Gewalt. Entstehung von Gewalt als Folge einer fehlerhaften Emotionsdekodierung?* Saarbrücken: Universität des Saarlandes.

Gehrige, J.-G., & Shapiro, D. (2000). Reduced facial expression and social context in major depression: discrepancies between facial muscle activity and self-reported emotion. *Psychiatry Research, 95*(2), 157-167.

Geißler, R. (2002). *Die Sozialstruktur Deutschlands. Die gesellschaftliche Entwicklung vor und nach der Vereinigung*: Westdeutscher Verlag.

Goleman, D. (1995). *Emotionale Intelligenz*. München: Hanser.

Grande, T., Schauenburg, H., & Rudolf, G. (2002). Zum Begriff der "Struktur" in verschiedenen Operationalisierungen. Ein empirischer Vergleich der "Scales of Psychological Capacities" und der "Operationalisierten Psychodynamischen Diagnostik". In G. Rudolf, T. Grande & P. Henningsen (Eds.), *Struktur der Persönlichkeit*. Stuttgart: Schattauer.

Gratz, K. L., & Roemer, L. (2004). Multidimensional Assessment of Emotion Regulation and Dysregulation: Development, Factor Structure and Initial Validation of the Difficulties in Emotion Regulation Scale. *J Psychopathol Behav Assess, 26*, 41-54.

Greenberg, L. S. (2000). Von der Kognition zur Emotion in der Psychotherapie. In S. K. D. Sulz & G. Lenz (Eds.), *Von der Kognition zur Emotion in der Psychotherapie. Psychotherapie mit Gefühlen* (pp. 77-110). München: CIP-Medien.

Greenberg, L. S., & Safran, J. D. (1987). *Emotion in Psychotherapy. Affect, Cognition, and the Process of Change*. New York: The Guilford Press.

Gross, J. J. (1999). Emotion regulation: Past, present, future. *Cognition and Emotion, 13*(5), 551-573.

Gross, J. J. (2001). Emotion regulation in adulthood: Timing is everything. *Current Directions in Psychological Science, 10*, 214-219.

Gross, J. J., & John, O. P. (1997). Revealing Feelings: Facets of Emotional Expressivity in Self-Reports, Peer Ratings and Behavior. *Journal of Personality and Social Psychology, 72*(2), 435-448.

Gross, J. J., & John, O. P. (2003). Individual differences in two emotion regulation processes: Implications for affect, relationships, and well-being. *Journal of Personality and Social Psychology, 85*, 348-362.

Grossmann, K. E., Grossmann, K., Winter, M., & Zimmermann, P. (2002). Attachment Relationships and Appraisal of Partnership: From Early Experience of Sensitive Support to Later Relationship Representation. In L. Pulkkinen & A. Caspi (Eds.), *Paths to successful development*. Cambridge: Cambridge University Press.

Haack-Dees, B. (2001). *Dyadische Affektregulierung in Interaktionen schizophrener Jugendlicher und ihrer Eltern*. Aachen: Shaker-Verlag.

Happé, F. (1994). An advanced test of theory of mind:Understanding of story characters' thoughts and feelings by able autistic, mentally handicapped and normal children and adults. *Journal of Autism and Developmental Disorders, 24*, 129-154.

Harris, P. L. (1992). *Das Kind und die Gefühle. Wie sich das Verständnis für die anderen Menschen entwickelt*. Bern: Huber.

Hartmann, H. (1939). *EgoPsycholgogy and the problem of adaptation*. New York: International Universities Press (dt.: *Ich-Psychologie und Anpassungsproblem*. Stuttgart: Klett-Cotta, 1975).

Hartmann, H. (1972). *Ich-Psychologie. Studien zur psychoanalytischen Theorie*. Stuttgart: Klett-Cotta.

Heigl-Evers, A., Heigl, F. S., & Ott, J. (1993). Abriß der Pschoanalyse und der analytischen Psychotherapie. In A. Heigl-Evers, F. S. Heigl & J. Ott (Eds.), *Lehrbuch der Pschotherapie* (pp. 1 - 307). Stuttgart, Jena: Gustav Fischer Verlag.

Heimann, H. (1973). Psychobiological aspects of depression. In P. Kielholz (Ed.), *Masked Depression* (pp. 32-51). Bern: Huber.

Heimann, H., & Spoerri, T. (1957). Das Ausdrucksverhalten der mimischen Desintegration bei chronischen Schizophrenen. *Schweiz Med Wochenschr, 35/36*, 1126-1132.

Herpertz, S., Gretzer, A., Mühlbauer, V., Steinmeyer, E. M., & Saß, H. (1998). Experimenteller Nachweis mangelnder Affektregulation bei Patientinnen mit selbstschädigendem Verhalten. *Nervenarzt, 69*(5), 410-418.

Herpertz, S., Kunert, H. J., Schürkens, A., Steinmeyer, E. M., Saß, H., Freese, R., et al. (2000). Impulskontrolle und Affektregulation bei Persönlichkeitsstörungen. *PPmP, 50*, 435-442.

Herpertz, S. C., Kunert, H. J., Schürkens, A., Steinmeyer, E. M., Saß, H., Freese, R., et al. (2000). Impulskontrolle und Affektregulation bei Persönlichkeitsstörungen. *Psychopther Psychosom med Psychol, 50*, 435-442.
Hesse, U., Banse, R., & Kappas, A. (1995). The intensity of facial expression is determined by underlying affective state and social situation. *Journal of Personality and Social Psychology, 69*, 280-288.
Himer, W., Schneider, F., Köst, G., & Heimann, H. (1991). Computerbased analysis of facial action: A new approach. *Journal Psychophysiol, 5*, 189-195.
Hochschild, A. R. (1979). Emotion, work, feeling rules and social structure. *American Journal of Sociology, 85*, 551-575.
Hochschild, A. R. (1983). *The managed heart. The commercialization of human feelings*. Berkeley, CA.: University of California Press.
Hoffmann, S. O. (1979). *Charakter und Neurose. Ansätze zu einer psychoanalytischen Charakterologie*. Frankfurt am Main: Suhrkamp.
Hoffmann, S. O., & Hochapfel, G. (1999). *Neurosenlehre, Psychotherapeutische und Psychosomatische Medizin* (6 ed.). Stuttgart: Schattauer.
Holodynski, M. (1999). Handlungsregulation und Emotionsdifferenzierung. In W. Friedlmeier & M. Holodynski (Eds.), *Emotionale Entwicklung* (pp. 30-51). Heidelberg: Spektrum.
Holodynski, M. (2006). *Emotionen - Entwicklung und Regulation*. Heidelberg: Springer.
Holodynski, M., & Friedlmeier, W. (1999). Emotionale Entwicklung und Perspektiven ihrer Forschung. In W. Friedlmeier & M. Holodynski (Eds.), *Emotionale Entwicklung* (pp. 2-26). Heidelberg: Spektrum.
Horowitz, M., Strauß, B., & Kordy, H. (2000). *IIP-D. Inventar zur Erfassung interpersoneller Probleme - Deutsche Version, 2. Auflage*. Göttingen: Beltz Test.
Hufnagel, H., Steimer-Krause, E., & Krause, R. (1991). Mimisches Verhalten und Erleben bei schizophrenen Patienten und bei Gesunden. *Zeitschrift für Klinische Psychologie, 20*(4), 356-370.
Izard, C. E. (1971). *The Face of Emotion*. New York: Appleton-Century-Crofts.
Izard, C. E. (1972). *Patterns of Emotions*. New York: Academic Press.
Izard, C. E. (1983a). MAX: The maximally discriminative facial movement coding system. Newark, DE: Instructional Resources Center.
Izard, C. E. (1994). *Die Emotionen des Menschen. Einführung in die Grundlagen der Emotionspsychologie* (Vol. 3. Auflage). Weinheim: Beltz.

Izard, C. E., Dougherty, F. E., Bloxom, B. M., & Kotsch, N. E. (1974). *The Differential Emotions Scale: A Method of Measuring the Subjective Experience of Discrete Emotions*. Nashville: Vanderbilt University Press.

Izard, C. E., Fantauzzo, C. A., & Castle, J. M. (1995). The ontogeny and significance of infants' facial expressions in the first 9 month of life. *Developmental Psychology, 31*, 997-1013.

Izard, C. E., & Malatesta, C. Z. (1987a). Perspectives on emotional development I: Differential emotions theory of early emotional development. In J. D. Osofsky (Ed.), *Handbook of infant development* (2nd ed.). New York: Wiley.

Jacobson, E. (1973). *Das Selbst und die Welt der Objekte*. Frankfurt a.M.: Suhrkamp.

Jacobson, E. (1992). *Das Selbst und die Welt der Objekte. 4. Auflage*. Frankfurt a.M.: Suhrkamp.

Jaffé, A., & Jung, C. G. (1962). *Erinnerungen, Träume, Gedanken von C.G. Jung*. Zürich: Rascher.

James, W. (1884). What is an emotion? *Mind, 9*(188-205).

Janke, W., & Debus, G. (1978). *Eigenschaftswörterliste EWL*. Göttingen: Hogrefe.

Jeron, M. (1997). Das Ich. In W. Mertens (Ed.), *Schlüsselbegriffe der Psychoanalyse*. Stuttgart: Verlag Internationale Psychoanalyse.

Joffe, W. G., & Sandler, J. (1967a). Kommentare zur psychoanalytischen Anpassungspsychologie mit besonderem Bezug zur Rolle der Affekte und der Repräsentanzenwelt. *Psyche, 21*, 728-744.

Joffe, W. G., & Sandler, J. (1967b). Über einige begriffliche Probleme im Zusammenhang mit dem Studium narzißtischer Störungen. *Psyche, 21*, 152-165.

Juckel, G. (2005). Mimik und Emotionalität - am Beispiel depressiver Patienten. *Psychoneuro, 31*, 379-384.

Juckel, G., & Polzer, U. (1998). Fine Analysis of abnormal facial expression in chronic schizophrenic patients. A pilot study. *German Journal of Psychiatry, 1*, 6-9.

Kan, Y., Mimura, M., Kamijima, K., & Kawamura, M. (2004). Recognition of emotion from moving facial and prosodic stimuli in depressed patients. *Journal of Neurosurgery and Psychiatry, 75*, 1667-1671.

Katsikitis, M., & Pilowsky, I. (1991). A controlled quantitative study of facial expression in Parkinson's disease and depression. *Journal of Nervous and Mental Disease, 179*, 683-688.

Kernberg et al., O. F. (1972). Psychotherapy and psychoanalysis: Final report of the Menninger Foundation's psychotherapy research project. *Bulletin of the Menninger Clinic, 36*(1-2), 275ff.

Kernberg, O. F. (1975). *Borderline-Störungen und pathologischer Narzißmus* (Vol. 8. Auflage). Frankfurt: Suhrkamp Taschenbuch Wissenschaft.
Kernberg, O. F. (1976). *Objektbeziehungen und Praxis der Psychoanalyse* (5. unveränd. Auflage, 1992 ed.). Stuttgart: Klett-Cotta.
Kernberg, O. F. (1984). *Schwere Persönlichkeitsstörungen* (4. Auflag, 1992 ed.). Stuttgart: Klett-Cotta.
Kernberg, O. F. (1985). Object relations theory and character analysis. In H. P. Blum (Ed.), *Defense and resistance. Historical perspective and current concepts.* New York: International University Press.
Kernberg, O. F. (1988a). *Innere Welt und äussere Realität: Anwendungen der Objektbeziehungstheorie.* München: Verlag Internationale Psychoanalyse.
Kernberg, O. F. (1988b). *Schwere Persönlichkeitsstörungen: Theorie, Diagnose, Behandlungsstrategien.* Stuttgart: Klett-Cotta.
Kernberg, O. F. (1991). Wandlungen psychotherapeutischer Konzepte. In P. Buchheim, M. Cierpka & T. Seifert (Eds.), *Lindauer Texte.* Heidelberg: Springer.
Kernberg, O. F. (1996). Ein psychoanalytisches Modell zur Klassifizierung von Persönlichkeitsstörungen. *Psychotherapeut, 41,* 288-296.
Kernberg, O. F. (1997). Psychoanalytische Objektbeziehungstheorien. In W. Mertens (Ed.), *Schlüsselbegriffe der Psychoanalyse.* Stuttgart: Verlag Internationale Psychoanalyse.
Kernberg, O. F. (2001). *Affekt, Objekt und Übertragung: aktuelle Entwicklungen der psychoanalytischen Theorie und Technik.* Gießen: Psychosozial Verlag.
Kessler, H. (2001). *Entwicklung und Reliabilitätsstudie des FEEL-Tests (Facially Expressed Emotion Labeling).* Dissertation an der Universität Ulm.
Kessler, H., Bayerl, P., Deighton, R. M., & Traue, H. C. (2002). Facially Expressed Emotion Labeling (FEEL): PC-gestützter Test zur Emotionserkennung. *Verhaltenstherapie und Verhaltensmedizin, 23,* 297-306.
Kessler, H., Hoffmann, H., Bayerl, P., Neumann, J., Basic, A., Deighton, R. M., et al. (2005). Measuring emotion recognition with computer morphing: New methods for research and clinical practice. *Nervenheilkunde, 24*(7), 611-610.
Kessler, H., Roth, J., von Wietersheim, J., & Traue, H. C. (2004). Angststörungen und Emotionswahrnehmung. *PPmP, 54.*
Kessler, H., Schwarze, M., Traue, H. C., & von Wietersheim, J. (2006). Alexityhmia and facial emotion recognition in patients with eating disorders. *International Journal of Eating Disorders, 39,* 245-251.

Keupp, H., & Höfer, R. (Eds.). (1997). *Identitätsarbeit heute.* Frankfurt: Suhrkamp.

Kirsch, A. (2003). Nonverbale Kommunikation bei der posttraumatischen Belastungsstörung. In M. Hermer & H. G. Klinzing (Eds.), *Nonverbale Prozesse in der Psychotherapie* (pp. 273-288). Tübingen: DGTV-Verlag.

Kirsch, A., & Bernardy, K. (2007). Fibromyalgia, Facial Expression and Emotional Experience. *Psychopathology, 40*(4), 203-208.

Kirsch, A., & Brunnhuber, S. (2007). Facial Expression and Experience of Emotions in Psychodynamic Interviews with Patients with PTSD in Comparison to Healthy Subjects. *Psychopathology, 40*(5), 296-302

Klein, M. (1970). *Das Seelenleben des Kleinkindes und andere Beiträge zur Psychoanalyse.* Hamburg: Rowohlt.

Kleinginna, P. R., & Kleinginna, A. M. (1981). A Categorized List of Emotion Definitions, with Suggestions
for a Consensual Definition. *Motivation & Emotion, 5,* 345-379.

Klöpper, M. (2005). Die Bedeutung der Säuglingsforschung, Bindungstheorie und Neurowissenschaften für den psychoanalytischen Prozess. *Forum Psychoanalyse, 21,* 184-200.

Kohut, H. (1979). *Die Heilung des Selbst.* Frankfurt a.M.: Suhrkamp.

Kolnai, A. (1974). *Der Ekel.* Tübingen: Niemeyer.

Körner, J. (1998). Einfühlung: über Empathie. *Forum der Psychoanalyse, 14*(1), 1-17.

Kornreich, C., Blairy, S., Philippot, P., Dan, B., Foisy, M., Hess, U., et al. (2001). Impaired emotional facial expression recognition in alcoholism compared with obsessive-compulsive disorder and normal controls. *Psychiatry Research, 102*(3), 235-248.

Krause, R. (1983). Zur Onto- und Phylogenese des Affektsystems und ihrer Beziehungenzu psychischen Störungen. *Psyche, 37*(11), 1016-1043.

Krause, R. (1988). Eine Taxonomie der Affekte und ihre Anwendung auf das Verständnis der "frühen" Störungen. *Psychotherapie und Medizinische Psychologie, 38*(77-86).

Krause, R. (1990). Psychodynamik der Emotionsstörungen. In K. R. Scherer (Ed.), *Enzyklopädie der Psychologie Bd. C/IV/3 (S. 630-705).* Göttingen: Hogrefe.

Krause, R. (1994). Schwer, früh und unbehandelbar? In U. Streeck & K. Bell (Eds.), *Die Psychoanalyse schwerer psychischer Erkrankungen. Konzepte, Behandlungsmodelle, Erfahrungen* (Vol. 94). München: Pfeiffer.

Krause, R. (1997). *Allgemeine psychoanalytische Krankheitslehre. Band 1: Grundlagen*. Stuttgart: Kohlhammer.

Krause, R. (1998b). *Allgemeine psychoanalytische Krankheitslehre. Band 2: Modelle*. Stuttgart: Kohlhammer.

Krause, R. (2001). Psychodynamische Konzepte. In M. Cierpka & P. Buchheim (Eds.), *Psychodynamische Konzepte* (pp. 317-320). Berlin Springer.

Krause, R. (2002). Affekte und Gefühle aus psychoanalytischer Sicht. *Psychotherapie im Dialog, 2*, 120-126.

Krause, R. (2003). Das Gegenwartsunbewusste als kleinster gemeinsamer Nenner aller Techniken. *Psychotherapie, 8*(8), 316-325.

Krause, R., & Fabregat-Ocampo, M. (2002). Struktur und Affekt. In G. Rudolf, T. Grande & P. Henningsen (Eds.), *Die Struktur der Persönlichkeit*. Heidelberg: Schattauer.

Krause, R., & Merten, J. (1999). Affects, Regulation of Relationship, Transference and Countertransference. *Internationales Forum Psychoanalyse, 8*, 103-114.

Krause, R., & Merten, J. (2007). Emotion und Psychotherapie. *Psychotherapeut, 52*, 249-254.

Krause, R., Steimer-Krause, E., Merten, J., & Ullrich, B. (1998). Dyadic Interaction Regulation, Emotion and Psychopathology. In W. F. Flach & J. D. Laird (Eds.), *Emotions in Psychopathology* (pp. 70-80). New York, Oxford: Oxford University Press.

Krause, R., Steimer-Krause, E., & Ullrich, B. (1992). Anwendung der Affektforschung auf die psychoanalytisch-psychotherapeutische Praxis. *Forum der Psychoanalyse, 8*, 238-253.

Kring, A. M., Smith, D. A., & Neale, J. M. (1993). Flat affect in schizophrenia does not reflect diminished subjective experience of emotion. *J Abnorm Psychiatry, 102*, 507-517.

Krystal, H. (1978). Trauma and affects. *Psychoanalytic Study of the Child, 33*, 81-116.

Krystal, H. (1988a). *Integration and self healing: Affect,trauma, alexithymia*. Hillsdale, New York: Analytic Press.

Krystal, H. (2001). Trauma und Affekte. Posttraumatische Folgeerscheinungen und ihre

Konsequenzen für die psychoanalytische Technik. In W. Bohleber & S. Drews (Eds.), *Die Gegenwart der Psychoanalyse - die Psychoanalyse der Gegenwart*. Stuttgart: Klett-Cotta.

Lammers, C.-H., & Lammers, M. (2007). *Emotionsbezogene Psychotherapie. Grundlagen, Strategien und Techniken*. Stuttgart: Schattauer.

Lane, R. D., Quinlan, D. M., Schwart , J. E., Walker, P. A., & Zeilin, S. B. (1990). The Levels of Emotional Awareness Scale. A Cognitive-Developmental Measure of Emotion. *J Pers Ass, 55*, 124-134.

Langdon, R., Coltheart, M., & Ward, P. (2006). Empathetic perspective-taking is impaired in schizophrenia: Evidence from a study of emotion attribution and theory of mind. *Cognitive-Neuropsychiatry, 11*(2), 133-155.

Langenscheidt. (1977). *Großes Schulwörterbuch. Englisch - Deutsch*. Wien: Langenscheidt.

Laplanche, J., & Pontalis, J.-B. (1994). *Das Vokabular der Psychoanalyse*. Frankfurt am Main: Suhrkamp.

Laux, L., Glanzmann, P., Schaffner, P., & Spielberger, C. D. (1981). *STAI. Das State-Trait-Angstinventrar. Theoertische Grundlagen und Handanweisungen*. Göttingen: Beltz Testgesellschaft.

Lazarus, R. S. (1991). *Emotion and adaption*. New York: Oxford University Press.

LeDoux, J. (2004). *Das Netz der Gefühle. Wie Emotionen entstehen* (3. Auflage ed.). München: dtv.

Leichsenring, F. (1997). *Borderline-Persönlichkeits-Inventar. Manual*. Göttingen: Hogrefe.

Leising, D. (2002). *Veränderungen interpersonal-affektiver Schemata im Verlauf psychoanalytischer Langzeitbehandlungen (Dissertation)*. Ruprecht-Karls-Universität Heidelbergg, veröffentlicht: Verlag Dissertation.de, Berlin.

Leising, D., Rudolf, G., & Grande, T. (2004). Die Klinische Emotionsliste - ein Verfahren zur Erfassung des affektiven Erlebensrepertoires von Patienten. *PPmP, 54*, 173-178.

Lenzenweger, M. F., Clarkin, J. F., Kernberg, O. F., & Foelsch, P. A. (2001). The Inventory of Personality Organization: Psychometric properties, factorial composition, and criterion relations with affect, aggressive dyscontrol, psychosis proneness, and self-domains in a nonclinical sample. *Psychological Assessment, 13*, 577-591.

Levine, D., Marziali, E., & Hood, J. (1997). Emotion Processing in Borderline Personality Disorders. *Journal of Nervous & Mental Disease, 185*(4), 240-246.

Lewis, M., Sullivan, M. W., Stanger, C., & Weiss, M. (1989). Self development and self-concious emotions. *Child Development, 60*, 146-156.

Magai, C., & McFadden, S. H. (1995). *The Role of Emotions in Social and Personality Development: History, Theory, and Research*. New York: Plenum Press.

Mahler, M. S. (1975). Symbiose und Individuation. Die psychische Geburt des Menschen. *Psyche, 29*, 609-625.

Mahler, M. S., Pine, F., & Bergman, A. (1978). *Die psychische Geburt des Menschen. Symbiose und Individuation.* Frankfurt a.M.: Fischer.

Malatesta, C. Z., & Izard, C. E. (1984). Human social signs in ontogenesis: From biological imperative to symbol utilization. In N. Fox & R. J. Davidson (Eds.), *Affective development: A psychobiological perspective.* Hillsdale, NY: Erlbaum.

Mandal, M. K., Pandey, R., & Prasad, A. B. (1998). Facial Expressions of Emotions and Schizophrenia: A Review. *Schizophrenia Bulletin, 24*(1), 399-412.

Matsumoto, D., & Ekman, P. (1988). JACFEE and JACNeuF: Japanese and Caucasian Facial Expressions of Emotion and Neutral Faces (Dias): Human Intercation Laboratory, University of California, San Francisco, 401 Parnassus Avenue, San Francisco, CA 94143, USA.

McClure, E. B., Pope, K., Hoberman, A. J., Pine, D. S., & Leibenluft, E. (2003). Facial expression recognition in adolescents with mood and anxiety disorders. *Am J Psychiatry, 160*, 1172-1174.

Mees, U. (1991). *Die Struktur der Emotionen.* Göttingen: Hogrefe.

Mendlewicz, L., Linkowski, P., Bazelmans, C., & Philippot, P. (2005). Decoding emotional facial expressions in depressed and anorexic patients. *Journal of Affective Disorders, 89*(1-3), 195-199.

Mennin, D. S., Heimberg, R. G., Turk, C. L., & Fresco, D. M. (2005). Preliminary evidence for an emotion regulation deficit model of generalized anxiety disorder. *Behaviour Research and Therapy, 43*, 1281-1310.

Mentzos, S. (2005). *Neurotische Konfliktverarbeitung. Einführung in die psychoanalytische Neurosenlehre unter Berücksichtigung neuer Perspektiven* (19 ed.). München.

Merten, J. (2003). *Einführung in die Emotionspsychologie.* Stuttgart: Kohlhammer.

Merten, J., & Brunnhuber, S. (2004). Facial expression and experience of emotions in psychodynamic interviews with patients suffering from a pain disorder. Indicators of disorders in self- and relationship regulation in the involuntaryfacial expression of emotions. *Psychopathology, 37*(6), 266-271.

Merten, J., & Brunnhuber, S. (2005). Scham und Verachtung bei Patientinnen mit Schmerzstörungen. „Eine mimische Analyse des Beziehungsverhaltens in einem strukturellen Interview. *Zeitschrift für Klinische Psychologie, Psychiatrie und Psychotherapie, 3*, 249-261.

Merten, J., & Krause, R. (1993). *Differentielle Affektskala DAS*. Universität Saarbrücken: Fachbereich Psychologie.
Mertens, W. (1992). *Kompendium psychoanalytischer Grundbegriffe*. München: Quintessenz.
Meyer, W. U., Reisenzein, R., & Schützwohl, A. (2001). *Lehrbuch Einführung in die Emotionspsychologie. Band I: Die Emotionstheorien von Watson, James und Schachter*. Bern: Huber.
Meyer, W. U., Schützwohl, A., & Reisenzein, R. (1999). *Einführung in die Emotionspsychologie. Band II. Evolutionspsychologische Emotionstheorien* (2. korr. Aufl. ed.). Bern: Huber.
Montagne, B., Schutters, S., Westenberg, H. G., van Honk, J., Kessels, R. P. C., & de Haan, E. H. F. (2006). Reduced sensitity in the recognition of anger and disgust in social anxiety disorder. *Cognit Neuropsychiatry, 11*, 389-401.
Moser, U. (2005). Psychische Mikrowelten - Neuere Aufsätze. In M. Leuzinger-Bohleber & I. von Zeppelin (Eds.). Göttingen: Vandenhoeck & Ruprecht.
Muzekari, L. H., & Bates, M. E. (1977). Judgement of emotion among chronic schizophrenics. *Journal of Clinical Psychology, 33*, 662-666.
Myin-Germeys, I., Delespaul, P. A. E. G., & deVries, M. W. (2000). Schizophrenia Patients Are More Emotionally Active Than Is Assumed Based on Their Behavior. *Schizophrenia Bulletin, 26*(4), 847-854.
Myin-Germeys, I., Peeters, F., Havermans, R., Nicolson, N. A., DeVries, M. W., Delespaul, P., et al. (2003). Emotional reactivity to daily life stress in psychosis and affective disorders: an experience sampling study. *Acta Psychiatr Scand, 107*, 124-131.
Nisbett, R. E. W., & Wilson, T. D. (1977). Telling more than we can know: Verbal reports on mental processes. *Psychological Review, 84*, 231-259.
Oatley, K., & Jenkins, J. (1996). *Understanding emotions*. Cambridge, Mass.: Blackwell Publishers.
Ortony, A., & Turner, T. J. (1990). Whats basic about Basic Emotions? *Psychological Review, 97*(3), 315-331.
Oster, H. (1978). Facial expression and affect development. In M. Lewis & L. Rosenblum (Eds.), *The development of affect*. New York: Plenum Press.
Oster, H. (1997). Facial expression as a window on sensory experience and affect in newborn infants. In P. Ekman & E. Rosenberg (Eds.), *What the face reveals: Basic and applied studies of spontaneous expression using the Facial Action Coding System (FACS)*. New York: Oxford University Press.

Papoušek, M. (2004). Regulationsstörungen der frühen Kindheit: Klinische Evidenz für ein neues diagnostisches Konzept. In M. Papoušek, M. Schieche & H. Wurmser (Eds.), *Regulationsstörungen in der frühen Kindheit. Frühe Risiken und Hilfen im Entwicklungskontext der Eltern-Kind-Beziehung*. Bern: Hans Huber.

Peham, D. (2005). *Schuldgefühle in Paarbeziehungen. Entstehung und Regulierung in face-to-face-Interaktionen*. Marburg: Tectum Verlag.

Perry, J. C., & Cooper, S. (1989). An empirical study of defence mechanism. *Arch Gen Psychiatry, 46*, 444-452.

Pilowsky, I., & Barnett, D. (1980). Schizophrenia and the response to facial emotions. *Comrehensive Psychiatry, 21*, 236-244.

Plies, K., & Florin, I. (1992). Effects of negative mood induction on the body image of restrained eaters. *Psychology and Health, 7*(3), 235-242.

Plutchik, R. (1962). *The emotions: Facts, theories, and a new model*. New York: Random House.

Plutchik, R. (1980). *Emotion: A Psychoevolutionary Synthesis*. New York: Harper & Row.

Podar, I., Hannus, A., & Allik, J. (1999). Personality and affectivity characteristics associated with eating disorders: A comparison of eating disordered, weight-preoccupied and normal samples. *J Pers Assess, 73*, 133-147.

Pouget-Schors, D. (2002). Strukturkonzepte in der psychoanalytischen Entwicklung. In G. Rudolf, T. Grande & P. Henningsen (Eds.), *Die Struktur der Persönlichkeit*. Heidelberg: Schattauer.

Präßl, A. (2004). *"Im Gesicht lesen lernen". Mimikanalyse bei schizophrenen Patienten*. Ludwig-Maximilians-Universität zu München, München.

Renneberg, B., Heyn, K., Gebhard, R., & Bachmann, S. (2005). Facial expression of emotions in borderline personality disorder and depression. *Journal of Behavior Therapy and Experimental Psychiatry 36*(3), 183-196

Resch, F. (2002). Struktur und Strukturveränderungen im Kindes- und Jugendalter. In G. Rudolf, T. Grande & P. Henningsen (Eds.), *Die Struktur der Persönlichkeit*. Heidelberg: Schattauer.

Richell, R. A., Mitchell, D. G. V., Newman, C., Leonard, A., Baron-Cohen, S., & Blair, R. J. R. (2003). Theory of mind and psychopathology: can psychopathic individuals read the "language of the eyes"? *Neuropsychologia, 41*, 523-526.

Rogers, K., Dziobek, I., Hassenstab, J., Wolf, O. T., & Convint, A. (2007). Who Cares? Revisiting Empathy in Asperger Syndrome. *Journal of Autism and Developmental Disorders, 37*(4), 709-715.

Rosenstein, D., & Oster, H. (1988). Differential facial responses to four basic tastes in newborns. *Child Development, 59,* 1555-1568.

Rosenthal, R., Hall, J. A., DiMatteo, M. R., Rogers, P. L., & Archer, D. (1979). Sensitivity to Nonverbal Communications: The PONS Test. Baltimore, MD: The John Hopkins University Press

Rost, D. H. (2005). *Interpretation und Bewertung pädagogisch-psychologischer Studien.* Weinheim: Beltz.

Roth, G. (2001). *Fühlen, Denken, Handeln. Wie das Gehirn unser Verhalten steuert.* Frankfurt: Suhrkamp.

Rottenberg, J., Kasch, K. L., Gross, J. J., & Gotlib, I. H. (2002). Sadness and amusement reactivity differentially predict concurrent and prospective functioning in major depressive disorder. *Emotion, 2*(2), 135-146.

Rozin, P., Lowery, L., & Ebert, R. (1994). Varieties of disgust faces and the structure of disgust. *Journal of Personality & Social Psychology, 66,* 870-881.

RRZN. (2006). *SPSS. Durchführung fortgeschrittener statistischer Analysen:* Regionales Rechenzentrum für Niedersachsen der Universität Hannover.

Rubinow, D. R., & Post, R. M. (1992). Impaired recognition of affect in facial expression in depressed patients. *Biological Psychiatry, 31*(9), 947-953.

Rudolf, G. (1995a). Diagnostik struktureller Störungen. In G. Schneider & G. H. Seidler (Eds.), *Interalisierung und Strukturbildung. Theretische Perspektiven und klinische Anwendungen in Psychoanalyse und Psychotherapie.* Opladen: Westdeutscher Verlag.

Rudolf, G. (1995b). Struktur und strukturelle Störung. *Zeitschrift für psychosomatische Medizin, 41,* 197-212.

Rudolf, G. (1996a). Operationalisierte Psychodynamische Diagnostik (OPD). Die Einschätzung des Strukturniveaus. In P. Buchheim, M. Cierpka & T. Seifert (Eds.), *Lindauer Texte.* Heidelberg: Springer.

Rudolf, G. (1996b). *Psychotherapeutische Medizin.* Stuttgart: Enke.

Rudolf, G. (2000a). Die Entstehung psychogener Störungen: ein integratives Modell. *Praxis der Kinderpsychologie und Kinderpsychiatrie, 49,* 351-366.

Rudolf, G. (2002). Struktur als psychodynamisches Konzept der Persönlichkeit. In G. Rudolf, T. Grande & P. Henningsen (Eds.), *Die Struktur der Persönlichkeit.* Stuttgart: Schattauer.

Rudolf, G. (2004). *Strukturbezogene Psychotherapie. Leitfaden zur psychodynamsichen Therapie struktureller Störungen.* Stuttgart: Schattauer.

Rudolf, G. (2005). *Psychotherapeutische Medizin und Psychosomatik. Ein einführendes Lehrbuch auf psychodynamischer Grundlage* (5., unveränderte Auflage ed.). Stuttgart: Thieme.

Rudolf, G., Grande, T., & Oberbracht, C. (2000). Die Heidelberger Umstrukturierungsskala. Ein Modell der Veränderung in psychoanalytischen Therapien und seine Operationalisierung in einer Schätzskala. *Psychotherapeut, 45*, 237-246.

Rudolf, G., Grande, T., Oberbracht, C., & Jakobsen, T. (1996). Erste empirische Untersuchungen zu einem neuen diagnostischen System: Die Operationalisierte Psychodynamische Diagnostik (OPD). *Zeitschrift für Psychosomatische Medizin und Psychoanalyse, 42*, 343-357.

Rudolf, G., Jakobsen, T., Grande, T., & Oberbracht, C. (2002). Strukturelle Aspekte der Persönlichkeitsstörungen. In G. Rudolf, T. Grande & P. Henningsen (Eds.), *Die Struktur der Persönlichkeit*. Heidelberg: Schattauer.

Rudolf, G., Jakobsen, T., Micka, R., & Schumann, E. (2004a). Störungsbezogene Ergebnisse psychodynamisch-stationärer Psychotherapie. *Zeitschrift für psychosomatische Medizin und Psychotherapie, 50*(1), 37 - 52.

Rudolf, G., Jakobsen, T., Micka, R., & Schumann, E. (2004b). Störungsbezogene Ergebnisse psychodynamisch-stationärer Psychotherapie. *Zeitschrift Psychosomatik Medizin und Psychotherapie, 50*, 37-52.

Rudolf, G., Laszig, P., & Henningsen, P. (1997). Dokumentation im Dienste von klinischer Forschung und Qualitätssicherung. *Psychotherapeut, 42*, 145-155.

Rudolf, G., Oberbracht, C., & Grande, T. (1998). *Die Struktur-Checkliste nach OPD*. Heidelberg.

Russell, J. A. (1980). A Circumplex Model of Affect. *Journal of Personality and Social Psychology, 39*(6), 1161-1178.

Russell, J. A. (1991). In defense of a prototype approach to emotion concepts. *Journal of Personality & Social Psychology, 60*, 37-47.

Salovey, P., Mayer, J. D., Goldman, S. L., Turvey, C., & Palfai, T. P. (1995). Emotional attention, clarity and repair: Exploring emotional intelligence using the trait meta-mood scale. In J. W. Pennebaker (Ed.), *Emotion, disclosure and health* (pp. 125-154). Washington, D.C.: APA Books.

Salovey, P., & Meyer, P. (1998). Emotional Intelligence. In J. Jenkins, K. Oatley & N. Stein (Eds.), *Human Emotions: A Reader*. Cambridge, Mass.: Blackwell Publishing.

Sandler, J. (1962). Research in psycho-analysis: The Hampstead Index as an instrument of psychoanalytic research. *International Journal of Psychoanalysis, 43*(4-5), 287-291.

Saß, H., Wittchen, H.-U., Zaudig, M., & Houben, I. (2003). *Diagnostisches und Statistisches Manual Psychischer Störungen - DSM-IV-TR*. Göttingen: Hogrefe.

Schauenburg, H. (2000). Zum Verhältnis von Bindungsdiagnostik und psychodynamischer Diagnostik. In W. Schneider & H. J. Freyberger (Eds.), *Was leistet die OPD? Empirische Befunde und klinische Erfahrungen mit der Operationalisierten Psychodynamischen Diagnostik*. Bern: Hans Huber.

Scherer, K. R. (1986). On the nature and junction of emotion: A component process approach. In K. R. Scherer & P. Ekman (Eds.), *Approaches to emotion*. Hillsdale: Erlbaum.

Scherer, K. R. (1990). *Theorien und aktuelle Probleme der Emotionspsychologie. In: Enzyklopädie der Psychologie* (Vol. 3). Göttingen: Hogrefe.

Scherer, K. R. (1993). Neuroscience projections to current debates in emotion psychology. *Cognition and Emotion, 7*(1), 1-41.

Scherer, K. R. (1996). Emotion. In W. Stroebe, M. Hewstone & G. M. Stephenson (Eds.), *Sozialpsychologie. Eine Einführung* (pp. 294-330). Berlin: Springer.

Schlosberg, H. (1954). Three dimensions of emotion. *Psychological Review, 61*(2), 81-88.

Schmidt-Atzert, L. (1996). *Lehrbuch der Emotionspsychologie*. Stuttgart: Kohlhammer.

Schmidt-Atzert, L., & Hüppe, M. (1996). Emotionsskalen EMO 16. Ein Fragebogen zur Selbstbeschreibung des aktuellen emotionalen Gefühlszustandes. *Diagnostica, 42*, 242-267.

Schmitt, A., & Mayring, P. (2000). Qualitativ orientierte Methoden. In J. H. Otto, H. A. Euler & H. Mandl (Eds.), *Handbuch Emotionspsychologie*. Weinheim: Psychologie Verlags Union.

Schneider, F., Heimann, H., Himer, W., Huss, D., Mattes, R., & Adam, B. (1990). Computer-based analysis of facial action in schizophrenic and depressed patients. *Eur Arch Psychiatry Clin Neurosci, 240*, 67-76.

Schneider, K., & Winand, D. (1990). Evolution und Funktion von Emotionen. In K. Scherer (Ed.), *Enzyklopädie der Psychologie*. Hogrefe: Göttingen.

Schore, A., N. (2007). *Affektregulation und die Reorganisation des Selbst*. Stuttgart: Klett-Cotta.

Schultz-Hencke, H. (1951). *Lehrbuch der analytischen Psychotherapie*. Stuttgart.

Schulz, S. (2000). Affektive Indikatoren struktureller Störungen (Dissertation), *Philosophische Fakultät III*: Universität des Saarlandes.

Schur, M. (1955). Comments on the Metapsychology of Somatization. *The Psychoanalytic Study of the Child, 10*, 119-164.

Schüßler, G., Leibing, E., & Rüger, U. (1990). Multiaxiale Diagnostik in der Psychosomatik. *Zeitschrift für psychosomatische Medizin, 36*, 343-354.

Schwab, F. (2001). *Affektchoreographien: Eine evolutionspsychologische Analyse von Grundformen mimisch-affektiver Interaktionsmuster*. Berlin: dissertation.de.

Schwab, F., & Krause, R. (1994). Über das Verhältnis von körperlichen und mentalen emotionalen Abläufen bei verschiedenen psychosomatischen Krankheitsbildern. *PPmP, 44*, 308-315.

Schwartz, G. E., Fair, P. L., Salt, P., Mandel, M. R., & Klerman, G. L. (1976). Facial expression and imagery in depression: An electromyographic study. *Psychosomatische Medizin, 38*, 337-347.

Seibt, F. (1977). *Psychoanalytische Charakterlehre. Die Ansätze der Persönlichkeitstheorien*. München: Ernst Reinhardt Verlag.

Seligmann, M. E. P. (1975). *Helplessness*. San Francisco: Freeman.

Shaver, P., Wu, S., & Schwartz, J. C. (1992). Cross-cultural similarities and differences in emotion and its representation: A prototype approach. In M. S. Clark (Ed.), *Emotion (175-212)*. Newbury Park: Sage.

Sison, C. E., Alpert, M., Fudge, R., & Stern, R. M. (1996). Constricted Expressiveness and Psychophysiological Reactivity in Schizophrenia. *Journal of Nervous & Mental Disease, 184*(10), 589-597.

Sloan, D. M., Strauss, M. E., Quirk, S. W., & Sajatovic, M. (1997). Subjective and expressive emotional responses in depression. *Journal of Affective Disorders, 46*, 135-141.

Spitz, R. A. (1965). *Vom Säugling zum Kleinkind*. Stuttgart: Klett.

Sprengelmeyer, A. (2005). *Emotionserkennung bei Gesunden und Patienten mit Chorea Huntington, Zwangsstörungen und Schizophrenie*. unveröffentlichte Dissertation an der Fakultät für Psychologie und Sportwissenschaft der Universität Bielefeld. http://nbn-resolving.de/urn/resolver.pl?urn=urn:nbn:de:hbz:361-9821.

Steimer-Krause, E., & Krause, R. (1993). Affekt und Beziehung. In P. Buchheim, M. Cierpka & T. Seifert (Eds.), *Lindauer Texte. Texte zur psychotherapeutischen Fort- und Weiterbildung*. Berlin: Springer.

Steimer-Krause, E., Krause, R., & Wagner, G. (1990). Prozesse der Interaktionsregulierung bei schizophrenen und psychosomatisch erkrankten Patienten - Studien zum mimischen Verhalten in dyadischen Interaktionen. *Zeitschrift für Klinische Psychologie, XIX*, 32-49.

Steimer, E., Krause, R., Sänger-Alt, C., & Wagner, G. (1988). Mimisches Verhalten schizophrener Patienten und ihrer Gesprächspartner. *Zeitschrift für Klinische Psychologie, 2*, 132-147.

Stephan, A., & Walter, H. (Eds.). (2003). *Natur und Theorie der Emotion*. Paderborn: Mentis Verlag.

Stern, D. N. (Ed.). (1985). *The interpersonal world of the infant*. New York: Basic Books.

Subic-Wrana, C., Bruder, S., Thomas, W., & Köhle, K. (2004). Defizite in der Emotionsverarbeitung bei Patienten in stationärer psychosomatischer Behandlung - empirische Daten und Fallbeispiele. *PPmP, 54*.

Subic-Wrana, C., Knebel, A., Paulussen, M., & Lane, R. (2007). Zusammenhang zwischen Differenzierung im Emotionserleben und Mentalisierungsfähigkeit bei Patienten einer psychosomatischen Station und gesunden Kontrollen. *Psychother Psych Med 57*.

Sundin, E. C. (2004). The Latent Structure of Wallerstein's Scales of Psychological Capacities. *Psychopathology, 37*, 131-140.

Thomas, A., & Chess, S. (1977). *Temperament and development*. New York: Bruner/Mazel.

Thompson, R. (1994). Emotion regulation: A theme in search of definition. *Monographs of the Society for Research in Child Development, 59*, 25-52.

Tomkins, S. S. (1954). *Consciousness and the Unconscious in a Model of the Human Being*. Paper presented at the International Congress of Psychology.

Tomkins, S. S. (1962). *Affect, Imagery, Consciousness (Vol 1: The positive Affects)*. New York: Springer.

Tomkins, S. S. (1963). *Affect, imagery, consciousness (Vol 2: The negative Affects)*. New York: Springer.

Townshend, J. M., & Duka, T. (2003). Mixed emotions: alcoholics' impairments in the recognition of specific emotional facial expressions. *Neuropsychologia. 2003;41(7):773-82., 41*(7), 773-782.

Traue, H. C. (1998). *Emotion und Gesundheit. Die psychologische Regulation durch Hemmung*. Heidelberg: Spectrum Adademischer Verlag.

Traue, H. C., & Deighton, R. M. (2003). Emotionale Hemmung als Risikofaktor für die Gesundheit. In A. Stephan & H. Walter (Eds.), *Natur und Theorie der Emotionen* (pp. 184-216). Paderborn: Mentis.

Traue, H. C., & Kessler, H. (2003). Psychologische Emotionskonzepte. In A. Stephan & H. Walter (Eds.), *Natur und Theorie der Emotionen* (pp. 20-33). Paderborn: Mentis.

Traue, H. C., & Pennebaker, J. W. (Eds.). (1993). *Emotion, Inhibition and Health.* Toronto: Hogrefe & Huber Publishers.

Tress, W. (1993). *SASB - Die strukturale Analyse sozialen Verhaltens.* Heidelberg: Asanger.

Truglia, E., Mannucci, E., Lassi, S., Rotella, C. M., Faravelli, C., & V., R. (2006). Aggressiveness, Anger and Eating Disorder: A Review. *Psychopathology, 39*, 55-68.

Tyson, P., & Tyson, R. L. (2001). *Lehrburch der psychoanalytischen Entwicklungspsychologie* (Vol. 2). Stuttgart: Kohlhammer.

Ulich, D., Kienbaum, J., & Volland, C. (1999). Emotionale Schemata und Emotionsdifferenzierung. In W. Friedlmeier & M. Holodynski (Eds.), *Emotionale Entwicklung* (pp. 52-69). Heidelberg: Spektrum.

Ulich, D., & Mayring, P. (2001). *Psychologie der Emotionen.* Stuttgart: Kohlhammer.

Ulrich, G., & Harms, K. (1985). A video analysis of the non-verbal behavior of depressed patients before and after treatment. *Journal of Affective Disorders, 9*, 63-67.

v. Ceumern-Lindenstjerna, I. A. (2004). *Selektive Aufmerksamkeitsausrichtung auf emotionale Reize bei Patientinnen mit Borderline-Störung. Eine Studie an jugendlichen Patientinnen mit einer Borderline-Symptomatik.* Institut für Psychologie, Karl-Ruprechts-Universität, Heidelberg.

v. Ceumern-Lindenstjerna, I. A., Brunner, R., Parzer, P., Fiedler, P., & Resch, F. (2002). Borderline-Störung und Verzerrungen der Aufmerksamkeit: Theoretische Modelle und empirische Befunde. *Fortschr Neurol Psychiatr, 70*, 321-330.

Vogt, T. (2005). *Emotionserleben, Emotionsregulierung und psychische Störungen. Entwicklung und Validierung eines Fragebogens zur Erfassung von Emotionserleben und Emotinsregulierung.* Unveröffentl. Diplomarbeit, Leopold-Franzens-Universität, Innsbruck.

Von Salisch, M. (2002). *Emotionale Kompetenzen entwickeln. Grundlagen in Kindheit und Jugend.* Stuttgart: Kohlhammer.

Wagner, A. W., & Linehan, M. M. (1999). Facial expression recognition ability among women with borderline personality disorder: Implications for emotion regulation. *Journal of Personality Disorders, 13*(4), 329-344.

Walker, E. (1981). Emotion recognition in disturbed and normal children: A research note. *Journal of Child Psychology and Psychiatry, 22*, 263-268.

Walker, E., Marwit, S. J., & Emory, E. (1980). A cross-sectional study of emotion recognition in schizophrenics. *Journal of Abnormal Pycholo-gy, 89*, 428-436.
Waller, E., & Scheidt, C. E. (2004). Somatoform disorders as disorders of affect regulation. A study comparing the TAS-20 with non-self-report measures of alexithymia. *Journal of Psychosomatic Research, 57*, 239-247.
Waller, E., & Scheidt, C. E. (2006). Somatoform disorders as disorders of affect regulation: A development perspective. *International Review of Psychiatry, 18*(1), 13-24.
Wallerstein, R. S. (1988a). Assessment of structural change in psychoana-lytic therapy and research. *Journal of American Psychoanalytic Asso-ciation, 36*, 241-261.
Wallerstein, R. S. (1988b). One psychoanalysis or many? *International Journal of Psychoanalysis, 69*, 5-21.
Wallerstein, R. S. (1990). Psychoanalysis: The common ground. *Interna-tional Journal of Psychoanalysis, 71*, 3-20.
Watson, D., & Clark, L. A. (1988). Development and Validation of Brief Measures of Positive and Negative Affect: The PANAS Scales. *Journal of Personality and Social, 54*(6), 1063-1070.
Weber, H. (1995). Bewältigungsregeln im Sport. In J. R. Nitsch & H. All-mer (Eds.), *Emotion im Sport. Zwischen Körperkult und Gewalt*. Köln: bps-Verlag.
Wedekind, D., & Bandelow, B. (2003). Krankhafte Gefühle. Angst und Depression aus psychiatrischer Sicht. In A. Stephan & H. Walter (Eds.), *Natur und Theorie der Emotionen* (pp. 217-236). Paderborn: Mentis.
Weinryb, R. M., Rössel, R. J., & Schauenburg, H. (1999). Eine deutsche Version des "Karolinska Psychodynamic Profile - KAPP". *Psycho-therapeut, 44*(227 - 233).
Weltgesundheitsorganisation. (1993). *Internationale Klassifikation psychi-scher Störungen. ICD-10 Kapitel V (F) Klinisch-diagnostische Leitlinien* (Vol. 4. korrigierte und ergänzte Auflage). Bern: Hans Huber.
Westen, D. (1998). Affect regulation and psychopathology: Applications to Depression and Borderline Personality Disorder. In W. F. J. Flack & J. D. Laird (Eds.), *Emotions in Psychopathology, Theory and Research* (pp. 394-406). New York: Oxford University Press.
Westen, D., Muderrisoglu, S., Fowler, C., Shedler, J., & Koren, D. (1997). Affect regulation and affective experience: Individual differences, group differences and measurement using a Q-sort procedure. *Journal of Consulting and Clinical Psychology, 65*(3), 429-439.

Winnicott, D. W. (1974). *Reifungsprozesse und fördernde Umwelt*. München: Kindler.
Wundt, W. (1907). *Outlines of Psychology*. Leipzig: Wilhelm Engelmann.
Wurmser, L. (1988). Die Übertragung der Abwehr. Gedanken zur psychoanalytischen Technik. *Forum der Psychoanalyse, 4*, 292-317.
Wurmser, L. (1993). *Die Maske der Scham*. Berlin: Springer-Verlag.
Wurmser, L. (2002). *Vortrag am 19. April 2002 bei den 52. Lindauer Psychotherapiewochen.*
Yen, S., Zlotnick, C., & Costello, E. (2002). Affect regulation in women with borderline personality disorder traits. *Journal of Nervous & Mental Disease, 190*(10), 693-696.
Zajonc, R. B. (1980). Feeling and thinking: Preferences need no inferences. *American Psychologist, 35*, 151-175.
Zajonc, R. B. (1994). Can Emotions be unconcious? In P. Ekman & R. J. Davidson (Eds.), *The nature of Emotions: Fundamental Questions* (pp. 395-416). New York: Oxford University Press.
Zentner, M., & Scherer, K. R. (2000). Partikuläre und integrative Ansätze. In J. Otto, H. A. Euler & H. Mandl (Eds.), *Emotionspsychologie. Ein Handbuch*. Weinheim: Beltz.
Znoj, H. (2000). *Entwicklung des Fragebogens zur Emotionsregulation in schwierigen Lebenssituationen (EMOREG)*.Unpublished manuscript, Universität Bern

FSC
www.fsc.org
MIX
Papier | Fördert
gute Waldnutzung
FSC® C083411

Kolibri 360 GmbH
Ferdinand-Jühlke-Straße 7
99095 Erfurt, Deutschland
produktsicherheit@kolibri360.de